ATUALIZAÇÃO EM

CIRURGIA GERAL, EMERGÊNCIA E TRAUMA

CIRURGIÃO ANO 12

MEDICINA USP

HC FMUSP

CIRURGIA GERAL E TRAUMA FMUSP

ATUALIZAÇÃO EM CIRURGIA GERAL, EMERGÊNCIA E TRAUMA

CIRURGIÃO ANO 12

EDITORES
Edivaldo M. Utiyama
Samir Rasslan
Dario Birolini

COEDITORES
Carlos Augusto Metidieri Menegozzo
Claudio Birolini
Fábio de Oliveira Ferreira
Frederico José Ribeiro Teixeira Jr.
Jocielle Santos de Miranda
Marcelo Cristiano Rocha
Pedro Henrique Ferreira Alves
Roberto Rasslan
Sérgio Henrique Bastos Damous

manole
editora

"A edição desta obra foi financiada com recursos da Editora Manole Ltda., um projeto de iniciativa da Fundação Faculdade de Medicina em conjunto e com a anuência da Faculdade de Medicina da Universidade de São Paulo – FMUSP."

Projeto gráfico e editoração eletrônica: Departamento de arte da Editora Manole
Capa: Ricardo Yoshiaki Nitta Rodrigues
Imagem de capa: istockphoto.com

CIP-BRASIL. CATALOGAÇÃO NA PUBLICAÇÃO
SINDICATO NACIONAL DOS EDITORES DE LIVROS, RJ

A898

Atualização em cirurgia geral, emergência e trauma : Cirurgião Ano 12 / editores Edivaldo M. Utiyama, Samir Rasslan, Dario Birolini. - 1. ed. - Santana de Parnaíba [SP] : Manole, 2022.

; 23 cm.
ISBN 978-65-5576-752-0

1. Cirurgia. 2. Emergências cirúrgicas. 3. Traumatologia. I. Utiyama, Edivaldo M. II. Rasslan, Samir. III. Birolini, Dario.

22-76324 CDD: 617
CDD: 617

Meri Gleice Rodrigues de Souza – Bibliotecária – CRB-7/6439

1ª edição – 2022; reimpressão – 2022.

Editora Manole Ltda.
Alameda América, 876
Tamboré – Santana de Parnaíba – SP – Brasil
CEP: 06543-315
Fone: (11) 4196-6000
www.manole.com.br | https://atendimento.manole.com.br/

Impresso no Brasil
Printed in Brazil

EDITORES

Edivaldo M. Utiyama

Samir Rasslan

Dario Birolini

COEDITORES

Carlos Augusto Metidieri Menegozzo

Claudio Birolini

Fábio de Oliveira Ferreira

Frederico José Ribeiro Teixeira Jr.

Jocielle Santos de Miranda

Marcelo Cristiano Rocha

Pedro Henrique Ferreira Alves

Roberto Rasslan

Sérgio Henrique Bastos Damous

Colaboradores

Abel Hiroshi Fernandes Murakami

Médico-Assistente do Grupo de Parede Abdominal e do Pronto-Socorro de Cirurgia de Emergência. Divisão de Clínica Cirúrgica III. Hospital das Clínicas da Faculdade de Medicina da Universidade de São Paulo.

Adonis Nasr

TCBC. Doutor em Clínica Cirúrgica - HCFMUSP. Professor de Cirurgia da PUCPR e UFPR. Coordenador do Serviço de Cirurgia Geral do Hospital Cajuru - PUCPR. Médico Assistente da Unidade de Urgência e Emergência Adulto - HC-UFPR. Médico assistente do Pronto-Socorro - Hospital do Trabalhador - UFPR.

Ailton Sepulveda

Formação em Medicina pela Escola Bahiana de Medicina e Saúde Pública da Bahia - Salvador/BA. Residência em Cirurgia Geral no Hospital Santo Antônio - Salvador/BA. Residência em Cirurgia Geral e Trauma - Hospital das Clínicas de São Paulo (HCFMUSP). Especialização em Cirurgia HPB e Transplante de Fígado - Hospital das Clínicas de São Paulo (HC-FMUSP). Especialização em Cirurgia HPB e Transplante no Hospital Cochin - APHP - Paris - França. Mestrado em Ciência e Tecnologia - Universidade Sorbonne - Paris - França. Cirurgião Titular do Serviço de Cirurgia HPB e Transplante de Fígado do Hospital Beaujon - Clichy - França.

Alberto Bitran
Médico-Assistente Doutor da Divisão de Clínica Cirúrgica III do Hospital das Clínicas da Faculdade de Medicina da Universidade de São Paulo. Membro Titular do Colégio Brasileiro de Cirurgiões. Membro Titular do Colégio Brasileiro de Cirurgia Digestiva.

Antonio Marttos Jr.
Associate Professor of Surgery. Director of Global e-Health /Trauma Telemedicine, William Lehman Injury Research Center. Division of Trauma & Surgical Critical Care. Dewitt Daughtry Department of Surgery. University of Miami, Leonard M. Miller School of Medicine Miami.

Benedito Mauro Rossi
Cirurgião Oncológico. Professor Livre-Docente em Oncologia da Faculdade de Medicina da Universidade de São Paulo (FMUSP). Presidente da Latin America Grupo de Estudios de Tumores Hereditarios - www.geth.org.br.

Carlos Andres Paz Gutierrez
Cirurgião do Serviço de Cirurgia Geral e do Aparelho Digestivo do Hospital Nossa Senhora das Graças.

Carlos Augusto Metidieri Menegozzo
Médico Assistente e Chefe do Grupo de Ultrassonografia Point of Care Aplicada à Cirurgia da Disciplina de Cirurgia Geral e Trauma da Faculdade de Medicina da Universidade de São Paulo. Coordenador do Curso de Ultrassonografia Point of Care em Emergência e UTI. Membro Titular do Colégio Brasileiro de Cirurgiões.

Celso de Oliveira Bernini
Doutor em Cirurgia pela Faculdade de Medicina da Universidade de São Paulo (FMUSP). Médico Assistente do Serviço Cirurgia de Emergência do HCFMUSP (1979-2020). Diretor do SCE - HCFMUSP (2008-2020).

Claudio Birolini
Diretor do Serviço de Cirurgia Eletiva da Terceira Divisão de Clínica Cirúrgica do Hospital das Clínicas da Faculdade de Medicina da Universidade de São Paulo. Chefe do Grupo de Hérnias, Parede e Conteúdo Abdominal.

Dario Birolini
Professor Emérito da Faculdade de Medicina da Universidade de São Paulo (FMUSP).

Domingos André Fernandes Drumond
TCBC – Cirurgião Geral e do Trauma. Coordenador do Serviço de Cirurgia do Hospital de Pronto-Socorro João XXIII (2000-2020) – BH. Coordenador do Serviço de Cirurgia do Hospital Felício Rocho – BH. Membro Honorário e Ex-Presidente da SBAIT. Membro da Academia Mineira de Medicina.

Doroty Eva Garcia Felisberto
Cirurgiã do Serviço de Cirurgia Geral e do Aparelho Digestivo do Hospital Nossa Senhora das Graças.

Edivaldo M. Utiyama
Professor Titular da Disciplina de Cirurgia Geral e Trauma do Departamento de Cirurgia da Faculdade de Medicina da Universidade de São Paulo (FMUSP). Diretor Técnico de Saúde da Divisão de Clínica Cirúrgica III do Hospital das Clínicas da FMUSP.

Eduardo Yassushi Tanaka
Médico Cirurgião Assistente do Hospital das Clínicas da Faculdade de Medicina da Universidade de São Paulo (HCFMUSP). Doutor em Ciências pela FMUSP, TCBC, FACS.

Elizabeth G. Santos
ECBC. Cirurgiã – HUCFF-UFRJ. Residência Médica em CG – UFRJ. Mestrado e Doutorado pela UFRJ. Membro da Câmara Técnica CG da CNRM. Fellow ACS. Membro da Academy of Master Surgeons Educators – ACS. Presidente da Comissão de Mulheres Cirurgiãs – CBC (2018-2021). Presidente da Comissão de Residência – CBC (2014-2021).

Eric Arcanjo Bringel
Aluno de Medicina e Iniciação Científica PIBIC (21/22) da Faculdade de Medicina da Universidade de São Paulo (FMUSP).

Ernesto Quaresma Mendonça
Mestre em Gastroenterologia pela Faculdade de Medicina da Universidade de São Paulo. Médico do Serviço de Endoscopia Digestiva do Hospital Israelita Albert Einstein Unidade Goiânia.

Everson Luiz de Almeida Artifon
Livre-Docente pelo Departamento de Cirurgia da Faculdade de Medicina da Universidade de São Paulo (FMUSP). Orientador permanente do Programa de Pós-graduação do Departamento de Cirurgia da FMUSP.

Fábio de Oliveira Ferreira
Professor Livre-Docente da Disciplina de Cirurgia Geral e Trauma da Faculdade de Medicina da Universidade de São Paulo. Cirurgião oncologista e coordenador do Grupo de Sarcomas e Melanomas do Instituto do Câncer do Estado de São Paulo. Cirurgião oncologista e coordenador do Núcleo de Oncologia Cutânea e Sarcomas do Hospital Sírio-Libanês de São Paulo. Coordenador da clínica de alto risco do Serviço de Oncogenética da Beneficência Portuguesa de São Paulo.

Francisco de Salles Collet e Silva
Médico Assistente do Serviço de Cirurgia de Emergência do Hospital das Clínicas da Faculdade de Medicina da Universidade de São Paulo (HCFMUSP). Livre-Docente do Departamento de Cirurgia da FMUSP.

Frederico José Ribeiro Teixeira Jr.
Surpevisor de Oncologia Cirúrgica da III Clínica Cirúrgica do Hospital das Clínicas da Faculdade de Medicina da Universidade de São Paulo. Doutor em Ciências pelo Programa de Pós-Graduação em Anestesiologia, Ciências Cirúrgicas e Medicina Perioperatória da Faculdade de Medicina da USP. Titular da Sociedade Brasileira de Cirurgia Oncológica, do Colégio Brasileiro de Cirurgiões, *Fellow* do Colégio Americano de Cirurgiões.

Gabriel Ricardo Aguilar Saavedra
Médico Preceptor da Disciplina de Cirurgia Geral e Trauma da Faculdade de Medicina da Universidade de São Paulo. Instrutor do Curso de Ultrassonografia Point of Care em Emergência e UTI.

Gabriella Ueharo Pereira
AsCBC. Médica Residente do Programa de Cirurgia Geral – Hospital Cajuru – PUCPR.

Gabrielle D. F. Costa
Gastroenterologista pelo Hospital Oswaldo Cruz e Instituto do Fígado de Pernambuco – UPE. Membro Titular da Federação Brasileira de Gastroenterologia (FBG).

Guilherme Pasquini Cavassin
TCBC. Preceptor de Cirurgia – PUCPR. Médico assistente do Serviço de Cirurgia Geral do Hospital Cajuru – PUCPR. Médico assistente do Pronto-Socorro – Hospital do Trabalhador – UFPR.

Guilherme Rissato Sabioni
Médico Cirurgião Preceptor de Cirurgia Geral da Divisão de Clínica Cirúrgica III do Hospital das Clínicas da Faculdade de Medicina da Universidade de São Paulo (HCFMUSP).

Gustavo Calado Ribeiro
Chefe da Cirurgia Cardíaca PUCCAMP.

Hamilton B. F. Costa
Mestre em Cirurgia pela UFPE. Professor do magistério superior de Cirurgia. Universidade Federal de Campina Grande e Unifacisa.

Izabelle D. F. Costa
Anestesiologista formada pelo Serviço de Anestesiologia de Joinville, Santa Catarina, membro da Sociedade Brasileira de Anestesiologista.

Jeammy Andrea Perez Parra
Médica cirurgiã de trauma. Assistente do Pronto-Socorro do Hospital das Clínicas da Faculdade de Medicina da Universidade de São Paulo.

João Roberto Breda
Associate Professor of Surgery – Division of Thoracic Transplant and Mechanical Support – University of Miami – Miller School of Medicine.

Jocielle Santos de Miranda
Médico assistente da Divisão de Clínica Cirúrgica III do Hospital das Clínicas da Faculdade de Medicina da Universidade de São Paulo (HCFMUSP). Grupo de Parede e Conteúdo Abdominal. Serviço de Cirurgia Geral Eletiva do HCFMUSP. Serviço de Cirurgia de Emergência do HCFMUSP. Membro efetivo da American Hernia Society (EUA).

Julia Wanderley Drumond
Médica residente de Clínica Médica do Hospital Mater Dei – BH.

Juliana Mynssen da Fonseca Cardoso
Cirurgiã Geral pela Universidade Federal Fluminense e Universidade de São Paulo. Doutora em Clínica Cirúrgica pela Faculdade de Medicina da Universidade de São Paulo (FMUSP). Titular do Colégio Brasileiro de Cirurgiões. *Fellow* do American College of Surgeons (FACS). Membro da Sociedade Brasileira de Atendimento Integrado ao Traumatizado (SBAIT). Membro do Colégio Brasileiro de Executivos em Saúde (CBEXs). Professora Adjunta do Departamento de Cirurgia na Universidade Federal do Rio de Janeiro.

Júlio Cezar Uili Coelho
Professor Titular e Chefe do Serviço de Cirurgia Geral e do Aparelho Digestivo do Hospital das Clínicas da Universidade Federal do Paraná e do Hospital Nossa Senhora das Graças.

Laura Burni Pereira Gomes
Médica residente de Cirurgia Geral do Hospital Felício Rocho - BH.

Leonardo Emílio da Silva
Professor Adjunto Doutor do Departamento de Cirurgia da Faculdade de Medicina da Universidade Federal de Goiás. Chefe de Equipe Cirúrgica do Pronto Atendimento do Hospital Israelita Albert Einstein Unidade Goiânia.

Luiz Carlos Von Bahten
Professor Titular de Clínica Cirúrgica da Pontifícia Universidade Católica do Paraná (PUC-PR). Professor associado do Departamento de Cirurgia da Universidade Federal do Paraná (UFPR). Presidente do Colégio Brasileiro de Cirurgiões (CBC).

Marcelo Cristiano Rocha
Médico Supervisor de Cirurgia da Unidade de Emergência Referenciada do Hospital das Clínicas da Faculdade de Medicina da Universidade de São Paulo (FMUSP). Membro Titular do Colégio Brasileiro de Cirurgiões. *Fellow* do American College of Surgeons.

Marcio Roberto Facanali Junior
Pós-graduando do Hospital das Clínicas da Faculdade de Medicina da Universidade de São Paulo (HCFMUSP). Médico Colaborador do Departamento de Gastroenterologia do HCFMUSP.

Maria Isabel T. D. Correia
Professora Titular Aposentada. Departamento de Cirurgia da Faculdade de Medicina da Universidade Federal de Minas Gerais. Médica da Eterna, Rede Mater Dei e Hospital Semper.

Mauricio Kazuyoshi Minata
Mestre em Ciências em Gastroenterologia pelo Departamento de Gastroenterologia da Faculdade de Medicina da Universidade de São Paulo (FMUSP). Médico Assistente do Setor de Endoscopia da FMUSP.

Nélcia de Castro Tavares
Cirurgiã Geral.

Patricia Perisse
Brazilian Board Certified General Surgeon, Brazilian Certified Plastic Surgeon. ECFMG Certificate Medical Doctor. Research Fellow Miami University Miller School of Medicine.

Paulo Roberto Savassi Rocha
Professor Emérito da Faculdade de Medicina da Universidade Federal de Minas Gerais (UFMG). Membro Titular do Colégio Brasileiro de Cirurgia Digestiva, do Colégio Brasileiro de Cirurgiões e da Sociedade Brasileira de Cirurgia Laparoscópica. Cirurgião da Rede Mater Dei e Hospital Life Center, Belo Horizonte.

Pedro Henrique Ferreira Alves
TCBC, FACS. Cirurgião Geral e Trauma. Médico Assistente da Divisão de Clínica Cirúrgica III do Hospital das Clínicas da Faculdade de Medicina da Universidade de São Paulo (HCFMUSP). Gerente Médico do Centro de Trauma do Hospital Nipo-Brasileiro. Membro do Comitê de Trauma do CBC e do Comitê de Acreditação em Trauma da SBAIT.

Raul Cutait
Professor Associado do Departamento de Cirurgia da Faculdade de Medicina da Universidade de São Paulo, Disciplina de Cirurgia Geral. Membro da Academia Nacional de Medicina.

Roberto Rasslan
Médico Assistente Doutor da Divisão de Clínica Cirúrgica III do Hospital das Clínicas da Faculdade de Medicina da Universidade de São Paulo (HCFMUSP).

Roberto Saad Junior
Livre-Docente do Departamento de Cirurgia da Faculdade de Ciências Médicas da Santa Casa de São Paulo. Professor Titular da Disciplina de Cirurgia de Tórax.

Rodrigo Piltcher da Silva
Cirurgião do Serviço de Cirurgia Geral e do Aparelho Digestivo do Hospital Nossa Senhora das Graças.

Rodrigo Vaz Ferreira
Cirurgião Geral e Cirurgião do Trauma, Doutor em Ciências pela Faculdade de Medicina da Universidade de São Paulo (FMUSP). Membro Titular da SBAIT, TCBC, FACS.

Samir Rasslan
Professor Titular Sênior do Departamento de Cirurgia da Faculdade de Medicina da Universidade de São Paulo (FMUSP).

Sérgio Henrique Bastos Damous
Diretor Técnico de Saúde do Serviço de Cirurgia de Emergência do Hospital das Clínicas da Faculdade de Medicina da Universidade de São Paulo. Doutorado e pós-doutorado em Medicina pela USP. Membro Titular do Colégio Brasileiro de Cirurgia (TCBC). *Fellow* of the American College of Surgeons (FACS).

Spencer Cheng
Doutorado pela Faculdade de Medicina da Universidade de São Paulo (FMUSP). Médico Assistente do Serviço de Endoscopia do Hospital das Clínicas da FMUSP (HCFMUSP).

Tibério de Andrade Lima
Médico Assistente do Grupo de Oncologia Cirúrgica da Disciplina de Cirurgia Geral do Hospital das Clínicas da Faculdade de Medicina da Universidade de São Paulo (HCFMUSP). Médico Assistente do Grupo de Sarcomas e Melanoma do Instituto do Câncer do Estado de São Paulo (ICESP).

Valdir Zamboni
Fellow do American College of Surgeons (FACS), TCBC. Cirurgião Geral do Serviço de Emergência da Divisão de Clínica Cirúrgica III do Hospital das Clínicas da Faculdade de Medicina da Universidade de São Paulo (HC-FMUSP).

Victor Kalil Flumignan

Médico Endoscopista membro da Sociedade Brasileira de Endoscopia Digestiva (SOBED) e pós-graduando pelo Departamento de Cirurgia da Faculdade de Medicina da Universidade de São Paulo.

Vitor Marcondes Ramos
Residente de Cirurgia Geral – Programa Avançado no Hospital das Clínicas da Faculdade de Medicina da Universidade de São Paulo (FMUSP). Membro adjunto do Colégio Brasileiro de Cirurgiões. *Resident Fellow* do American College of Surgeons.

Wilson Luiz da Costa Junior
Titular do Núcleo de Cirurgia Abdominal, A. C. Camargo Cancer Center, São Paulo. Pós-doutor no Departamento de Epidemiologia, Baylor College of Medicine, Houston/TX.

Yan Sacha Hass Aguilera
Cirurgião do Serviço de Cirurgia Geral e do Aparelho Digestivo do Hospital Nossa Senhora das Graças.

Sumário

Parede e Conteúdo Abdominal

Oncologia Cirúrgica

Temas Gerais

Trauma

Mulheres na Cirurgia

Emergência Não Traumática

Casos Clínicos Comentados

Apresentação

Este livro reúne os temas selecionados para o "**Curso de Atualização em Cirurgia Geral, Emergência e Trauma – Cirurgião Ano 12**", organizado pela Disciplina de Cirurgia Geral e Trauma da Faculdade de Medicina da Universidade de São Paulo e Divisão de Clínica Cirúrgica III do Hospital das Clínicas.

Esta é a versão número 12 do Cirurgião, estruturado em várias sessões, que já tornaram este Curso tradicional com a participação de grande número de cirurgiões gerais, residentes e estudantes de diferentes regiões do país, que procuram atualização, maior experiência e troca de conhecimentos.

Como já foi comentado anteriormente, os eventos de Cirurgia estão cada vez mais especializados com temas restritos e às vezes pouco comuns. O "**Cirurgião**", desde a sua primeira versão em 2007, apresenta e discute temas importantes, frequentes e que devem ser do domínio do Cirurgião Geral.

Os capítulos analisam as controvérsias em cirurgia, afecções da parede e conteúdo abdominal, temas de oncologia cirúrgica, urgências não traumáticas e trauma; trazem uma análise interessante das mulheres na cirurgia geral, o papel da endoscopia na urgência abdominal e têm a participação de brasileiros que ocupam posição de destaque no exterior. O livro encerra com a apresentação de casos clínicos comentados.

Os autores são Assistentes do Serviço de Cirurgia Geral e de Emergência do Hospital das Clínicas da Faculdade de Medicina da Universidade de São Paulo e contam com a participação de Docentes de outros serviços do país, a quem agradecemos a valiosa colaboração.

Esperamos que este livro possa contribuir para a reciclagem do conhecimento no vasto campo da Cirurgia Geral.

Abril de 2022.

Edivaldo Massazo Utiyama
Samir Rasslan
Dario Birolini

1

Humanização na Cirurgia

Luiz Carlos Von Bahten

"Ao examinarmos a doença, ganhamos sabedoria em anatomia, fisiologia e biologia. Ao examinarmos a pessoa com doença, ganhamos sabedoria sobre a vida"

Oliver Sacks

CONTEXTUALIZAÇÃO

A razão como o instrumento de comprovação do conhecimento humano. Quem poderiaser contra a razão, a ciência, o humanismo e o progresso. Esta declaração surgiu naEuropa no século XVIII no movimento Iluminista, defendendo as liberdades individuais e o uso da razão para validar o conhecimento. A educação, a ciência e o conhecimentosão as chaves mestras para embasar nosso raciocínio lógico.

No livro *O século das ideologias*, o filósofo Jean-Pierre Faye descreve a "teoria da ferradura", que apresenta uma linha ideológica que transita entre a extrema esquerda numa ponta e uma extrema direita em outra ponta. O interessante que esta linha reta, na realidade, curva-se nos seus extremos como um grande imã em forma de ferradura. Esta teórica na sua lógica identificou que a extrema esquerda e a extrema direita, em vez de serem opostas, identificam-se em termos de programas e métodos.

Precisamos também conhecer as características sociológicas da diversidade geracionale nos inteirarmos dos seus modos de agir e pensar. Podemos inicialmente dividi-las emdois grandes grupos: os imigrantes digitais e os nativos digitais. Os imigrantes digitais por sua vez, são divididos em dois subgrupos, os "veteranos", e os "*baby boomers*". Já os nativos digitais são divididos em três subgrupos, "geração X", "geração Y" e "geração Z".

Os "veteranos" são os indivíduos com mais de 61 anos, que no seu perfil sociológico seapresentam como altamente fidelizados com seus compromissos institucionais,valorizam o sacrifício pessoal no trabalho e têm uma grande experiência acumulada, em sua trajetória de vida.

"*Baby boomers*" são indivíduos com a idade variando dos 46 aos 60 anos. São também reconhecidos pela sua grande dedicação ao trabalho e pela sua capacidade de fazer carreira, acreditam na sustentação do termo empregabilidade a qualquer custo.

A "geração X", com idade variando dos 35 aos 45 anos, tem como característica uma mente muito aberta para as diversidades sociais, eles já receberam institucionalmente nas escolas o aprendizado digital. São altamente competitivos e reconhecidos como cidadãos do mundo.

A "geração Y", com idade variando dos 24 aos 34 anos, foi apresentada ao ambiente digital na própria vida familiar. São extremamente reivindicativos, têm grande consciência social e apresentam como particularidade sua interatividade e sua tendência a mobilidade de trabalho.

A "geração Z", com menos de 23 anos, teve o ambiente virtual praticamente incorporado ao dia a dia da família. São críticos seletivos, autodidatas *online* e são os verdadeiros nativos digitais-virtuais.

O mundo que nos cerca vive em permanente ebulição. Constantemente passa por transformações tanto na ordem social, econômica, epidemiológica e religiosa.

Vivemos, segundo o sociólogo Zygmunt Baumann, o conceito da modernidade líquida, em que se acredita que "pela crescente convicção de que a mudança é a única coisa permanente e a incerteza é a única certeza". Este é o mundo do acróstico "VUCA" em queo "V" significa a volatilidade (*volatility*) dos pensamentos; o "U" a incerteza (*uncertainty*) dos eventos; o "C" a complexidade (*complexity*) que gera a falta de conexão clara entre a causa e o efeito e por fim o "A" de ambiguidade (*ambiguity*) que, segundo esta teoria, os indivíduos do mundo VUCA encontram sempre múltiplos significados às suas respostas e pouca resolutividade nas condições que os rodeiam.

Já para o antropólogo Jamais Cascio, estamos vivendo o "mundo pós-Covid" um novomundo conhecido pelo acróstico "BANI", em que o ser humano estaria hoje "*brittle*" (maisfragilizado) e, portanto, mais "*anxious*" (ansioso), vivendo um tempo "*nonlinear*" (não linear) no qual as decisões pequenas, as grandes decisões e as não decisões são confundidase transformam a vida num processo "*incomprehensible*" (incompreensível) em que o ser humano não consegue diferenciar um ruído numa relação pessoal com uma evidente comprovação.

A sociedade em um determinado momento esqueceu do valor individual das pessoas.Vivemos numa crise ética e antropológica.

A convivência de indivíduos é um desafio diário de lidar com as subjetividades, compreender necessidades e conciliá-las. Exige um trabalho constante de análise e busca de soluções.

Neste cenário de parcialidade, muitas vezes o médico é tomado por momentos de insegurança. É nesta hora que devemos confiar que somos capazes e que precisamos ter fé, no sentido de acreditar que podemos. E que sem esta fé, em nossa profissão, não existe a entrega. E quem não é capaz de entregar de si, não está preparado para ser médico.

Precisamos nos voltar à centralidade do homem, com uma visão humanística, ética,buscando o bem-estar físico e mental

O sucesso de qualquer ato médico é diretamente proporcional ao envolvimento precocede ações que visem o bem comum ao paciente. Temos como obrigação entender que os indivíduos que nos procuram coabitam conosco deste mundo tão diversificado.

O BRASIL E A MEDICINA

O Brasil é atualmente a 8ª economia mundial com um PIB de 2,98. Considerado legitimamente uma federação formada por 26 estados e o Distrito Federal. Tem uma população estimada em 213,3 milhões habitantes, com uma área geográfica de 8,5 milhões quilômetros quadrados. Temos uma população atendida pelo Sistema Único de Saúde (SUS) de 154 milhões de pessoas, uma população atendida pela saúde complementar de 56 milhões de pessoas e finalmente uma população de 3 milhões de habitantes atendida de forma privada.

Devemos entender que "saúde pública", pertence ao povo, a coletividade "é meu, é teu, énosso". A "saúde suplementar" está ligada aos planos de assistência, ou seguros médicos. E a "saúde privada", que não é pública, está reservada para um número de pessoas que ao final do atendimento médico arcam completamente com as despesas médicas, hospitalares e de serviço de apoio diagnóstico e terapêutico (SADT).

Também precisamos entender que o "atendimento particular" nunca deve ser confundidocom proventos. O atendimento particular deve ser a premissa única em qualquer dos sistemas acima descritos. O atender de forma particular significa a individualidade, a exclusividade que nosso enfermo necessita. Neste momento, "só existe este indivíduo". Segundo nosso Código de Ética, "a natureza personalíssima da atuação profissional do médico" deve sempre ser preservada.

Atualmente são 312 milhões de procedimentos cirúrgicos realizados anualmente no mundo e, no Brasil, em torno de 4,5 milhões de procedimentos cirúrgicos. O que implica uma diversidade extrema de atos e procedimentos médicos operatórios.

O Brasil tem hoje uma média de 10,4 recém-formados em Medicina para 100 mil habitantes. São 342 escolas médicas com uma oferta de 35.622 vagas anualmente. Diferente de vários países que são nosso lastro de conhecimento, como exemplos a França que forma 9,5 médicos/100 mil habitantes, com um total de 47 escolas de medicina e os Estados Unidos, que formam 7,76 médicos/100 mil habitantes com um total de 184 escolas médicas.

Quando comparamos nosso país continental, com seus 213 milhões de habitantes perfazendo 2,8% da população mundial com suas 342 escolas médicas aos países compopulações maiores que a nossa, ficamos ainda mais preocupados. Podemos exemplificar. A Índia com 392 escolas médicas e uma população 6 vezes maior que a do Brasil e com 1,380 bilhões de pessoas (17,9% população mundial) é o único país quepossui maior número de escolas médicas que o Brasil. Como já citei anteriormente,os Estados Unidos com 4,3% da população mundial têm 184 escolas médicas. A China, com a maior população mundial (18,5%), tem 184 escolas de Medicina. Caso queiramos comparar com os países europeus, a maior população da Europa está concentrada na Alemanha, com seus 83 milhões de habitantes (1,1% da população mundial) com 37 escolas médicas.

E quais são as condições de trabalho do nosso médico? Atualmente, de acordo com o censo do Conselho Federal de Medicina (CFM), 48,5% dos médicos brasileiros têm mais de três empregos, sendo que destes 12% têm mais de cinco vínculos empregatícios. Quando olhamos a carga horaria semanal, comparando com a Consolidação das Leis deTrabalho (CLT) promulgada em 1943 que regulamenta as relações trabalhistas e sugere uma carga semanal de 40 horas, ficamos também estarrecidos. No Brasil, 75,5% dos médicos de acordo com o CFM trabalham mais que 40 horas semanais, sendo que neste contexto 32% trabalham mais que 60 horas semanais e 16% trabalham mais que 80 horas semanais.

A HUMANIZAÇÃO NA SAÚDE

Na década de 1940, a Organização Mundial da Saúde (OMS) mudou a definição do termo "saúde". Deixou de ser meramente a ausência ou presença de doenças ou enfermidades para ser definida como "um estado de completo bem-estar físico, mental e social". Esta definição foi o alicerce para ampliar a discussão sobre a sensação de bem-estar.

Quando buscamos analisar o termo bem-estar, encontramos na sua base a inteligência emocional e passamos a entender que na "empatia" fundamentamos a base da humanização na medicina.

Neste contexto, podemos desenvolver os valores como ética, reconhecimento e respeito. Os indivíduos precisam ser "vistos", devem ser notados, eles são "únicos". Esta é uma das bases para a construção de um ambiente mais humano e empático.

Ao analisarmos a antropologia da saúde, esta define o processo saúde-doença como experiências vivenciadas por alguém, sejam elas biológicas, religiosas, emocionais, socioeconômicas, epidemiológicas e até históricas. Ao adentrarmos na "história pessoal de nosso paciente", devemos sempre lembrar esta base antropológica.

Precisamos reconhecer nossas próprias emoções para melhorar a comunicação e o entendimento entre nós e nossos pacientes, nossos colegas de trabalho e nossos colaboradores.

Assim, fica claro que uma boa relação médico-paciente deve ser ancorada na empatia e na confiança. Este fato é tão verdadeiro que a OMS designou o dia 6 de junho como a data oficial do "O que importa para você". Esta é uma campanha mundial que procura estimular uma melhora nas relações entre médicos e pacientes a partir de um simples gesto. O "escutar" o nosso paciente.

Deixo marcado neste texto uma sugestão. Ao finalizarmos nossa conversa com nosso paciente, por meio de uma anamnese completa, que tão bem aprendemos em nossos bancos escolares, devemos fazer mais uma pergunta. Esta pergunta é essencial. Ela na maioria das vezes permite que nossos pacientes tenham voz. É o momento em que verdadeiramente "escutamos" o nosso paciente.

Deixo aqui registrada esta pergunta que julgo ser fundamental: "O que você gostaria de me falar, que eu ainda não perguntei?"

O NOVO MERCADO DE TRABALHO

As novas tecnologias possibilitam transformações rápidas na área da saúde. A telemedicina é um dos exemplos, ela traz provavelmente uma otimização de tempo; agilidade no tratamento e na entrega de resultados; armazenamento de dados mais seguro e eficaz; reduções do tempo de espera para consultas e num futuro próximo umainteração real com a tecnologia 5G.

Os prontuários eletrônicos armazenam em uma só base de dados informações cadastrais e clínicas dos pacientes assistidos. Estes prontuários podem ser acessadospor diversos profissionais médicos a qualquer lugar, hora e distância, facilitando a integração e o trabalho de uma equipe multidisciplinar.

As videocirurgias e as cirurgias robóticas agregam tecnologia ao ambiente cirúrgico, facilitando e aprimorando o procedimento cirúrgico. A cirurgia robótica já é uma realidade e vem garantindo procedimentos mais seguros e menos invasivos aos pacientes. São estruturas robóticas comandadas por um especialista, previamente habilitado.

A internet das coisas (IoT) é uma integração de dispositivos médicos a uma rede de comunicação em que ocorre a troca e coleta de informações. Exemplos são os relógios inteligentes, já disponíveis no mercado que monitoram dados de nossos pacientes. Os*wearables* que nada mais são que dispositivos vestíveis dotados de sensores, com os quais é possível coletar informações como pressão arterial, níveis de glicose no sangue, frequência cardíaca, saturação sanguínea. Podemos imaginar como estes dispositivospodem facilitar o monitoramento de pacientes com doença de Parkinson, uso de marca-passos cardíacos, diabéticos entre tantas outras doenças.

Devemos ainda pensar nas impressoras de órgãos 3D que utilizam biotintas e os medicamentos personalizados para pacientes com genéticas diferentes.

Todo este novo arsenal tecnológico deve ser incorporado brevemente, ao nosso dia a dia, porém, esta tecnologia sozinha não agrega o fundamento da boa pratica médica.

PRINCÍPIOS DE BOAS PRÁTICAS

Neste importante e último item do capítulo, faço uma homenagem a meu orientador de doutorado, o Prof. Mario Montavani, que me inspirou a criar o "Abecedário do cirurgião geral". Ele, nas suas preleções ao final dos cursos do ATLS (*Advance Trauma Life Support*), ensinava-nos os princípios de humanização do atendimento médico da emergência traumática. Revisava conosco os ABCs do trauma (via aérea aberta, boa respiração, choque, dano neurológico e por fim a exposição completa do paciente) para em seguida erudir nos ABCs da humanização, dizia ele:

A – Devemos sempre ter *atenção*, para com nosso paciente, olhando e escutando.
B – Ser *bondosos*, dar ao nosso paciente o que ele realmente precisa.
C – Darmos *carinho*, segurar a mão e confortar neste momento de crise.
D – Sermos *dedicados*, sermos exclusivos neste momento ao nosso paciente.
E – *Entusiamo* para com nosso trabalho.

A humanização do atendimento médico sempre me foi meritória, foi um divisor de águas na minha vida profissional. Criar este acróstico por meio do "Abecedário do cirurgião geral" é uma forma de expressar ao leitor como imagino a vida e o trabalho do cirurgião.

Quadro 1 Abecedário do cirurgião geral

A – Atencão	A atenção para com nosso paciente começa ao escutarmos e valorizarmos suas angústias, queixas e sofrimentos. Observar seu modo de agir, sentar e falar.
B – Bondade	A bondade no atendimento é fornecermos ao nosso paciente o que ele realmente precisa, nem mais, nem menos. Quando não priorizamos asnecessidades do nosso paciente, provavelmente estaremos deixando de oferecerqualidade ao próximo individuo que será atendido.
C – Carinho	O carinho, o consolo, a fala calma e pausada, mostra ao paciente que estamos disponíveis, e que ele neste momento é um ser único. Dar a convicção a ele que juntos enfrentaremos as suas doenças.
D – Dedicação	A dedicação tem início quando nos aprimoramos cientificamente, através de cursos, leituras, eventos procurando atualizações.
E – Entusiasmo	O entusiasmo é a chama interior que nos faz todos os dias acordar pela manhã e querer ser um médico melhor, mais capacitado e feliz em poder trabalhar.
F – Fé	Fé no contexto de acreditar que podemos!
G – Gostar de fazer	Junto com o entusiasmo que nos faz acordar todos os dias e querer ser um médico melhor precisamos gostar do que fazemos.

(continua)

Quadro 1 Abecedário do cirurgião geral (*continuação*)

H – Honrar princípios	No momento que recebemos nosso registro de médico, assinamos um compromisso de seguir nosso código de ética. Porém muito antes, em nossas vidas recebemos de nossas famílias, os bons princípios de viver numa sociedade de forma justa e verdadeira.
I – Ídolos	Em nossa formação médica e depois, na nossa vida profissional vamos cultivando em nós, exemplos de nossos ídolos. São os profissionais que deixaram a suamarca registrada em nosso consciente. Quantas vezes em momentos de dúvidas nos perguntamos "como nosso ídolo teria agido".
J – Jornada, caminho	Nossa jornada começou quando ainda nem sabíamos qual seria nossa escolha profissional. Ela deve ter propósito, norte e princípios, que devemos seguir.
K – *Know*, conhecimento	Nossa profissão é conhecida como a ciência das verdades transitórias. Devemos sempre buscar o melhor conhecimento, o aprendizado constante.
L – Luz, lamúria, legitimo	Devemos com nossa luz interior iluminar nossos pacientes, como um verdadeiro farol, que permite ao navio errante, chegar ao seu portode destino. Devemos ser legitimo e verdadeiros para com eles, e jamais lamuriar. Nossos problemas são nossos problemas.
M – Maestro, maciez	O maestro de uma orquestra coordena todos os movimentosde uma sinfonia, do violino ao violoncelo, assim o cirurgião dentro de sua sala cirúrgicadeve ser o maestro, orientando e definindo o melhor procedimento a ser realizado. Ser o líder não significa aspereza de atitudes. Devemos ter a maciez da responsabilidade edo convencimento.
N – Naturalidade, negociar	A naturalidade das nossas ações é precedida de conhecimento e de segurança. Saber negociar com nosso paciente o melhor tratamento, a melhor escolha, permite que juntos paciente e médico tenham mais responsabilidade nos nossos atos.
O – Observador, objetivo	Enxergar o detalhe, entender as meias-palavras, buscar no nosso inconsciente algo que não percebemos. Sermos objetivos nos nossos atos, permite maior entendimento do paciente e, portanto, mais segurança.
P – Pacífico, palavras, paliçada	As palavras servem de consolo, de carinho, informação ao paciente. Elas devem sempre ser pacíficas, produzindo em seu entornouma verdadeira paliçada de proteção.
Q – Quebrar resistencias	Usar nossas palavras, pacíficas, para quebrar medos oriundos de falta de conhecimento, quebrar resistências, não só dos pacientes,mas também de seus familiares, com um arrazoado de motivos embasados na ciência,fazem do cirurgião um individuo mais completo.

(*continua*)

Quadro 1 Abecedário do cirurgião geral (*continuação*)

R – Responsáveis	Somos os únicos responsáveis pelos nossos atos. Trazer avocê esta responsabilidade da decisão, traz segurança ao paciente.
S – Sabedoria	Quando julgarmos que nada mais tenhamos a aprender, possivelmente é o momento correto, de não mais realizarmos um procedimento cirúrgico. Nossa vida médica como cirurgiões é formada de uma constante e infindávelperegrinação em busca do conhecimento.
T – Talento	A habilidade cirúrgica é criada por meio de treinamento, de constante aprimoramento. Existem pessoas talentosas? Sim. Porém, o talento não está acima do conhecimento.
U – Únicos, exclusivos	Nosso paciente é único e nos somos exclusivos, para eles neste momento.
V – Vontade, vividos, vanguardar	Estar na vanguarda não significa fazer o que não é ciência. Devemos com nossa vontade interior buscar esta ciência para nos mantermos na vanguarda. Devemos ser vividos, dinâmicos e sempre com pensamentosde jovialidade.
X – Xerife	Somos os xerifes responsáveis pelo bom atendimento, pelo zelo e pelo conforto de nosso paciente.
W – *Work*, trabalho	Gostar da nossa profissão, ter disposição e ter como premissa de que nada resiste ao nosso trabalho é uma meta de vida.
Y – *Young*, jovem	Manter a jovialidade na nossa profissão, é o querer fazer o bem pelo bem que o bem faz, isso nos mantém dentro de uma célula de jovialidade eterna. A medicina é uma usina de gratidão, que alimenta essa nossa jovialidade.
Z – Zelar	Somos os bastiões da medicina. Devemos zelar pelo continuísmo das boas práticas da medicina, nossa baliza deve ser nosso código de ética e nosso caráter.

"Conheça todas as teorias, domine todas as técnicas, mas ao tocar uma alma humana, seja apenas outra alma humana."

Carl Jung

REFERÊNCIAS BIBLIOGRÁFICAS

1. Brasil. Resolução n. 2.217, de 27 de setembro de 2018 – Aprova o Código de Ética Médica. Diário Oficial da União 1/11/2018, edição: 211, seção: 1, p. 179. Órgão: Entidades de Fiscalização do Exercício das Profissões Liberais/Conselho Federal de Medicina.
2. Lima JJM. Conexões: nexos paradoxos do cotidiano. Porto Alegre: ed. do autor; 2021.
3. Taleb NN, Antifrágil: coisas que se beneficiam com o caos. Rio de Janeiro: Objetiva; 2020.
4. Von Bahten MA. A sobrevivência da humanidade. Curitiba: POD; 2016.
5. Soneshein S. O poder do menos: o segreda da alta produtividade. São Paulo: HSM; 2017.

6. Camargo JJ. Para onde vamos com essa pressa?. Porto Alegre: L&PM; 2020.
7. Dweck CS, Mindset: a nova psicologia do sucesso. São Paulo: Objetiva; 2017.
8. Faye JP. O século das ideologias. São Paulo: Instituto Piaget; 1998.
9. Conselho Federal de Medicina. Demografia médica. Disponível em: https://portal.cfm.org.br/.
10. Conselho Federal de Medicina. Ética médica e bioética. Disponível em: https://portal.cfm.org.br/.
11. Datasus. Disponível em: http://tabnet.datasus.gov.br/tabcqi.exe?sih/cnv/qiuf.def.
12. Weiser TG, Haynes AB, Molina G, Lipsitz SR, Esquivel MM, Uribe-Leitz T, et al. Size and distribution of the global volume of surgery in 2012. WHO Bull World Health Organ. 2016;94:201-9F.
13. Centro de Ensino Empresarial/Fundação Getulio Vargas. Mundo VUCA: como se preparar para o mundo das incertezas; 2019. Disponível em: https://blog.ceem.com.br/mundo-vuca-como-se-preparar-para-o-mundo-das-incertezas/.
14. Pferl M. Adeus mundo VUCA, bem-vindo ao mundo BANI. Disponível em: https://www.uninter.com/noticias/adeus-mundo-vuca-bem-vindo-ao-mundo-bani.
15. Groopman J. Como os médicos pensam. São Paulo: Agir; 2019.
16. Bobbio M. O doente imaginado. São Paulo, Bamboo ; 2016.

2

O papel da endoscopia na cirurgia de urgência

Victor Kalil Flumignan
Everson Luiz de Almeida Artifon

INTRODUÇÃO

É cada vez mais notável a importância do adequado alinhamento entre as equipes de cirurgia geral e endoscopia digestiva em relação ao tratamento de pacientes com patologias cirúrgicas. A importância é ainda maior quando o quadro tem de ser tratado de maneira urgente: pacientes com patologias graves, que necessitam de conduta rápida e efetiva, cujo tratamento multidisciplinar pode evitar desfechos catastróficos.

Neste capítulo mostramos em linhas gerais as principais situações de urgências em endoscopia digestiva.

HEMORRAGIA DIGESTIVA ALTA NÃO VARICOSA

Hemorragia digestiva alta é condição de importante gravidade com taxa de mortalidade de 10%[1]. Sua principal causa é úlcera péptica que pode ser gástrica ou duodenal[2]. Outras causas de hemorragia digestiva alta não varicosa incluem: síndrome de Mallory-Weiss, lesão de Dielafoy e doença neoplásica.

Avaliação inicial pré-endoscópica

Deve ser realizada avaliação imediata quanto a estabilidade clínica, e iniciada reposição volêmica com cristaloides se constatada instabilidade. Transfusão de hemocomponentes deve ser considerada, com o objetivo de atingir níveis de hemoglobina sérica de 7-9 mg/dL (> 9 para cardiopatas), plaquetas acima de 50.000 e INR menor do que 2,5.

A estratificação do risco pode ser realizada pelo Escore de Glasglow-Blachford, sendo que pacientes com gradação de 0-1 têm baixo risco e devem receber tratamento ambulatorial. Pacientes com gradação maior ou igual a 2 devem ser internados para tratamento adequado.

Inibidor de bomba de prótons: neutraliza o PH gástrico, favorecendo a estabilização do coágulo sobre a úlcera, diminuindo as taxas de sangramento.
Inicialmente: 80 mg EV em *bolus*, seguido de 8 mg/h em bomba de infusão contínua (BIC).

Somatostatina e seus análogos não têm indicação na hemorragia digestiva alta não varicosa.

A eritromicina é um tipo de procinético e deve ser administrada em pacientes graves e/ou com sangramento intenso previamente ao exame, na dosagem de 250 mg por via endovenosa.

Qual o melhor momento para realização da endoscopia digestiva alta?

Deve ser realizada após estabilização hemodinâmica, em até 24 horas da admissão. A endoscopia quando realizada em caráter emergencial (menos de 6 horas da admissão) está associada a pior evolução, com maior índice de mortalidade, e não deve ser realizada.

Tratamento endoscópico:

- **Úlceras Forrest Ia, Ib e IIa:** devem receber tratamento endoscópico com dupla terapia: Injeção de adrenalina associado a uma segunda técnica (térmica ou mecânica, como hemoclipes por exemplo).
- **Úlceras Forrest IIb:** deve-se tentar remover o coágulo e reclassificar a úlcera posteriormente. Em caso de reclassificação para Ia, Ib ou IIa, tratamento endoscópico deve ser instituído.
- **Úlceras Forrest IIc e III:** não têm indicação de tratamento endoscópico.

A endoscopia não deve ser repetida rotineiramente para todos os pacientes, sendo indicada apenas em casos de ressangramento. Se a terapia endoscópica não for resolutiva, o paciente deve ser encaminhado para embolização por angiografia, ou para cirurgia, se essa não estiver disponível.

Tabela 1 Classificação de Forrest

Tipo	Descrição	Ressangramento
IA	Sangramento em jato	>90%
IB	Sangramento em babação	20-30%
IIA	Coto vascular visível	30-51%
IIB	Coágulo aderido	25-41%
IIC	Pontos de hematina	0-5%
III	Base clara sem sinais de sangramento	0-2%

HEMORRAGIA DIGESTIVA ALTA VARICOSA

Cirrose hepática é condição grave que pode levar a hipertensão portal com consequente surgimento de varizes esofagogástricas. No momento do diagnóstico, 30-70% dos pacientes cirróticos já têm varizes esofágicas[3]. Quando ocorre sangramento de varizes esofagogástricas a taxa de mortalidade pode chegar a 20% em 6 semanas, fator que se deve a importante recorrência do sangramento nesse período, motivo pelo qual a endoscopia digestiva alta (EDA) deve ser realizada em caráter de urgência[4]. Varizes gástricas são menos comuns, porém mais graves, atingindo taxa de mortalidade de até 45%[3].

Tratamento inicial

Inicialmente consiste em estabilização hemodinâmica e reposição volêmica (semelhante a HDAnv). Drogas vasoativas como domatostatina, octreotide e telipressina devem ser empregadas o quanto antes. Sugestão: terlipressina 2 mg EV em *bolus*, seguidos de 1 a 2 mg a cada 4-6 horas.

Antibioticoprofilaxia endovenosa (quinolonas ou ceftriaxona) deve ser empregada por 7 dias com o intuito de prevenir a ocorrência de infecções sistêmicas.

Tratamento endoscópico

Deve ser realizado idealmente em até 12 horas da admissão

- Varizes esofágicas: o tratamento consiste na realização de ligaduras elásticas ou injeção de agentes esclerosantes. Ambos são efetivos no controle do sangramento agudo, entretanto, a terapia por ligadura elástica tem de-

monstrado menor índice de ressangramento e de eventos adversos associados ao procedimento.
- Varizes gástricas: o tratamento de escolha é por meio de injeção de cianoacrilato, um tipo de cola, que é capaz de obliterar os vasos varicosos.

Tratamento do ressangramento

Em casos de ressangramento, TIPS (*transjugular intrahepatic portosystemic shunt)* deve ser considerado para pacientes Child-Pugh B com sangramento persistente e em pacientes Child-Pugh C. O balão de *Sengstaken-Blakemore* é usado em casos refratários, de excepcional gravidade quando não existem outros tratamentos disponíveis, porém vem perdendo espaço ao longo dos anos, em decorrência da grande taxa de complicações associada ao procedimento. Novas opções para o sangramento persistente incluem o uso do pó hemostático Hemospray e a inserção de endopróteses esofágicas recobertas.

INGESTÃO DE CORPO ESTRANHO

A ingestão de corpos estranhos é comum na prática clínica, sendo que em cerca de 80% das vezes o corpo estranho progride espontaneamente, sem necessidade de procedimentos para sua retirada[5,6].

Quando realizar a endoscopia digestiva alta?

EDA em caráter de emergência (idealmente em 2 horas, mas no máximo em até 6 horas)

- Obstrução esofágica total (incapacidade de deglutir as próprias secreções).
- Baterias impactadas no esôfago.
- Objetos pontiagudos impactados no esôfago.

EDA em caráter de urgência (até 24 horas)

- Objetos não pontiagudos impactados no esôfago.
- Impactação alimentar esofágica sem obstrução total.
- Objetos pontiagudos no estômago ou duodeno.

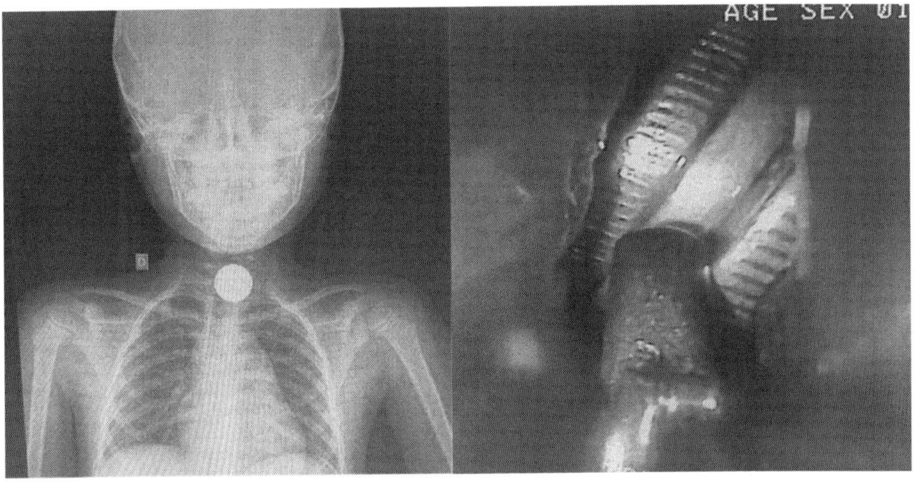

Figura 1 Criança de 4 anos após deglutir três moedas. Em A, observa-se imagem radiológica e, em B, visão endoscópica dos corpos estranhos no esôfago cervical, logo abaixo do cricofaríngeo, com pinça de corpo estranho posicionada para retirada das moedas.

Fonte: cortesia do Dr. Rodrigo L. Chaguri.

- Objetos maiores do que 6 cm de comprimento no duodeno (ou acima deste).
- Imãs (mais de um).

EDA não urgente

- Objetos no estômago maiores que 2,5 cm de diâmetro.
- Baterias no estômago – retirada imediata se condições adequadas.

Pacotes de drogas não devem ser retirados por endoscopia. O risco de ruptura do pacote com vazamento do conteúdo pode ser fatal, levando a overdose.

INGESTÃO DE CÁUSTICOS

A ingestão de substâncias cáusticas é evento de importante gravidade, com consequências que podem ser devastadoras a curto e longo prazo. Em 80% das vezes ocorre na população pediátrica, de maneira acidental[7,8]. No caso de adultos, na grande maioria das vezes a ingestão é proposital em pacientes com doenças psiquiátricas.

Manejo inicial: é importante a avaliação geral do paciente, composta por aferição de sinais vitais, exame físico completo (incluindo cavidade oral, região cervical, torácica e abdominal) e exames laboratoriais.

Medidas como indução de vômitos, lavagem gástrica e tentativa de neutralização do pH com outras substâncias não estão indicadas e podem piorar o quadro por causa do risco de reexposição pelo agente corrosivo.

Exames diagnósticos

- **EDA:** pode ser realizada de 12 a 48 horas após a ingestão do cáustico. Tem importância na avaliação quando houver gravidade das lesões, incluindo o diagnóstico em casos de perfuração, e na predição de estenoses futuras. Vem perdendo campo diagnóstico para a tomografia computadorizada (TC) com contraste endovenoso, porém permanece como tratamento de escolha nos casos em que há desenvolvimento de estenose. As dilatações guiadas por EDA devem ser realizadas após 3 semanas da ingesta do agente corrosivo.
- **Tomografia computadorizada com contraste endovenoso:** vem ganhando espaço na avaliação inicial. Estudo recentes têm demonstrado maior acurácia na avaliação quanto ao dano transmural das paredes do esôfago e estômago e na mensuração da extensão da área de necrose, em relação ao exame endoscópico. Por essa razão, reserva-se hoje a EDA para casos em que a TC com contraste não possa ser realizada.
- **Ecoendoscopia (EUS):** realizada com miniprobe, tem boa capacidade de avaliar a camada muscular própria, permitindo analisar a extensão da área lesionada, com baixo índice de complicações.

Tabela 2 Classificação endoscópica de Zargar

Grau 0	Normal	
Grau 1	Edema e enantema superficiais	
Grau 2	Ulcerações da mucosa e submucosa	2A – superficiais 2B – profundas/circunferenciais
Grau 3	Ulcerações transmurais com necrose	3A – focais 3B – extensas
Grau 4	Perfuração	

De maneira geral, pacientes com lesões Zargar de 0 a 2A podem receber dieta e ter alta para casa. Nos casos mais graves de lesões 2B a 3, internação, cuidados intensivos e suporte nutricional são necessários. Pacientes com lesões do tipo 4 têm indicação cirúrgica imediata.

Pacientes com ingesta de cáusticos têm de 1.000 até 3.000 vezes mais chances de desenvolver câncer esofágico, ocorrendo de 10 a 40 anos após a ingesta. Por esse motivo vigilância endoscópica especial deve ser considerada para esse grupo de pacientes.

VOLVO DE SIGMOIDE

Volvo do cólon é a mais comum obstrução benigna do intestino grosso. Decorre de torção de um segmento redundante do cólon, ao redor de seu eixo mesentérico, ocorrendo mais frequentemente no cólon sigmoide e em segundo lugar no ceco. O volvo de sigmoide é mais comum em homens acima dos 70 anos, diabéticos e pacientes neurológicos. Já o volvo de ceco parece ter maior predição por mulheres jovens. O diagnóstico é geralmente realizado por exame físico, com sinais de obstrução intestinal, e confirmado por exames de imagem, em especial com tomografia computadorizada de abdome, com sensibilidade que se aproxima de 100% e especificidade maior do que 90%[9].

Tratamento endoscópico

Indicado na ausência de sinais de peritonite, ou perfuração intestinal, é considerado padrão-ouro no tratamento do volvo de sigmoide, atingindo sucesso em 55-94% dos casos. A manobra consiste em gentilmente introduzir o aparelho através da área de torção, causando distorção imediata do segmento volvulado. A recorrência após tratamento endoscópico pode atingir taxas de 86%. Não deve ser indicado para volvos de ceco por causa da baixa resolubilidade, sendo a cirurgia melhor indicada nestes casos.

Tratamento endoscópico avançado

Em situações em que o paciente não tem condições de ser submetido ao tratamento cirúrgico definitivo, a terapêutica endoscópica é opção por meio da realização de colostomia endoscópica. O objetivo é fixar o segmento redundante do cólon na parede abdominal, evitando sua torção. Apesar de pouco invasiva, a técnica ainda tem alto índice de complicação e deve ser reservada para casos selecionados.

TRATAMENTO DAS PERFURAÇÕES E FÍSTULAS GASTROINSTESTINAIS COM AUXÍLIO DA TERAPIA ENDOSCÓPICA A VÁCUO (EVT)

As perfurações gastrointestinais podem ser espontâneas ou iatrogênicas. Já as fístulas, em sua maioria, ocorrem após cirurgias que envolvam o aparelho digestivo. No passado, as duas situações tinham como tratamento de escolha a cirurgia. Atualmente os procedimentos endoscópicos e percutâneos vêm se mostrando mais resolutivos e menos mórbidos. Dentre os tratamentos endoscópicos existentes podemos citar a inserção de próteses, drenagem com cateteres do tipo *pigtail*, realização de septotomia, entre outros.

A terapia endoscópica a vácuo (*EVT - endoscopic vacuum therapy)* é técnica inovadora, que vem se consolidando como tratamento de escolha das fístulas e perfurações do trato gastrointestinal[10]. Também chamada de terapia endoscópica de pressão negativa, age diminuindo a presença de fluidos na área do defeito, levando a menor proliferação bacteriana e gerando ambiente favorável a cicatrização, o que permite a produção de tecido de granulação saudável[11].

Tabela 3 Principais indicações da terapia endoscópica a vácuo[12]

Esôfago	Perfurações (traumáticas, espontâneas ou iatrogênicas) e fístulas anastomóticas
Estômago	Fístulas após cirurgias, principalmente bariátricas
Cólon e reto	Fístulas anastomóticas

O procedimento não necessita ser realizado em centro cirúrgico ou sob anestesia geral. Geralmente sedação moderada é suficiente. A confecção da sonda pode ser feita pelo próprio endoscopista e envolve o uso de sonda nasogástrica, esponja (ou gaze), filme plástico e fio para sutura. A sonda é então introduzida por via nasal e locada sob visão direta no sítio do defeito. Após locada, será fixada no nariz do paciente e conectada ao vácuo, em pressão negativa contínua, geralmente a 125 mmHg[9]. O sistema deve ser trocado a cada 3-5 dias e geralmente algumas sessões são necessárias para o fechamento do defeito.

EVT é hoje tratamento consolidado e deve sempre ser considerado em casos de perfuração ou fístula do trato gastrointestinal.

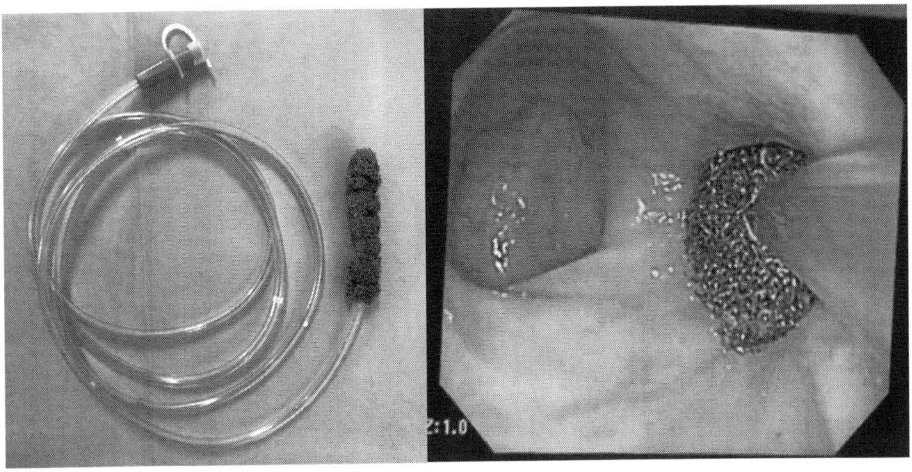

Figura 2 Terapia endoscópica a vácuo para tratamento de fístula de anastomose colorretal após reconstrução do trânsito intestinal. Em A, observa-se sonda pronta para utilização. Em B, observa-se sonda locada, obstruindo o local da fístula.
Fonte: cortesia do Dr. Rodrigo Rocha.

COLANGITE

Colangite aguda é reconhecida como condição potencialmente letal, que requer internação e tratamento imediato. A taxa de mortalidade quando a colangite é tratada por via cirúrgica varia de 10 a 40%[13]. Por esse motivo outras vias menos invasivas, como a drenagem endoscópica por colangiopancreatografia retrógrada endoscópica (CPRE) e a drenagem percutânea, são melhor indicadas, sendo a primeira delas o tratamento de escolha.

A principal causa de colangite obstrutiva é coledocolitíase, responsável por aproximadamente 80% dos casos[14,15]. A drenagem biliar através da CPRE deve ser realizada em até 48 horas da admissão. É importante lembrar, porém, que é fundamental a ressuscitação inicial desses pacientes por meio de estabilização clínica, reposição de fluidos e início de antibioticoterapia, uma vez que o paciente deve ter condições clínicas para realização da CPRE, já que é procedimento invasivo e realizado sob anestesia geral. Estudos mostram, entretanto, que a o atraso em se realizar a CPRE após 72 horas da admissão do paciente levam a deterioração clínica com importante mortalidade, não devendo o procedimento ser adiado após este período.

A CPRE tem por objetivo a drenagem da via biliar através da inserção de próteses biliares. Em casos de coledocolitíase, a realização de esfincterotomia associada a retirada dos cálculos pode ser realizada. Porém, em pacientes instáveis, a realização apenas de inserção de prótese para drenagem biliar, evitando-se procedimentos prolongados, deve ser considerada. Nesses casos, o tratamento efetivo da causa da obstrução pode ser programado para um segundo tempo, sob melhores condições clínicas.

Tabela 4 Colangite – principais pontos

Principal etiologia: coledocolitíase
Fundamental: cuidados clínicos iniciais e estabilização clínica
Tratamento de escolha: CPRE
Tempo da CPRE: até 48 horas da admissão
CPRE após 72 horas da admissão: alta mortalidade

CPRE: colangiopancreatografia retrógrada endoscópica

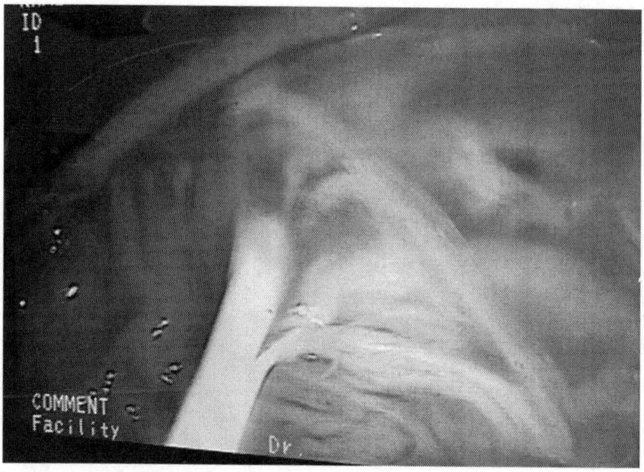

Figura 3 Prótese biliar locada em papila duodenal maior, com drenagem de secreção purulenta em grande quantidade, em paciente com colangite aguda secundária a coledocolitíase.
Fonte: arquivo pessoal.

CONSIDERAÇÕES FINAIS

A endoscopia no contexto da emergência contempla importante papel na condução de pacientes sob a ótica do caráter multidisciplinar. A pronta identificação da lesão, os métodos de imagens que permitem detalhes anatômicos detalhados e equipe cirúrgica bem delineada no contexto de buscar soluções rápidas e efetivas determinam sucesso pleno na condução segura e acertada dos pacientes encaminhados ao setor de urgência e emergência.

REFERÊNCIAS BILIOGRÁFICAS

1. National Institute for Health and Care Excellence. Acute upper gastrointestinal bleeding in over 16s: management. London: National Institute for Health and Care Excellence (UK); 2016.
2. Gralnek IM, Stanley AJ, Morris AJ, Camus M, Lau J, Lanas A, et al. Endoscopic diagnosis and management of nonvariceal upper gastrointestinal hemorrhage (NVUGIH): European Society of Gastrointestinal Endoscopy (ESGE) Guideline - Update 2021. Endoscopy. 2021;53(3):300-32.
3. Nevens F, Bittencourt PL, Coenraad MJ, Ding H, Hou MC, Laterre PF, et al. Recommendations on the diagnosis and initial management of acute variceal bleeding and hepatorenal syndrome in patients with cirrhosis. Dig Dis Sci. 2019;64(6):1419-31.
4. Jung K, Moon W. Role of endoscopy in acute gastrointestinal bleeding in real clinical practice: an evidence-based review. World J Gastrointest Endosc. 2019;11(2):68-83.
5. ASGE Standards of Practice Committee, Ikenberry SO, Jue TL, Anderson MA, Appalaneni V, Banerjee S, et al. Management of ingested foreign bodies and food impactions. Gastrointest Endosc. 2011;73(6):1085-91.
6. Birk M, Bauerfeind P, Deprez PH, Häfner M, Hartmann D, Hassan C, et al. Removal of foreign bodies in the upper gastrointestinal tract in adults: European Society of Gastrointestinal Endoscopy (ESGE) Clinical Guideline. Endoscopy. 2016;48(5):489-96.
7. Chirica M, Bonavina L, Kelly MD, Sarfati E, Cattan P. Caustic ingestion. Lancet. 2017;389(10083):2041-52.
8. Chirica M, Kelly MD, Siboni S, Aiolfi A, Riva CG, Asti E, et al. Esophageal emergencies: WSES guidelines. World J Emerg Surg. 2019;14:26.
9. Naveed M, Jamil LH, Fujii-Lau LL, Al-Haddad M, Buxbaum JL, Fishman DS, et al. American Society for Gastrointestinal Endoscopy guideline on the role of endoscopy in the management of acute colonic pseudo-obstruction and colonic volvulus. Gastrointest Endosc. 2020;91(2):228-35. Erratum in: Gastrointest Endosc. 2020;91(3):721.
10. Kuehn F, Schiffmann L, Janisch F, Schwandner F, Alsfasser G, Gock M, et al. Surgical endoscopic vacuum therapy for defects of the upper gastrointestinal tract. J Gastrointest Surg. 2016;20(2):237-43.
11. Newton NJ, Sharrock A, Rickard R, Mughal M. Systematic review of the use of endo-luminal topical negative pressure in oesophageal leaks and perforations. Dis Esophagus. 2017;30(3):1-5.
12. de Moura DTH, de Moura BFBH, Manfredi MA, Hathorn KE, Bazarbashi AN, Ribeiro IB, et al. Role of endoscopic vacuum therapy in the management of gastrointestinal transmural defects. World J Gastrointest Endosc. 2019;11(5):329-44.
13. Buxbaum JL, Buitrago C, Lee A, Elmunzer BJ, Riaz A, Ceppa EP, et al. ASGE guideline on the management of cholangitis. Gastrointest Endosc. 2021;94(2):207-221.e14.
14. Kochar R, Banerjee S. Infections of the biliary tract. Gastrointest Endosc Clin N Am. 2013;23(2):199-218.
15. Sulzer JK, Ocuin LM. Cholangitis: causes, diagnosis, and management. Surg Clin North Am. 2019;99(2):175-84.

3

Coledocolitíase

Mauricio Kazuyoshi Minata
Everson Luiz de Almeida Artifon

INTRODUÇÃO

A incidência estimada de coledocolitíase varia de 1 a 15% da população que apresenta colelitíase[1-4]. Essa condição pode se associar a complicações, como pancreatite, colangite, cólica biliar, cirrose biliar secundária e hipertensão portal.

A coledocolitíase, quando não tratada, correlaciona-se a uma taxa de 25,3% de complicações[5]. Dessa forma, recomenda-se adequada investigação e a remoção de todos os cálculos da via biliar principal quando realizado o diagnóstico.

DIAGNÓSTICO E CONDUTA NA COLEDOCOLITÍASE

A coledocolitíase é geralmente suspeitada em pacientes com colelitíase sintomática, pancreatite aguda biliar ou em pacientes com sintomas semelhantes à cólica biliar no pós-operatório tardio de colecistectomia.

A avaliação inicial desses pacientes deve incluir a realização de testes bioquímicos hepáticos – bilirrubina total e frações, transaminase glutâmico-oxalacética (TGO), transaminase glutâmico-pirúvica (TGP), fosfatase alcalina e gama-gt – além de uma ultrassonografia de abdome[6,7].

Os testes bioquímicos hepáticos têm sua maior utilidade em excluir a presença de coledocolitíase. Eles possuem baixo valor preditivo positivo (15%), mas associam-se a elevado valor preditivo negativo (94,7 a 97,9%). Isso significa que valores normais estão associados a baixa probabilidade de coledocolitíase, ao passo que valores alterados não são específicos e nem sempre são indicativos desta condição[6].

A ultrassonografia de abdome é um método diagnóstico com especificidade elevada. Entretanto, a sensibilidade é relativamente baixa para a detecção de cálculos na via biliar principal, sendo menor que 50%. Apesar disso, o método apresenta elevada sensibilidade na detecção de dilatação do colédoco (77-87%), a qual geralmente é associada a coledocolitíase[6,8]. A identificação de colédoco normal apresenta um valor preditivo negativo elevado (95%). Esse método pode ser afetado por algumas condições, como obesidade, interposição de alças intestinais ou presença de ar, experiência do operador, mas geralmente é um recurso amplamente disponível.

Outros métodos para diagnóstico da coledocolitíase incluem tomografia de abdome (TC), colangiorressonância magnética (CPRM), ecoendoscopia (EUS) e colangiografia intraoperatória (CIO).

A tomografia de abdome apresenta elevada especificidade (96%) e sensibilidade por volta de 78%[9,10]. Entretanto, a densidade dos cálculos e o tamanho deles interferem na acurácia do exame. Cálculos maiores que 5 mm são identificados em cerca de 81,2% dos exames, ao passo que os menores que 5 mm, em apenas 56,5%[9,10]. Recursos adicionais como a reconstrução coronal não demonstraram modificação no resultado diagnóstico do exame[11].

A CPRM tem uma sensibilidade de 87% e especificidade de 92% na detecção de coledocolitíase[12]. Porém, a sensibilidade reduz bastante para cálculos menores do que 6 mm, variando de 33-71% nestes casos. Tem a vantagem de ser um método não invasivo e não utilizar radiação[6].

A ecoendoscopia é um exame endoscópico que utiliza um aparelho específico, que possui um probe de ultrassom em sua extremidade. Dessa forma, o aparelho é posicionado em determinadas topografias anatômicas dentro do trato gastrointestinal, que se situam adjacentes aos órgãos de interesse para avaliação, como pâncreas, vesícula, colédoco. A EUS apresenta uma sensibilidade de 97% com especificidade de 90% na detecção de coledocolitíase[12]. Este método mantém sensibilidade semelhante para cálculos pequenos, mesmo os menores que 5 mm. As complicações relatadas com a EUS diagnóstica são raras (0,1-0,3%)[6]. Entretanto, para a realização deste exame são necessários jejum e sedação. Algumas cirurgias do trato gastrointestinal podem interferir na avaliação do método, como gastrectomia total ou parcial, pois algumas estruturas são melhor avaliadas com o aparelho no bulbo e segunda porção duodenal. Dessa forma, deve-se atentar às comorbidades, condições clínicas do paciente ou outras limitações anatômicas que podem interferir na realização do exame. Em recente revisão sistemática, observou-se que a ecoendoscopia apresentou maior acurácia e sensibilidade que a CPRM, com especificidade comparável[12].

Durante a manipulação cirúrgica das vias biliares, pode-se realizar a colangiografia intraoperatória através da inserção de um pequeno cateter no ducto cístico seguido da injeção de contraste iodado e avaliada por fluoroscopia. Os cálculos identificados por este método podem ser removidos cirurgicamente no mesmo ato operatório ou podem ser submetidos à colangiopancreatografia retrógrada endoscópica (CPRE) no intraoperatório ou no pós-operatório.

A CPRE é um exame realizado com a combinação entre endoscopia e radioscopia, que permite uma avaliação das vias biliares e intervenções terapêuticas, como remoção de cálculos, dilatação de estenoses, tratamento de fístulas e drenagem da via biliar. Apesar de ser um procedimento pouco invasivo, existem complicações, como pancreatite (3-10%), sangramento (0,3-2%), colangite e sepse (0,5-3%), perfuração (0,08-0,6%) e eventos adversos relacionados a anestesia e sedação[13,14]. Dessa forma, com a disponibilidade de outros exames diagnósticos pouco invasivos com complicações mínimas como a TC, CPRM e EUS, houve mudança na racionalidade de indicações deste exame. Portanto, a CPRE possui um caráter predominantemente terapêutico[14,15].

As recomendações para diagnóstico e manejo da coledocolitíase, segundo o último *guideline* da American Society for Gastrointestinal Endoscopy (ASGE), incluem um algoritmo utilizando fatores como idade, alteração de exames laboratoriais e achados ultrassonográficos[16]. O paciente pode ser categorizado em baixo risco (< 10%), risco moderado (10-50%) ou alto risco (> 50%) de coledocolitíase. Pacientes com um preditor muito forte ou dois preditores fortes são classificados como risco alto e devem ser submetidos a CPRE. Na presença de apenas um fator preditor forte ou apenas fatores moderados o risco é moderado e recomenda-se investigação adicional com CPRM, EUS ou colecistectomia com colangiografia intraoperatória ou ultrassonografia intraoperatória. Caso não seja evidenciado nenhum fator preditor, o risco é baixo e a conduta é colecistectomia. A Tabela 1 resume estes critérios, interpretação e conduta.

Em casos diagnosticados de coledocolitíase, mesmo que assintomáticos, é recomendado tratamento para remoção dos cálculos, desde que o paciente esteja em condições clínicas para realizar a intervenção[7].

Tabela 1 Risco de coledocolitíase – interpretação e conduta

Risco de coledocolitíase em pacientes com colelitíase		
Preditores de coledocolitíase		
Muito forte		Cálculo no colédoco visualizado à ultrassonografia
		Colangite aguda
		Bilirrubina total maior do que 4 mg/dL
Forte		Colédoco dilatado na ultrassonografia (> 6 mm com vesícula)
		Bilirrubina maior que 1,7 mg/dL
Moderado		Enzimas hepáticas alteradas (TGO, TGP, FA, GGT)
		Idade maior do que 55 anos
		Pancreatite aguda biliar
Interpretação do risco de coledocolitíase		**Conduta**
1 preditor muito forte ou 2 preditores fortes	Risco alto	CPRE
1 preditor forte e/ou outros moderados	Risco moderado	CPRM, EUS, CIO ou US intraoperatório
Ausência de todos os preditores	Risco baixo	Colecistectomia com ou sem CIO ou US intraoperatório

CIO: colangiografia intraoperatória; CPRE: colangiopancreatografia retrógrada endoscópica; CPRM: colangiorressonância magnética; EUS: ecoendoscopia; FA: fosfatase alcalina; GGT: gamaglutamil transferase; TGO: transaminase glutâmico-oxalacética; TGP: transaminase glutâmico-pirúvica; US: ultrassom. Fonte: adaptada de Buxbaum et al., 2019[16].

ASPECTOS TÉCNICOS DA CPRE

A CPRE é realizada com o duodenoscópio, o qual apresenta visão lateral e possibilita o posicionamento frontal à papila duodenal maior, bem como manipulação de diferentes acessórios. Na coledocolitíase, é realizada canulação seletiva das vias biliares, colangiografia, papilotomia e extração dos cálculos. Algumas particularidades técnicas podem variar na realização da terapêutica.

O acesso à via biliar é geralmente realizado através da canulação da papila com papilótomo e auxílio do fio-guia, seguida da injeção de meio de contraste iodado (Figura 1). Há ocasiões em que há falha de acesso à via biliar com a canulação com papilótomo e são utilizadas técnicas alternativas, tais como a fistulotomia suprapapilar e pré-corte.

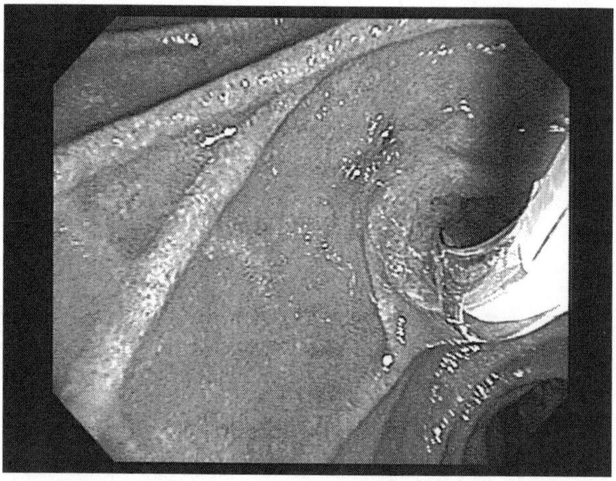

Figura 1 Canulação da via biliar com auxílio de papilótomo e fio-guia.

Uma vez obtido o acesso às vias biliares, é realizada uma colangiografia com meio de contraste iodado. A coledocolitíase é caracterizada pela presença de falhas de enchimento móveis que podem ser facetadas, arredondadas, únicas ou múltiplas, localizadas no hepatocolédoco (Figura 2).

A papilotomia, ou esfincterotomia, constitui na ampliação na abertura da papila para facilitar o acesso à via biliar e extração de cálculos ou colocação de próteses (Figura 3). Para extração dos cálculos são utilizados rotineiramente os balões extratores ou cestas de Dormia (*Basket*) (Figura 4).

Em alguns casos é necessário o uso de próteses biliares plásticas (Figura 5). Tal conduta geralmente é aplicada na vigência de colangite ou em situações em que há impactação de cálculos, falha na extração de todos os cálculos, drenagem insuficiente da via biliar, cálculos gigantes que não foram removidos. A presença da prótese na via biliar assegura a drenagem biliar e pode levar à redução ou fragmentação dos cálculos após um período de tempo, facilitando o tratamento subsequente[17-19].

Algumas vezes é necessário realizar dilatação com balão para facilitar a extração dos cálculos (Figura 6). A dilatação após papilotomia é útil na presença de cálculos gigantes, cálculos difíceis, múltiplos cálculos, CPRE em pacientes com anatomia alterada e em casos de papila intradiverticular.

CÁLCULOS BILIARES DIFÍCEIS E CÁLCULOS GIGANTES

Aproximadamente 85 a 90% dos cálculos biliares podem ser retirados com balão extrator ou cesta após uma papilotomia adequada ou dilatação

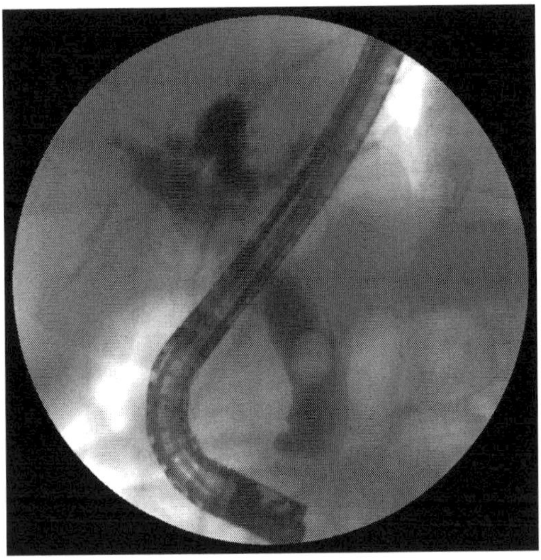

Figura 2 Colangiografia evidenciando via biliar com dilatação e falha de enchimento em hepatocolédoco, caracterizando coledocolitíase.

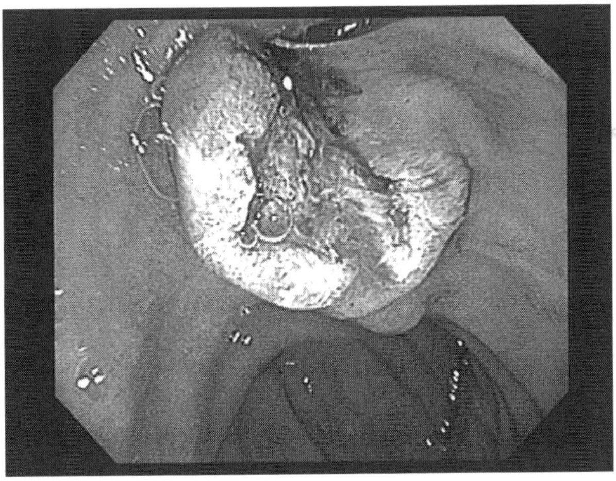

Figura 3 Aspecto endoscópico após papilotomia endoscópica ampla. Observar drenagem de bile e fio-guia posicionado em via biliar.

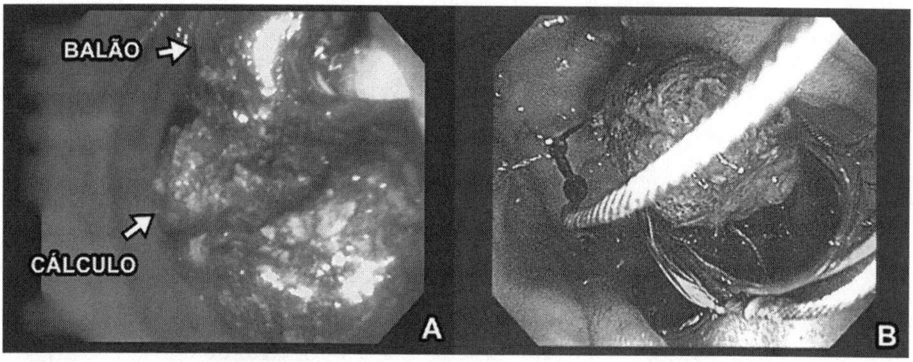

Figura 4 Extração de cálculos com balão extrator e cesta de Dormia (*basket*). A: Visão endoscópica da remoção dos cálculos com balão. B: Imagem endoscópica de extração de cálculo com cesta de Dormia (*basket*).

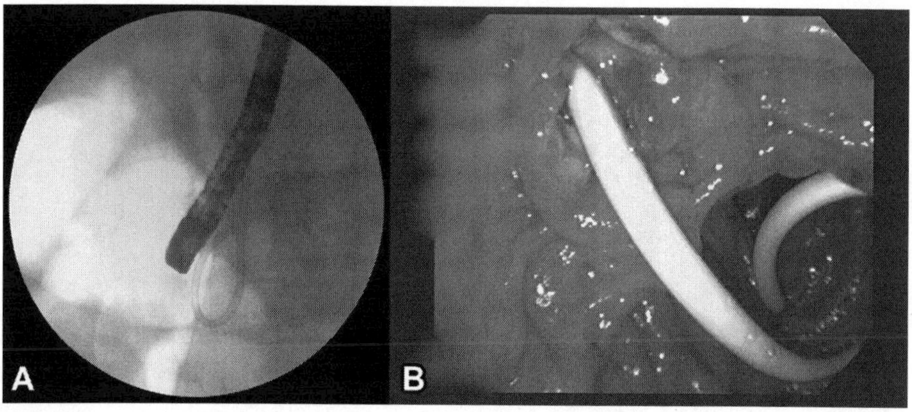

Figura 5 Falha na remoção de cálculo gigante da via biliar. Uso de prótese biliar plástica do tipo duplo *pigtail* na via biliar. A: Imagem da colangiografia da prótese biliar. B: Visão endoscópica da prótese biliar.

com balão. Cálculos difíceis são definidos de acordo alguns parâmetros, tais como o diâmetro (> 15 mm), número (múltiplos), formato (em barril), localização (intrahepática, ducto cístico) e os fatores anatômicos (impactados, afilamento do colédoco, angulações)[7]. A definição de cálculos gigantes é variável entre publicações, de modo geral são aqueles com diâmetro maior que 10-15 mm ou cujo diâmetro é maior ou igual ao colédoco[16,20].

No tratamento dos cálculos difíceis e dos cálculos gigantes várias técnicas podem ser aplicadas. Um recurso útil nesses casos é a colangioscopia

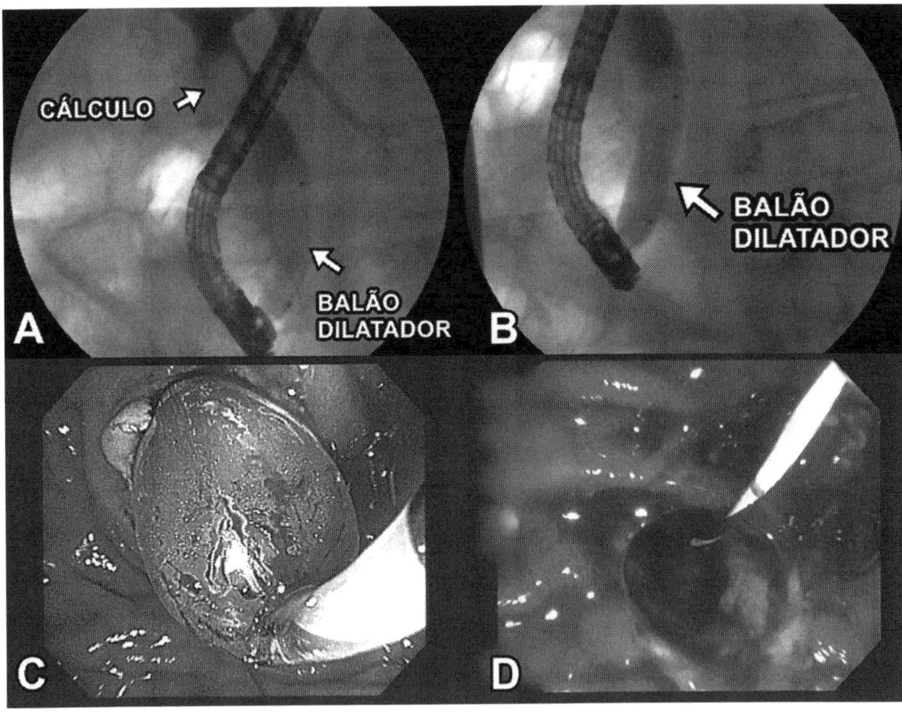

Figura 6 Dilatação balonada da papila. A e B: Colangiografia endoscópica com dilatação balonada da papila. C: Imagem endoscópica da dilatação com balão. D: Aspecto endoscópico após dilatação.

(Figura 7), a qual pode ser realizada com uma plataforma de operador único (SpyGlass® DS System- Boston Scientific) que é introduzida pelo canal de trabalho do duodenoscópio. O equipamento consiste em um cateter com fibra digital que permite a visualização direta da via biliar e o mesmo possui um pequeno canal de trabalho para biópsias, passagem de fio-guia, introdução de materiais para realização de litotripsia eletro-hidráulica ou a *laser*. A colangioscopia com SpyGlass® é útil nesses casos, pois permite realizar litotripsia em cálculos de difícil remoção e estudo de estenoses indeterminadas com biópsias direcionadas.

A litotripsia é um procedimento utilizado para quebra de cálculos. A litotripsia mecânica pode ser realizada com a apreensão do cálculo com uma cesta de Dormia, também conhecida como *basket*, a qual é tracionada contra um cateter metálico levando à fragmentação do mesmo. Geralmente são utilizados *baskets* reforçados para tal finalidade. Além disso, em casos em que o cálculo permanece impactado na cesta de Dormia, pode ser utilizado o

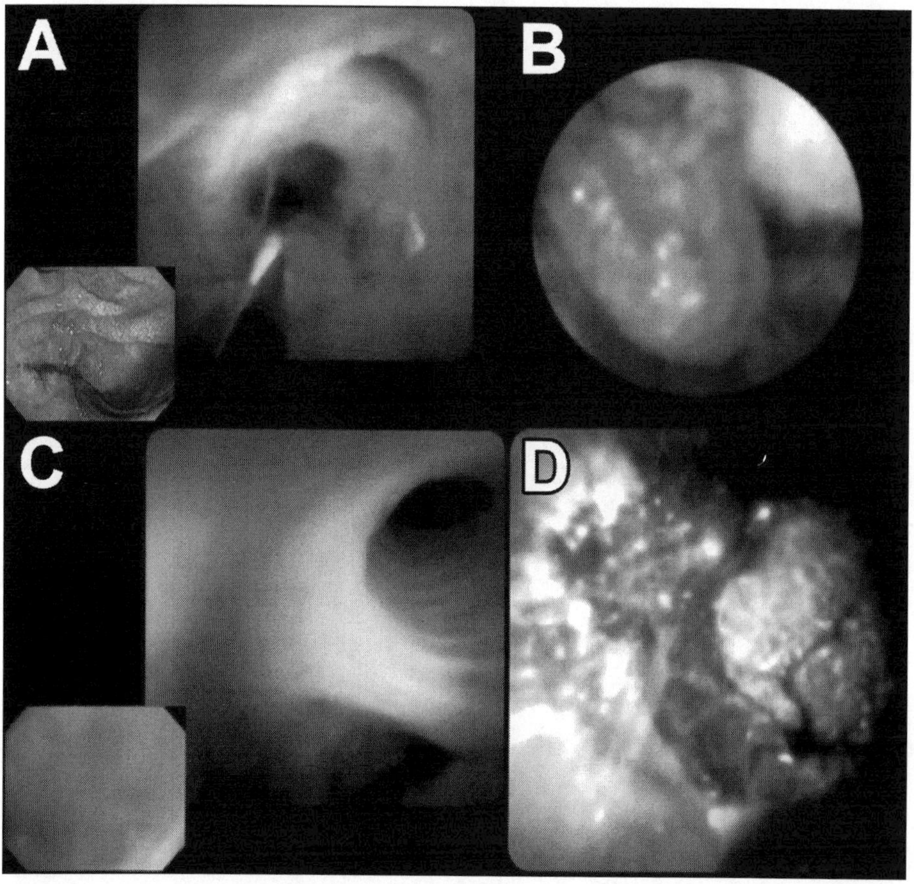

Figura 7 Colangioscopia com SpyGlass®. A: Introdução do SpyGlass® na via biliar sob fio-guia. B: Visualização de cálculos em via biliar (coledocolitíase). C: visualização de via biliar normal. D: Realização de litotripsia com *laser*.

litotriptor de Soehendra, como forma de litotripsia de urgência. A litotripsia intraductal pode ser realizada pela aplicação de litotripsia eletro-hidráulica ou por um sistema de *laser* pulsado. Os dois métodos são utilizados geralmente guiados por colangioscopia para permitir um correto posicionamento e evitar lesão da parede do ducto biliar.

Os *guidelines* recentes (ASGE e ESGE) resumem as recomendações de indicação de CPRE e técnicas aplicadas em endoscopia para remoção de cálculos[7,16]. Em caso de cálculos gigantes ou cálculos difíceis, deve-se optar pela papilotomia associada a dilatação balonada da papila em vez da papilotomia isolada. Esta conduta correlaciona-se com uma maior taxa de extração de cálculos e menor necessidade de litotripsia, sem diferença significativa na taxa de complicações. Além disso, a colangioscopia com litotripsia é uma técnica recomendada, efetiva e segura no tratamento de cálculos difíceis. A escolha desses métodos nesta situação depende da experiência da equipe, custos, acesso à tecnologia, preferência da equipe médica e paciente.

REFERÊNCIAS BIBLIOGRÁFICAS

1. Roston AD, Jacobson IM. Evaluation of the pattern of liver tests and yield of cholangiography in symptomatic choledocholithiasis: a prospective study. Gastrointest Endosc. 1997;45(5):394-9.
2. Anciaux ML, Pelletier G, Attali P, Meduri B, Liguory C, Etienne JP. Prospective study of clinical and biochemical features of symptomatic choledocholithiasis. Dig Dis Sci. 1986;31(5):449-53.
3. Attili AF, Capocaccia R, Carulli N, Festi D, Roda E, Barbara L, et al. Factors associated with gallstone disease in the MICOL experience. Multicenter Italian Study on Epidemiology of Cholelithiasis. Hepatology. 1997;26(4):809-18.
4. Chung AY, Duke MC. Acute biliary disease. Surg Clin North Am. 2018;98(5):877-94.
5. Möller M, Gustafsson U, Rasmussen F, Persson G, Thorell A. Natural course vs interventions to clear common bile duct stones: data from the Swedish Registry for Gallstone Surgery and Endoscopic Retrograde Cholangiopancreatography (GallRiks). JAMA Surg. 2014;149(10):1008-13.
6. Maple JT, Ben-Menachem T, Anderson MA, Appalaneni V, Banerjee S, Cash BD, et al. The role of endoscopy in the evaluation of suspected choledocholithiasis. Gastrointest Endosc. 2010;71(1):1-9.
7. Manes G, Paspatis G, Aabakken L, Anderloni A, Arvanitakis M, Ah-Soune P, et al. Endoscopic management of common bile duct stones: European Society of Gastrointestinal Endoscopy (ESGE) guideline. Endoscopy. 2019;51(5):472-91.
8. Williams EJ, Green J, Beckingham I, Parks R, Martin D, Lombard M, et al. Guidelines on the management of common bile duct stones (CBDS). Gut. 2008;57(7):1004-21.
9. Anderson SW, Rho E, Soto JA. Detection of biliary duct narrowing and choledocholithiasis: accuracy of portal venous phase multidetector CT. Radiology. 2008;247(2):418-27.
10. Kim CW, Chang JH, Lim YS, Kim TH, Lee IS, Han SW. Common bile duct stones on multidetector computed tomography: attenuation patterns and detectability. World J Gastroenterol. 2013;19(11):1788-96.
11. Tseng CW, Chen CC, Chen TS, Chang FY, Lin HC, Lee SD. Can computed tomography with coronal reconstruction improve the diagnosis of choledocholithiasis? J Gastroenterol Hepatol. 2008;23(10):1586-9.
12. Meeralam Y, Al-Shammari K, Yaghoobi M. Diagnostic accuracy of EUS compared with MRCP in detecting choledocholithiasis: a meta-analysis of diagnostic test accuracy in head-to-head studies. Gastrointest Endosc. 2017;86(6):986-93.
13. Chandrasekhara V, Khashab MA, Muthusamy VR, Acosta RD, Agrawal D, Bruining DH, et al. Adverse events associated with ERCP. Gastrointest Endosc. 2017;85(1):32-47.
14. Talukdar R. Complications of ERCP. Best Pract Res Clin Gastroenterol. 2016;30(5):793-805.
15. Han J, Moon JH, Koo HC, Kang JH, Choi JH, Jeong S, et al. Effect of biliary stenting combined with ursodeoxycholic acid and terpene treatment on retained common bile duct stones in elderly patients: a multicenter study. Am J Gastroenterol. 2009;104(10):2418-21.
16. Buxbaum JL, Abbas Fehmi SM, Sultan S, Fishman DS, Qumseya BJ, Cortessis VK, et al. ASGE guideline on the role of endoscopy in the evaluation and management of choledocholithiasis. Gastrointest Endosc. 2019;89(6):1075-105.e15.
17. Hong WD, Zhu QH, Huang QK. Endoscopic sphincterotomy plus endoprostheses in the treatment of large or multiple common bile duct stones. Dig Endosc. 2011;23(3):240-3.

18. Yang J, Peng JY, Chen W. Endoscopic biliary stenting for irretrievable common bile duct stones: Indications, advantages, disadvantages, and follow-up results. Surgeon. 2012;10(4):211-7.
19. Carr-Locke DL. Difficult bile-duct stones: cut, dilate, or both? Gastrointest Endosc. 2008;67(7):1053-5.
20. Sharma SS, Jain P. Should we redefine large common bile duct stone? World J Gastroenterol. 2008;14(4):651-2.

4

Stent em cólon

Spencer Cheng
Everson Luiz de Almeida Artifon

INTRODUÇÃO

A utilização de próteses metálicas autoexpansíveis no cólon é particularmente importante no abdome agudo obstrutivo por neoplasias malignas, que pode ser a forma inicial de apresentação da doença em até 13% dos casos. Essa situação é uma emergência médica em virtude do risco de ruptura intestinal, distúrbios hidroeletrolíticos, nutricionais e risco de broncoaspiração[1].

O tratamento descompressivo pode ser realizado por estomia cirúrgica ou endoscopicamente pela introdução de próteses metálicas transpondo a estenose[2].

Os argumentos favoráveis ao tratamento endoscópico se fundamentam na possibilidade de alívio do quadro obstrutivo, o que permite avaliar a causa da estenose, determinar a extensão da doença e preparar adequadamente o cólon para uma cirurgia de ressecção, reduzindo a necessidade de estomias. No caso de o tumor ser irressecável, a prótese pode servir de tratamento paliativo definitivo[1,3,4].

No entanto, a utilização de próteses metálicas no cólon apresenta algumas particularidades que devem ser pontuadas:

Necessita de um endoscopista capacitado para tratamento de tumores de cólon com próteses metálicas autoexpansivas.

O exame é realizado sem preparo intestinal anterógrado.

Estenoses anguladas podem apresentar dificuldade na transposição e liberação da prótese e, consequentemente, maior risco de perfuração durante o procedimento ou posteriormente. Isso pode resultar em cirurgia de emergência e/ou piorar o estágio oncológico.

Em caso de ponte para cirurgia de ressecção, determinar quando é o melhor momento para a cirurgia.

A única contraindicação formal ao uso de próteses no cólon é a presença de perfuração.

PROCEDIMENTO ENDOSCÓPICO

O exame é realizado com preparo retrógrado para facilitar a visualização do cólon até a estenose. O procedimento é realizado sob anestesia geral para proteção das vias aéreas e a mesa cirúrgica deve ser radiotransparente para permitir fluoroscopia simultânea.

O colonoscópio é introduzido até a topografia da estenose (Figura 1) e sob controle fluoroscópico a estenose é transposta com um fio-guia flexível. Com auxílio de cateter de colangiografia é feita infusão de contraste iodado para avaliação da extensão, trajeto e forma da estenose (Figuras 2 e 3).

A dilatação da estenose deve ser evitada por estar associada a maior risco de perfuração.

O tipo de prótese a ser utilizada é a não coberta para reduzir o risco de migração.

O sistema introdutor da prótese é posicionado sobre o fio-guia transpondo a estenose (Figura 4) e a prótese é liberada sob controle radiológico e endoscópico (Figuras 5 e 6).

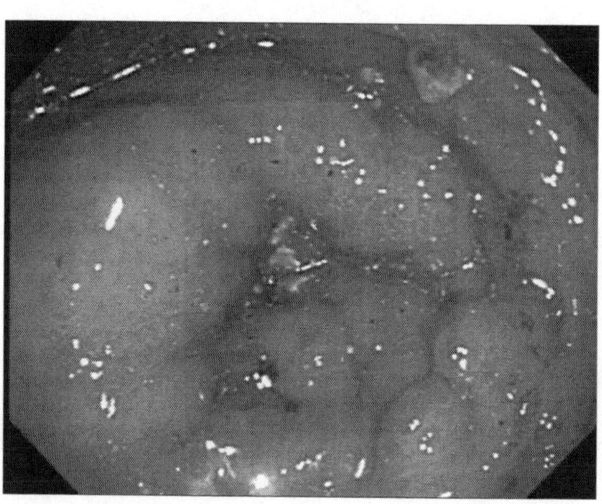

Figura 1 Imagem endoscópica de estenose de cólon sigmoide.

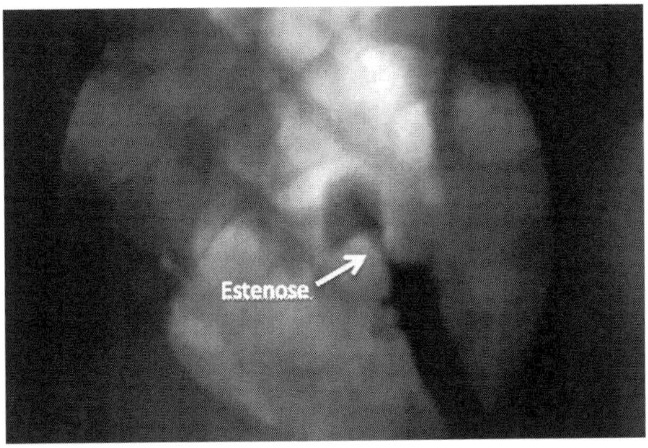

Figura 2 Imagem radiológica com contraste de estenose em cólon sigmoide.

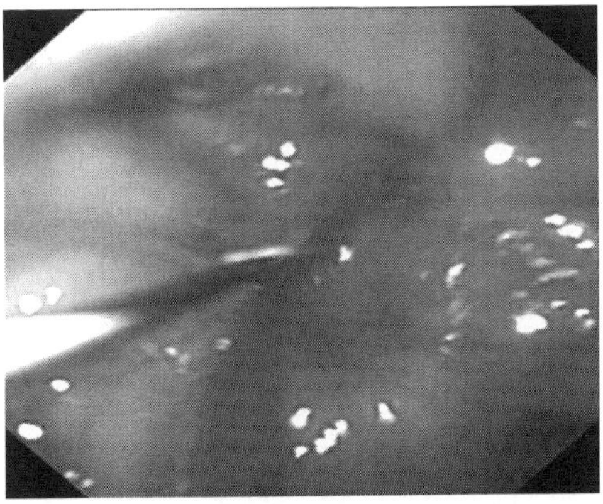

Figura 3 Imagem endoscópica da passagem do fio-guia pela estenose.

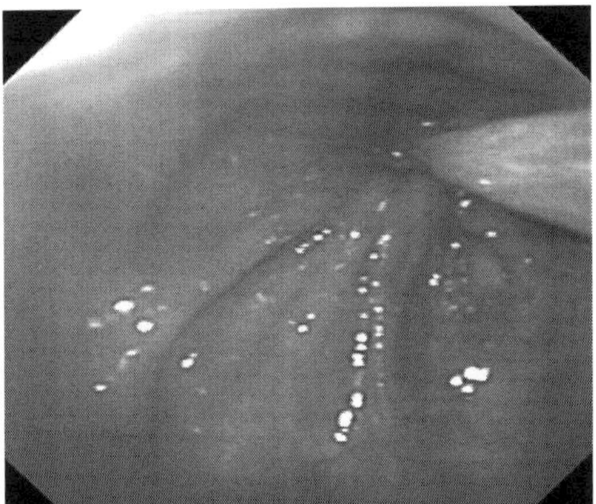

Figura 4 Imagem endoscópica da passagem do sistema introdutor.

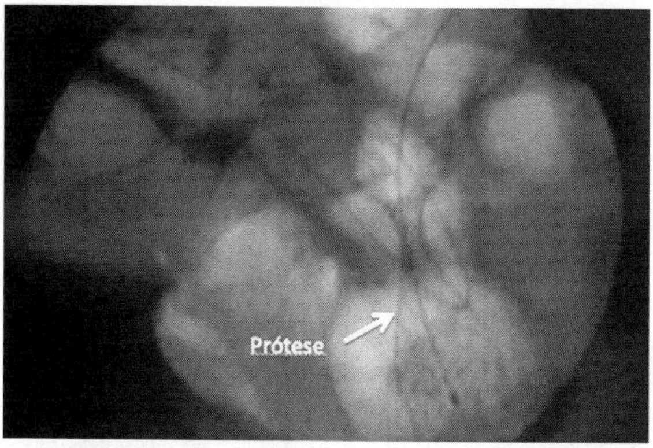

Figura 5 Imagem radiológica da prótese posicionada.

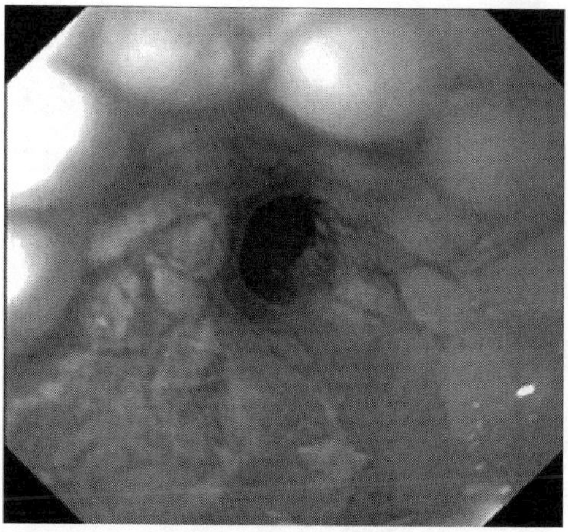

Figura 6 Imagem endoscópica da prótese posicionada.

Nos casos de lesões em reto, deve ser evitado o tratamento endoscópico quando a distância da borda anal for menor que 5 cm pelo desconforto causado pela presença da prótese e maior chance de migração.

O sucesso na permeação da estenose é constatado imediatamente por saída de grande quantidade de gases e fezes pela prótese.

EVIDÊNCIAS DA LITERATURA

Os estudos, na sua maioria coortes prospectivas ou retrospectivas, com alguns ensaios clínicos e revisões sistemáticas, são relativos ao tratamento endoscópico da obstrução colônica que envolve o cólon descendente até a transição retossigmoideana. A justificativa é que as lesões obstrutivas de cólon direito são tratadas com ressecção cirúrgica e as próteses quando utilizadas no reto podem causar efeitos adversos como tenesmo, dor, incontinência e maior taxa de migração.

O sucesso técnico da colocação de prótese em estenose de cólon varia de 92-94%, com sucesso clínico de 88-91% e mortalidade de 0,6-1%[5].

Em estenoses longas (maiores que 5 cm) e anguladas deve ser evitada a colocação de prótese por causa da maior dificuldade técnica e menor sucesso na descompressão[1].

STENT COMO PONTE PARA CIRURGIA

Os resultados de uma metanálise com 8 ensaios clínicos com 497 pacientes publicado por Arezzo et al. em 2017 mostram melhor desfecho no grupo tratado com prótese de cólon comparado a cirurgia de emergência em relação à morbidade (33,9% *vs.* 51,2%; $p = 0{,}023$), necessidade de estomia temporária (33,9% *vs.* 51,4%; $p = 0{,}001$), estomia permanente (22,2% *vs.* 35,2%; $p = 0{,}003$) e no sucesso de anastomose primária (70,0% *vs.* 54,1%; $p = 0{,}043$). Sem diferença em relação à mortalidade (9,6% *vs.* 9,9%; $p = 0{,}97$)[2].

O período ideal após a colocação do *stent* para a cirurgia de ressecção do tumor é variável, mas recomenda-se a realização em 2 semanas. Assim que forem corrigidas as condições clínicas e as avaliações necessárias, o resultado da patologia não deve retardar o tratamento[1].

No entanto, o uso sistemático de prótese em obstrução de cólon em pacientes candidatos à ressecção curativa deve ser criterioso por vários estudos apresentarem maior chance de disseminação hematogênica, invasão perineural e perfuração[6,4,7].

Apesar de maiores taxas de recidiva local e sistêmica no grupo tratado com prótese como ponte para cirurgia evidenciadas em alguns estudos, isso não se traduziu em piora na sobrevida em 3 anos livre de doença ou sobrevida global, mesmo quando avaliado em 5 anos[1].

Por conseguinte, a recomendação em tratar a obstrução de cólon com prótese deve ser uma decisão compartilhada, na qual são considerados disponibilidade de um endoscopista capacitado; risco de perfuração pelo *stent*; maior taxa de recorrência; sobrevida e mortalidade similares; eventos adversos e taxa de estomia permanente menores; maior proporção de procedimentos laparoscópicos em etapa única e taxas de sucesso técnica e falha clínica do tratamento[1].

STENT COMO TRATAMENTO PALIATIVO

Revisões sistemáticas incluindo estudos randomizados e não randomizados comparando prótese colônica e cirurgia paliativa para obstrução maligna mostram taxa de sucesso técnico na colocação da prótese de 88-100%. O início da melhora clínica da obstrução foi significativamente maior no grupo da cirurgia (96% *vs.* 86,1; $p = 0{,}02$). Eventos adversos precoces foram mais frequentes no grupo da cirurgia, enquanto os tardios foram mais comuns no grupo da prótese, não havendo diferença significativa nos grupos em relação à morbidade.

Em relação à mortalidade, dois estudos mostram menor mortalidade em 30 dias no grupo da prótese.

O grupo da prótese colônica apresentou menor tempo de hospitalização e menor taxa de admissão em terapia intensiva comparado ao grupo cirúrgico. Além de resultar em melhor qualidade de vida para o paciente e menor custo total do tratamento.

Pacientes que apresentaram metástases peritoneais tiveram menor sucesso técnico na colocação da prótese de cólon, mais eventos adversos e menor tempo de duração da patência[1].

REFERÊNCIAS BIBLIOGRÁFICAS

1. Van Hooft JE, Veld JV, Arnold D, Beets-Tan RGH, Everett S, Gotz M, et al. Self-expandable metal stents for obstructing colonic and extracolonic cancer: European Society of Gastrointestinal Endoscopy (ESGE) Guideline - Update 2020. Endoscopy. 2020;52:389-407.
2. Arezzo A, Passera R, Lo Secco G, Verra M, Bonino MA, Targarona E, et al. Stent as bridge to surgery for left-sided malignant colonic obstruction reduces adverse events and stoma rate compared with emergency surgery: results of a systematic review and meta-analysis of randomized controlled trials. Gastrointest Endosc. 2017;86:416-26.
3. Kim MK, Kye BH, Lee IK, Oh ST, Ahn CH, Lee YS, et al. Outcome of bridge to surgery stenting for obstructive left colon cancer. ANZ J Surg. 2017;87:E245-E250.
4. Balciscueta I, Balciscueta Z, Uribe N, García-Granero E. Long-term outcomes of stent-related perforation in malignant colon obstruction: a systematic review and meta-analysis. Int J Colorectal Dis. 2020;35:1439-51.
5. Bonin EA, Baron TH. Update on the indications and use of colonic stents. Curr Gastroenterol Rep. 2010;12:374-82.
6. Balciscueta I, Balciscueta Z, Uribe N, García-Granero E. Perineural invasion is increased in patients receiving colonic stenting as a bridge to surgery: a systematic review and meta-analysis. Tech Coloproctol. 2021;25:167-76.
7. Tamini N, Angrisani M, Aldè S, Nespoli L, Oldani M, Braga M, et al. Does preoperative stent positioning in obstructive left sided colon cancer increase the risk of perineural invasion? Updates Surg. 2021;73:547-53.

5
Hemorragia oculta

Marcio Roberto Facanali Junior
Everson Luiz de Almeida Artifon

INTRODUÇÃO

A hemorragia digestiva é uma patologia grave, com alta morbimortalidade, responsável por quase um milhão de internações nos Estados Unidos[1] e, algumas vezes, o diagnóstico pode ser desafiador. Geralmente esses pacientes são submetidos a endoscopia digestiva alta e colonoscopia para investigação inicial da causa do sangramento e em aproximadamente 5 a 10% das vezes, o diagnóstico da etiologia do sangramento ou região culpada pela hemorragia não são determinadas[2]. Historicamente, esses pacientes cujo foco do sangramento não era identificado pela endoscopia digestiva alta e baixa eram diagnosticados como portadores de hemorragia digestiva de causa obscura. Com o advento de novas tecnologias como a cápsula endoscópica, a enteroscopia assistida por dispositivo e técnicas de radiologia transversal, como a tomografia computadorizada multifásica, o diagnóstico etiológico da hemorragia digestiva obscura é possível em 40 a 75% dos casos[3]. O termo hemorragia digestiva obscura foi substituído nas últimas diretrizes da American Society for Gastrointestinal Endoscopy (ASGE) e da American College of Gastroenterology (ACG) por suspeita de hemorragia do intestino delgado, quando o paciente com hemorragia digestiva se apresenta com endoscopia digestiva alta e colonoscopia negativas[2,4]. Atualmente, o termo hemorragia digestiva de causa obscura é reservado apenas aos pacientes em que nenhuma fonte de sangramento foi determinada mesmo após avaliação do intestino delgado.

ETIOLOGIA

Segundo recente diretriz japonesa, proposta por Yamamoto et al.[5], o sangramento do intestino delgado pode ser estimado conforme história clínica e exame físico do paciente, avaliando-se os seguintes pontos:

- Presença de hematêmese.
- Cor e consistência das fezes e frequência evacuatória.
- Sintomas abdominais.
- Presença de epistaxe.
- História médica pregressa, presença de comorbidade e uso de medicações.
- História familiar.

Hematêmese é um sinal importante e sugere fortemente que o sangramento está anterior ao ligamento de Treitz.

A cor e outras características das fezes podem sugerir a localização do sangramento intestinal. A presença de melena, por exemplo, é bastante sugestivo de sangramento com origem no trato gastrointestinal superior, jejuno ou íleo e a presença de enterorragia frequentemente é ileal ou colorretal[6], entretanto, é importante lembrar que sangramentos jejunais ou do trato gastrointestinal superior de grande monta podem se apresentar como enterorragia e, do mesmo modo, sangramentos de pequeno volume em íleo e cólon podem se apresentar como melena, especialmente em indivíduos com obstipação intestinal.

Presença de sintomas abdominais como dor e distensão podem sugerir estenose, seja por tumores ou inflamação, como por exemplo na doença de Crohn (Figura 1) ou, ainda, quando associado a outros sinais como erupções cutâneas ou petéquias em membros inferiores, que podem ser sugestivas de vasculites como a púrpura de Henoch-Shönlein.

A presença de epistaxe associada a telangiectasias cutâneas ou viscerais pode sugerir telangiectasia hemorrágica hereditária (síndrome de Rendu-Osler-Weber), doença autossômica dominante e importante causa de hemorragia digestiva oculta[7].

História clínica detalhada, com idade de início dos sintomas e presença de comorbidades fornecem dados relevantes para determinação da origem do sangramento. Ohmiya et al.[6] desenvolveram um escore (Tabela 1) baseado em várias comorbidades, que sugere a possibilidade de doença vascular do intestino delgado como possível etiologia do sangramento. Segundo este

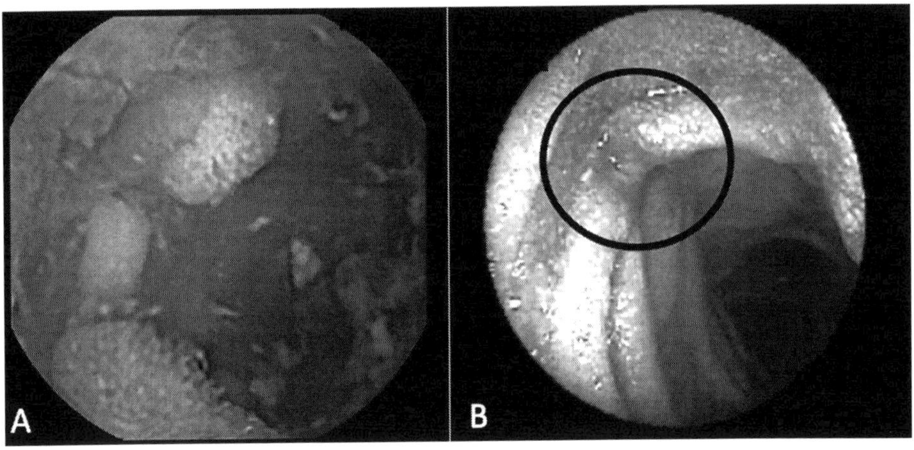

Figura 1 A: Cápsula endoscópica mostrando aspecto em pedra de calçamento (cobblestone) em paciente com doença de Crohn. B: Úlcera aftoide em jejuno, visualizada em enteroscopia de duplo balão.

escore, à medida que a pontuação aumenta, maior é a probabilidade da hemorragia intestinal ser de causa vascular (Figura 2), sendo um escore de Ohmiya ≥ 2 superior a 50% de probabilidade de doença vascular ser a causa da hemorragia oculta.

Tabela 1 Escore de Ohmiya

Variável	Pontuação
Angina pectoris	1
Arritmia cardíaca	1
Diabetes mellitus	1
Insuficiência cardíaca congestiva	1
Insuficiência renal crônica não dialítica*	1
Insuficiência renal crônica dialítica	2
Vasculopatia periférica	2
Valvulopatia cardíaca	2
Hipertensão portal	3
Doença vascular hereditária	3

*insuficiência renal foi considerada estimação da filtração glomerular < 60 mL/min/1,73m^2.

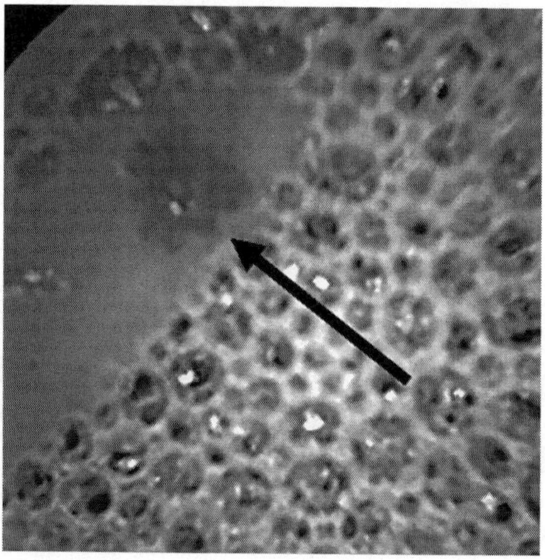

Figura 2 Angioectasia visualizada em cápsula endoscópica.

Caucasianos têm maior exequibilidade, em relação a outras etnias, de doença celíaca independentemente da idade de início dos sintomas. Na Tabela 2, observam-se as causas mais importantes de hemorragia oculta, conforme proposta pelo American Gastroenterological Association (AGA) em revisão de 2007[8].

DIAGNÓSTICO

Aproximadamente 25% das lesões que são avaliadas como suspeitas de serem do intestino delgado passam desapercebidas pela endoscopia digestiva alta ou pela colonoscopia. Sendo assim, apesar de alguns autores[9] sugerirem que repetir a endoscopia digestiva alta e a colonoscopia não sejam custo-efetivas, caso não haja boa qualidade nos exames anteriores, deve-se repetir a endoscopia digestiva alta e baixa antes de prosseguir com a investigação do intestino delgado[10]. Quando se opta por repetir a endoscopia alta e a baixa, temos por experiência utilizar inicialmente um enteroscópio sem *overtube* na avaliação do trato gastrointestinal superior, para aumentar o alcance do estudo e, pela técnica de *push*-enteroscopia, avaliarmos cuidadosamente o duodeno e o jejuno proximal. Na reavaliação do trato gastrointestinal inferior, a intubação do íleo terminal é mandatória para pesquisa de ileíte, neoplasias e, também, avaliar a presença de sangue. Só então, após este *second-look*,

Tabela 2 Causas de hemorragia gastrointestinal oculta[8]

Localização	Causas	
Hemorragia digestiva	Lesões de Cameron	
	Varizes de fundo gástrico	
	Úlceras pépticas	
	Angioectasias	
	Lesão de Dieulafoy	
	Ectasia vascular gástrica antral	
Hemorragia digestiva baixa	Angioectasias	
	Neoplasias	
Hemorragia digestiva média*	< 40 anos de idade	Tumores
		Divertículo de Meckel
		Lesão de Dieulafoy
		Doença de Crohn
		Doença celíaca
	> 40 anos de idade	Angioectasia
		Enteropatia por AINES
		Doença celíaca

Causas incomuns: *Hemoblia*, *Hemosuccus pancreaticus*, fístula aortoentérica. *Todo sangramento com origem entre a papila duodenal maior e a válvula ileocecal; AINES: anti-inflamatórios não esteroidais.

avaliamos formalmente o intestino delgado, seja por cápsula endoscópica ou enteroscopia assistida por dispositivo.

Cápsula endoscópica

Atualmente existem dois tipos de cápsulas endoscópicas: a sem fio que transmite imagens para um receptor e a cápsula sem fio que armazena as imagens obtidas no próprio dispositivo. A acurácia diagnóstica da cápsula endoscópica varia de 59,4 a 66,9%[11], e é melhor quanto mais rápido for realizada, de preferência entre 24 e 72 horas após o episódio de sangramento. A necessidade de preparo do intestino delgado antes da cápsula endoscópica é controversa, existindo vários métodos descritos na literatura, incluindo apenas jejum noturno, dieta líquida clara, purgativos, simeticona e pró-cinéticos. Preparos com 2 litros de polietilenoglicol (PEG) associados a simeticona podem levar à melhor acurácia diagnóstica e, também, melhor qualidade de visualização do intestino delgado[12].

As contraindicações relativas para o uso da cápsula endoscópica incluem pacientes com distúrbios da deglutição e gravidez. A cápsula endoscópica é também contraindicada em pacientes portadores de dispositivos cardíacos implantáveis, exceto a CapsoCam, que é um sistema de cápsula endoscópica que não interfere em dispositivos eletrônicos implantados[13].

Enteroscopia assistida por dispositivo

Dentre as ferramentas que permitem o diagnóstico de hemorragia digestiva do intestino delgado, a enteroscopia assistida por dispositivo permite, além do diagnóstico, a possibilidade de terapêutica com injeção de substâncias, coagulação com plasma de argônio ou colocação de clipes hemostáticos e, também, oferece a oportunidade de coletar amostras do tecido alterado para análises laboratoriais ou anatomopatológicas. Existem atualmente três plataformas de enteroscopia assistida por dispositivo, a enteroscopia de balão único (Olympus, Japão), a enteroscopia de duplo balão (Fujinon, Japão) e a enteroscopia espiral (Spirus Medical, EUA). Todas as plataformas de enteroscopia assistida por dispositivo apresentam uma mesma acurácia diagnóstica[14], devendo-se escolher aquela que a instituição tem maior disponibilidade e melhor experiência na realização.

Em relação à rota inicial, anterógrada ou retrógrada, geralmente optamos pela via anterógrada quando a lesão suspeita se encontra em jejuno e íleo proximal e realizamos enteroscopia pela via retrógrada quando suspeitamos de lesão em íleo médio e distal. Semelhantemente a cápsula endoscópica, quanto mais próximo do episódio de sangramento for realizada a enteroscopia, maior será a probabilidade de diagnóstico etiológico do sangramento gastrointestinal[15]. Para enteroscopia via anterógrada é necessário apenas o jejum, igual ao realizado para endoscopia digestiva alta e para a enteroscopia via anal, é necessário preparo intestinal idêntico ao realizado para colonoscopia padrão.

As contraindicações da enteroscopia assistida por dispositivo são semelhantes às da endoscopia e colonoscopia convencionais e as complicações mais comuns são sangramento, perfuração e, raramente, pancreatite aguda.

Exames de imagem

A imagem transversal pode ser útil quando a cápsula endoscópica é negativa ou contraindicada e, também, na presença de sangramentos de grande monta e na presença de instabilidade hemodinâmica. Atualmente, existem como opções: a angiografia por tomografia computadorizada multifásica (CTA), a enterografia por tomografia computadorizada (CTE), a enterografia por ressonância magnética (MRE), cintilografia com auxílio de radioisótopo e angiografia mesentérica[2,4].

A CTA é o exame de imagem de primeira linha recomendada pela ACG e ASGE para avaliar suspeita de sangramento no intestino delgado[2,4]. Em pacientes com sangramento ativo e hemodinamicamente instáveis, a CTA é realizada sem contraste oral.

A CTE multifásica é tipicamente utilizada para avaliação de sangramento crônico, para detectar malformações ou massas arteriovenosas. A MRE pode ser considerada uma alternativa à CTE multifásica se a exposição à radiação for preocupante[2].

A CTA é mais sensível quando os pacientes estão hemodinamicamente instáveis ou têm necessidade de grande número de transfusões sanguíneas (> 4 unidades de sangue)[16]. Também, o extravasamento ativo observado durante a CTA pode ajudar na embolização direta durante a angiografia mesentérica. A cintilografia com hemácias marcadas com tecnécio-99 m (Tc-99 m) pode ser considerada alternativa em pacientes com doença renal crônica, porém sua desvantagem é a taxa de localização falsa em até 30% das vezes, que pode ser melhorada caso seja realizada nas primeiras 3 horas do episódio de sangramento[17]. Caso a cintilografia de hemácias marcadas com Tc-99 m for positiva, a angiografia terapêutica deve ser considerada o mais cedo possível na ausência de contraindicações absolutas ao contraste[2,4].

ABORDAGEM E MANEJO DA HEMORRAGIA OCULTA

Existem várias diretrizes para investigação de hemorragia oculta, dentre elas a japonesa de 2017, a da European Society of Gastrointestinal Endoscopy (ESGE) de 2015, a da ACG de 2015 e o da AGA de 2007[2,8,18,19]. A diferença entre a diretriz mais recente japonesa (Figura 3) para as outras é a CTE ser o procedimento de primeira linha, capaz de evidenciar patologia intra-abdominal e, também, o conceito de enteroscopia assistida por dispositivo, mais

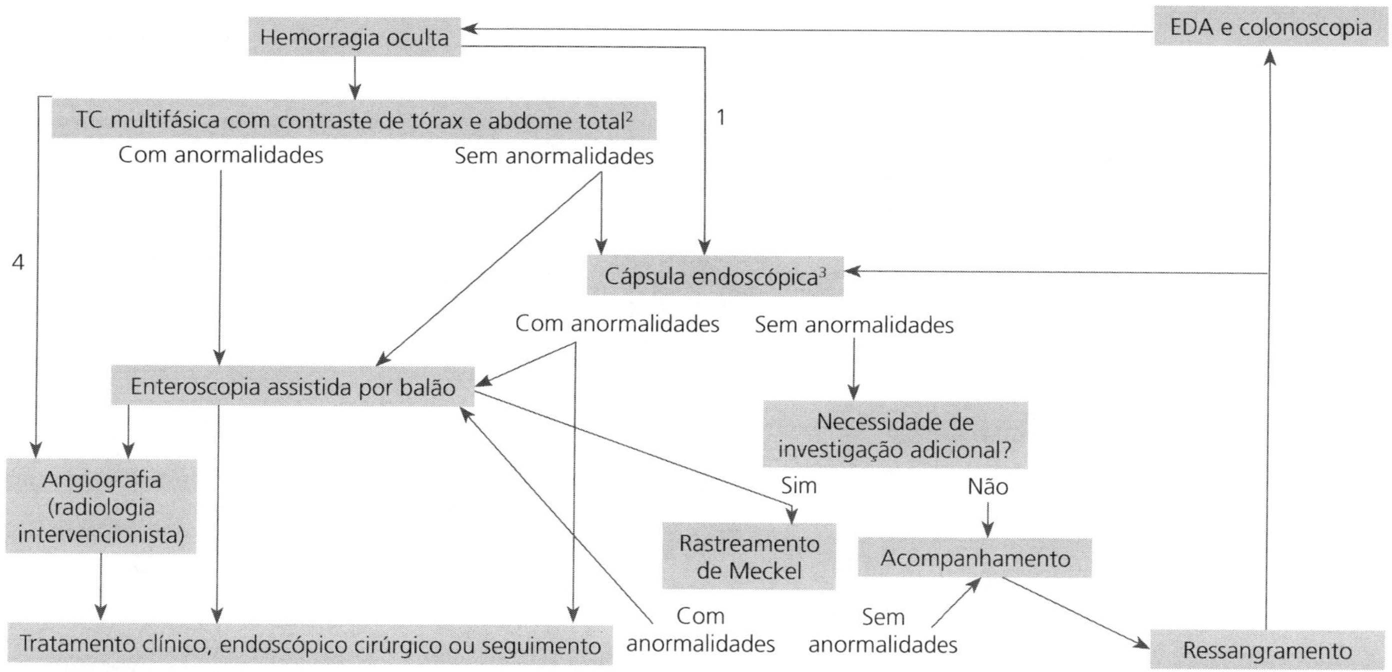

1. Em instituições sem TC, cápsula endoscópica pode ser realizada primeiro, entretanto TC deve ser realizada em outro hospital posteriormente.
2. TC dinâmica é preferível devido a lesões visualizadas apenas nesta modalidade.
3. Em caso de suspeita de doença de Crohn, presença de sintoma abdominal (dor, distensão etc.), uso de AINES de longa data e aqueles pacientes com história de irradiação abdominal e cirurgia, a capsula de patência deve ser realizada antes da cápsula endoscópica. Na suspeita de obstrução a cápsula não deve ser utilizada.
4. No caso de endoscopia difícil de realizar ou na sua indisponibilidade.

Figura 3 Algoritmo proposto pela diretriz japonesa[5] para hemorragia oculta.

especificamente a enteroscopia assistida por balão, como modalidade central no contexto do diagnóstico de hemorragia oculta.

A diretriz japonesa recomenda também a tomografia computadorizada (TC) de tórax simultaneamente à abdominal, pois dentre os possíveis diagnósticos de hemorragia oculta estão a tuberculose, metástase de câncer de pulmão e também as malformações arteriovenosas como na síndrome de Rendu-Osler-Weber. A TC realizada como primeiro exame pode evitar o diagnóstico tardio de neoplasias malignas e, quando anormalidades são detectadas na CTE, pode também auxiliar na decisão da rota da enteroscopia assistida por dispositivo, ou seja, a anterógrada ou a retrógrada.

Uma vez detectada a fonte de sangramento durante a enteroscopia assistida por dispositivo, o tratamento pode ser clínico, endoscópico ou cirúrgico e mesmo em lesões cuja indicação formal seja cirúrgica, a enteroscopia pode realizar a tatuagem, ou ainda, utilizar clipes metálicos que podem ser úteis na identificação da lesão do intestino delgado durante o procedimento de laparoscopia.

Quando não são observadas anormalidades à TC de abdome, em pacientes com sangramento maciço e instáveis, deve-se realizar imediatamente a enteroscopia assistida por dispositivo após reanimação e estabilização hemodinâmica. Neste caso, a abordagem via oral (anterógrada) é geralmente recomendada pois a via retal (retrógrada) é de difícil realização, quase sempre devido à presença de fezes maciças e sanguinolentas na maioria dos casos, porém, se a causa do sangramento não for detectada pela via escolhida, a outra rota deve ser realizada posteriormente para continuação da investigação da hemorragia oculta.

No entanto, quando não são observadas anormalidades na CTE em pacientes estáveis, a cápsula endoscópica é preferida à enteroscopia assistida por dispositivo. A taxa de retenção da cápsula endoscópica em pacientes com hemorragia oculta é de aproximadamente 1%, mesmo com a utilização da cápsula de patência, por isso não a realizamos de rotina. É importante lembrar que a cápsula endoscópica pode apresentar taxas de falso-negativo para tumores do intestino delgado de 18,9%, 5,9% para doenças vasculares e de 0,5% para úlceras de intestino delgado[20], e a acurácia diagnóstica para lesões no duodeno e jejuno proximal podem ser significativamente menores por causa da rápida passagem do dispositivo por essas regiões.

Outro ponto importante é a avaliação de pacientes com anatomia alterada. Um dos estudos mais recentes sobre o tema, intitulado SAGA[21], avaliou 243 pacientes com anatomia alterada, sendo destes 36% Billroth II, 12%

cirurgia de Whipple e 7,2% *bypass* gástrico, em que hemorragia oculta foi responsável por 85% das indicações de cápsula endoscópica. O estudo referiu uma acurácia diagnóstica da cápsula endoscópica, nestes pacientes com anatomia alterada, de 43,6%, sendo as lesões inflamatórias mais prevalentes que as vasculares nesta população. Apesar dos autores concluírem uma elevada acurácia diagnóstica da cápsula nesta população, devemos lembrar que em algumas cirurgias, como por exemplo no *bypass* gástrico, onde o estômago excluso, o duodeno e a alça jejunal exclusa não são avaliados pela cápsula endoscópica, se houver suspeita de foco de sangramento nestes segmentos, a enteroscopia assistida por dispositivo seria o exame mais apropriado.

A maioria dos casos de hemorragia oculta podem ser controladas clinicamente, por enteroscopia, por radiologia intervencionista ou terapia cirúrgica, entretanto, há uma taxa significativa maior de ressangramento após tratamento endoscópico das lesões vasculares: angioectasias e lesão de Dieulafoy[3,6]. Aproximadamente 45% de todos os pacientes submetidos a intervenção endoscópica para hemorragia oculta apresentarão novo episódio de hemorragia em 2 a 3 anos[3].

A cirurgia raramente é indicada no contexto de hemorragia oculta e é reservada como último recurso. Do mesmo modo, a enteroscopia intraoperatória deve ser considerada com muita cautela, pois podem ocorrer complicações como rupturas serosas, avulsão de vasos mesentéricos e também do íleo.

O tratamento clínico também é uma opção, porém apresenta um papel limitado atualmente no contexto de sangramento do intestino delgado. É reservado apenas para um pequeno grupo de casos refratários. Na prática, esta modalidade de tratamento é uma alternativa aos pacientes com múltiplas comorbidades e que apresentam contraindicações absolutas a endoscopia e, também, nos casos de hemorragia digestiva refratária. Apesar de serem consideradas eficazes por alguns autores, estudos mais recentes não mostraram nenhum benefício comprovado da terapia hormonal na prevenção do sangramento secundário a lesões vasculares[3].

Análogos da somatostatina, como a octreotida, e a talidomida podem ser úteis para sangramento de intestino delgado refratário, secundário a lesões vasculares. A octreotida deve ser usada com extrema cautela em pacientes com doença cardiovascular, arritmias cardíacas, insuficiência hepática, insuficiência renal e em idosos.

A talidomida, conhecido antiangiogênico, também parece diminuir as taxas de ressangramento do intestino delgado, necessidade de transfusão sanguínea e, também, melhorar a anemia em pacientes com sangramento gastrointestinal refratário, secundário a angioectasias, no entanto, ela deve ser evitada em pacientes com neutropenia, bradicardia, disfunção hepática, insuficiência cardíaca e histórico de convulsões.

Em bula, a talidomida apresenta risco de teratogenicidade e um risco aumentado de doença tromboembólica, especialmente quando usado em conjunto com agentes quimioterápicos, incluindo dexametasona para mieloma múltiplo.

CONSIDERAÇÕES FINAIS

Embora a hemorragia digestiva oculta ocorra em apenas uma minoria dos casos, ela continua sendo um problema desafiador para o médico assistente, tanto do ponto de vista de diagnóstico quanto no de manejo da doença. História clínica detalhada, exame físico e seleção cuidadosa de exames complementares permitem uma abordagem mais custo-efetiva e melhor manejo do sangramento. Com a introdução de novas ferramentas diagnósticas e terapêuticas que permitem melhor avaliação do intestino delgado, torna-se possível uma maior taxa de sucesso na detecção de lesões e consequentemente de seu correto tratamento, diminuindo muitas vezes a necessidade de abordagem cirúrgica. No entanto, as opções para o tratamento clínico do sangramento de intestino delgado refratário ainda permanecem escassas e com pouca efetividade.

REFERÊNCIAS BIBLIOGRÁFICAS

1. Nable J V., Graham AC. Gastrointestinal bleeding. Emerg Med Clin North Am. 2016;34(2):309-25.
2. Gerson LB, Fidler JL, Cave DR, Leighton JA. ACG Clinical guideline: diagnosis and management of small bowel bleeding. Am J Gastroenterol. 2015;110(9):1265-87.
3. Kuo JR, Pasha SF, Leighton JA. The clinician's guide to suspected small bowel bleeding. Am J Gastroenterol. 2019;114(4):591-8.
4. Gurudu SR, Bruining DH, Acosta RD, Eloubeidi MA, Faulx AL, Khashab MA, et al. The role of endoscopy in the management of suspected small-bowel bleeding. Gastrointest Endosc. 2017;85(1):22-31.
5. Yamamoto H, Ogata H, Matsumoto T, Ohmiya N, Ohtsuka K, Watanabe K, et al. Clinical practice guideline for enteroscopy. Dig Endosc. 2017;29(5):519-46.
6. Ohmiya N, Yano T, Yamamoto H, Arakawa D, Nakamura M, Honda W, et al. Diagnosis and treatment of obscure GI bleeding at double balloon endoscopy. Gastrointest Endosc. 2007;66(3):S72-7.
7. Longacre A V., Gross CP, Gallitelli M, Henderson KJ, White RI, Proctor DD. Diagnosis and management of gastrointestinal bleeding in patients with hereditary hemorrhagic telangiectasia. Am J Gastroenterol. 2003;98(1):59-65.
8. Raju GS, Gerson L, Das A, Lewis B. American gastroenterological association (AGA) Institute technical review on obscure gastrointestinal bleeding. Gastroenterology. 2007;133(5):1697-717.

9. Vlachogiannakos J, Papaxoinis K, Viazis N, Kegioglou A, Binas I, Karamanolis D, et al. Bleeding lesions within reach of conventional endoscopy in capsule endoscopy examinations for obscure gastrointestinal bleeding: is repeating endoscopy economically feasible? Dig Dis Sci. 2011;56(6):1763-8.
10. Fry Lc, Bellutti M, Neumann H, Malfertheiner P, Mönkemüller K. Incidence of bleeding lesions within reach of conventional upper and lower endoscopes in patients undergoing double-balloon enteroscopy for obscure gastrointestinal bleeding. Aliment Pharmacol Ther. 2009;29(3):342-9.
11. Liao Z, Gao R, Xu C, Li Z-S. Indications and detection, completion, and retention rates of small-bowel capsule endoscopy: a systematic review. Gastrointest Endosc. 2010;71(2):280-6.
12. Kotwal VS, Attar BM, Gupta S, Agarwal R. Should bowel preparation, antifoaming agents, or prokinetics be used before video capsule endoscopy? A systematic review and meta-analysis. Eur J Gastroenterol Hepatol. 2014;26(2):137-45.
13. Barkin JA, Barkin JS. Video capsule endoscopy. Gastrointest Endosc Clin N Am. 2017;27(1):15-27.
14. Lenz P, Domagk D. Double- vs. single-balloon vs. spiral enteroscopy. Best Pract Res Clin Gastroenterol. 2012;26(3):303-13.
15. Gay G, Delvaux M, Fassler I. Outcome of apsule endoscopy in determining indication and route for push-and-pull enteroscopy. Endoscopy. 2006;38(01):49-58.
16. Abbas SM, Bissett IP, Holden A, Woodfield JC, Parry BR, Duncan D. Clinical variables associated with positive angiographic localization of lower gastrointestinal bleeding. ANZ J Surg. 2005;75(11):953-7.
17. Dusold R, Burke K, Carpentier W, Dyck WP. The accuracy of technetium-99m-labeled red cell scintigraphy in localizing gastrointestinal bleeding. Am J Gastroenterol. 1994;89(3):345-8.
18. Yamamoto H, Ogata H, Matsumoto T, Ohmiya N, Ohtsuka K, Watanabe K, et al. Clinical practice guideline for enteroscopy. Dig Endosc. 2017;29(5):519-46.
19. Pennazio M, Spada C, Eliakim R, Keuchel M, May A, Mulder C, et al. Small-bowel capsule endoscopy and device-assisted enteroscopy for diagnosis and treatment of small-bowel disorders: European Society of Gastrointestinal Endoscopy (ESGE) Clinical Guideline. Endoscopy. 2015;47(04):352-86.
20. Rondonotti E, Pennazio M, Toth E, Menchen P, Riccioni M, De Palma G, et al. Small-bowel neoplasms in patients undergoing video capsule endoscopy: a multicenter European study. Endoscopy. 2008;40(06):488-95.
21. Dray X, Riccioni ME, Johansson GW, Keuchel M, Perrod G, Martin A, et al. Feasibility and diagnostic yield of small-bowel capsule endoscopy in patients with surgically altered gastric anatomy: the SAGA study. Gastrointest Endosc. 2021;94(3):589-97.

Coledocolitíase identificada durante colecistectomia videolaparoscópica: qual é a melhor conduta?

Júlio Cezar Uili Coelho
Rodrigo Piltcher da Silva
Yan Sacha Hass Aguilera
Carlos Andres Paz Gutierrez
Doroty Eva Garcia Felisberto

INTRODUÇÃO

A colecistectomia videolaparoscópica (CVL) é um dos procedimentos cirúrgicos mais comuns realizados mundialmente. Cerca de um milhão de colecistectomias são realizadas anualmente nos Estados Unidos, sendo 90% delas por via laparoscópica[1-3]. No Brasil, a percentagem de colecistectomias realizadas por via laparoscópica está em curva crescente, entretanto a proporção em relação à colecistectomia por laparotomia ainda é desconhecida[1-3].

Cerca de 5 a 15% dos pacientes submetidos à colecistectomia apresentam coledocolitíase associada, que necessitam de tratamento cirúrgico ou endoscópico[4-6]. O tratamento da coledocolitíase deve ser realizado com brevidade em decorrência da elevada possibilidade de ocorrência de complicações graves, como icterícia obstrutiva, pancreatite aguda e colangite aguda[7].

A escolha do procedimento terapêutico da coledocolitíase depende do momento em que o diagnóstico é estabelecido em relação à colecistectomia: pré, per (durante) ou após a colecistectomia laparoscópica[8]. O objetivo deste capítulo é apresentar a conduta terapêutica de pacientes com coledocolitíase cujo diagnóstico foi estabelecido durante CVL.

ETIOLOGIA E INCIDÊNCIA DE COLEDOCOLITÍASE

A grande maioria dos casos de coledocolitíase é decorrente da passagem de um ou mais cálculos da vesícula biliar através do ducto cístico para o colédoco (Figura 1)[9,10]. Essa condição é denominada coledocolitíase secundária (95% dos casos). Raramente, cálculos podem se formar na própria via biliar principal por causa de estase, obstrução e/ou infecção biliar (coledocolitíase primária; 5% dos casos)[9,10].

A coledocolitíase é diagnosticada em 5 a 15% dos pacientes submetidos à colecistectomia por colecistite calculosa e a sua incidência aumenta com a idade[10,11]. Um número significante dos pacientes com colelitíase apresenta alterações pré-operatórias que sugerem o diagnóstico de coledocolitíase, sendo as principais: história de pancreatite aguda, icterícia, elevação de enzimas hepáticas e dilatação ou mesmo presença de cálculos nos ductos biliares em exames de imagem[10,12]. Entretanto, um número não determinado de pacientes que são submetidos à colecistectomia laparoscópica pode apresentar coledocolitíase sem suspeita até o momento da cirurgia. O diagnóstico de coledocolitíase é estabelecido nesses pacientes por meio de colangiografia perioperatória realizada de rotina por alguns serviços ou indicada por causa do achado operatório de dilatação das vias biliares. Dependendo da disponibilidade, a ultrassonografia laparoscópica apresenta elevada precisão no diagnóstico de coledocolitíase.

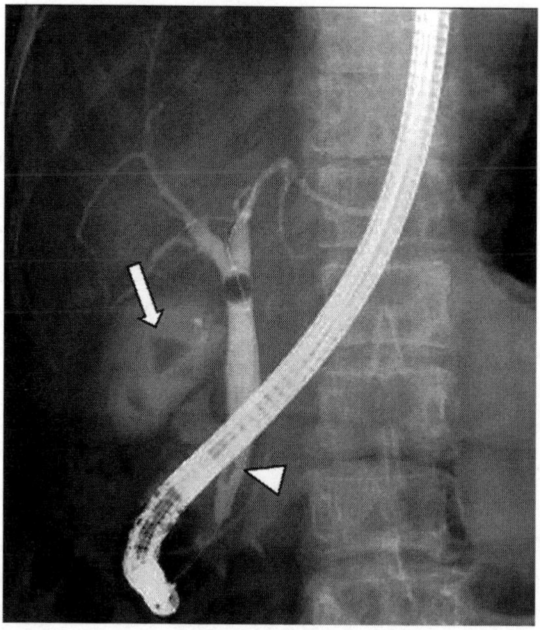

Figura 1 Colangiografia endoscópica retrógrada evidenciando cálculos (setas) na vesícula biliar e no colédoco terminal.

APRESENTAÇÃO CLÍNICA DA COLEDOCOLITÍASE

A coledocolitíase pode ser assintomática ou manifestar-se com cólica biliar, icterícia obstrutiva, colangite aguda e pancreatite aguda[10,13]. Complicações graves como abscesso hepático e cirrose hepática biliar também podem ocorrer raramente.

OPÇÕES DE TRATAMENTO DA COLEDOCOLITÍASE IDENTIFICADA DURANTE A COLECISTECTOMIA VIDEOLAPAROSCÓPICA

O único tratamento definitivo da colecistite calculosa é a colecistectomia, sendo recomendada a via laparoscópica. Entretanto, o melhor tratamento da coledocolitíase ainda não está estabelecido e depende de vários fatores, como condições anatômicas e clínicas do paciente, disponibilidade de equipamentos e instrumentos e expertise da equipe médica[14-16]. O tratamento da coledocolitíase deve ser realizado com brevidade após o diagnóstico, mesmo em pacientes assintomáticos, em razão da elevada possibilidade de ocorrência de complicações graves, como icterícia obstrutiva, colangite aguda e pancreatite aguda[10,17].

Com o acelerado desenvolvimento tecnológico das três últimas décadas, novas opções terapêuticas tornaram-se disponíveis para tratar a coledocolitíase diagnosticada durante a colecistectomia laparoscópica. Atualmente, as principais opções são: 1) exploração concomitante do colédoco por laparotomia; 2) exploração concomitante do colédoco por laparoscopia; e 3) tratamento endoscópico pós-operatório da coledocolitíase. A possibilidade de realizar tratamento endoscópico da coledocolitíase no mesmo ato anestésico da CVL é praticamente impossível pela indisponibilidade da equipe de endoscopia no centro cirúrgico em decorrência do fato de o diagnóstico de coledocolitíase ter sido estabelecido somente no momento da colecistectomia.

Exploração concomitante do colédoco por laparotomia

Esta via está sendo cada vez menos usada em decorrência dos bons resultados obtidos pela via endoscópica e laparoscópica[7,10]. Entretanto, a exploração cirúrgica por laparotomia ainda é a mais utilizada em muitos hospitais brasileiros pela indisponibilidade de equipamentos sofisticados e caros necessários para a exploração laparoscópica. Após a realização de uma laparotomia ampla, o colédoco é aberto por meio de uma incisão na parede anterior de 1 a 2 cm. Os cálculos são geralmente removidos manualmente ou com o uso de pinças especiais (pinças de Desjardin), cateter biliar de Forgaty, cateteres de irrigação e coledocoscópio. O colédoco é então fechado, podendo ser inserido um dreno em "T" de Kehr no colédoco.

Exploração concomitante do colédoco por laparoscopia

A exploração laparoscópica do colédoco por ser realizada por via transcística ou por coledocotomia. A técnica mais comumente utilizada é a exploração transcística, por ser mais simples. Cálculos pequenos podem ser facilmente removidos desta maneira[7,10]. A eficácia do acesso transcístico é reduzida na presença da cálculos múltiplos (> 6) ou cálculos grandes (> 6 mm). Outra desvantagem é a dificuldade de retirar cálculos nos ductos biliares proximais, acima da junção do colédoco com o ducto cístico. Entretanto, isto não é frequente, já que a maioria dos cálculos se localiza no colédoco distal.

A maior vantagem desta técnica é que após o término da exploração da via biliar principal, o ducto cístico é simplesmente ligado e não é necessária a sutura do colédoco, colocação de dreno tubo-T ou drenagem do abdome[10]. A convalescença e cuidados pós-operatórios são os mesmos de uma colecistectomia laparoscópica simples. A taxa de sucesso com a exploração da via biliar principal através do ducto cístico é de cerca de 80%.

Outra técnica de exploração da via biliar é a coledocotomia laparoscópica, que emprega os mesmos princípios da exploração aberta da via biliar. A extração do cálculo é realizada por lavagem ou pelo uso de balões ou cestas, de preferência com o auxílio de um coledocoscópio. Após a retirada dos cálculos, a coledocotomia é geralmente fechada com inserção de um tubo-T de Kehr. Realiza-se uma colangiografia complementar para confirmar a remoção completa de cálculos e a ausência de extravasamentos na sutura.

A vantagem da coledocotomia laparoscópica é que todos os cálculos, independentemente do número, do tamanho ou da localização na via biliar, podem ser removidos. A taxa de sucesso com este método é de cerca de 96%[5,10]. As desvantagens incluem tempo cirúrgico e de internamento maiores e o desconforto do dreno (tubo-T) por 2-3 semanas. A possibilidade de estenose do colédoco é maior nos casos em que o diâmetro do ducto for menor que 10 mm.

Vários estudos recentes de revisões sistemáticas e metanálises demonstram a superioridade do tratamento laparoscópico da coledocolitíase associada à CVL quando comparado com o tratamento endoscópico pós-operatório em termos de tempo de internação hospitalar e custo[14]. Por outro lado, a exploração laparoscópica do colédoco, tanto por via transcística ou por coledocotomia, necessita de grande expertise de técnica laparoscópica e a necessidade de aparelhos e instrumentais de alto custo.

Tratamento endoscópico pós-operatório da coledocolitíase

O tratamento endoscópico é geralmente realizado após papilotomia endoscópica e consiste na retirada dos cálculos com cesta, balão, litotripsia e outros métodos. A eficácia é de cerca de 90%, a mortalidade de 1% e as complicações ocorrem em 10%, sendo as principais hemorragia, pancreatite aguda e perfuração. A falha de canulação da ampola de Vater varia de 4 a 18% na literatura[14]. Nesta situação, o paciente necessitará de uma nova operação com anestesia geral para exploração do colédoco.

Seleção do tratamento da coledocolitíase identificada durante a colecistectomia videolaparoscópica

A literatura carece de consenso da melhor opção de tratamento da coledocolitíase identificada durante a CVL. Não existem indicações e contraindicações definitivas dos três métodos disponíveis. Apesar da efetividade dos procedimentos ser fundamental na escolha, a seleção da conduta terapêutica é baseada, na maioria dos hospitais, na disponibilidade de equipamentos e instrumentos sofisticados e caros e na experiência do cirurgião com estas técnicas.

A combinação desses métodos pode ser necessária em alguns pacientes. O método Rendezvous é muito útil nos pacientes em que a cateterização da papila é difícil. Nesta situação, um fio-guia inserido no ducto cístico durante a operação é passado para o duodeno através da papila de Vater. O fio-guia servirá para orientar o endoscopista a localizar corretamente a papila e realizar a papilotomia. A cateterização percutânea das vías biliares (transparieto-hepático) ou guiada por ecoendoscopia também pode ser necessária em algumas situações.

Alguns outros fatores são importantes no processo decisório de escolha entre o método cirúrgico e o endoscópio. O tratamento endoscópico pode ser difícil ou inviável em pacientes com cálculos grandes (Figura 2) ou impactados na presença de divertículo junto a papila de Vater ou com derivação gástrica à Billroth II ou em Y de Roux[18]. Nestas condições, o tratamento cirúrgico pode ser a melhor opção. Alguns casos de Y de Roux, como após cirurgia bariátrica, o estômago excluso pode ser levado até a parede abdominal, incisado e o tratamento endoscópico realizado com acesso pela incisão do trocarte. Ao contrário, a exploração cirúrgica do colédoco deve ser evitada ou mesmo contraindicada em pacientes com instabilidade hemodinâmica ou com processo inflamatório e/ou fibrótico intenso na região do hilo hepático.

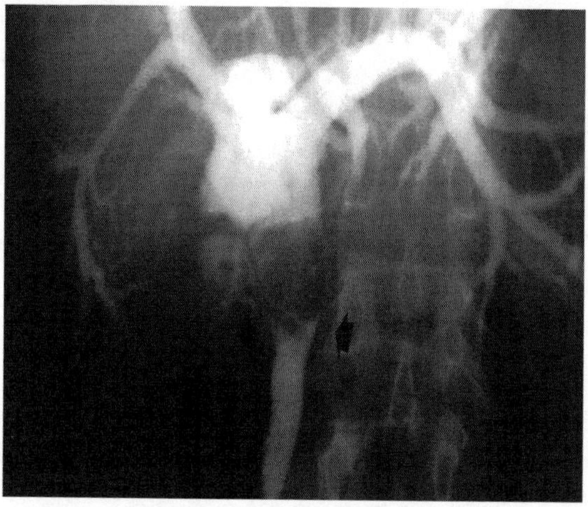

Figura 2 Colangiografia evidenciando cálculo gigante de colédoco.

A disponibilidade de equipamento e instrumentos caros e delicados (coledocoscópio, ecoendoscopia, litotriptor entre outros) e a experiência do cirurgião são essenciais para a escolha do método.

Um estudo de âmbito nacional realizado nos estados Unidos avaliou 37.207 pacientes com coledocolitíase no período de 1998 a 2013 e demonstrou uma redução significativa do número de explorações do colédoco por via laparoscópica durante a colecistectomia laparoscópica (Tabela 1)[19]. A exploração do colédoco por laparoscopia reduziu de 5,3% para 1,5% neste período de 15 anos[19]. Ao contrário o número de tratamento de coledocolitíase por via endoscópica (ERCP) aumentou de 52,8% para 85,7% neste período. Esta redução enorme da exploração cirúrgica do colédoco nos Estados Unidos nos últimos anos gerou muita preocupação com relação à formação e experiência dos cirurgiões na exploração cirúrgica do colédoco, seja pela via aberta ou laparoscópica. Muitos diretores de programas de residência médica dos Estados Unidos estão questionando a possibilidade da exploração cirúrgica do colédoco correr o risco de desaparecer do armamentário cirúrgico ou ficar limitada a poucos centros cirúrgicos de excelência.

Tabela 1 Estudo Nacional dos Estados Unidos no Período de 1998-2013 (n=37.207)[1]

	CL + ECL	CL + ERCP
N	1.159 (3.1%)	36.048 (96.9%)
Idade média (anos)	51,9	50,7
Ano 1998	5,3%	52,8%
Ano 2013	1,5%	85,7%
Tempo de internação (dias)	3	4

Comparação da CL + ECL *versus* CL + ERCP no tratamento da coledocolitíase com colecistolitíase.
CL + ECL = colecistectomia laparoscópica + exploração do colédoco por laparoscópica
CL + ERCP = colecistectomia laparoscópica + papilotomia endoscópica retrógrada

É importante enfatizar que vários estudos demonstraram que não existe diferença na taxa de eficácia, morbidade e mortalidade entre a colecistectomia laparoscópica associada à exploração do colédoco laparoscópica e a colecistectomia laparoscópica associada ao tratamento da coledocolitíase por via endoscópica (ERCP)[7,19]. Entretanto, no quesito custo, a colecistectomia laparoscópica associada à exploração do colédoco laparoscópica é mais barata em termos de custo hospitalar em decorrência do menor tempo de internação, já que é realizado em uma única sessão.

No Brasil, outro fator limitante para indicar a exploração cirúrgica do colédoco durante a realização de CVL é o grande desestímulo financeiro. O incremento dos honorários médicos pela realização adicional de exploração laparoscópica do colédoco é discreto quando comparado à remuneração de somente a CVL. Isso contribui para o desestímulo em investir na compra de instrumentos caros para a exploração do colédoco.

REFERÊNCIAS BIBLIOGRÁFICAS

1. Coelho JCU, Dalledone GO, Martins-Filho EL, Ramos EJB, da Costa MAR, Silva OOHML. Feasibility of routine ambulatory laparoscopic cholecystectomy in Brazil. JSLS. 2019;23(2). pii: e2019.00016.
2. Coelho JCU, Dalledone GO, Schiel W, Berbardin JP, Claus CMP, Matias JEF, et al. Does male gender increase the risk of laparoscopic cholecystectomy? ABCD Arq Bras Cir Dig. 2019;32(2):e1438.
3. Coelho JCU, Dalledone GO, Domingos MF, Nassif LT, de Freitas ACT, Matias JEF. Results of laparoscopic cholecystectomy in the elderly. Rev Col Bras Cir. 2018;45(5):e2020.

4. ASGE Standards of Practice Committee; Buxbaum JL, Abbas Fehmi SM, Sultan S, Fishman DS, Qumseya BJ, et al. ASGE guideline on the role of endoscopy in the evaluation and management of choledocholithiasis. Gastrointest Endosc. 2019;89(6):1075-105.
5. van Dijk AH, Lamberts M, van Laarhoven CJ, Drenth JP, Boermeester MA, de Reuver PR. Laparoscopy in cholecysto-choledocholithiasis. Best Pract Res Clin Gastroenterol. 2014;28(1):195-209.
6. Barthet M. Diagnosing choledocholithiasis: better to be European or American? Endoscopy. 2020;52(7):531-2.
7. Somasekar K, Chan DSY, Sreekumar NS, Anwer SJ. Choledocholithiasis after bariatric surgery: more than a stone's throw to reach? Gastrointest Surg. 2018;22(3):529-37.
8. Copelan A, Kapoor BS. Choledocholithiasis: diagnosis and management. Tech Vasc Interv Radiol. 2015;18(4):244-55.
9. Bradley A, Sami S, Hemadasa N, Macleod A, Brown LR, Apollos J. Decision analysis of minimally invasive management options for cholecysto-choledocholithiasis. Endosc Surg. 2020;34(12):5211-22.
10. Chamberlain SL, Croagh D. Managing choledocholithiasis in pregnancy: a novel approach. BMJ Case Rep. 2020;12;13(3):e232955.
11. Pan L, Chen M, Ji L, Zheng L, Yan P, Fang J, et al. The safety and efficacy of laparoscopic common bile duct exploration combined with cholecystectomy for the management of cholecysto-choledocholithiasis: an up-to-date meta-analysis. Ann Surg. 2018;268(2):247-53.
12. Khan AS, Eloubeidi MA, Khashab MA. Endoscopic management of choledocholithiasis and cholelithiasis in patients with cirrhosis. Expert Rev Gastroenterol Hepatol. 2016;10(7):861-8.
13. O'Neill RS, Wennmacker SZ, Bhimani N, van Dijk AH, de Reuver P, Hugh TJ. Unsuspected choledocholithiasis found by routine intra-operative cholangiography during laparoscopic cholecystectomy. ANZ J Surg. 2020;90(11):2279-84.
14. Cianci P, Restini E. Management of cholelithiasis with choledocholithiasis: Endoscopic and surgical approaches. World J Gastroenterol. 2021;28;27(28):4536-54.
15. Narula VK, Fung EC, Overby DW, Richardson W, Stefanidis D; SAGES Guidelines Committee. Clinical spotlight review for the management of choledocholithiasis. Surg Endosc. 2020;34(4):1482-91.
16. Vakayil V, Klinker ST, Sulciner ML, Mallick R, Trikudanathan G, Amateau SK, et al. Single-stage management of choledocholithiasis: intraoperative ERCP versus laparoscopic common bile duct exploration. Surg Endosc. 2020;34(10):4616-25.
17. Benson EA, Wedgwood KR, Axon ATR, Reis LCO. Coledocolitíase. In: Coelho JCU. Aparelho digestivo. Clínica e cirurgia. 4ª ed. São Paulo: Atheneu; 2012. p 1865-72.
18. Sreenivas VI, Johnson KA. Colecistite em condições especiais. In: Coelho JCU. Aparelho digestivo. Clínica e cirurgia. 4ª ed. São Paulo: Atheneu; 2012. p 1859-64.
19. Wandling MW, Hungness ES, Pavey ES, Stulberg JJ, Schwab B, Yang AD, et al. Nationwide assessment of trends in choledocholithiasis management in the United States from 1998 to 2013. JAMA Surg. 2016;151(12):1125-30.

7

Hartmann ou anastomose primária: quais são os critérios para decisão?

Alberto Bitran

INTRODUÇÃO

Henry Albert Hartmann foi um cirurgião e professor francês que, em 1921, descreveu pela primeira vez a operação que consiste na ressecção do cólon sigmoide e parte proximal do reto, realizando colostomia terminal no cólon descendente e sepultamento do reto. O procedimento, que ficou conhecido como operação de Hartmann, foi descrito para o tratamento do câncer de cólon sigmoide.

Atualmente, é um procedimento realizado em várias situações de emergência e a denominação "operação de Hartmann" passou a descrever qualquer ressecção intestinal com sepultamento do segmento distal e exteriorização do segmento proximal, mesmo não se tratando de câncer[1].

VANTAGENS E DESVANTAGENS

A vantagem da operação de Hartmann é evitar a realização de uma anastomose intestinal e, assim, evitar os problemas decorrentes de complicações relacionadas a essa anastomose, sendo as principais deiscências e vazamentos. Além disso, abrevia a duração da cirurgia, o que é muito importante uma vez que a maioria dos pacientes se encontram em situações de urgência e sem estarem adequadamente preparados para serem operados.

Operações eletivas, na maioria das vezes, são realizadas em pacientes que apresentam boas condições clínicas, comorbidades bem controladas, nutrição adequada, ausência de infecções sistêmicas, ausência de peritonite e ausência de alterações anatômicas e inflamatórias nas alças intestinais. Nessas condições, anastomoses intestinais são procedimentos com baixo risco de complicações e os pacientes possuem reserva fisiológica para tolerar as complicações e reoperações, quando necessárias.

Por outro lado, em situações de urgência, todas essas condições pré-operatórias podem estar alteradas, aumentando o risco de deiscências e vazamentos nas anastomoses e, principalmente, devido à baixa reserva fisiológica, tornando as complicações cirúrgicas muitas vezes mortais.

Atualmente a cirurgia de Hartmann é uma opção muito utilizada em situações de urgências não traumáticas como diverticulites agudas com peritonite, tumores intestinais obstruídos ou perfurados, isquemias intestinais e operações em pacientes com comprometimentos sistêmicos como desnutrição e instabilidade hemodinâmica.

Embora, aparentemente, a operação de Hartmann não tenha graves consequências, complicações associadas às ostomias são frequentes, atingindo 93% dos casos nos primeiros 6 meses[2]. As mais frequentes são as hérnias, os prolapsos e as alterações cutâneas.

Herniações paracolostômicas e paraileostômicas são complicações frequentes após a realização de colostomias e ileostomias, atingindo 28% e 48% dos casos, respectivamente[3]. Além dos riscos de encarceramento, essas hérnias costumam causar dor, desconforto e dificuldade de adaptação das bolsas coletoras de fezes[4].

Prolapsos também ocorrem frequentemente após a realização de ostomias, variando de 7 a 20%[5]. A exposição prolongada da mucosa facilita o trauma, ocasionando ulcerações e sangramentos; além disso, o grande volume de mucosa exposta dificulta a higiene e a adaptação das bolsas coletoras de fezes, causando significativo problema estético[6].

Alterações cutâneas, como dermatites decorrentes da inflamação da pele, também são frequentes, criando dor intensa, dificuldade de adaptação das bolsas coletoras de fezes e vazamento de seu conteúdo. Essas alterações podem estar presentes em 34 a 80% dos ostomizados e ocorrem mais frequentemente nas ileostomias que nas colostomias[6,7].

Outras alterações cutâneas menos frequentes são infecções fúngicas e dermatites alérgicas[6].

Outro problema é que nem todos os doentes submetidos à realização de ostomia temporária chegam a ter o trânsito intestinal reconstituído. As doenças que levam à realização da ostomia muitas vezes são graves, assim como as condições clínicas dos doentes, elevando os índices de morbidade e mortalidade da reoperação para reconstituição do trânsito intestinal. David et al. demonstraram que dos 3.950 doentes operados de colectomias esquerdas, com colostomia terminal e sepultamento do reto, num período de 12 meses na Inglaterra, apenas 736 (23,3%) foram submetidos à reconstituição do trânsito intestinal[8].

A reconstituição do trânsito intestinal é uma operação de grande porte, realizada em doentes submetidos anteriormente a uma ou mais operações de emergência, muitas vezes em decorrência de quadros associados a peritonite. Além disso, é comum a presença de doenças associadas, assim como complicações da parede abdominal, que dificultam ainda mais a reintervenção.

O risco operatório fica evidente ao verificar-se que apenas uma minoria dos doentes tem a possibilidade de ser reoperada para reconstituir o trânsito[8-11]. Os índices de complicações são elevados, variando entre 29 e 54,8%[12-14], enquanto a mortalidade varia entre 0 e 3,75%[14,15].

Todos esses problemas associados à cirurgia de Hartmann fizeram com que a discussão das indicações continue até hoje, embora tenham se passado 100 anos do início dessa discussão.

MUDANÇA NAS INDICAÇÕES

A primeira grande mudança nas indicações de ostomias em urgências veio nos casos de trauma intestinal. Até a década de 1950, baseado nas imensas melhoras nas curvas de mortalidade e morbidade no tratamento dos traumas de guerras, as ostomias ficaram cada vez mais frequentes. No entanto, de lá para cá, desde o famoso trabalho de Woodhall e Ochsner, as ostomias vêm perdendo espaço para a sutura primária das lesões[16]. Inúmeros trabalhos randomizados a partir de então foram demonstrando a segurança da sutura primária ou ressecção com anastomose nas lesões intestinais traumáticas. Por fim, em 1995, editorial publicado no *Journal of Trauma* concluiu que derivação do trânsito fecal não tem função no tratamento rotineiro dos ferimentos perfurantes intestinais[17].

A diminuição das indicações de cirurgia de Hartmann nos casos de trauma encorajou estudos semelhantes nas outras doenças que eram tratadas de maneira semelhante. Entre elas, a principal é a diverticulite aguda.

A diverticulose dos cólons é uma doença comum, atingindo mais de 60% da população de 80 anos. Cerca de 30% destes pacientes apresentarão algum episódio de diverticulite aguda e, destes, 20% sofrerão perfuração[18,19].

A incidência no Reino Unido é de 1,2/1.000 população/ano e com 75% das internações ocorrendo de emergência[20].

Pacientes com diverticulite perfurada e peritonite difusa ou peritonite fecal (Classificação de Hinchey III e IV) (Tabela 1) necessitam de operações de emergência, muitas vezes apresentando complicações sépticas além das complicações peritoneais. Esses casos, tradicionalmente, sempre foram tratados com cirurgia de Hartmann.

Tabela 1 Classificação de Hinchey para diverticulite aguda

Grau I	Flegmão ou abscesso pericólico
Grau II	Abscesso pélvico ou retroperitoneal
Grau III	Peritonite purulenta generalizada
Grau IV	Peritonite fecal generalizada

No entanto, nas últimas duas décadas surgiram muitos trabalhos científicos comparando a cirurgia de Hartmann com ressecção e anastomose imediata, permitindo a realização de revisões sistemáticas.

Revisão sistemática e metanálise, publicada em 2018, foi realizada por grupo britânico, com o objetivo de confirmar resultados de revisões sistemáticas anteriormente publicados que demonstravam que a anastomose imediata apresentava melhores resultados que a cirurgia de Hartmann[21-25].

Este trabalho demonstrou que nenhuma das revisões publicadas anteriormente comparou diretamente a cirurgia de Hartmann com anastomose imediata puramente em casos de diverticulite perfurada (Hinchey III e IV). A maioria incluiu casos Hinchey I a IV, operações eletivas e pacientes com fístulas, obstruções e câncer[35].

Além disso, muitos estudos verificam apenas o desfecho estar sem ostomia, e nesse caso o resultado dos pacientes submetidos a cirurgia de Hartmann é claramente pior.

Foram encontrados 1.933 trabalhos na literatura, porém apenas 14 foram selecionados, dois trabalhos randomizados, quatro prospectivos não randomizados e oito retrospectivos não randomizados, totalizando 765 pacientes, sendo 482 submetidos a cirurgia de Hartmann e 283 a anastomose imediata. Foram analisadas morbidade, mortalidade, presença de ostomia permanente e morbi-mortalidade da reconstituição do trânsito intestinal.

Resultados mostraram mortalidade e morbidade discretamente maior no grupo submetido à cirurgia de Hartmann. Como a maior parte dos trabalhos não foi randomizada, pode haver um importante vício de seleção dos procedimentos.

No entanto, considerando apenas os dois estudos randomizados, não houve diferença significativa de mortalidade e morbidade estre os dois grupos.

Entre os estudos que revelaram a causa dos óbitos, apenas três referiram deiscência de anastomose como causas (apenas quatro pacientes 3,1% das anastomoses). Cinco não revelam as causas de óbitos e outros cinco referem como causas problemas sistêmicos com sepse, insuficiência de múltiplos órgãos, falência respiratória, insuficiência renal, infarto do miocárdio, arritmias, acidente vascular cerebral e embolia pulmonar.

Em relação às ostomias permanentes, 36,9% dos pacientes submetidos a cirurgia de Hartmann ficaram com ostomias permanentes e 8,9% dos anastomosados imediatamente.

Estudos em animais não mostram evidências de que a extensão da peritonite aumenta a incidência de deiscências de anastomoses[26-28], porém alguns estudos clínicos mostram[29-31]. Esse princípio, de utilizar critérios de peritonite para evitar anastomoses imediatas, é muito difundido entre os cirurgiões. Um dos estudos analisou a extensão e o tipo de peritonite (fecal ou purulenta)[32] e demonstrou correlação entre maior mortalidade e maior extensão da peritonite e associação com peritonite fecal. Outro estudo demonstrou que o índice de peritonite dos pacientes que morreram era significativamente maior que no outro grupo[33] e outro ainda demonstrou mortalidade maior na peritonite fecal comparado à peritonite purulenta[34].

Outras revisões sistemáticas e metanálises apresentam resultados semelhantes, com pequenas variações[36].

Analisando as limitações desses estudos podemos concluir que a aparente menor mortalidade e morbidade em pacientes submetidos a anastomose imediata em casos de diverticulite Hinchey III e IV pode não ser real e deve ser interpretada com cuidado.

Fatores como a qualidade dos estudos, grande número de pacientes mais graves recusarem-se a participar dos estudos, casuísticas pequenas e recusas de cirurgiões em incluir doentes podem afetar os resultados.

A dificuldade em recrutar e randomizar grande número de pacientes consecutivamente, em uma situação de grande gravidade, necessitando de operação urgente, torna muito difícil a obtenção de respostas para essas perguntas.

No caso das colectomias esquerdas por neoplasias obstruídas ou perfuradas também há uma tendência nas últimas décadas de encontrar dados que permitam a realização de anastomoses imediatas após a ressecção dos tumores.

Trabalho multicêntrico europeu publicado em 2017, prospectivo, observacional, analisou 591 casos de ressecções emergenciais de cólon esquerdo e reto, sendo realizada anastomose imediata em 136 (33 com ostomia em alça, de proteção).

Houve 13% de deiscências de anastomose nos casos submetidos a anastomose imediata. A realização de ostomia de proteção não evitou índice semelhante de deiscências (12%), porém tornou essa complicação menos grave (menor mortalidade e menos reoperações).

Podemos concluir que o número expressivo de deiscências, mesmo num trabalho não randomizado, em que o cirurgião pode selecionar os casos para realizar anastomose imediata, mostra o alto risco dessa conduta, embora de certa forma diminuído pela realização de ostomias de proteção.

É importante salientar que a longo prazo não foi estudado se essas ostomias de proteção puderam ser fechadas ou se as anastomoses que tiveram problemas cursaram com estenoses na cicatrização[37].

Há grande estudo internacional multicêntrico em andamento no momento, programado para terminar em dezembro de 2022 com o título: "*Goodbye Hartmann: after 100 years Hartmann's procedure is going to be abandoned?*", mostrando que realmente ainda não existem respostas suficientes para solucionar esse problema.

CONSIDERAÇÕES FINAIS

Na minha opinião, a presença de peritonite, distensão intestinal e sepses funcionam da mesma forma que outros fatores que em estudos de análises multivariadas associam-se a maiores índices de complicações quando são feitas anastomoses; fatores como insuficiência renal crônica, cirurgia de emergência, transfusão sanguínea, obesidade, comorbidades clínicas, doença hepática crônica, desnutrição etc.

São fatores cada qual com sua importância, porém nenhum deles isoladamente pode ser considerado responsável por impedir a realização de uma anastomose intestinal.

Podemos concluir que apesar de, no Trauma, as indicações de cirurgia de Hartmann terem diminuído muito nas últimas décadas, não há até o momento dados sólidos que permitam um critério facilmente identificável de emergências para a realização de anastomoses imediatas em casos envolvendo obstruções, peritonites e comprometimentos sistêmicos severos.

REFERÊNCIAS BIBLIOGRÁFICAS

1. Sanderson ER. Henri Hartmann and the Hartmann operation. Arch Surg. 1980;115(6):792-3.
2. Park JJ, Del Pino A, Orsay CP, Nelson RL, Pearl RK, Cintron JR, et al. Stoma complications: the Cook County Hospital experience. Dis Colon Rectum. 1999;42(12):1575-80.
3. Carne PW, Robertson GM, Frizelle FA. Parastomal hernia. Br J Surg. 2003;90(7):784-93.
4. Cheung MT. Complications of an abdominal stoma: an analysis of 322 stomas. Aust N Z J Surg. 1995;65(11):808-11.
5. Shellito PC. Complications of abdominal stoma surgery. Dis Colon Rectum. 1998;41(12):1562-72.
6. Husain SG, Cataldo TE. Late stomal complications. Clin Colon Rectal Surg. 2008;21(1):31-40.
7. Swan E. Colostomy, management and quality of life for the patient. Br J Nurs. 2011;20(1):22, 4-8.
8. David GG, Al-Sarira AA, Willmott S, Cade D, Corless DJ, Slavin JP. Use of Hartmann's procedure in England. Colorectal Dis. 2009;11(3):308-12.
9. Seetharam S, Paige J, Horgan PG. Impact of socioeconomic deprivation and primary pathology on rate of reversal of Hartmann's procedure. Am J Surg. 2003;186(2):154-7.
10. Roig JV, Cantos M, Balciscueta Z, Uribe N, Espinosa J, Rosello V, et al.; Sociedad Valenciana de Cirugía Cooperative Group. Hartmann's operation: how often is it reversed and at what cost? A multicentre study. Colorectal Dis. 2011;13(12):e396-402.
11. Leong QM, Koh DC, Ho CK. Emergency Hartmann's procedure: morbidity, mortality and reversal rates among Asians. Tech Coloproctol. 2008;12(1):21-5.
12. Albarran SA, Simoens C, Takeh H, Mendes da Costa P. Restoration of digestive continuity after Hartmann's procedure. Hepatogastroenterology. 2004;51(58):1045-9.
13. Wigmore SJ, Duthie GS, Young IE, Spalding EM, Rainey JB. Restoration of intestinal continuity following Hartmann's procedure: the Lothian experience 1987-1992. Br J Surg. 1995;82(1):27-30.
14. Roque-Castellano C, Marchena-Gomez J, Hemmersbach-Miller M, Acosta-Merida A, Rodriguez--Mendez A, Fariña-Castro R, et al. Analysis of the factors related to the decision of restoring intestinal continuity after Hartmann's procedure. Int J Colorectal Dis. 2007;22(9):1091- 6.
15. Keck JO, Collopy BT, Ryan PJ, Fink R, Mackay JR, Woods RJ. Reversal of Hartmann's procedure: effect of timing and technique on ease and safety. Dis Colon Rectum. 1994;37(3):243-8.
16. Woodhall JP, Ochsner A. The management of perforating injuries of the colon and rectum in civilian practice. Surgery. 1951;29(2):305-20.
17. Nance ML, Nance FC. A stake through the heart of colostomy. J Trauma. 1995;39(5):811-2.
18. Stollmann N, Raskin JB. Diverticular disease of the colon. Lancet. 2004;363:631-9.
19. Salem L, Flum D. Primary anastomosis or Hartmann's procedurefor patients with diverticular peritonitis? A systematic review. Dis Colon Rectum. 2004;47:1953-64.
20. Jeyarajah S, Faiz O, Bottle A, Aylin P, Bjarnason I, Tekkis PP, et al. Diverticular disease hospital admissions are increasing, with poor outcomes in the elderly and emergency admissions. Aliment Pharmacol Ther. 2009;30(11-12):1171-82.
21. Salem L, Flum DR, Primary anasromosis or Hartmann`s procedure for patients with diverticular peritonitis? A systematic review, Dis.Colon Rectum. 2004;47(11):1953-64.
22. Constantinides VA, Tekkis PP, Athanasiou T, Aziz O, Purkayastha S, Remzi FR. Primary resection with anastomosis vs. Hartmann's procedure in nonelective surgery for acute colonic diverticulitis: a systematic review. Dis Colon Rectum. 2006;49(7):966-81.
23. Abbas S, Resection and primary anastomosis in acute complicated diverticulitis, a systematic review fof the literature, Int J Colorectal Dis. 2007;22(4):351-7.

24. Toro A, Mannino M, Reale G, Cappello G, Di Carlo I. Primary anastomosis vs.Hartmann procedure in acute complicated diverticuliti. Evolution over the last twenty years. Chirurgia. 2012;107(5):598-604.
25. Cirocchi R, Trastulli S, Desiderio J, Listorti C, Boselli C, Parisi A, et al. Treatment of Hinchey stage III-IVdiverticulitis: a systematic review and and meta-analisys, Int Colorrectal Dis. 2013;28(4):447-57.
26. Ravo B, Metwall N, Yeh J, Plansky PJ, Frattaroli FM. Effect of fecal loading with/without peritonitis on the healing of colonic anastomosis, an experimental study. Eur Surg Res. 1991;23:100-7.
27. Ravo B, Metwall N, Castera P, Plansky PJ, Ger R. The importance of intraluminal anastomotic fecal contact and peritonitis in colonic anastomotic leakages. An experimental study. Dis Colon Rectum. 1988;31(11):868-71.
28. Gutman M, Klausner JM, Lelcuk S. Fecal peritonitis: the effect on anastomotic healing. Eur Surg Res. 1993;25:366-9.
29. Isbister WH, Prasad J. Emergency large bowel surgery: a 15 year audit. Int J Colorrectal Dis. 1997;12(5):285-90.
30. Tang R, Chen HH, Wang YL, Changchien CR, Hsu KC, et al. Risk factor for surgical site infection after elective resection of the colon and rectum: a single-center prospective study of 2809 consecutive patients. Ann. Surg. 2001;234(2):181-9.
31. Illert B, Engemann R, Thiede A, Success in treatment of complicated diverticular disease in stage related. Int J Colorrectal Dis. 2001;16(5):276-9.
32. Binda GA, Karas JR, Serventi A, Sokmen S, Amato A, Hydo I, et al. Primary anastomosis vs nonrestorative resection for perforated diverticulitis with peritonitis: a prematurely terminated randomized controlled trial. Colorectal Dis. 2012;14(11):1403-10.
33. Richter S, Lindemann W, Kollmar O, Pistorius GA, Maurer CA, Schilling MK. One-stage sigmoid colon resection for perforated Sigmoid Diverticulitis (Hinchey stages III and IV). World J Surg. 2006;30(6):1027-32.
34. Nagorney DM, Adson MA, Pemberton JH. Sigmoid diverticulitis with perforation and generalized peritonitis, Dis. Colon Rectum. 1985;28(2):71-5.
35. Shaban F, Carney K, McGarry K, Holtham S. Perforated diverticulitis: to anastomose or not to anastomose? A systematic review and meta-analysis. Int.J Surg. 2018;58:11-21.
36. Acuna AS, Wood T, Chesney TR, Dossa F, Wexner SD, Quereshy FA, et al. Operative strategies for perforated diverticulitis: a systematic review and meta-analysis. Dis. Colon Rectum. 2018;61(12):1442-53.
37. The 2017 European Society of Coloproctology (ESCP) Collaborating Group. Safety of primary anastomosis following emergency left sided colorectal resection: an international, multi-center prospective audit. Colorectal Dis. 2018;20(6):47-57.

Procedimentos ecoguiados: quais o cirurgião deve conhecer?

Carlos Augusto Metidieri Menegozzo
Gabriel Ricardo Aguilar Saavedra

INTRODUÇÃO

Antes de começar este capítulo, pergunte-se: qual o preço da segurança do paciente? E se existisse uma ferramenta de baixo custo, portátil, e que não usa radiação, que pudesse oferecer mais segurança para os pacientes submetidos a procedimentos invasivos?

Todos os dias, milhares de pacientes são submetidos a procedimentos invasivos percutâneos no Brasil. Obtenção de acessos vasculares e punções pleurais estão entre os procedimentos mais frequentes em pacientes graves e podem resultar em complicações potencialmente fatais.

A incorporação da ultrassonografia *point of care* (POCUS) na rotina médica alavancou a capacidade diagnóstica dos médicos ao ser utilizada como uma extensão do exame físico. Ao ser usada como adjunto de procedimentos invasivos, demonstrou benefícios robustos no índice de complicações e nos custos hospitalares[1-4].

A ultrassonografia pode ser incorporada em praticamente todos os procedimentos da Cirurgia Geral. Nos casos de acessos venosos profundos e de toracocenteses, o uso do ultrassom é mandatório, uma vez que apresenta benefícios comprovados[3,4]. Alguns procedimentos cuja incorporação do ultrassom também oferece benefícios são as drenagens de abscessos profundos, as colecistostomias e traqueostomias percutâneas, e as drenagens pleurais.

No entanto, muitos cirurgiões não estão capacitados para realizar procedimentos ecoguiados, o que pode resultar em necessidade de transferência inter-hospitalar, maiores custos e maior tempo até o tratamento, com potencial de maior morbidade. Não seria ótimo se o cirurgião aprendesse essas técnicas e oferecesse os benefícios do procedimento ecoguiado de maneira mais eficaz?

Neste capítulo, vamos discutir alguns dos principais procedimentos percutâneos ecoguiados que o cirurgião deve conhecer, principalmente para atuar com pacientes graves. Daremos ênfase àqueles menos discutidos na literatura, oferecendo conceitos teóricos e resultados que têm estimulado o nosso Grupo de Ultrassonografia *Point of Care* Aplicada à Cirurgia, dentro da Disciplina de Cirurgia Geral e Trauma da Faculdade de Medicina da Universidade de São Paulo (FMUSP), a realizar esses procedimentos e a ensiná-los aos cirurgiões por meio denossos cursos e estágios.

COLECISTOSTOMIA PERCUTÂNEA

Definição e indicações

A colecistostomia é a drenagem da vesícula biliar realizada principalmente em pacientes com diversas comorbidades que desenvolvem colecistite aguda associada a disfunção orgânica. Atualmente, o método mais consagrado para a drenagem da vesícula biliar é o percutâneo guiado por ultrassom. Trata-se de um procedimento relativamente raro porque a maior parte dos pacientes com colecistite aguda está apta para a cirurgia videolaparoscópica. Nosso grupo de POCUS aplicado à Cirurgia da Disciplina de Cirurgia Geral e Trauma da FMUSP realizou 18 colecistostomias percutâneas desde outubro de 2019 até este momento com bons resultados.

Procedimento

Após o preparo habitual e a assepsia, o procedimento inicia-se pela avaliação da vesícula biliar e do trajeto para inserção do cateter. O intuito é identificar um trajeto trans-hepático sem estruturas nobres. A progressão da agulha e do cateter deve ser visualizada por ultrassonografia durante todo o procedimento (Figura 1). Uma vez que o cateter esteja no interior da vesícula, realiza-se a aspiração completa do seu conteúdo.

Resultados

A taxa de sucesso do procedimento chega a 95-100%, com complicações em 2-16%, sendo que as mais frequentes são deslocamento do cateter seguida

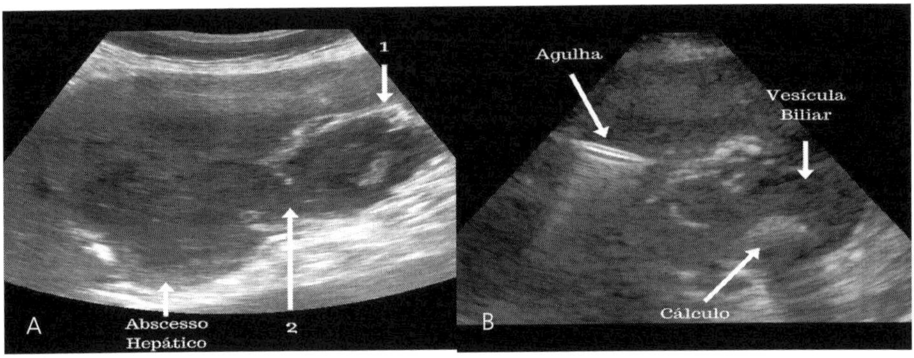

Figura 1 A: Observa-se uma coleção hepática contígua à vesícula, que apresenta paredes espessadas e delaminadas (1), um cálculo no seu interior e uma descontinuidade de sua parede (2). B: Observa-se a agulha utilizada na punção com artefatos de reverberação e o cálculo no interior da vesícula, produzindo uma sombra acústica posterior.

de sangramento sem repercussão clínica[5]. Vale ressaltar que a via trans-hepática é a mais aceita, salvo contraindicações, por estar menos associada a complicações como fístula biliar e coleperitônio[6].

É importante lembrar que esse procedimento tem contraindicações relativas, sendo as principais coagulopatia, presença de lesões no trajeto da drenagem, ascite e vesícula escleroatrófica[7].

Dicas práticas

Avalie a vesícula biliar antes de iniciar a preparação asséptica para determinar o local de inserção do dreno e o posicionamento do equipamento. A anestesia local deve contemplar principalmente pele, peritônio e cápsula hepática, e ser conduzida com o auxílio do ultrassom. Muitas vezes, o sítio mais adequado de inserção do dreno é intercostal, o que pode acarretar mais dor no pós-operatório. Nesses casos a utilização de drenos mais finos[8-10] pode reduzir a incidência de dor mantendo a eficácia do procedimento.

TRAQUEOSTOMIA PERCUTÂNEA GUIADA POR ULTRASSOM

Definição e indicações

A traqueostomia é um procedimento comum que tem como objetivo estabelecer uma comunicação ("ostomia" ou "estomia") entre o meio externo e a traqueia. É indicada mais frequentemente em pacientes críticos intubados por período prolongado. Pode ser indicada para pacientes com obstruções da via aérea ou com lesão intracraniana.

A traqueostomia percutânea é atualmente a técnica de escolha, mais frequentemente realizada com o auxílio da broncoscopia. Porém, a traqueostomia percutânea guiada por ultrassom tem sido cada vez mais utilizada. Até o momento, nosso grupo de POCUS aplicado à Cirurgia da Disciplina de Cirurgia Geral e Trauma da FMUSP realizou cerca de 90 procedimentos desde outubro de 2019, dos quais aproximadamente 40 foram em pacientes com Covid-19, obedecendo um protocolo institucional[8].

Procedimento

Idealmente os pacientes devem ser posicionados com hiperextensão cervical. Diversos passos de preparo e técnicos associados a mais segurança do procedimento foram descritos pelo nosso grupo[8-9], entretanto, esse detalhamento técnico foge do escopo deste capítulo.

Em resumo, após a identificação de um sítio seguro para a punção, a cânula endotraqueal é tracionada sob visualização ultrassonográfica até um ponto que permita a inserção da agulha na traqueia sem punção inadvertida da cânula. Prossegue-se com a dilatação e com o posicionamento da cânula traqueal, seguido da confirmação de uma ventilação adequada. O ultrassom permite a visualização das estruturas cervicais, a exclusão de vasos sanguíneos no trajeto da punção, a tração da cânula sob visão ultrassonográfica, a centralização da punção traqueal e a exclusão de complicações imediatas do procedimento.

Resultados

Estudos mostram que a traqueostomia percutânea apresenta menor custo e menor taxa de complicações comparada à convencional[1]. Comparado à técnica guiada por marcos anatômicos, a traqueostomia percutânea guiada por ultrassom resulta em escolha de um melhor sítio de punção, menor tempo de procedimento, menor número de punções e de complicações[10].

Quando comparado à técnica guiada por broncoscopia, o procedimento guiado por ultrassom oferece a vantagem de avaliar as estruturas cervicais anteriores, porém é limitado por não oferecer visualização da parede posterior da traqueia. Entretanto, estudos recentes mostram que ambas as técnicas apresentam um perfil de segurança semelhante[11,12].

Dicas práticas

A visualização do tubo orotraqueal pode ser facilitada pela injeção de pequena quantidade de líquido no balonete. A punção traqueal deve ser perpendicular à traqueia, evitando angulação da entrada do fio-guia, e centralizada com o auxílio do ultrassom (Figura 2). Ao se utilizar a técnica de Griggs, a ponta da pinça deve ser orientada para a carina antes da dilatação da traqueia, reduzindo o risco de lesão da parede posterior nessa etapa. Por fim, apesar de serem complicações raras, utilize o ultrassom para descartar pneumotórax, seletividade da cânula e enfisema de subcutâneo.

DRENAGEM PLEURAL POR ULTRASSONOGRAFIA

Definição e indicações

A drenagem pleural (DP) é um dos procedimentos mais realizados na sala de emergência e nas unidades de terapia intensiva. Apesar de frequente, ainda envolve uma taxa de complicações de aproximadamente 14 a 25%, e podem variar desde mau posicionamento do dreno até lesões iatrogênicas

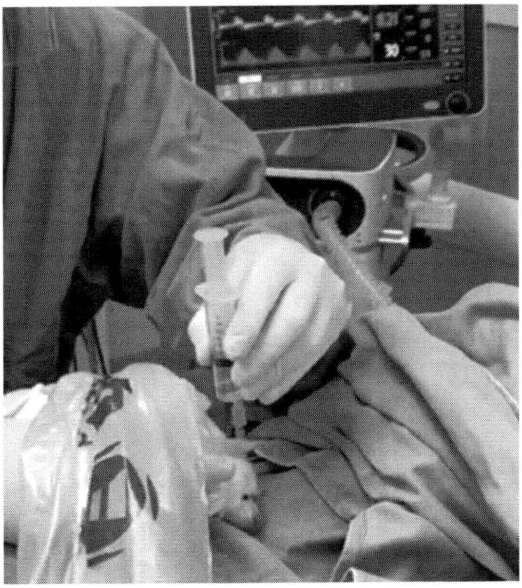

Figura 2 Punção traqueal perpendicular à traqueia e centralizada com o auxílio do ultrassom.

letais[13]. Nosso grupo publicou uma padronização da técnica de drenagem pleural ecoguiada em que o uso do ultrassom visa principalmente reduzir complicações na inserção do dreno, identificar precocemente um dreno mal posicionado (extrapleural, no subcutâneo) e excluir a presença de feixe neurovascular vulnerável no espaço intercostal[14].

POCUS permite identificar o diafragma e alguns casos de hérnia diafragmática, potencialmente reduzindo as inserções subdiafragmáticas e as lesões de vísceras durante a inserção do dreno pleural. A exclusão do posicionamento subcutâneo ao término do procedimento permite que ele seja reposicionado mais rapidamente. A identificação de uma artéria intercostal vulnerável pode reduzir a incidência de lesões vasculares e de suas complicações[13-15]. Até o momento, nosso grupo de POCUS aplicado à Cirurgia da Disciplina de Cirurgia Geral e Trauma da FMUSP realizou mais de 20 drenagens pleurais ecoguiadas com sucesso utilizando a técnica descrita previamente em uma publicação[13].

Procedimento

Essa técnica pode ser usada para procedimentos com drenos de *pigtail* ou tubulares. Após o preparo habitual do paciente, utiliza-se o ultrassom para avaliar a anatomia regional para definir o local de inserção do dreno. Isso é feito observando a excursão diafragmática e o espaço intercostal à procura de uma artéria intercostal vulnerável. Para evitar lesões diafragmáticas, utiliza-se preferencialmente o espaço intercostal que não demonstra excursão do diafragma. Após isso, a anestesia local pode ser realizada com o auxílio do ultrassom. A inserção do dreno propriamente dita segue a técnica já padronizada. Ao término dessa etapa, utiliza-se o ultrassom para identificar o trajeto do dreno, cuja visualização é impedida assim que ele adentra o espaço pleural (Figura 3).

Resultados

Os estudos mostram que a drenagem pleural guiada por ultrassom oferece maior taxa de sucesso, menor incidência de complicações[2] e tem sido recomendada de rotina para drenagem de coleções líquidas[16].

A avaliação dos resultados da drenagem pleural ecoguiada utilizando a nossa padronização é limitada uma vez que não existem estudos retrospectivos na literatura comparando as drenagens pleural com e sem ultrassom

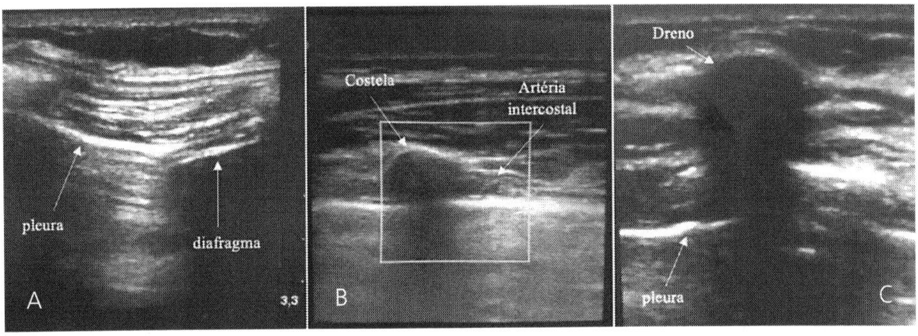

Figura 3 Nesta sequência de imagens, observa-se em A o diafragma em um dos espaços intercostais como uma imagem hipoecogênica com uma linha superior hiperecogênica. Idealmente busca-se um espaço intercostal que não exibe a excursão diafragmática durante a expiração para evitar lesões iatrogênicas diafragmáticas. Em B, observamos uma costela e uma artéria intercostal vulnerável que pode potencialmente ser lacerada durante o procedimento nesse local. Em C, observa-se o dreno pleural como uma imagem circular anecoica. O cirurgião usa o ultrassom para avaliar o trajeto do dreno, confirmando a posição intrapleural quando o dreno "desaparece" na topografia intercostal. A visualização da orientação do dreno dentro da pleura é bastante dificultada pela presença circunjacente do ar no parênquima e no espaço pleural.
Fonte: arquivo pessoal do autor.

em relação à incidência de complicações. Entretanto, assume-se que o uso do ultrassom, ao favorecer uma análise mais detalhada da anatomia, e ao oferecer uma maneira rápida de identificar casos de mau posicionamento no subcutâneo, deve oferecer resultados mais satisfatórios do que a técnica convencional. Ressalta-se que a técnica ecoguiada é limitada pela necessidade de treinamento específico e pelo tempo dispendido para preparar o equipamento para o procedimento, visto que as etapas de avaliação ultrassonográfica propriamente ditas consomem pouco tempo.

Dicas práticas

A utilização do transdutor linear favorece a visualização do diafragma, da artéria intercostal vulnerável e do dreno, uma vez que são estruturas relativamente superficiais. Utilize o ultrassom também para confirmar a patologia a ser tratada e o lado correto a ser drenado. A avaliação completa de coleções pleurais e derrames ou hemotóraces é mais adequada utilizando um transdutor de baixa frequência (convexo ou setorial).

DRENAGEM DE COLEÇÕES

Definição e indicações

A drenagem percutânea ecoguiada é uma opção terapêutica bem estabelecida na abordagem de coleções localizadas em partes moles e na cavidade abdominopélvica. Costuma ser indicada no tratamento de complicações do abdome agudo, de complicações pós-operatórias e de infecções de partes moles. A drenagem percutânea ecoguiada é uma opção minimamente invasiva que pode ser usada como tratamento definitivo ou como uma medida temporária cujo objetivo seja melhorar as condições clínicas do paciente antes do tratamento definitivo[17,18]. Desde 2019 até o presente momento, nossa experiência inicial inclui cerca de 20 drenagens percutâneas de coleções, incluindo casos de apendicite, diverticulite e pancreatite agudas, de coleções pós-operatórias e de abscessos de partes moles.

Resultados

Considerando situações clínicas como abscesso hepático, periapendicular ou pericólico, o índice de sucesso terapêutico com a drenagem é de 75-90%[17,19]. Ainda, a drenagem percutânea ecoguiada tem papel importante no tratamento de infecção de necrose pancreática e complicações pós-operatórias, com resposta adequada em cerca de 68-91% dos casos[18-20].

Procedimento

A primeira etapa do procedimento é a avaliação das dimensões e da profundidade da coleção, determinando-se o trajeto mais adequado para a sua drenagem. Essa etapa é fundamental para definir a viabilidade da drenagem com o ultrassom sem risco de estruturas importantes no trajeto.

Após a confirmação de um trajeto seguro, procede-se ao preparo habitual para procedimento estéril. Pode-se optar pela técnica do trocarte (inserção de um dreno com agulha) ou pela de Seldinger. A drenagem é feita em tempo real, observando-se a progressão da agulha ou do dreno durante todo o procedimento até que a coleção seja atingida (Figura 4). Habitualmente utilizamos um dreno de *pigtail*, cujas dimensões podem variar de acordo com a natureza da coleção. Após a confirmação do posicionamento, aspira-se o conteúdo e confirma-se a resolução do abscesso com o auxílio do ultrassom (Figura 4).

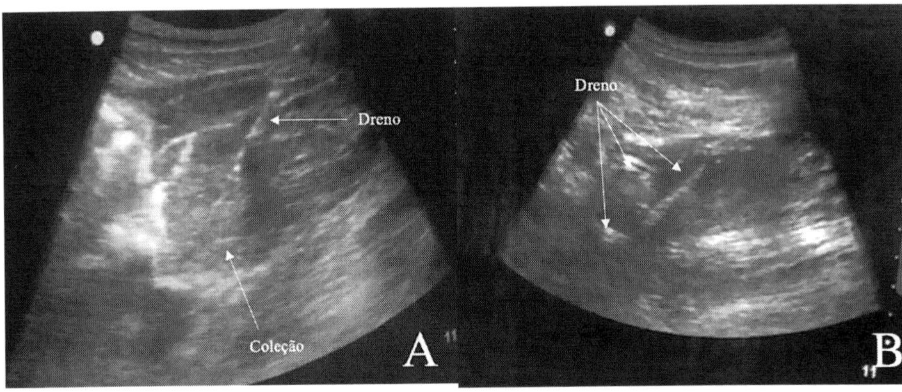

Figura 4 Dreno visualizado em tempo real durante a progressão em direção a uma coleção retroperitoneal (A). Posicionamento do dreno de pigtail no interior de uma coleção abdominal. É possível observar a curvatura da extremidade distal do pigtail (B).

Dicas práticas

Lembre-se que o mais importante no procedimento é a segurança do paciente e que nem toda coleção é passível de drenagem percutânea com o ultrassom. A definição de um trajeto curto (distância entre a pele e a coleção) e livre de estruturas nobres é fundamental para viabilizar o procedimento. Assim, coleções muito profundas, que estejam envolvidas por alças intestinais ou cuja visualização ultrassonográfica não seja adequada, podem ser melhor abordadas com o auxílio de outros métodos, como a tomografia[17]. Coleções com necrose associada são mais adequadamente drenadas por cateteres de maior calibre (> 12-14 Fr).

OUTROS PROCEDIMENTOS

Como dito no início do capítulo, praticamente todo procedimento percutâneo invasivo da Cirurgia Geral pode ser realizado com o auxílio do ultrassom, desde que haja condições favoráveis. Os procedimentos ecoguiados a seguir já são mais difundidos na prática médica e muitas vezes realizados por médicos que não são cirurgiões nem radiologistas intervencionistas.

PARACENTESE E TORACOCENTESE

São procedimentos que visam extrair líquido das cavidades com o intuito diagnóstico ou terapêutico. Tradicionalmente realizada com base em parâmetros anatômicos, a adição da ultrassonografia como adjunto melhora a eficácia desses procedimentos.

Como vantagem da ultrassonografia, a visualização do melhor bolsão de líquido e da agulha durante a punção, em tempo real, aumenta as chances de sucesso do procedimento. Ainda, o procedimento ecoguiado reduz o risco de complicações na punção, como lesão de estruturas vasculares ou intracavitárias (principalmente alças intestinais e pulmão)[3,21].

A função *color*-Doppler pode ajudar a identificar vasos no trajeto da punção e é muito útil principalmente em pacientes que possuem circulação colateral abdominal, os quais apresentam maior risco de lesão inadvertida de vasos da parede abdominal.

ACESSO VASCULAR

A punção vascular é corriqueira em unidades de terapia intensiva. Há mais de três décadas são publicados artigos científicos que associam a ultrassonografia como método de imagem para auxiliar na punção vascular. O acesso vascular ecoguiado é um método que resulta em menor incidência de pneumotórax, de punções arteriais, e maior índice de sucesso do cateterismo[4].

Vale ressaltar que o ultrassom pode ser usado para confirmar a posição do cateter a partir de sua visualização no interior do vaso e da identificação de sua ponta no átrio direito ou na veia cava[22]. Essa avaliação resulta em menor necessidade do uso de radiografias e menor tempo para liberação do uso do cateter.

INTUBAÇÃO OROTRAQUEAL

Os métodos clássicos para detectar a intubação endotraqueal são baseados na ventilação, sendo a capnografia o método padrão-ouro. Na prática, a confirmação de um procedimento bem-sucedido é feita pela ausculta pulmonar em vigência de ventilação. Assim, caso a intubação tenha sido inadvertidamente esofágica, existe risco de distensão gástrica e broncoaspiração durante a confirmação do posicionamento do tubo orotraqueal (TOT).

Um exame ultrassonográfico rápido da traqueia em tempo real durante o procedimento permite excluir intubação esofágica com bastante acurácia[23] (Figura 5). O ultrassom também pode ser usado para excluir seletividade do TOT, com resultados melhores do que a ausculta pulmonar[24].

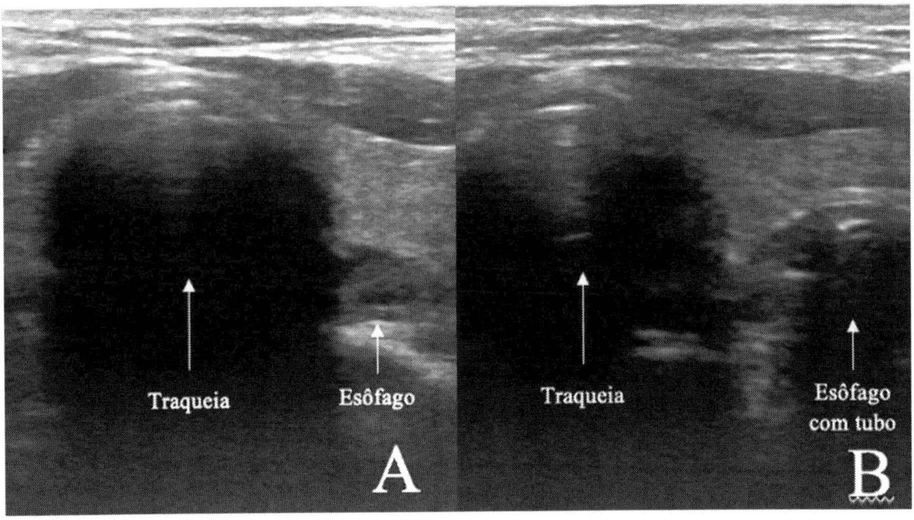

Figura 5 Imagem axial da região cervical feita com transdutor linear identificando a traqueia e o esôfago (A). A mesma janela ultrassonográfica, agora demonstrando o aspecto do esôfago com um tubo orotraqueal no seu interior, ilustrando uma intubação esofágica (B).

REFERÊNCIAS BIBLIOGRÁFICAS

1. Delaney A, Bagshaw SM, Nalos M. Percutaneous dilatational tracheostomy versus surgical tracheostomy in critically ill patients: A systematic review and meta-analysis. Crit Care. 2006;10(2):1-13.
2. Peris A, Tutino L, Cianchi G, Gensini G. Ultrasound guidance for pleural-catheter placement. N Engl J Med. 2018;378(14):e19.
3. Millington SJ, Koenig S. Better with ultrasound: pleural procedures in critically ill patients. Chest. 2018;153(1):224-32.
4. Saugel B, Scheeren TWL, Teboul JL. Ultrasound-guided central venous catheter placement: a structured review and recommendations for clinical practice. Crit Care. 2017;21(1):225.
5. Gulaya K, Desai SS, Sato K. Percutaneous cholecystostomy: evidence-based current clinical practice. Semin Intervent Radiol. 2016;33(4):291-6.
6. Atar E, Bachar GN, Berlin S, Neiman C, Bleich-Belenky E, Litvin S, et al. Percutaneous cholecystostomy in critically ill patients with acute cholecystitis: complications and late outcome. Clin Radiol. 2014;69(6):e247-52.
7. Jang JW, Lee SS, Song TJ, Hyun YS, Park DH, Seo DW, et al. Endoscopic ultrasound-guided transmural and percutaneous transhepatic gallbladder drainage are comparable for acute cholecystitis. Gastroenterology. 2012;142(4):805-11.
8. Menegozzo CAM, Arap SS, Mariani AW, Minamoto H, Imamura R, Bento RF, et al. Standardization of elective tracheostomies at the central institute of the hospital das clínicas in são paulo during the covid-19 pandemic. Rev Col Bras Cir. 2020;47(1):1-7.
9. Menegozzo C, Sorbello C, Santos-Jr J, Rasslan R, Damous S, Utiyama E. Traqueostomia percutânea segura guiada por ultrassonografia em oito passos e cuidados necessários em pacientes com Covid-19. Rev Col Bras Cir. 2022.

10. Yavuz A, Yilmaz M, Goya C, Alimoglu E, Kabaalioglu A. Advantages of us in percutaneous dilatational tracheostomy: randomized controlled trial and review of the literature. Radiology. 2014;273(3):927-36.
11. Gobatto ALN, Besen BAMP, Cestari M, Pelosi P, Malbouisson LMS. Utrasound-guided percutaneous dilational tracheostomy: a systematic review of randomized controlled trials and meta-analysis. J Intensive Care Med. 2020;35(5):445-52.
12. Gobatto ALN, Besen BAMP, Tierno PFGMM, Mendes PV, Cadamuro F, Joelsons D, et al. Ultrasound-guided percutaneous dilational tracheostomy versus bronchoscopy-guided percutaneous dilational tracheostomy in critically ill patients (TRACHUS): a randomized noninferiority controlled trial. Intensive Care Med. 2016;42(3):342-51.
13. Menegozzo CAM, Utiyama EM. Steering the wheel towards the standard of care: Proposal of a step-by-step ultrasound-guided emergency chest tube drainage and literature review. Int J Surg. 2018;56:315-9.
14. Menegozzo CAM, Artifon ELA, Meyer-Pflug AR, Rocha MC, Utiyama EM. Can ultrasound be used as an adjunct for tube thoracostomy? A systematic review of potential application to reduce procedure-related complications. Int J Surg. 2019;68.
15. Menegozzo CAM, Utiyama EM. Ultrasound should be routinely incorporated as an adjunct to tube thoracostomies. J Ultrasound Med. 2020;1-2.
16. Hooper C, Maskell N. British Thoracic society national pleural procedures audit 2010. Thorax. 2011;66(7):636-7.
17. Nicolaou S, Talsky A, Khashoggi K, Venu V. Ultrasound-guided interventional radiology in critical care. Crit Care Med. 2007;35(5 Suppl.).
18. Politano AD, Hranjec T, Rosenberger LH, Sawyer RG, Tache Leon CA. Differences in morbidity and mortality with percutaneous versus open surgical drainage of postoperative intra-abdominal infections: a review of 686 cases. Am Surg. 2011;77(7):862-7.
19. Laganà D, Carrafiello G, Mangini M, Ianniello A, Giorgianni A, Nicotera P, et al. Image-guided percutaneous treatment of abdominal-pelvic abscesses: a 5-year experience. Radiol Medica. 2008;113(7):999-1007.
20. Kassi F, Dohan A, Soyer P, Vicaut E, Boudiaf M, Valleur P, et al. Predictive factors for failure of percutaneous drainage of postoperative abscess after abdominal surgery. Am J Surg. 2014;207(6):915-21.
21. Cho J, Jensen TP, Reierson K, Mathews BK, Bhagra A, Franco-Sadud R, et al. Recommendations on the use of ultrasound guidance for adult abdominal paracentesis: A position statement of the society of hospital medicine. J Hosp Med. 2019;14:E7-15.
22. Ablordeppey EA, Drewry AM, Beyer AB, Theodoro DL, Fowler SA, Fuller BM, et al. Diagnostic accuracy of central venous catheter confirmation by bedside ultrasound versus chest radiography in critically ill patients: A systematic review and meta-analysis Enyo. Physiol Behav. 2017;176(3):139-48.
23. Chou HC, Tseng WP, Wang CH, Ma MHM, Wang HP, Huang PC, et al. Tracheal rapid ultrasound exam (T.R.U.E.) for confirming endotracheal tube placement during emergency intubation. Resuscitation. 2011;82(10):1279-84.
24. Ramsingh D, Frank E, Haughton R, Schilling J, Gimenez KM, Banh E, et al. Auscultation versus point-of-care ultrasound to determine endotracheal versus bronchial intubation. Anesthesiology. 2016;124(5):1012-20.

9

Hérnia inguinal estrangulada: cirurgia aberta *versus* laparoscópica

Jocielle Santos de Miranda

INTRODUÇÃO

Um grande número de pacientes com hérnias da parede abdominal se apresenta com quadros agudos, como o encarceramento e estrangulamento, necessitando de cirurgia de urgência. Entretanto, esses procedimentos podem estar associados com um pior prognóstico e uma taxa significativamente maior de complicações pós-operatórias. Esta situação clínica é frequente em serviços de cirurgia de emergência, em especial as hérnias da região inguinal e crural.

A probabilidade de ocorrer um estrangulamento de hérnia inguinal é de 2,8% em 3 meses e 4,5% após 2 anos de acompanhamento. Já as hérnias femorais têm, de forma cumulativa, 22 e 45% após 3 e 21 meses de acompanhamento clínico, respectivamente[1].

Uma hérnia encarcerada é aquela cujo conteúdo se torna irredutível agudamente com dor, seja por uma abertura da parede abdominal ou em decorrência de aderências entre o conteúdo e o saco herniário. Além disso, pode ocorrer uma obstrução intestinal, como complicação da hérnia encarcerada. Já uma hérnia estrangulada ocorre quando há comprometimento do fluxo sanguíneo do conteúdo herniado, como por exemplo omento, intestino delgado[2,3].

As hérnias estranguladas se mantêm como um desafio, pois podem ser de difícil diagnóstico pelo exame físico, com necessidade de intervenção cirúrgica de urgência. A abordagem precoce dos casos com obstrução intestinal é fundamental, pois o diagnóstico tardio pode resultar na necessidade de ressecção intestinal, com tempo de recuperação mais prolongado e aumento da taxa de complicações pós-operatórias[3]. O exame clínico da região inguinal e crural de forma sistemática na avaliação dos pacientes com dor abdominal não deve ser "esquecido", sendo a grande maioria dos casos de hérnias estranguladas de diagnóstico clínico. Exames como tomografia de abdome têm sido utilizados demonstrando alta sensibilidade e especificidade na caracterização do estrangulamento. Sinais como edema de partes moles, coleções associadas, pneumatose intestinal, como também a presença de alças de fino calibre a jusante do ponto de estrangulamento podem ser de grande valia na urgência nos pacientes com fatores clínicos que prejudicam o exame físico, como por exemplo sepse com choque e obesidade.

O estrangulamento de uma hérnia pode levar a um fenômeno de translocação bacteriana e necrose intestinal com perfuração potencial com peritonite. Nesta condição, a correção da hérnia também fica sujeita a contaminação

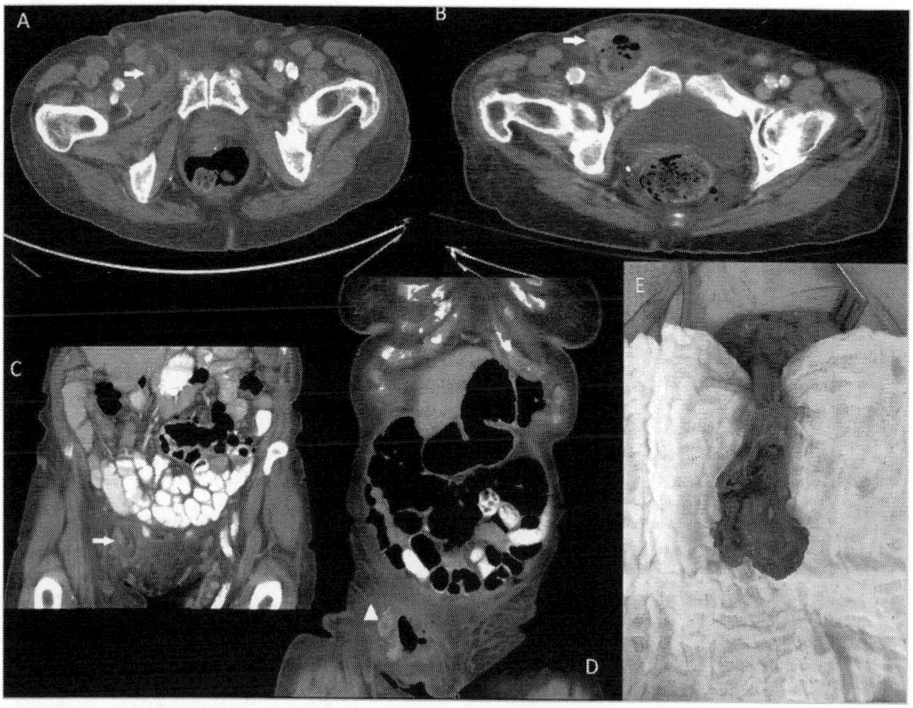

Figura 1 Tomografia do abdome com reconstruções em planos axial (A e B) e coronal (C e D) mostrando sinais de necrose, gás, edema e coleção em partes moles de subcutâneo em região inguinocrural à direita. Achado intraoperatório com necrose do apêndice cecal em hérnia de Garengeot (E).

do sítio cirúrgico e um maior risco de recorrência, além de infecção crônica associada a prótese[4]. Neste cenário, ocorre colonização de todas as feridas cirúrgicas, mas não em todos esses casos acontece a infecção. Na maioria dos pacientes, a infecção não ocorre porque as defesas inatas do hospedeiro são capazes de eliminar a contaminação bacteriana do sítio cirúrgico[2,4].

Ao contrário da reparação eletiva de uma hérnia de conteúdo redutível, em que o objetivo principal é o fechamento duradouro e a prevenção da recidiva, os alvos da reparação em regime de urgência de uma hérnia estrangulada podem ser o de aliviar a obstrução intestinal, dor, drenar abscessos, desbridar o tecido desvitalizado e/ou mitigar o risco de catástrofe abdominal. Em função disso, uma análise cuidadosa do caso, associada a uma tomada de decisão baseada em evidências e à escolha da via de acesso e técnica cirúrgica adequadas, desempenha um papel crucial no manejo apropriado das hérnias inguinais encarceradas e/ou estranguladas[5].

Diversos fatores influenciam a eventual progressão de uma hérnia encarcerada agudamente para um estrangulamento, como por exemplo tamanho e elasticidade do anel herniário, tipo de conteúdo do saco, tempo de encarceramento, presença de outras causas de distensão abdominal, além de acometimento de vísceras ocas com obstrução intestinal. A maior complacência e elasticidade da região inguinal em comparação com o anel femoral os diferencia quanto aos índices de estrangulamento bem menores na primeira condição. Todavia, a maior prevalência das hérnias inguinais torna essa condição mais frequente[5,6]. Neste capítulo faremos uma revisão a respeito das melhores práticas e fatores que dão suporte à tomada de decisão para o tratamento das hérnias inguinais encarceradas/estranguladas por técnicas abertas ou por técnicas de videolaparoscopia, compartilhando a experiência do Serviço de Cirurgia de Emergência do Hospital das Clínicas da Faculdade de Medicina da Universidade de São Paulo (HCFMUSP) e do Grupo de Parede e Conteúdo Abdominal do HCFMUSP.

FATORES RELACIONADOS A MORBIDADE

Os principais fatores ligados a morbidade e mortalidade perioperatória nos pacientes com hérnias estranguladas são o tempo de tratamento em relação ao aparecimento dos sintomas agudos maior que 24 horas, idade maior de 65 anos, obstrução intestinal, necrose intestinal com infeção de partes moles ou peritonite, além de choque séptico na admissão e presença de comorbidades graves sujeitas a descompensação clínica[6].

TÉCNICAS ABERTAS

O reparo aberto é considerado o padrão-ouro para o manejo operatório de hérnias inguinais encarceradas e estranguladas. As técnicas mais comumente usadas nesta situação são as técnicas de Lichtenstein e a técnica de Rives e suas variantes (reparos transinguinais pré-peritoneais).

Existe algum debate sobre a utilização da tela sintética durante o reparo na urgência destas hérnias, especialmente quando um procedimento concomitante é necessário. Um estudo prospectivo realizado no Egito investigou os resultados de 234 pacientes adultos (90,6% do sexo masculino) com hérnia inguinal agudamente encarcerada ou estrangulada entre 2003 e 2013 em um único centro[7]. Pacientes eram excluídos da análise se apresentassem peritonite generalizada ou contaminação grosseira (fecaloide) dentro do saco herniário. Todos os pacientes foram submetidos a Lichtenstein usando tela de

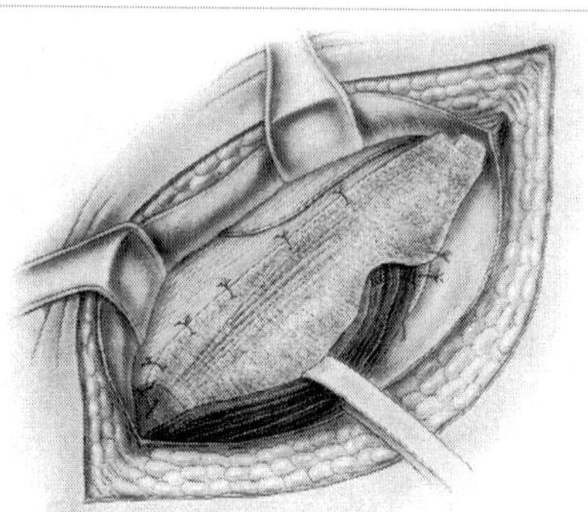

Figura 2 Técnica de Lichtenstein.

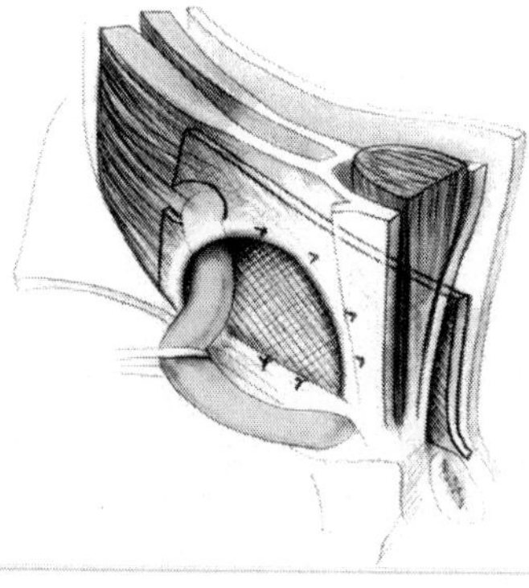

Figura 3 Técnica de Rives.

polipropileno de alta gramatura. Na maioria dos pacientes, o saco herniário continha conteúdo viável (82,5%), na maioria das vezes intestino delgado (75,2%). Nestes casos, 13,7% dos pacientes precisaram de enterectomia com anastomose e 3,8% de omentectomia parcial. Em um acompanhamento médio de 62,5 meses, com 86,3% dos pacientes disponíveis para avaliação aos 10 anos, apenas 2 pacientes desenvolveram recorrência de hérnia e um indivíduo sofreu infecção por tela. Neste paciente, a tela foi removida durante o sexto mês de pós-operatório. Não houve diferença significativa nas taxas de infecção da ferida, hematoma, trombose venosa profunda, disfunção hepática transitória ou infecção por tela entre pacientes com conteúdo viável e inviável dentro do saco herniário.

Estudos anteriores também relataram a segurança e eficácia do reparo aberto para hérnia inguinal encarcerada e estrangulada. Dezesseis estudos representando 535 pacientes detalharam o uso do reparo da tela para o manejo da hérnia inguinal agudamente encarcerada e estrangulada (acompanhamento médio/mediano variando de 11,3 a 84 meses). Dentre esses estudos, 451 pacientes foram submetidos a reparo aberto com tela, nestes pacientes, 61 (13,5%) precisaram de enterectomia com anastomose por intestino inviável, 15 (3,3%) desenvolveram infecção do subcutâneo, nenhum sofreu infecção por tela e 6 pacientes desenvolveram hérnia inguinal recorrente[7]. Embora a infecção crônica por tela possa apresentar meses a anos de pós-operatório[8], os resultados homogêneos relatados na literatura disponível sugerem uma baixa taxa de infecção permanente por tela sintética após o reparo de tela aberta para hérnia inguinal encarcerada e estrangulada, mesmo em situações contaminadas em acompanhamento a curto e longo prazo[5,9].

Demonstrada a segurança do uso de prótese em vigência de contaminação, um outro aspecto técnico relevante é a escolha da prótese na emergência. Estudos do Grupo de Parede e Conteúdo Abdominal do HCFMUSP demonstram a segurança do uso de prótese de polipropileno de alta gramatura em cirurgias potencialmente contaminadas, contaminadas e até mesmo infectadas, mostrando resultados consistentes há mais de uma década com a segurança deste tipo de prótese[4,10-13].

Em estudo publicado em 2018[14] com 5.670 pacientes incluídos e divididos em quatro grupos: 1.092 submetidos à técnica de Lichtenstein, 1.259 pela técnica pré-peritoneal transinguinal (TIPP), 1.414 com abordagem totalmente extraperitoneal (TEP) e 1.905 para abordagem pré-peritoneal transabdominal (TAPP). Os pacientes submetidos à técnica de Lichtenstein eram significativamente mais velhos, com mais hérnias inguinoescrotais e comorbidades do que aqueles submetidos a outras técnicas. Um total de 83% dos pacientes tinha um acompanhamento de 2 anos completo. Nestes, foi aplicado questionário de satisfação e qualidade de vida com resultados semelhante entre as diferentes técnicas. Nas análises univariada e multivariada, a dor no primeiro dia de pós-operatório foi o único fator prognóstico independente da satisfação do paciente. Esse resultado mostra que as técnicas abertas de Lichtenstein e transinguinal pré-peritoneal (TIPP) têm o mesmo resultado em relação a recorrência, dor e satisfação dos pacientes, mesmo com viés de seleção para os piores casos tratados pela técnica de Lichtenstein[14].

TÉCNICAS LAPAROSCÓPICAS

A segurança e eficácia da via de acesso laparoscópica tem sido demonstrada em diversos estudos. Entretanto, o uso desta abordagem em casos de emergência ainda é controverso. O primeiro relato de tratamento de hérnia inguinal por videolaparoscopia foi descrito por Watson et al. em 1993[15]. A partir de então, o reparo laparoscópico pela técnica TAPP foi gradualmente aceito. Em 2004 Ferzli et al.[16] demonstraram em série de casos o uso de da técnica TEP no tratamento das hérnias estranguladas. Em 2013, European Association for Endoscopic Surgery concluiu que a laparoscopia poderia ser utilizada para o tratamento das hérnias inguinais encarceradas[17]. Entretanto,

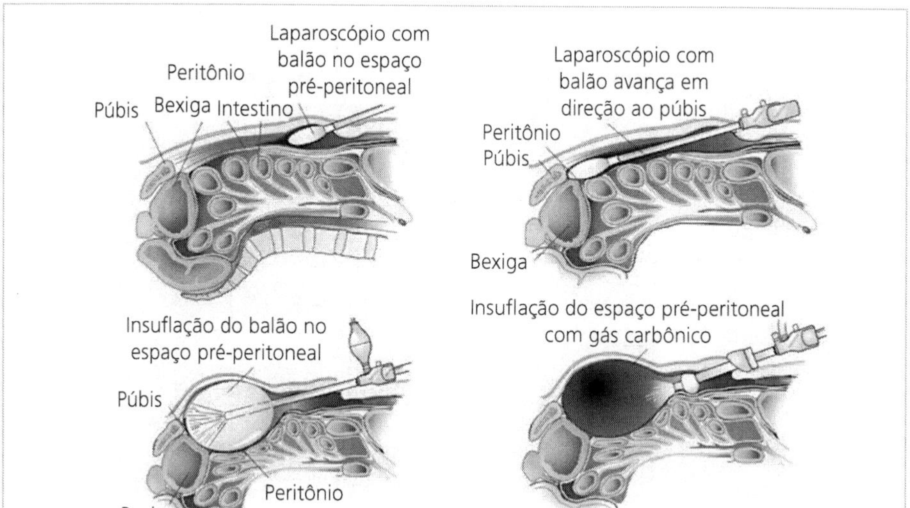

Figura 4 Técnica totalmente extraperitoneal (TEP).

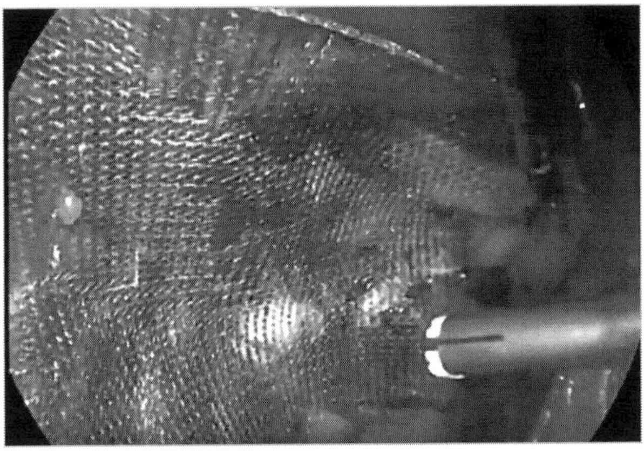

Figura 5 Técnica pré-peritoneal transabdominal (TAPP).

estudos relevantes ainda são raros e a aplicação das técnicas TAPP e TEP ainda é largamente debatida.

Alguns autores têm defendido a redução sob visão direta por videolaparoscopia, que tem aumentado a acurácia e a segurança deste procedimento[18-20]. Mais ainda, a abordagem por laparoscopia tem permitido a avaliação completa da cavidade sem necessidade de incisão mediana, especialmente a viabilidade dos órgãos, sem tração do mesentério ou diminuição do fluxo sanguíneo pela mobilização manual. Isso permite um melhor julgamento da viabilidade das alças e poderia evitar ressecções desnecessárias.

Entre as principais dificuldades enfrentadas pelo acesso laparoscópico de hérnias encarceradas e estranguladas em emergências estão a dissecção do saco herniário, dificuldades na redução do conteúdo, especialmente em anéis estreitos e apertados com tecido fibrótico, além do aumento de lesões iatrogênicas na tração e manipulação de alças com dilatação e sofrimento[18,19,21].

Uma revisão sistemática incluindo sete artigos publicados entre 1996 e 2007 relatou o uso da laparoscopia para o manejo da hérnia inguinal encarcerada e estrangulada. Dos 328 pacientes, houve 6 conversões para um procedimento aberto, 34 complicações (principalmente menores) e 17 ressecções intestinais[19]. A maioria das hérnias encarceradas e estranguladas foi reduzida usando uma combinação de manipulação manual e laparoscópica sob anestesia geral. As conversões ocorreram devido a descobertas ou situações no momento da operação. Os motivos da conversão incluíram hérnia obturadora, lesão intestinal iatrogênica, necessidade de omentectomia, distensão intestinal dificultando a visualização e aderências intraperitoneais densas[19]. As complicações relacionadas a uma abordagem laparoscópica incluíram uma lesão no cólon esquerdo durante a insuflação por agulha de Veress e 3 infecções por tela intraperitoneal, duas das quais precisaram de reoperação[16,19,20,22]. A maior série incluída nesta revisão sistemática foi composta por 194 pacientes submetidos ao reparo pré-peritoneal transabdominal laparoscópico (TAPP). Os avaliadores não relataram conversões e uma morbidade geral de 3,8%. Um paciente sofreu uma lesão no ceco da inserção da agulha Veress sem sequelas e um paciente necessitou de reoperação para remoção da tela sintética infectada colocada durante a operação índice[22].

REDUÇÃO DAS HÉRNIAS

A redução do conteúdo herniário em uma hérnia estrangulada é um dos grandes desafios técnicos enfrentados pelo cirurgião, seja no reparo aberto, como também por via laparoscópica. Algumas manobras podem ser utilizadas para que ocorra a redução com mais facilidade e segurança, seja por videolaparoscopia ou por via aberta.

A primeira delas, a curarização do paciente durante a anestesia geral de forma adequada, com relaxamento muscular completo. A seguir, o correto posicionamento do paciente com braços ao longo do corpo, fixação na mesa cirúrgica em dois pontos, a saber membros inferiores e tórax, para uma maior liberdade na movimentação da mesa cirúrgica. Desta forma possibilitando o uso da gravidade com o posicionamento em posição de Trendelenburg, com ou sem aplicação de movimentação lateral da mesa. O uso de mesa elétrica permite maior rapidez e facilidade na movimentação, com menor risco de quebra de barreira biológica do campo e acidentes com movimentação inadvertidas de pinças e estruturas.

A redução propriamente dita pode acontecer até de forma espontânea ou com a realização de compressão manual externa, associada a tração do conteúdo. Quando essa não ocorre com facilidade, pode ser necessária a redução do conteúdo com a abertura do anel herniário por vídeo. Essa manobra pode ser feita com o afastamento da estrutura com pinça e uso de gancho de Hook ou tesoura, com especial atenção ao conteúdo herniário, lesão térmica secundária e se possível evitar a lesão e ligadura dos vasos epigástricos.

Um aspecto muito importante é a utilização de pinças de alça ou pinças atraumáticas na manipulação do conteúdo estrangulado, devendo o cirurgião sempre que possível manipular as alças intestinais não dilatadas, ou seja, a jusante do ponto de obstrução. Esse cuidado diminui a incidência de lesões

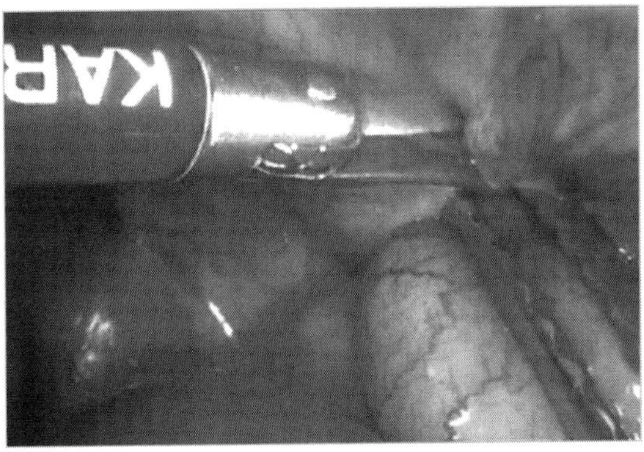

Figura 6 Liberação do anel herniário com proteção do conteúdo.

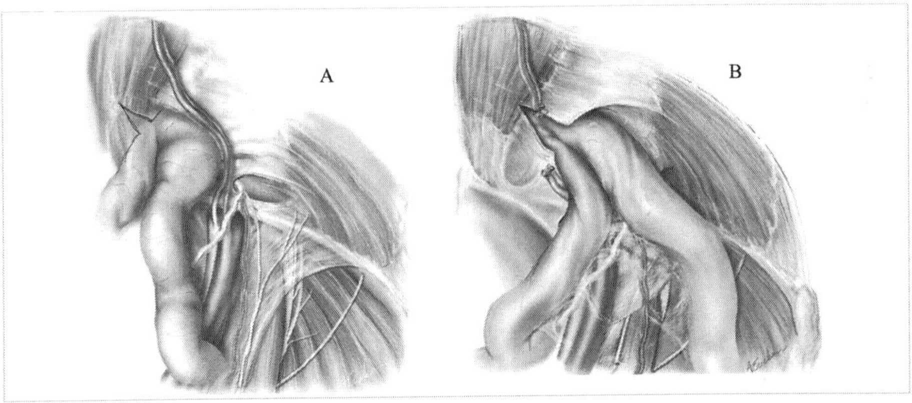

Figura 7 Técnicas de alargamento do anel herniário de uma hérnia inguinal indireta (A) e direta (B) para facilitar a redução do conteúdo. Fonte: Ferzli et al., 2004[16].

inadvertidas de vísceras ocas, durante a manipulação cirúrgica e, consequentemente, a morbidade do procedimento.

AVALIAÇÃO DO CONTEÚDO ENCARCERADO

Após a redução da hérnia o passo mais importante é a avaliação da vitalidade e inviabilidade do conteúdo previamente encarcerado. Entre as principais vísceras que podem estar contidas no saco herniário destacam-se o intestino delgado e o grande omento. Outras estruturas como bexiga, ovário e cólon também podem estar no saco herniário, de forma individual ou em conjunto, além da possibilidade do deslizamento delas, em especial do cólon sigmoide por fora do saco herniário.

Uma vantagem deste tipo de abordagem é que nos casos em que há dúvida sobre a viabilidade do conteúdo, após a redução o cirurgião procede o reparo da parede abdominal, seguida da avaliação posterior da possibilidade de ressecção. Esse tempo extra permite que a víscera herniada possa se recuperar e demonstrar sinais de viabilidade como mudança da coloração, peristaltismo espontâneo ou induzido, diminuição da distensão e edema[23,24]. Dessa forma, evita-se a ressecção desnecessária de intestino, o que poderia aumentar a contaminação e morbimortalidade associada ao procedimento, além é claro dos custos[22,25].

Quando o conteúdo estrangulado tem sofrimento com necrose, esse pode ser ressecado por vídeo ou pode ser feita incisão auxiliar na região umbilical para a ressecção do intestino delgado e anastomose manual externa. Frequentemente no saco herniário há líquido ascite, coleção e até mesmo abscessos, que pode ser aspirado e lavado com uso de irrigadores e aspiradores laparoscópicos. Se houver contaminação distante do sítio da hérnia, a limpeza da cavidade pode ser realizada por vídeo, sem maiores problemas, evitando-se uma laparotomia exploradora extensa.

REDUÇÃO DA TAXA DE CONVERSÃO

A conversão é um recurso técnico importante, que pode ser utilizado durante a realização de qualquer procedimento realizado por videolaparoscopia. Uma seleção adequada dos pacientes que podem se beneficiar do acesso

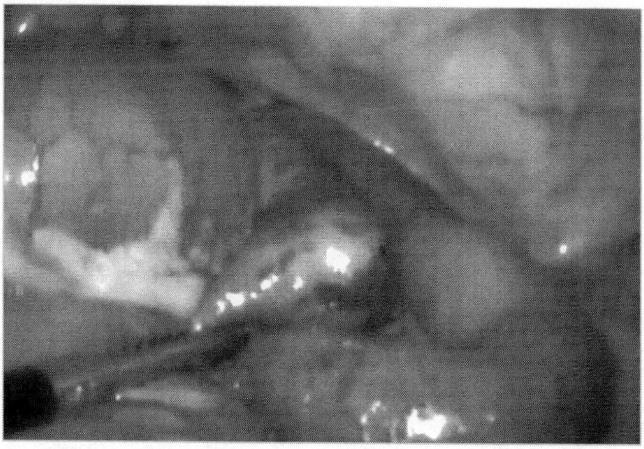

Figura 8 Avaliação do conteúdo estrangulado imediatamente após a redução e depois do reparo da parede.

minimamente invasivo, dentro de critérios bem estabelecidos, é a chave para a redução na taxa de conversão e consequentemente menor número de complicações ou lesões iatrogênicas decorrente da insistência na via laparoscópica. Entre os principais fatores que aumentam a taxa de conversão da correção das hérnias estranguladas podemos citar a distensão abdominal severa com redução do teto de trabalho, necrose intestinal estabelecida, especialmente acompanhada de infecção ou abscessos na parede abdominal, tração às cegas do conteúdo, não realização da abertura do anel herniário quando há estrangulamento que impede a redução do conteúdo[20].

Além dos tópicos listados acima, podemos identificar ainda a falta de experiência da equipe, indisponibilidade de materiais laparoscópicos, como pinças de alças atraumáticas, tesouras com corte adequado na ponta, dispositivos de energia adequados, grampeadores laparoscópicos cirúrgicos, fios cirúrgicos farpados, grampeadores para hérnia, clipes para hemostasia e telas de tamanhos adequados, desta forma, a questão técnica pode aumentar a taxa de conversão e consequentemente o tempo cirúrgico.

Na Figura 9, há um algoritmo de tratamento das hérnias inguinais na urgência, considerando diversos fatores clínicos para a tomada de conduta e decisão que tipo de abordagem realizar, aberta ou laparoscópica.

CONSIDERAÇÕES FINAIS

O encarceramento e o estrangulamento representam desafios significativos no manejo de pacientes adultos e pediátricos com hérnia inguinal. Cirurgiões devem buscar produzir os melhores desfechos clínicos possíveis, sempre atualizados nas melhores estratégias e no conhecimento da literatura e evidencias a respeito deste tema. O reparo aberto de hérnia inguinal encarcerada e estrangulada é uma abordagem padrão usada em todo o mundo. Estudos comparativos de reparo aberto e laparoscópico são muito poucos e os dados ainda não são conclusivos se uma abordagem é superior à outra. A nosso ver, a escolha da melhor técnica deve ser baseada nos diversos fatores inerentes ao quadro clínico do paciente, comorbidades, estrutura e materiais disponíveis para o tratamento, além é claro do domínio da técnica escolhida pelo cirurgião e equipe. Os algoritmos de decisão podem ajudar, mas, em alguns casos, a individualização do cuidado se faz necessária, em especial para que ocorra a escolha da melhor técnica aberta ou laparoscópica para o paciente com hérnia inguinal estrangulada.

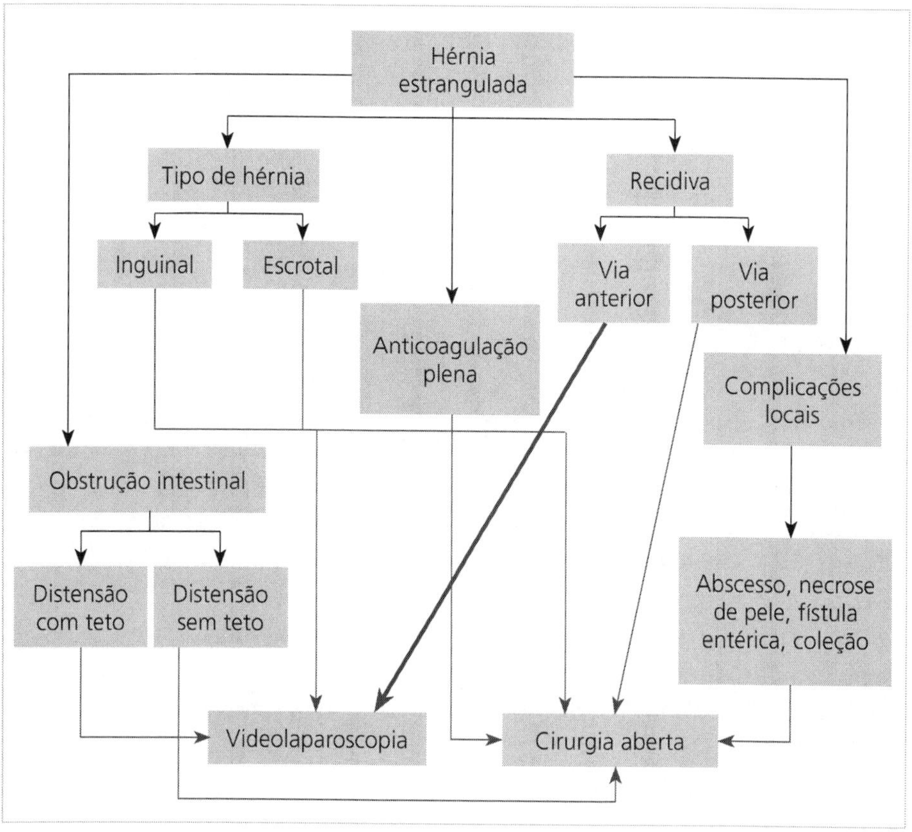

Figura 9 Algoritmo de tratamento das hérnias inguinais na urgência.

REFERÊNCIAS BIBLIOGRÁFICAS

1. Gallegos NC, Dawson J, Jarvis M, Hobsley M. Risk of strangulation in groin hernias. Br J Surg. 1991;78(10):1171-3.
2. Birindelli A, Sartelli M, Di Saverio S, Coccolini F, Ansaloni L, van Ramshorst GH, et al. 2017 update of the WSES guidelines for emergency repair of complicated abdominal wall hernias. World J Emerg Surg. 2017;12:37.
3. Kulah B, Duzgun AP, Moran M, Kulacoglu IH, Ozmen MM, Coskun F. Emergency hernia repairs in elderly patients. Am J Surg. 2001;182(5):455-9.
4. Birolini C, de Miranda JS, Tanaka EY, Utiyama EM, Rasslan S, Birolini D. The use of synthetic mesh in contaminated and infected abdominal wall repairs: challenging the dogma-A long-term prospective clinical trial. Hernia. 2020;24(2):307-23.
5. Bittner JGt. Incarcerated/strangulated hernia: open or laparoscopic? Adv Surg. 2016;50(1):67-78.
6. Kulah B, Kulacoglu IH, Oruc MT, Duzgun AP, Moran M, Ozmen MM, et al. Presentation and outcome of incarcerated external hernias in adults. Am J Surg. 2001;181(2):101-4.

7. Bessa SS, Abdel-fattah MR, Al-Sayes IA, Korayem IT. Results of prosthetic mesh repair in the emergency management of the acutely incarcerated and/or strangulated groin hernias: a 10-year study. Hernia. 2015;19(6):909-14.
8. Delikoukos S, Tzovaras G, Liakou P, Mantzos F, Hatzitheofilou C. Late-onset deep mesh infection after inguinal hernia repair. Hernia. 2007;11(1):15-7.
9. Wysocki A, Strzalka M, Migaczewski M, Budzynski P. Short- and long-term outcomes of incarcerated inguinal hernias repaired by Lichtenstein technique. Wideochir Inne Tech Maloinwazyjne. 2014;9(2):196-200.
10. Birolini C, de Miranda JS, Utiyama EM, Rasslan S. A retrospective review and observations over a 16-year clinical experience on the surgical treatment of chronic mesh infection. What about replacing a synthetic mesh on the infected surgical field? Hernia. 2015;19(2):239-46.
11. Birolini C, Utiyama EM, Rodrigues AJ Jr., Birolini D. Elective colonic operation and prosthetic repair of incisional hernia: does contamination contraindicate abdominal wall prosthesis use? J Am Coll Surg. 2000;191(4):366-72.
12. Birolini C, Mazzucchi E, Utiyama EM, Nahas W, Rodrigues AJ Jr., Arap S, et al. Prosthetic repair of incisional hernia in kidney transplant patients. A technique with onlay polypropylene mesh. Hernia. 2001;5(1):31-5.
13. Utiyama EM, Rosa MB, Andres Mde P, Miranda JS, Damous SH, Birolini CA, et al. Polypropylene and polypropylene/polyglecaprone (Ultrapro(R)) meshes in the repair of incisional hernia in rats. Acta Cir Bras. 2015;30(6):376-81.
14. Romain B, Gillion JF, Ortega-Deballon P, Meyer N, Club H. Patient's satisfaction at 2 years after groin hernia repair: any difference according to the technique? Hernia. 2018;22(5):801-12.
15. Watson SD, Saye W, Hollier PA. Combined laparoscopic incarcerated herniorrhaphy and small bowel resection. Surg Laparosc Endosc. 1993;3(2):106-8.
16. Ferzli G, Shapiro K, Chaudry G, Patel S. Laparoscopic extraperitoneal approach to acutely incarcerated inguinal hernia. Surg Endosc. 2004;18(2):228-31.
17. Poelman MM, van den Heuvel B, Deelder JD, Abis GS, Beudeker N, Bittner RR, et al. EAES Consensus Development Conference on endoscopic repair of groin hernias. Surg Endosc. 2013;27(10):3505-19.
18. Mancini R, Pattaro G, Spaziani E. Laparoscopic trans-abdominal pre-peritoneal (TAPP) surgery for incarcerated inguinal hernia repair. Hernia. 2019;23(2):261-6.
19. Deeba S, Purkayastha S, Paraskevas P, Athanasiou T, Darzi A, Zacharakis E. Laparoscopic approach to incarcerated and strangulated inguinal hernias. JSLS. 2009;13(3):327-31.
20. Rebuffat C, Galli A, Scalambra MS, Balsamo F. Laparoscopic repair of strangulated hernias. Surg Endosc. 2006;20(1):131-4.
21. Siow SL, Mahendran HA, Hardin M, Chea CH, Nik Azim NA. Laparoscopic transabdominal approach and its modified technique for incarcerated scrotal hernias. Asian J Surg. 2013;36(2):64-8.
22. Leibl BJ, Schmedt CG, Kraft K, Kraft B, Bittner R. Laparoscopic transperitoneal hernia repair of incarcerated hernias: Is it feasible? Results of a prospective study. Surg Endosc. 2001;15(10):1179-83.
23. Liu J, Shen Y, Nie Y, Zhao X, Wang F, Chen J. If laparoscopic technique can be used for treatment of acutely incarcerated/strangulated inguinal hernia? World J Emerg Surg. 2021;16(1):5.
24. Chihara N, Suzuki H, Sukegawa M, Nakata R, Nomura T, Yoshida H. Is the laparoscopic approach feasible for reduction and herniorrhaphy in cases of acutely incarcerated/strangulated groin and obturator hernia?: 17-Year experience from open to laparoscopic approach. J Laparoendosc Adv Surg Tech A. 2019;29(5):631-7.
25. Ishihara T, Kubota K, Eda N, Ishibashi S, Haraguchi Y. Laparoscopic approach to incarcerated inguinal hernia. Surg Endosc. 1996;10(11):1111-3.

Coleções pancreáticas após pancreatite aguda

Roberto Rasslan

INTRODUÇÃO

A pancreatite aguda é a doença do trato digestivo com maior número de internações nos Estados Unidos, com incidência crescente[1,2]. As coleções após pancreatite aguda são complicações locais decorrentes do processo inflamatório no pâncreas, que sempre foram valorizadas pelo cirurgião devido ao risco de sangramento, rotura e infecção. Na década de 1970, o Professor Robert Zollinger, referência nas doenças pancreáticas, disse que o número de autores e artigos sobre pseudocisto excedia a própria incidência da doença[3]. Porém, com o uso liberal dos exames de imagem, foi possível constatar a real incidência das coleções pancreáticas e entender a sua evolução natural[3]. Na fase aguda da pancreatite edematosa, as coleções ocorrem em 40 a 60% dos casos, com resolução espontânea em quase 90%[3-5]. O pseudocisto, manifestação tardia, está presente em até 15%, sendo que mais da metade tem resolução espontânea, e apenas 20% cursa com complicação[4]. Na necrose pancreática, que representa 20% das pancreatites, coleções na fase aguda estão presentes em quase todos os casos, porém menos de 25% vai persistir por mais de 6 meses ou implicar algum tipo de tratamento invasivo[6].

A presença de dor, obstrução gástrica e da via biliar, sangramento e infecção apresentam elevada morbidade e são situações que implicam algum tipo de tratamento invasivo[7-9]. Com o avanço tecnológico dos procedimentos minimamente invasivos, com destaque para a endoscopia, os recursos para tratar as coleções pancreáticas são diversos. Assim, cabe ao cirurgião definir qual é a melhor opção terapêutica nas diferentes situações.

Ao longo deste capítulo serão discutidos os seguintes temas:

- Como classificar as coleções pancreáticas?
- Quais são os diagnósticos diferenciais?
- Tem indicação o tratamento clínico exclusivo?
- Quando indicar o tratamento invasivo?
- Qual é a melhor opção: endoscopia *versus* laparoscopia *versus* drenagem percutânea?

DEFINIÇÃO E ETIOPATOGENIA DAS COLEÇÕES PANCREÁTICAS

A definição clínica das coleções pancreáticas foi instituída pela primeira vez em 1992 no Simpósio de Atlanta, ocorrendo a partir de então uma padronização[10]. Com o entendimento mais profundo das coleções pancreáticas, observaram-se situações que não preenchiam os critérios propostos previamente, de tal forma que 20 anos depois foi feita uma revisão desta classificação[11]. Por muito tempo, todas as coleções pancreáticas tardias eram denominadas pseudocisto, porém com análise e investigação mais profunda dos exames de imagem, foi feita distinção das coleções secundárias à necrose pancreática (Tabela 1). Foram acrescentadas a coleção necrótica aguda (Figura 1) e a necrose pancreática delimitada (Figura 2). Bradley propôs o termo "necrocistos" para estas duas situações[3]. Portanto, coleções tardias com

Tabela 1 Definição clínica das coleções secundárias à pancreatite aguda

Coleção fluida pancreática aguda	Origem: pancreatite aguda edematosa Tempo: < 4 semanas Paredes irregulares e não definidas
Pseudocisto pancreático	Origem: pancreatite aguda edematosa (ausência de necrose) Tempo: > 4 semanas Paredes bem definidas com conteúdo interno homogêneo
Coleção necrótica aguda	Origem: necrose pancreática Tempo: < 4 semanas Necrose pancreática com fluidos peripancreáticos
Necrose pancreática delimitada	Origem: necrose pancreática Tempo: > 4 semanas Encapsulamento (delimitação) da necrose pancreática

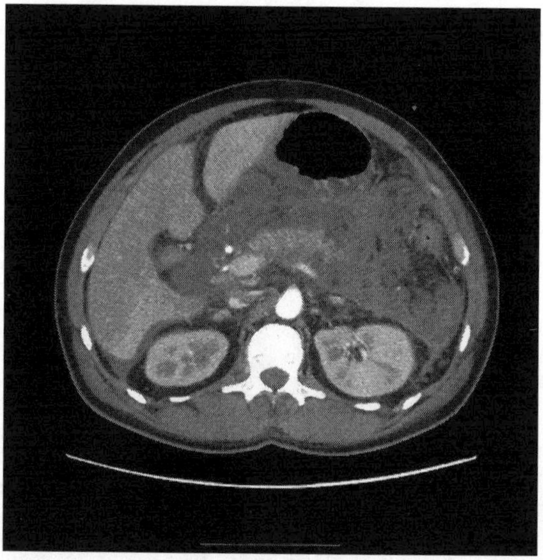

Figura 1 Imagem de tomografia de abdome mostrando necrose pancreática aguda.

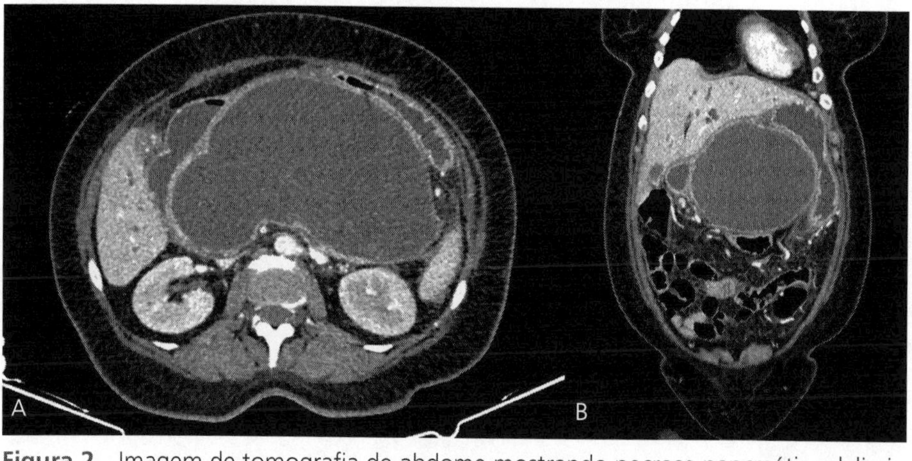

Figura 2 Imagem de tomografia de abdome mostrando necrose pancreática delimitada. A: Corte axial mostrando compressão do estômago; B: corte coronal evidenciando dilatação da via biliar por compressão da coleção.

componente sólido no interior, que consistem em necrose do parênquima, não devem ser mais referidas como pseudocistos e sim necrose pancreática delimitada. Outro termo utilizado no passado era o abscesso pancreático, que atualmente é a necrose pancreática delimitada infectada. A classificação das coleções se baseia em dois critérios: a característica do conteúdo, fluido *versus* sólido, e o tempo de evolução, agudo *versus* crônico, determinado pelo de período de 4 semanas[11].

O pseudocisto é condição pouco frequente e ocorre em decorrência de fístula pancreática, tanto do ducto principal quanto de seus ramos, na ausência de necrose do parênquima (Figura 3)[4,6]. Em mais de 60% dos casos tem comunicação com o ducto pancreático. A persistência da drenagem por mais de 4 semanas é a causa da formação da coleção fluida delimitada. É mais comum nas pancreatites crônicas e de etiologia alcoólica.

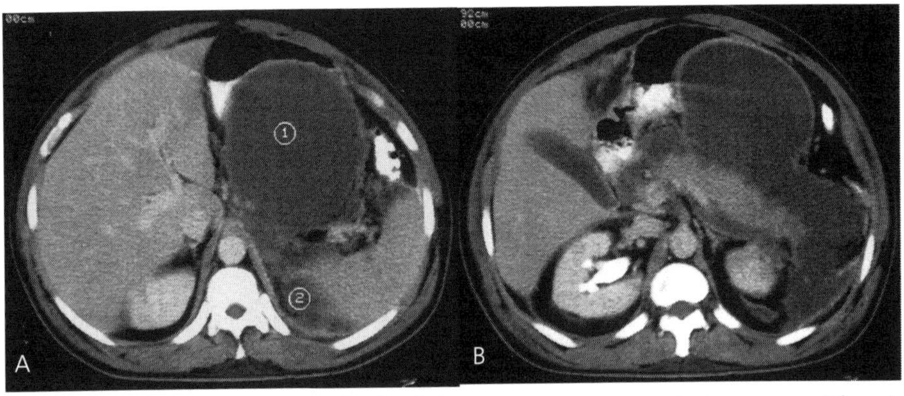

Figura 3 Imagem de tomografia de abdome mostrando pseudocisto pancreático. A: Compressão gástrica pela coleção. B: Relação da coleção com o parênquima pancreático íntegro.

A necrose pancreática delimitada é consequência da liquefação e organização da coleção necrótica aguda após 4 semanas de evolução. A desconexão do ducto pancreático está presente em 50% dos casos[8]. Na tomografia de abdome nem sempre é possível diferenciar o componente sólido do líquido nas coleções, sendo que a ultrassonografia e a ressonância são exames que podem definir esta dúvida[11].

DIAGNÓSTICO DIFERENCIAL

O diagnóstico pode ser incerto nos doentes que são encaminhados tardiamente para centros de referência para a avaliação de suposta coleção pancreática. O diagnóstico diferencial são as lesões císticas, como a neoplasia cística mucinosa, em mulheres por volta dos 40 anos de idade, e as lesões intraductais (IPMN), em idosos. Situação indispensável para a presença da necrose pancreática delimitada ou pseudocisto é o antecedente de pancreatite aguda, que geralmente implica internação. A tomografia e a ressonância de abdome nem sempre conseguem estabelecer o diagnóstico de lesão cística verdadeira da coleção após pancreatite. Neste cenário, a ecoendoscopia com análise do líquido tem indicação. A dosagem do antígeno carcinoembrionário (CEA) e amilase são fundamentais (Tabela 2).

Tabela 2 Diagnóstico diferencial de coleções pós-pancreatite aguda

	Neoplasia cística mucinosa	IPMN	Coleção pós pancreatite
CEA	Elevado	Elevado	Diminuído
Amilase	Variável	Variável	Elevado

QUANDO INDICAR TRATAMENTO INVASIVO?

Por mais de duas décadas, até o início dos anos 2000, o tratamento das coleções pancreáticas se apoiou no estudo de Bradley et al.[5] que avaliaram, por ultrassonografia, 54 doentes com pseudocisto. Os autores observaram remissão da coleção em 44% dos casos com menos de 6 semanas do início da pancreatite, sendo que 41% evoluiu com complicações. Em virtude disso, coleção com mais de 6 cm após 6 semanas, foi proposto algum tipo de tratamento invasivo, mesmo nos doentes assintomáticos. Vitas e Sarr[12] observaram três doentes com pseudocisto com dimensão superior a 10 cm e constataram que a conduta expectante em casos selecionados apresentava bons resultados. Heider et al.[13] acompanharam 41 doentes com coleção, e o tratamento clínico exclusivo teve sucesso em 91%. Uma crítica deste estudo é a avaliação de coleção de pequena dimensão (4 cm).

Poucas séries avaliaram a evolução das coleções pancreáticas tardias e constata-se certa insegurança em acompanhar doentes com coleções volumosas e palpáveis, pelo risco de sangramento e infecção[4,6]. A proposta atual no doente assintomático, independente da dimensão da coleção, é a conduta expectante. Portanto o tratamento invasivo fica reservado para os doentes com complicações (Tabela 3)[7,8,14].

Tabela 3 Indicação do tratamento invasivo nas coleções pancreáticas

Infecção	Sangramento
Obstrução gástrica	Dor
Obstrução da via biliar	Compressão de vasos

Na última década, foi demonstrado que mesmo na infecção, até então indicação obrigatória de intervenção, casos selecionados podem ser tratados exclusivamente com antibiótico. A condição clínica do doente vai definir a necessidade e o momento de abordar a coleção. Portanto, um conceito que precisa ser reforçado é que devemos tratar o doente e não a imagem. Nosso grupo publicou uma série de casos de doentes com necrose pancreática delimitada infectada, de grandes dimensões, em que foi realizado o tratamento exclusivo com antibiótico (Figura 5)[15]. van Grinsven et al.[16] relataram tratamento exclusivo com antibiótico em 39% das necroses pancreáticas infectada.

QUAL É A MELHOR VIA DE ACESSO: DRENAGEM PERCUTÂNEA, ENDOSCÓPICA OU OPERATÓRIA?

O tratamento das coleções pancreáticas sofreu uma revolução nas duas últimas décadas com o desenvolvimento das técnicas minimamente invasivas[2,8,9].

A escolha do método depende da condição clínica do doente, da localização da coleção (Figura 6), do tempo de evolução e dos recursos da instituição.

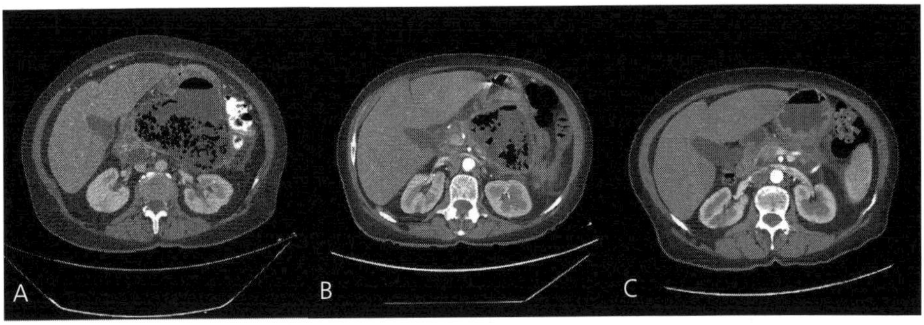

Figura 4 A: Imagem de tomografia de abdome mostrando necrose pancreática delimitada com infecção, comprovada pela presença de gás. B e C: Evolução tomográfica ao longo de 6 meses.

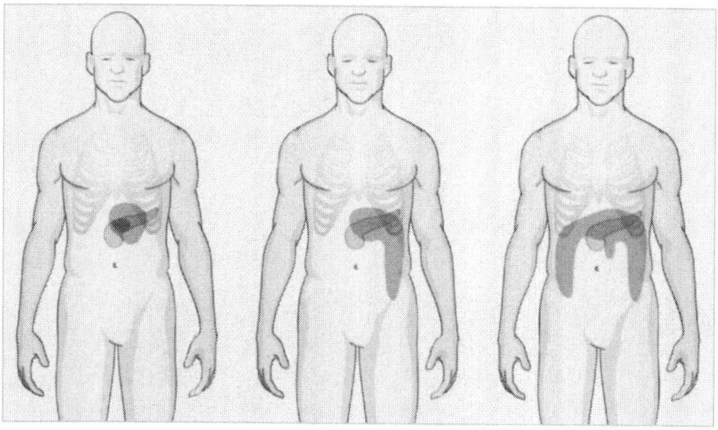

Figura 5 Localização das coleções pancreáticas tardias.

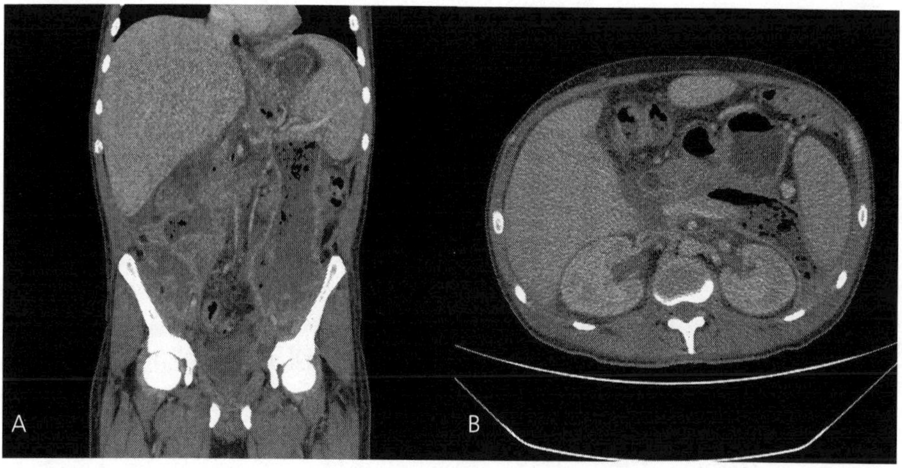

Figura 6 Imagem de tomografia de abdome mostrando necrose pancreática delimitada e infectada com extensão para as goteiras parietocólica direita e esquerda. A: Corte coronal mostrando a extensão da coleção para as fossas ilíacas; B: imagem de coleção retrogástrica.

Necrosectomia transgástrica: tratamento endoscópico *versus* operatório

A coleção com localização central, retrogástrica, que representa cerca de 30% das necroses pancreáticas, é a melhor situação para a drenagem ou necrosectomia transgástrica, que pode ser tanto por via endoscópica ou operatória[17]. A condição indispensável para ter bons resultados com esta técnica é postergar a necrosectomia até pelo menos quatro semanas do início da pancreatite. Na era dos procedimentos minimamente invasivos, a endoscopia ocupou um protagonismo no início, porém mais recentemente a laparoscopia se mostrou alternativa atraente e com algumas vantagens (Tabela 4)[18,19]. A principal complicação do tratamento endoscópico é a obstrução dos drenos (*stents*), com risco de infecção nas coleções estéreis. Na presença de grande quantidade de debris, a alternativa para evitar esta complicação é repetir precocemente o procedimento[8,9].

Tabela 4 Vantagens da drenagem transgástica laparoscópica *versus* endoscópica na coleção retrogástrica

Colecistectomia no mesmo procedimento
Procedimento único
Melhor para grandes coleções e com muitos debris
Controle rigoroso da hemostasia

Os três ensaios randomizados comparando o tratamento endoscópico *versus* operatório, apesar de publicados em revistas de alto impacto, avaliaram número restrito de doentes e com críticas de metodologia, comparando coleções distintas e procedimentos operatórios diversos[20-22]. O benefício da drenagem endoscópica nestes estudos foi a menor incidência de fístula pancreática, tempo de permanência hospitalar e custos. Em 2019, Bang et al.[20] avaliaram 66 doentes e randomizaram para as duas vias de acesso, sendo 32 alocados no tratamento operatório. Quando se analisa este grupo, observa-se que quase 30% foi submetido a necrosectomia retroperitoneal minimamente invasiva (VARD). Portanto, são situações heterogêneas que não devem ser comparadas. Na avaliação da necrosectomia endoscópica com a laparoscópica transgástrica, os desfechos foram os mesmos. Maatman et al.[17] publicaram a experiência da Universidade de Indiana com 160 doentes submetidos a necrosectomia transgástrica, sendo 101 por via operatória. Em ambos os grupos o procedimento foi realizado com pelo menos 4 semanas de evolução da pancreatite. No grupo endoscópico foi necessário em média três procedimentos, além de ter maior tempo de internação. Zyromski preconiza o tratamento operatório como primeira opção na pancreatite de etiologia biliar, pois no mesmo ato operatório se realiza a colecistectomia[17]. Apesar do conceito do tratamento por etapas, *step up approach*, na necrose pancreática infectada estar bem estabelecido, Driedger et al.[23] relataram a experiência da necrosectomia transgástrica operatória como tratamento em uma única etapa com bons resultados. Esta estratégia diminuiu o risco de drenagem incompleta e fístula pancreática. A necrosectomia transgástrica operatória está ganhando destaque, porém são poucos os serviços que a realizam por via laparoscópica, técnica muito bem descrita por Worhunsky em 2014[19].

Drenagem percutânea e necrosectomia retroperitoneal vídeo-assisitida (VARD)

A drenagem percutânea tem indicação nas coleções infectadas e localizadas nas goteiras cólicas que podem progredir até a fossa ilíaca[1,2,8,9]. Outras situações em que deve ser realizada é na coleção central com menos de 4 semanas de evolução ou nos doentes graves. A fístula pancreática é a principal complicação, com incidência de 35%[8].

Tem-se o conceito de que a drenagem é a "ponte" para a necrosectomia, seguindo os preceitos do *step up approach*, porém em cerca de 40% é o tratamento exclusivo[24,25]. Os fatores preditivos de sucesso são a condição clínica do doente, o tamanho, conteúdo e localização da coleção. Hollemans et al.[25] observaram que densidade da coleção, sexo, extensão da necrose pancreática e disfunção orgânica são fatores prognósticos, e com isto desenvolveram nomograma da chance de sucesso do tratamento percutâneo. Mesmo em situações desfavoráveis, a drenagem deve ser indicada, a fim de permitir a realização da necrosectomia em melhores condições clínicas. Portanto, o dreno deve ficar no retroperitônio para servir de acesso para o VARD, além de diminuir a chance de contaminação da cavidade abdominal e fístula intestinal.

A colocação de outro dreno e a troca por dispositivos de diâmetro maior pode ser realizada antes da necrosectomia. Portanto, o momento do tratamento operatório não está estabelecido, mas deve ser realizado quando houver sinais de piora clínica após a drenagem. Van Santvoort et al.[24] indicaram a necrosectomia, em média, 10 dias após a abordagem inicial.

O VARD consiste na ampliação de cerca de 4 cm do orifício do dreno percutâneo. A tática é usar o dispositivo como guia até acessar a coleção e utilizar a ótica da laparoscopia e instrumentos de operação aberta para remoção dos debris[8].

O tratamento híbrido, que consiste na combinação da drenagem percutânea com a endoscópica, tem se tornado uma realidade nas coleções que estão localizadas na retrocavidade com extensão para os flancos[8]. Um dos benefícios desta estratégia é o menor tempo de fístula pancreática e, consequentemente, menor tempo de permanência com o dreno. Gluck et al.[23], em estudo retrospectivo, compararam a drenagem percutânea com o tratamento híbrido e observaram menor tempo de internação (26 *versus* 55 dias) e necessidade do dreno (83 *versus* 189) no segundo grupo.

Necrosectomia aberta na era do tratamento minimamente invasivo

A realização de laparotomia exploradora para necrosectomia ampla é conduta de exceção na atualidade. Tem indicação na falha do *step up approach*, que em centros de referências apresenta incidência muito baixa. As coleções que com extensão para as goteiras cólicas bilaterais e com componente retrogástrico são situações mais desafiadoras para o tratamento minimamente invasivo e podem implicar a necessidade do tratamento operatório. A necrose de cólon decorrente da trombose dos vasos cólicos médios também impõe a necessidade da laparotomia[8,9].

CONSIDERAÇÕES FINAIS

As coleções pancreáticas sofreram revisão da classificação e mudanças de paradigmas do tratamento na última década. O tratamento minimamente invasivo é realidade e deve ser empregado na quase totalidade dos casos. Atualmente, é excepcional a indicação de laparotomias para abordar essas coleções. O que no passado era sinônimo de tratamento invasivo, hoje, coleção em doente assintomático deve ser acompanhada. Com a evolução das inúmeras opções de drenagem e a complexidade desta doença, é obrigatória a presença de equipe multidisciplinar, porém é fundamental a centralização e horizontalidade no tratamento, que em nosso meio é comandada pelo cirurgião. Como em tudo em medicina, o tratamento de necrose pancreática deve ser individualizado.

REFERÊNCIAS BIBLIOGRÁFICAS

1. Bruno MJ. Improving the outcome of acute pancreatitis. Dig Dis. 2016;34(5):540-5.
2. Heckler M, Hackert T, Hu K, Halloran CM, Büchler MW, Neoptolemos JP. Severe acute pancreatitis: surgical indications and treatment. Langenbecks Arch Surg. 2021;406(3):521-35.
3. Bradley EL. The natural and unnatural history of pancreatic fluid collections associated with acute pancreatitis. Dig Dis Sci. 2014;59(5):908-10.
4. Cui ML, Kim KH, Kim HG, Han J, Kim H, Cho KB, et al. Incidence, risk factors and clinical course of pancreatic fluid collections in acute pancreatitis. Dig Dis Sci. 2014;59(5):1055-62.

5. Bradley EL, Clements JL, Gonzalez AC. The natural history of pancreatic pseudocysts: a unified concept of management. Am J Surg. 1979;137(1):135-41.
6. Manrai M, Kochhar R, Gupta V, Yadav TD, Dhaka N, Kalra N, et al. Outcome of acute pancreatic and peripancreatic collections occurring in patients with acute pancreatitis. Ann Surg. 2018;267(2):357-63.
7. Freeman ML, Werner J, van Santvoort HC, Baron TH, Besselink MG, Windsor JA, et al. Interventions for necrotizing pancreatitis: summary of a multidisciplinary consensus conference. Pancreas. 2012;41:1176-94.
8. Trikudanathan G, Wolbrink DRJ, van Santvoort HC, Mallery S, Freeman M, Besselink MG. Current concepts in severe acute and necrotizing pancreatitis: an evidence-based approach. Gastroenterology. 2019;156(7):1994-2007.e3.
9. Baron TH, DiMaio CJ, Wang AY, Morgan KA. American Gastroenterological Association Clinical Practice update: management of pancreatic necrosis. Gastroenterology. 2020;158(1):67-75.e1.
10. Bradley EL, 3rd. A clinically based classification system for acute pancreatitis. Summary of the International Symposium on Acute Pancreatitis, Atlanta, Ga, September 11 through 13, 1992. Arch Surg. 1993;128(5):586-90.
11. Banks PA, Bollen TL, Dervenis C, Gooszen HG, Johnson CD, Sarr MG, et al. Classification of acute pancreatitis--2012: revision of the Atlanta classification and definitions by international consensus. Gut. 2013;62(1):102-11.
12. Vitas GJ, Sarr MG. Selected management of pancreatic pseudocysts: operative versus expectant management. Surgery. 1992;111(2):123-30.
13. Heider R, Meyer AA, Galanko JA, Behrns KE. Percutaneous drainage of pancreatic pseudocysts is associated with a higher failure rate than surgical treatment in unselected patients. Ann Surg. 1999;229(6):781-7; discussion 7-9.
14. Banks PA, Freeman ML. Practice guidelines in acute pancreatitis. Am J Gastroenterol. 2006;101(10):2379-400.
15. Rasslan R, da Costa Ferreira Novo F, Rocha MC, Bitran A, de Souza Rocha M, de Oliveira Bernini C, et al. Pancreatic necrosis and gas in the retroperitoneum: treatment with antibiotics alone. Clinics (Sao Paulo). 2017;72(2):87-94.
16. van Grinsven J, van Dijk SM, Dijkgraaf MG, Boermeester MA, Bollen TL, Bruno MJ, et al. Postponed or immediate drainage of infected necrotizing pancreatitis (POINTER trial): study protocol for a randomized controlled trial. Trials. 2019;20(1):239.
17. Maatman TK, McGuire SP, Flick KF, Madison MK, Al-Haddad MA, Bick BL, et al. Outcomes in endoscopic and operative transgastric pancreatic debridement. Ann Surg. 2021;274(3):516-23.
18. Driedger M, Zyromski NJ, Visser BC, Jester A, Sutherland FR, Nakeeb A, et al. Surgical transgastric necrosectomy for necrotizing pancreatitis: a single-stage procedure for walled-off pancreatic necrosis. Ann Surg. 2020;271(1):163-8.
19. Worhunsky DJ, Qadan M, Dua MM, Park WG, Poultsides GA, Norton JA, et al. Laparoscopic transgastric necrosectomy for the management of pancreatic necrosis. J Am Coll Surg. 2014;219(4):735-43.
20. Bang JY, Arnoletti JP, Holt BA, Sutton B, Hasan MK, Navaneethan U, et al. An Endoscopic transluminal approach, compared with minimally invasive surgery, reduces complications and costs for patients with necrotizing pancreatitis. Gastroenterology. 2019;156(4):1027-40.e3.
21. Bakker OJ, van Santvoort HC, van Brunschot S, Geskus RB, Besselink MG, Bollen TL, et al. Endoscopic transgastric vs surgical necrosectomy for infected necrotizing pancreatitis: a randomized trial. JAMA. 2012;307(10):1053-61.
22. van Brunschot S, van Grinsven J, van Santvoort HC, Bakker OJ, Besselink MG, Boermeester MA, et al. Endoscopic or surgical step-up approach for infected necrotising pancreatitis: a multicentre randomised trial. Lancet. 2018;391(10115):51-8.
23. Gluck M, Ross A, Irani S, Lin O, Gan SI, Fotoohi M, et al. Dual modality drainage for symptomatic walled-off pancreatic necrosis reduces length of hospitalization, radiological procedures,

and number of endoscopies compared to standard percutaneous drainage. J Gastrointest Surg. 2012;16(2):248-56; discussion 56-7.

24. Van Santvoort HC, Besselink MG, Bakker OJ, Hofker HS, Boermeester MA, Dejong CH, et al. A step-up approach or open necrosectomy for necrotizing pancreatitis. N Engl J Med. 2010;362(16):1491-502.
25. Hollemans RA, Bollen TL, van Brunschot S, Bakker OJ, Ahmed Ali U, van Goor H, et al. Predicting success of catheter drainage in infected necrotizing pancreatitis. Ann Surg. 2015.

Hérnias incisionais gigantes com perda de domicílio: técnicas de medida de volume da cavidade abdominal

Eduardo Yassushi Tanaka
Guilherme Rissato Sabioni

INTRODUÇÃO

Hérnia incisional, definida como um defeito aponeurótico na proximidade de uma cicatriz cirúrgica, é uma das mais comuns e mórbidas complicações após cirurgias abdominais, com incidência de até 20%[1,2]. Nos Estados Unidos, há estimativa de até 500 mil casos novos por ano de hérnia incisional, número que vem aumentando progressivamente graças à maior sobrevida em pacientes com infecções e as chamadas "catástrofes" abdominais[3].

Consideramos hérnias incisionais gigantes aquelas com anel herniário maior que 10 cm de largura[4] e caracterizamos perda de domicílio quando há uma relação do volume do saco herniário (VSH) e volume da cavidade abdominal (VCA) maior ou igual a 25%[5]. Tal valor de referência foi nomeado *Tanaka Score* por Fafaj et al. em 2021[6].

A importância do cálculo dos volumes se dá pelo fato de que o fechamento da fáscia sob tensão pode levar a graves complicações com alta morbidade e mortalidade no pós-operatório, como a síndrome compartimental abdominal, definida como um valor de hipertensão abdominal associado a uma nova falência orgânica decorrente deste fechamento, com mortalidade de até 10%[7]. Existem técnicas que podem ser utilizadas para tentar reduzir a elevação da pressão intra-abdominal e evitar a síndrome compartimental abdominal, como o pneumoperitônio progressivo (PPP)[8]; técnicas de separação de componente anterior[9,10], técnicas de separação de componentes posterior[11], técnica de liberação do músculo transverso do abdome[12] e a utilização de toxina botulínica, descrita em tratamento de hérnias em humanos[13].

Todas as técnicas acima descritas têm complicações inerentes ao procedimento e para auxiliar a equipe cirúrgica a decidir quais pacientes podem ser beneficiados por essas terapias adjuvantes ou manobras cirúrgicas criamos o cálculo da volumetria abdominal e herniária e estabelecemos o limite de relação de volumes de 25% como limite. Acima deste, o paciente seria elegível a terapias adjuvantes e manobras cirúrgicas reservadas a casos mais complexos.

TÉCNICAS DE MEDIDA DE VOLUME DA CAVIDADE ABDOMINAL

Existem várias técnicas descritas na literatura para o cálculo do volume da cavidade abdominal. A pioneira e mais utilizada até hoje é a por nós descrita em 2009[5], em que propusemos uma técnica simples, rápida, factível e reprodutível para o médico cirurgião, e não apenas ao radiologista, para o cálculo da volumetria da cavidade abdominal e do saco herniário.

Pode ser utilizado um exame de tomografia computadorizada de abdome e pelve, sem necessidade de contraste. A cavidade abdominal e a cavidade do saco herniário são comparadas a duas estruturas elipsoides e, por meio da mensuração dos limites laterolateral, craniocaudal e anteroposterior, e utilizando a fórmula para cálculo de uma estrutura elipsoide, chegamos ao volume de cada uma dessas cavidades. Para a cavidade abdominal, como mostrado nas Figuras 1 e 2, considera-se como limite cranial a cúpula diafragmática; limite caudal o cóccix; limite lateral o peritônio parietal; limite anterior a curva/linha que une grupos musculares da parede saudável; e limite posterior a linha da apófise transversa da coluna vertebral.

Para o cálculo da medida do saco herniário, os limites são o peritônio parietal de cada lado do saco, e como limite posterior, curva/linha que une grupos musculares da parede saudável:

$$V = \frac{4}{3} \times \pi \times (r1 \times r2 \times r3)$$

V = volume
π = PI
r1 = raio 1 da elipsoide
r2 = raio 2 da elipsoide
r3 = raio 3 da elipsoide

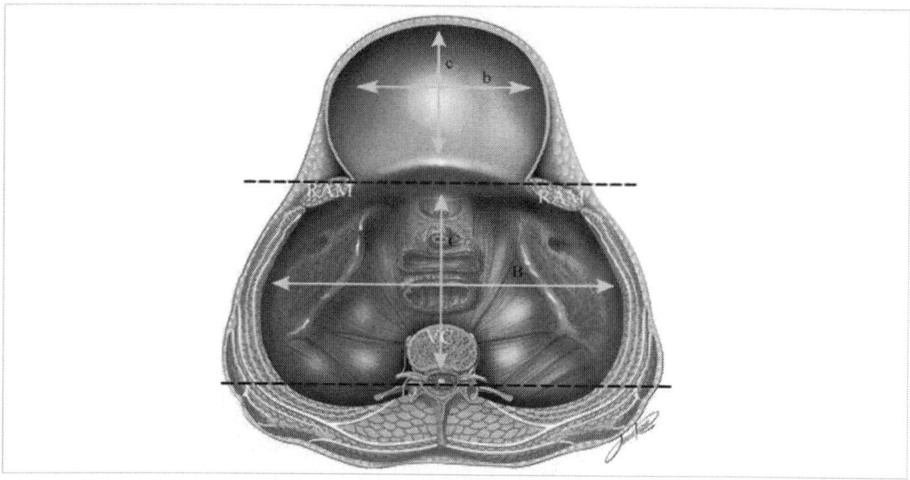

Figura 1 Corte transversal da cavidade abdominal e do saco herniário. c: medida anteroposterior do saco herniário; b: medida laterolateral do saco herniário; C: medida anteroposterior da cavidade abdominal; B: medida laterolateral da cavidade abdominal.

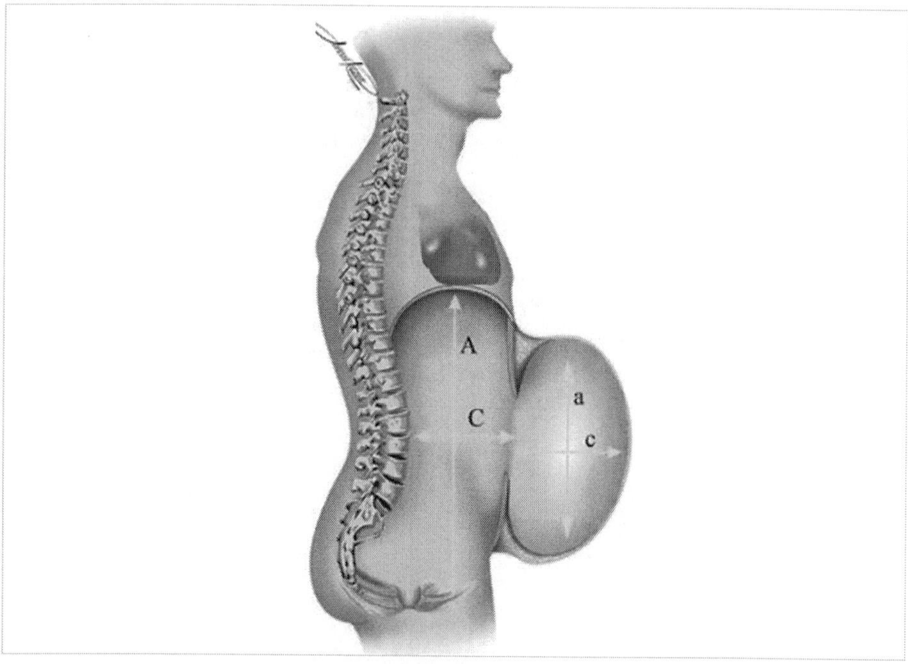

Figura 2 Corte sagital da cavidade abdominal e do saco herniário. A: medida craniocaudal da cavidade abdominal; C: medida anteroposterior da cavidade abdominal; a: medida craniocaudal do saco herniário; c: medida anteroposterior do saco herniário.

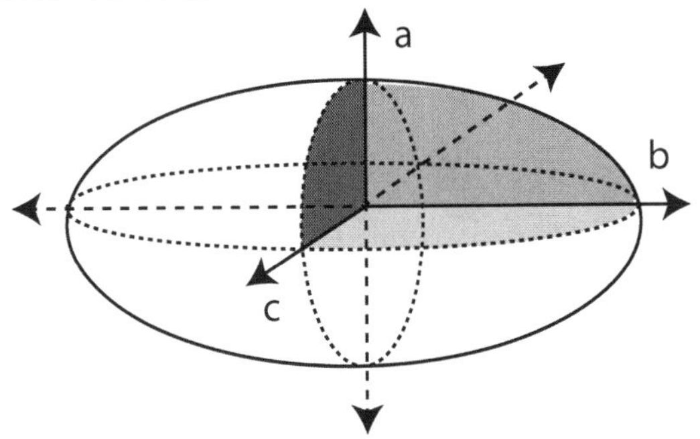

Figura 3 Elipsoide e diâmetros.

Com as respectivas medidas em centímetros, multiplicamos por uma constante 0,52 (4/3 x π) e teremos o correspondente do volume, em centímetros cúbicos, correspondente a mililitros. Com isso, temos que a relação dos volumes (RV) é dada pelo volume do saco herniário (VSH) e volume da cavidade abdominal (VCA) multiplicado por 100 (em porcentagem).

DISCUSSÃO

Sabemos que as cavidades abdominais e do saco herniário não refletem exatamente uma estrutura elipsoide e que há diferenças em um cálculo exato de seus volumes. Essa diferença seria significante?

Em 2014, Araújo et al.[14] publicaram um artigo experimental em ratos, em que aplicaram as fórmulas de cálculos de volumes para realizar cálculos de órgãos sólidos (rins e baço). Embora o volume médio obtido tenha sido maior com o método direto (1,13 cm^3 para o rim esquerdo e 0,71 cm^3 para o baço) do que os valores calculados com a fórmula matemática, (0,81 cm^3 e 0,54 cm^3, respectivamente), não houve significância estatística entre as diferenças dos valores encontrados para os dois órgãos ($p > 0,05$), concluindo que houve correlação adequada entre o cálculo direto do volume do rim e do baço com o resultado do cálculo matemático destes valores nos animais estudados.

Qual a importância de calcular os volumes herniários e da cavidade abdominal?

Os cálculos e as relações saco herniário/volume da cavidade abdominal (RV) na tomografia de abdome foram descritas como forma de tentar antever quais hérnias teriam menor probabilidade de atingir o fechamento fascial e que eventualmente poderiam levar a síndrome compartimental abdominal[15].

Em estudo publicado no *Journal of the American College of Surgeons*, Fafaj et al.[6] avaliaram a confiabilidade da razão de corte (25%) por nós descrita como *cut-off* para o fechamento e tratamento direto das hérnias incisionais ou que venha a necessitar de terapêutica adjuvante como PPP ou botox em uma coorte de pacientes com grandes hérnias ventrais. Foram analisados pacientes submetidos à correção eletiva de hérnia incisional aberta de 18 cm ou mais de largura em um único centro. O desfecho primário de interesse foi o fechamento fascial para todos os pacientes. Os desfechos secundários incluíram detalhes operatórios e qualidade específica da parede abdominal. A relação de volumes foi utilizada como variável de comparação e calculamos as características do teste (sensibilidade, especificidade e valores preditivos positivos e negativos). Foram incluídos 438 pacientes, dos quais 337 (77%) apresentavam fechamento fascial completo e 101 (23%) tiveram fechamento fascial incompleto. O ponto de corte de RV de 25% teve uma sensibilidade de 76% (IC 95%, 71% a 80%), especificidade de 64% (IC 95%, 54% a 74%), valor preditivo positivo de 88% (IC 95%, 83% a 91%) e valor preditivo negativo de 45% (IC 95%, 36% a 53%). O grupo de fechamento fascial incompleto teve escores de qualidade de vida significativamente mais baixos em 1 ano (83,3 *vs.* 52,5; p = 0,001), 2 anos (85 *vs.* 33,3; p = 0,003) e 3 anos (86,7 *vs.* 63,3; p = 0,049). O estudo concluiu que o ponto de corte de RV de 25% foi sensível para predizer o fechamento fascial completo para pacientes com RV abaixo deste limiar. Embora haja uma maior probabilidade de fechamento fascial incompleto quando VR é de 25%, este ponto final não pode ser previsto de forma confiável. Estudos adicionais devem ser feitos para estudar esta relação em conjunto com outras variáveis relacionadas à hérnia para melhor prever este importante desfecho cirúrgico.

Certamente existem formas de calcular o volume da cavidade abdominal e do saco herniário que têm maior exatidão nos valores. Entretanto, seriam essas factíveis e fáceis de se realizar? Poderiam ser realizadas pelo cirurgião ou seria necessário ser realizada somente pelo radiologista? Quão trabalhosa seria essa forma alternativa?

Sabemos que há muito tempo é realizada reconstrução volumétrica hepática para cálculos de viabilidade de ressecção hepática e também para hepatectomias de transplantes intervivos. Seria certamente mais exata e fidedigna em calcular os volumes. Porém, em nosso serviço, tal cálculo e reconstrução necessitaria da compra de um *software* específico para tal proposta, além de um profissional especializado e dedicado para tal tarefa, o que inviabilizou a realização inclusive de uma proposta de trabalho comparando a metodologia atualmente utilizada. Na literatura mundial encontramos múltiplos serviços com propostas de cálculos de volumes com utilização de tomografia computadorizada com reconstrução 3D.

Sheng et al. descreveram em 2012[16] a utilização de técnica de reconstrução com uso de tomografia e reconstrução 3D para cálculo dos volumes herniários e abdominais para tratamento. Eles utilizavam imagens helicoidais *multi-slice* e realizavam reconstrução volumétrica com auxílio de *software* especializado. O cálculo exige um *software* específico e profissional treinado e habilitado para a realização da reconstrução 3D.

Em outro estudo prospectivo de 2012, Sabbagh et al.[17] avaliaram a razão entre o volume da hérnia incisional (VHI) e o volume peritoneal (VP) em 17 pacientes, como um preditor para o fechamento da fáscia sem tensão. O volume utilizado para tal cálculo é fornecido por um radiologista especializado e experiente, como mostrado na Figura 4. O cirurgião não é habilitado para realizar o cálculo.

Em 2019, Winters et al.[18] utilizaram tomografia computadorizada e reconstrução 3D para realizar cálculos e medidas de volume de gordura visceral (VFV), volume de gordura subcutânea (SFV), perda de domínio (LOD), espessura e largura do reto (RT, RW), volume abdominal, volume do saco herniário, volume de gordura total (TFV), distância sagital (SD) e circunfe-

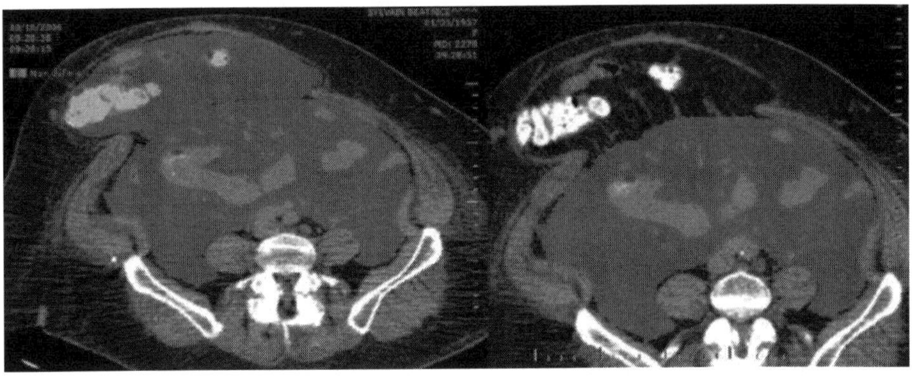

Figura 4 À esquerda, representação do volume peritoneal (incluindo volume da hérnia incisional, 14.262 cc); à direita, volume da cavidade abdominal excluindo a hérnia incisional: 11.095 cc. Volume da hérnia incisional de 3.167 cc.

rência da cintura (CC). Porém, tais cálculos necessitam de tempo, *software* específico e profissional habilitado para a realização dos cálculos, como mostrado nas Figuras 5, 6 e 7.

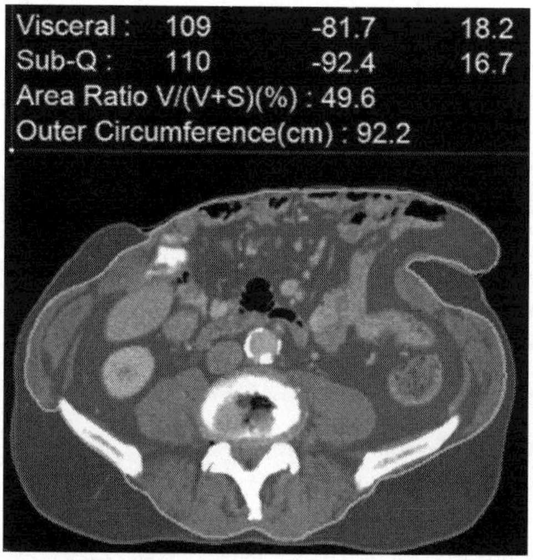

Figura 5 Quantificação da gordura visceral e subcutânea. As seções internas e externas representam a gordura visceral e subcutânea, respectivamente.

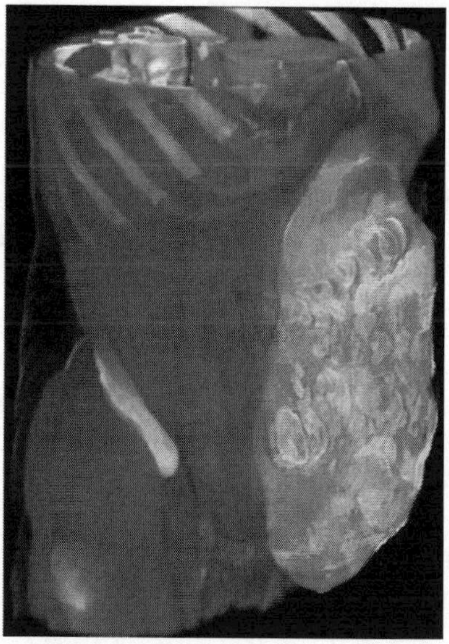

Figura 6 Reconstrução tomográfica 3D do abdome. A parte clara representa a hérnia e o abdome que foram utilizados para cálculo dos volumes de segmentação do abdome e saco herniário.

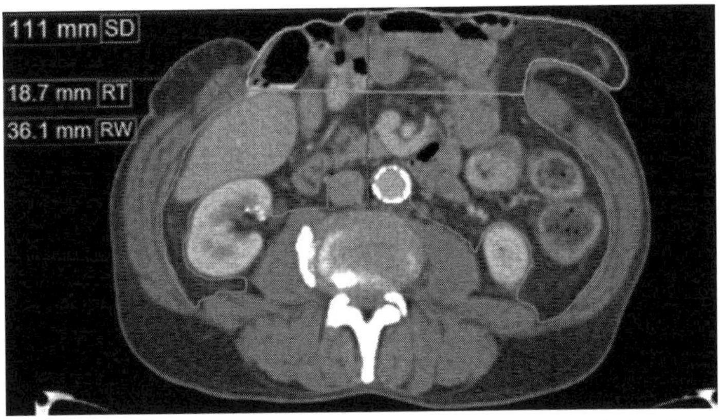

Figura 7 Medidas da tomografia. Avaliação do volume da cavidade abdominal e do saco herniário.

Em 2020, Martre et al.[19], por meio da utilização de um *software* específico (3D *slicer*), propuseram uma nova técnica para o cálculo dos volumes. Não é necessária a utilização de nenhuma fórmula matemática, entretanto, há obrigatoriedade também da utilização de um programa de computador (*software* gratuito e *open-source*) e também há uma demanda maior de tempo para o cálculo dos volumes.

CONSIDERAÇÕES FINAIS

Existem inúmeras técnicas de cálculo de volume aplicadas às hérnias incisionais e à cavidade abdominal/peritoneal, porém nenhuma demonstrou ser mais simples, reprodutível, de baixo custo, fácil de executar e replicar como a por nós descrita.

Sabemos que não é uma técnica que reproduz fidedignamente com exatidão o volume real da hérnia ou da cavidade abdominal.

Acreditamos, entretanto, que os cálculos e a relação de volumes do saco herniário e do volume da cavidade abdominal apresentam resultados satisfatórios como proposta para valor de referência como divisor de conduta para tratamento imediato ou para necessidade de utilização de terapias adjuvantes, sejam PPP, utilização de toxina botulínica ou técnicas separadoras de componentes e até mesmo viscerorredução com o objetivo de evitar síndrome compartimental abdominal e o tratamento adequado da doença herniária.

REFERÊNCIAS BIBLIOGRÁFICAS

1. Höer J, Lawong G, Klinge U, Schumpelick V. Factors influencing the development of incisional hernia. A retrospective study of 2,983 laparotomy patients over a period of 10 years. Der Chir. 2002;73(5):474-80.
2. Bosanquet D, Ansell J, Abdelrahman T, Cornish J, Harries R, Stimpson A, et al. Systematic review and meta regression of factors affecting midline incisional hernia rates: An analysis of 14,618 patients. Int J Surg. 2015;10(9):e0138745.
3. Atema JJ, de Vries FEE, Boermeester MA. Systematic review and meta-analysis of the repair of potentially contaminated and contaminated abdominal wall defects. Am J Surg. 2016;212.
4. Korenkov M, Neugebauer E. Classification and surgical treatment of incisional hernia: Results of an experts' meeting. Langenbeck's Arch Surg. 2001;386(1):65-73.
5. Tanaka EY, Yoo JH, Rodrigues Jr AJ, Utiyama EM, Birolini D, Rasslan S. A computerized tomography scan method for calculating the hernia sac and abdominal cavity volume in complex large incisional hernia with loss of domain. Hernia. 2010;14(1).
6. Fafaj A, Thomas J, Zolin SJ, Poli de Figueiredo SM, Tastaldi L, Liu PS, et al. Can hernia sac to abdominal cavity volume ratio predict fascial closure rate for large ventral hernia? Reliability of the Tanaka Score. J Am Coll Surg. 2021; 232(6):948-53.
7. Malbrain MLNG, Cheatham ML, Kirkpatrick A, Sugrue M, Parr M, De Waele J, et al. Results from the international conference of experts on intra-abdominal hypertension and abdominal compartment syndrome. I. Definitions. Intensive Care Med. 2006;32(11):1722-32.
8. Goñi Moreno I. Disscussion de un artículo em eventraciones postoperatórias. XII Congr Argentino Cir. 1940.
9. Albanese AR. Gigantic median xipho-umbilical eventration; method for treatment. Rev Asoc Med Argent. 1951;65(709-710):376-8.
10. Ramirez OM, Ruas E, Dellon AL. "Components separation" method for closure of abdominal-wall defects: An anatomic and clinical study. Plast Reconstr Surg. 1990;86(3).
11. Carbonell AM, Cobb WS, Chen SM. Posterior components separation during retromuscular hernia repair. Hernia. 2008;12(4).
12. Novitsky YW, Elliott HL, Orenstein SB, Rosen MJ. Transversus abdominis muscle release: A novel approach to posterior component separation during complex abdominal wall reconstruction. Am J Surg. 2012;204(5).
13. Ibarra-Hurtado TR, Nuño-Guzmán CM, Echeagaray-Herrera JE, Robles-Vélez E, De Jesús González-Jaime J. Use of botulinum toxin type a before abdominal wall hernia reconstruction. World J Surg. 2009;33(12):2553-6.
14. Araújo LMG, Serigiolle LC, Gomes HMP, Rodrigues DAB, Lopes CM, Leme PLS. Volume calculation of rats' organs and its application in the validation of the volume relation between the abdominal cavity and the hernial sac in incisional hernias with "loss of abdominal domain." Arq Bras Cir Dig. 2014;27(3).
15. Afaque MY. Assessing the complexity of ventral hernia by methods of Tanaka, Sabbagh, Carbonell, and Love. Hernia [Internet]. 2020;(0123456789):1-2.
16. Yao S, Li JY, Liu F De, Pei LJ. Significance of measurements of herniary area and volume and abdominal cavity volume in the treatment of incisional hernia: Application of CT 3D reconstruction in 17 cases. Comput Aided Surg. 2012;17(1).
17. Sabbagh C, Dumont F, Fuks D, Yzet T, Verhaeghe P, Regimbeau JM. Progressive preoperative pneumoperitoneum preparation (the Goni Moreno protocol) prior to large incisional hernia surgery: Volumetric, respiratory and clinical impacts. A prospective study. Hernia. 2012;16(1):33-40.
18. Winters H, Knaapen L, Buyne OR, Hummelink S, Ulrich DJO, van Goor H, et al. Pre-operative CT scan measurements for predicting complications in patients undergoing complex ventral hernia repair using the component separation technique. Hernia. 2019;23(2).
19. Martre P, Sarsam M, Tuech JJ, Coget J, Schwarz L, Khalil H. New, simple and reliable volumetric calculation technique in incisional hernias with loss of domain. Hernia. 2020;24(2).

Como prevenir a infecção crônica da parede abdominal durante o tratamento das hérnias incisionais com prótese

Claudio Birolini

INTRODUÇÃO

A infecção crônica da parede abdominal (ICP) é um resultado catastrófico da hernioplastia malsucedida[1]. As manifestações clínicas mais comuns da ICP compreendem os sinus crônicos, a exposição de tela, os soromas infectados e as fístulas entéricas associadas à erosão intestinal por próteses mal colocadas (Figuras 1 a 4).

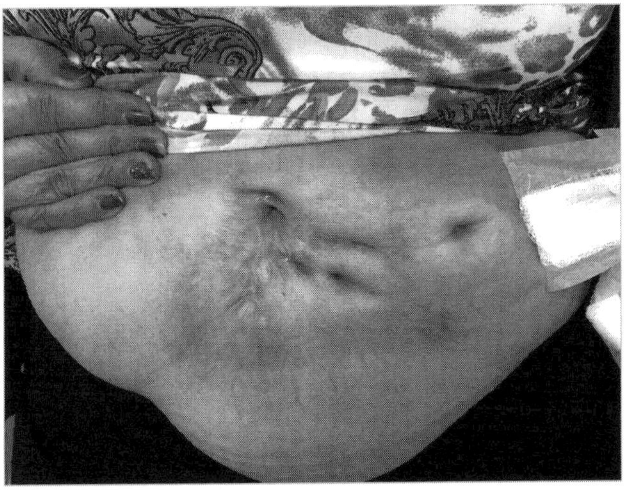

Figura 1 Exemplo de sinus.

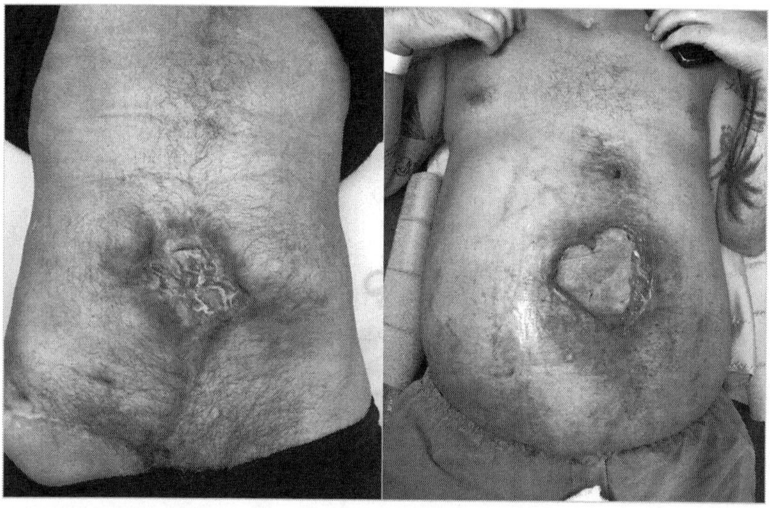

Figura 2 Tela exposta.

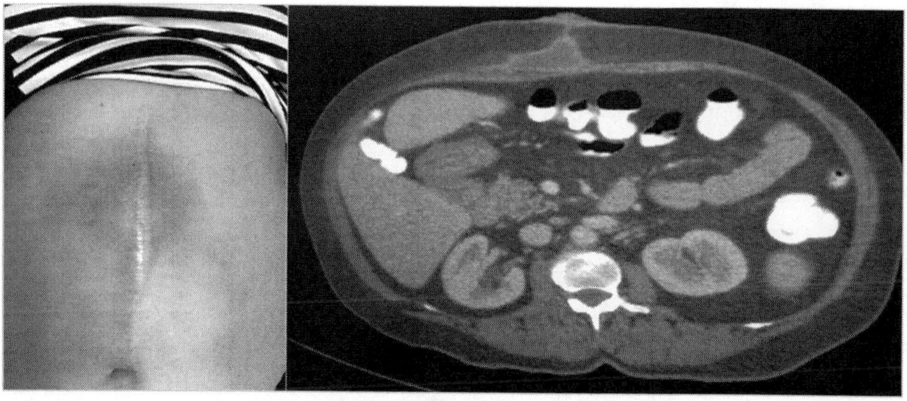

Figura 3 Soroma infectado: apresentação clínica e tomografia computadorizada.

O desenvolvimento de ICP está diretamente relacionado com a não incorporação tecidual dos materiais utilizados na correção das hérnias incisionais. Dessa forma, a escolha de uma prótese inadequada, ou a fixação da prótese com materiais de síntese não apropriados, poderá resultar na não incorporação tecidual da tela com infecção crônica como consequência (Figura 5).

A correção da hérnia incisional demanda uma higiene completa da parede abdominal, incluindo a remoção completa dos materiais de síntese utilizados em operações prévias, com atenção especial aos fios de sutura inabsorvíveis e granulomas de corpo estranho ocultos. A remoção da fibrose tecidual tam-

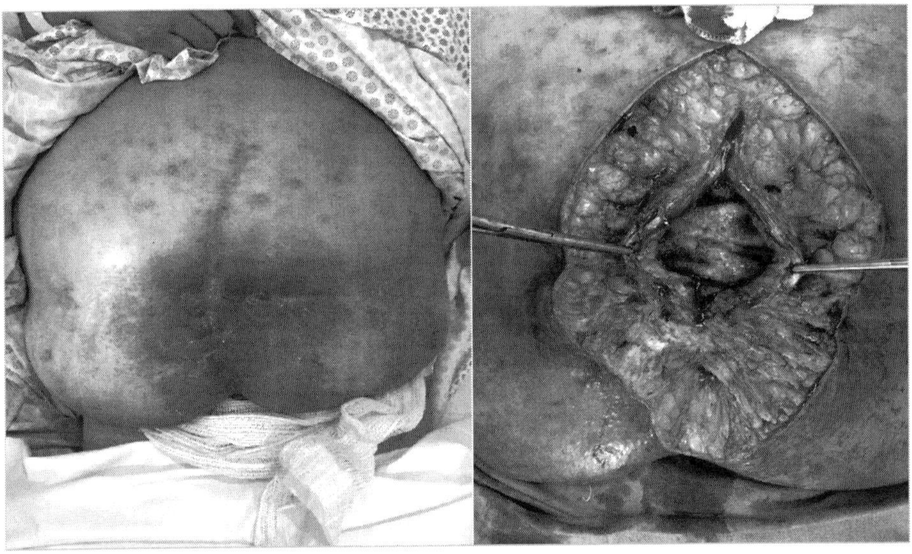

Figura 4 Fístula entérica causada por erosão intestinal.

bém é importante, pois a fibrose é um leito receptor inadequado para telas permanentes[2].

A disposição espacial e a escolha do local de posicionamento da tela também podem influenciar sua incorporação. A ocorrência de erosão de vísceras ocas não é incomum quando a tela é colocada diretamente em contato com os intestinos ou a bexiga.

A prevenção da ICP demanda o conhecimento de diferentes aspectos, abordados a seguir.

O LEITO RECEPTOR

As diversas técnicas utilizadas para correção das hérnias incisionais incluem o posicionamento da tela em contato com diferentes tecidos. Quanto melhor o leito receptor, mais rápida é a incorporação da tela. Embora consideremos contraindicada a colocação da tela na cavidade abdominal, o melhor leito receptor é o epíplon. Ao epíplon, seguem-se o tecido muscular, a aponeurose e o saco herniário. Dessa forma, entendemos que os leitos receptores mais adequados são o tecido muscular e a aponeurose, favorecendo as técnicas que posicionam a tela em posição retromuscular, retroperitoneal ou pré-aponeurótica[3] (Figura 6). Por outro lado, a colocação da tela em contato

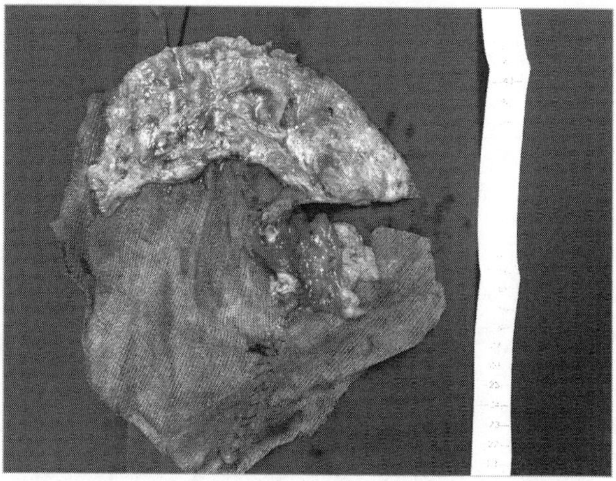

Figura 5 Tela não incorporada.

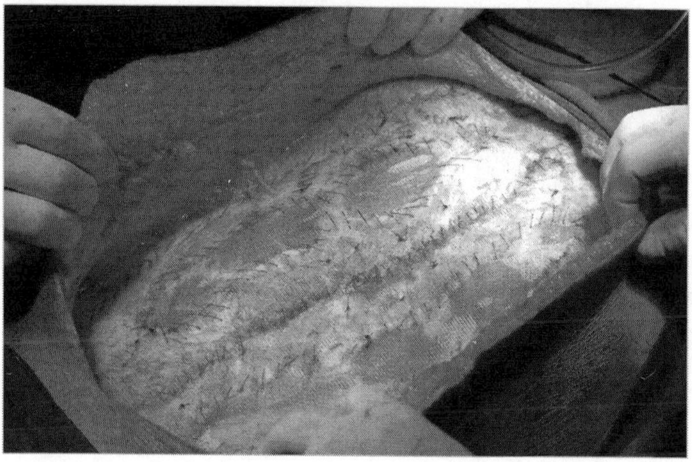

Figura 6 Tela de polipropileno colocada em posição pré-aponeurótica. Note a fixação com suturas contínuas de poliglactina e a preservação de vasos perfurantes.

direto com o epíplon ou com o saco herniário, embora não recomendável, é as vezes inevitável, como nos casos de ressecção de grandes tumores da parede abdominal que demandam ressecções radicais, ou nas grandes eventrações, nas quais o saco herniário em ponte é utilizado para ampliar a cavidade abdominal (Figura 7).

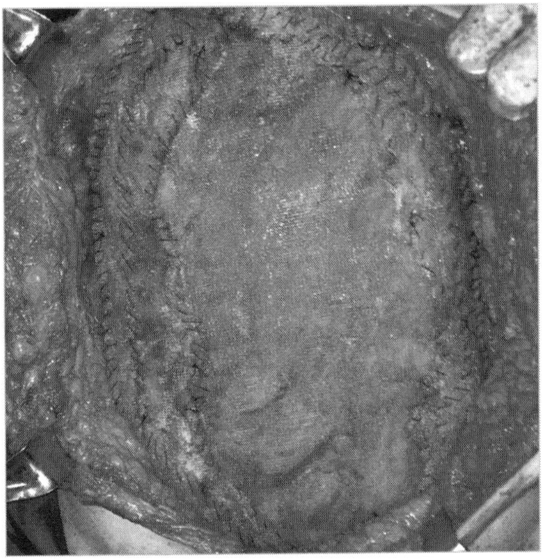

Figura 7 Tela de polipropileno, colocada sobre o epíplon.

A ESCOLHA DA TELA

Não mencionaremos o papel das telas biológicas e nem bioabsorvíveis, pois não são materiais permanentes.

Existem diversos materiais sintéticos disponíveis para a confecção de telas inabsorvíveis com diferentes propriedades e resistência[4]. O filamento mais comum é o polipropileno (PP), introduzido na segunda metade do século passado[5]. O PP é um material plástico, inerte e que apresenta excelente biocompatibilidade. A estrutura monofilamentar da tela de PP apresenta resistência tênsil adequada, embora possa sofrer algum grau de fadiga e fragmentação com o passar dos anos. É ainda, o material que apresenta melhor custo-benefício e continua sendo largamente utilizado atualmente. Uma alternativa mais moderna ao PP é o polivinilideno (PVDF), introduzido nos anos 2000[6]. O PVDF, da mesma forma que o PP é um derivado plástico de estrutura monofilamentar, mais uniforme que o PP, quando observado ao microscópio. As telas de PVDF apresentam resistência semelhante às telas de PP. Seus filamentos mais finos possibilitam a confecção de telas de menor gramatura com boa resistência e utilizando menor quantidade de material plástico. Ambas apresentam boa integração, mesmo na presença de contaminação e infecção.

Outros materiais incluem o PTFE e o poliéster. O PTFE foi utilizado na década de 1990 para a confecção de telas microporosas, quando se buscava um material adequado para uso intraperitoneal, nas primeiras alternativas técnicas de cirurgia laparoscópica. Por não apresentar nenhuma incorporação tecidual, atualmente é muito pouco utilizado. O poliéster, por sua vez, apresenta estrutura multifilamentar, possibilitando o albergamento de microrganismos em seus interstícios e menor possibilidade de clareamento de bactérias na ocorrência de infecção. O PTFE e o poliéster são atualmente pouco utilizados, em virtude dos altos índices de infecção associados ao seu uso[7].

Outros aspectos relevantes incluem a porosidade e a gramatura da tela[8]. Quanto maior os poros, menor o risco de não integração. Quanto menores os poros, maior é a resposta inflamatória. Materiais microporosos ou com poros menores do que 75 um podem criar dificuldades para que ocorra a infiltração de elementos celulares e a incorporação tecidual. Assim, deve-se dar preferência para telas com poros visíveis. Por sua vez, telas com poros muito grandes tendem a ser mais frágeis e muito maleáveis. Um outro fator a ser considerado é a gramatura do filamento, que se traduz em sua espessura. Telas muito grossas não se incorporam de forma adequada pela própria espessura do filamento e telas muito finas correm o risco de fragmentação resultando em recidiva herniária[9]. A gramatura ideal situa-se entre 45 e 100 gr/m^2 (Tabela 1).

Em resumo, a tela ideal deve ser de PP ou PTFE, macroporosa, monofilamentar e de média ou alta gramatura.

O POSICIONAMENTO (FIGURA 8)

Embora haja muita discussão sobre o local do posicionamento da tela, entendemos que o aspecto fundamental para uma boa incorporação, é o posicionamento sobre um leito receptor adequado. Conforme mencionamos acima, os espaços retro muscular, retroperitoneal e pré-aponeurótico são adequados, por permitirem uma incorporação rápida e eficiente nos primeiros dias após o seu implante. É fundamental que a tela fique plana, discretamente tensionada, sem dobras e sem espaço morto com os tecidos adjacentes. A ocorrência de dobras dificulta a infiltração celular e pode impedir a incorporação completa da tela. Outro fator verificado com alguma

Tabela 1 Telas mais comuns e suas propriedades[8]

Nome comercial	Tipo	Polímero	Peso (g/m^2)	Tamanho do poro (μm)	Porosidade têxtil	Diâmetro do filamento (μm)
DualMESH (Gore Medical)	Chapa/lençol/folha perfurada	Politetrafluoretileno	400	25/300	0	N/A
Surgipo (US Surgical, Norwalk, Conn)	Multifilamento em malha de urdidura	Polipropileno	110	1000	65	160
Prolene (Ethicon)	Malha dupla de filamento de urdidura	Polipropileno	105	164x96	56	153
Marlex (Bard)	Monofilamento em malha de urdidura	Polipropileno	95	600	37	170
ProLite (Atrium Medical Corp., Hudson, N.H.)	Monofilamento em malha de urdidura	Polipropileno	90	800	50	151
Prolene soft (Ethicon)	Tecido de monofilamento	Polipropileno	45	2400	63	94
Mersilene (Ethicon)	Multifilamento em malha de urdidura	Polipropileno terefihalato	40	120x85	71	14
TiMESH Light (PFM Medical, Inc., Carlsbad, Calif.)	Monofilamento em malha de urdidura	Polipropileno plus titanium oxide	35	1240	68	92
MotiMESH (Proxy Biomedical)	Tecido não laminado	Politetrafluoetileno	29	1300	N/A	N/A
Ultrapo (Ethicon)	Tecido não laminado misto	Polipropileno plus poliglecaprone	28	4000	67	103

frequência em ICP é a fixação de tela sobre tela, para tratamento de recidiva herniária. Isso deve ser reservado para condições muito especiais, pois uma tela previamente instalada, mesmo que incorporada, não oferece condições ideais para a incorporação de uma tela sobreposta. Na eventualidade de encontrar-se uma tela antiga durante a operação de uma hérnia recidivada, essa deve ser completamente removida, e uma nova tela aplicada sobre tecidos saudáveis[11]. O posicionamento da tela sobre intestinos e vísceras ocas deve ser proscrito, em virtude do risco de erosão intestinal como fator causal de fístulas entéricas. Nessa condição excepcional deve-se optar pela escolha das telas sintéticos com barreira protetora de celulose ou de hialuronato de sódio, que criam uma camada de isolamento absorvível entre as vísceras e o material permanente, até que a tela seja infiltrada por tecido de granulação.

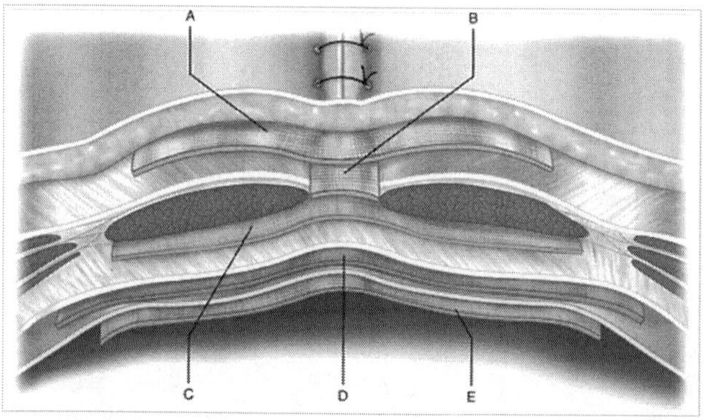

Figura 8 Locais de posicionamento das telas. A: Onlay ou pré-aponeurótica; B: Inlay; C: retromuscular; D: pré-peritoneal; E: intraperitoneal[12].

A FORMA DE FIXAÇÃO

A fixação da tela é extremamente importante. Uma porcentagem significativa de infecções associadas às telas decorre da utilização de materiais de síntese inadequados. Os erros mais comuns incluem a utilização de fios inabsorvíveis multifilamentares, como o algodão, o poliéster e a seda. Da mesma forma que ocorre nas telas multifilamentares, o interstício desses fios pode servir de abrigo para bactérias e impedir o clareamento de infecções. A utilização de fios monofilamentares inabsorvíveis grossos, como os fios de Prolene, também é causa frequente de formação de sinus. Embora os fios de

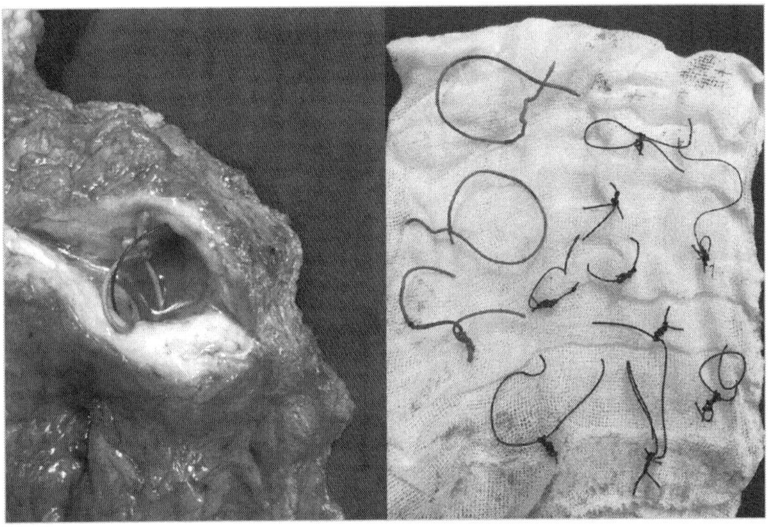

Figura 9 Formas de fixação inadequada: fios multifilamentares e os múltiplos nós em forma de coqueiro das suturas de Prolene.

Prolene sejam de polipropileno, o ancoramento desses fios exige a utilização de diversos nós entrelaçados e esses nós com a forma de pequenos "coqueiros", favorece a formação de granulomas de corpo estranho, que impedem a incorporação da tela no local onde são aplicados (Figura 9).

Dessa forma recomendamos a fixação da tela com suturas absorvíveis a médio prazo. Os fios mais utilizados incluem a poliglactina (Vicryl) e o PDS. Apesar de multifilamentar, a poliglactina é parcialmente hidrolisada depois de três a quatro semanas e não corre o risco de manter uma eventual infecção. O PDS é monofilamentar e mais adequado, mas tem um custo significativamente mais elevado do que a poliglactina, considerando que utilizamos diversos fios, para promover uma fixação adequada.

Outros materiais de síntese, como as colas biológicas e os grampos de metal ou absorvíveis, não apresentam vantagens em relação às suturas absorvíveis[12]. Embora haja uma significativa diminuição do tempo cirúrgico, o alto custo desses materiais inviabiliza o seu uso rotineiro em nosso meio.

As suturas devem ser aplicadas de forma a tencionar a tela e obliterar todo o espaço morto existente entre a tela e os tecidos subjacentes. Habitualmente fixamos a tela com suturas contínuas nas margens laterais, na linha média, no meio do caminho entre as margens laterais e a linha média e ao longo de incisões relaxadoras, como demonstrado na Figura 6. Pontos isolados são aplicados nos locais onde a tela fica elevada, de modo que ela grude no leito receptor. A fixação da tela com pontos isolados esparsos é insuficiente para promover uma incorporação necessária nos primeiros dias após o seu implante.

A PRESERVAÇÃO DA IRRIGAÇÃO DOS RETALHOS

A implantação de uma prótese para correção de hérnia incisional demanda grandes áreas de descolamento tecidual, não importa em qual espaço ela seja colocada. O menor risco de desvascularização ocorre nas telas colocadas nos espaços pré-peritoneal e retromuscular. Nas telas colocadas no espaço pré-aponeurótico, a ligadura dos vasos perfurantes pode causar intensa desvascularização do tecido celular subcutâneo e da pele, determinando soromas, isquemia e até necrose da pele em alguns casos (Figura 10). É fundamental tentar preservar parte dos vasos perfurantes, mesmo que sejam necessários pequenos cortes laterais na tela, a fim de manter esses vasos perfurantes. A ocorrência de isquemia e necrose é causa frequente de deiscência de ferida cirúrgica, com exposição da tela e a resultante necessidade de curativos frequentes ou tratamento por terapia de pressão negativa. A exposição da tela

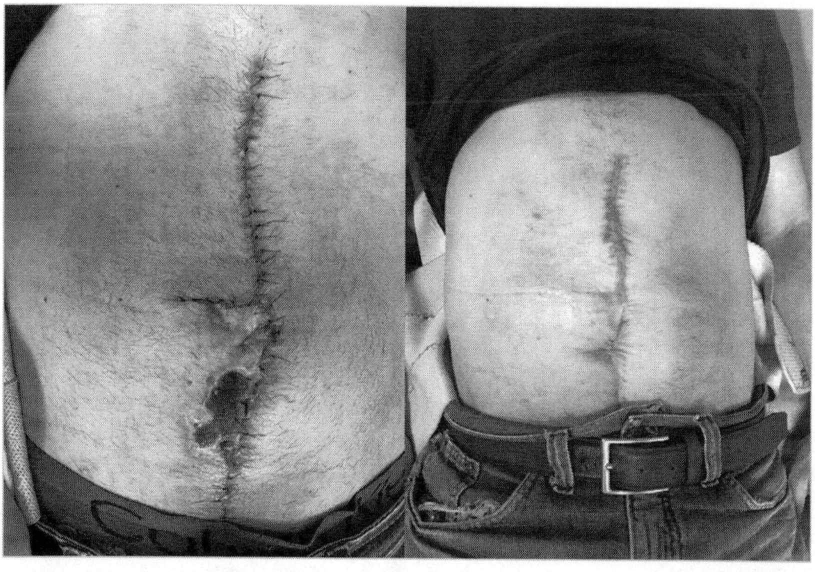

Figura 10 Necrose da pele após hernioplastia incisional e ao término do processo de cicatrização.

é uma das complicações mais temidas em cirurgia de parede abdominal em virtude do possível contato da tela com microrganismos da flora bacteriana.

A PRESENÇA DE CONTAMINAÇÃO

Embora o uso de tela sintética em associação com procedimentos contaminados seja classicamente contraindicado, nota-se uma revisão desse conceito na literatura médica recente[13]. A associação de procedimentos contaminados não mostrou aumento de ocorrências ou infecção de sítio cirúrgico na experiência do Grupo de Parede Abdominal do HCFMUSP, quando utilizamos telas de polipropileno ou PVDF em reconstruções de defeitos complexos da parede abdominal, incluindo casos de fístulas entéricas e trocas de telas infectadas, quando comparado com cirurgias limpas ou limpas-contaminadas[11]. Quando essa associação é necessária, preconizamos que a tela seja colocada na posição pré-aponeurótica, isolada da cavidade abdominal pelo plano muscular. O posicionamento da tela em plano superficial facilita o manejo de eventuais ocorrências infecciosas e tratamento de soromas infectados, relativamente comuns nessa situação. Assim, entendemos que a associação com procedimentos contaminados, embora esteja associado a uma maior incidência de infecção aguda, não é um fator que predispõe a ocorrência de infecção crônica.

OS MICRORGANISMOS

Em pacientes que serão submetidos à correção de hérnias incisionais, existe uma preocupação com o histórico de infecções causadas por *Staphylococcus aureus*[14]. Embora infecções crônicas sejam causadas por uma gama abrangente de microrganismos, incluindo Gram-positivos, Gram-negativos e anaeróbios, parece que o passado de infecções por *Staphylococcus aureus* pode realmente causar alguma preocupação[15]. Para os pacientes com infecção crônica ativa e que serão submetidos a uma nova cirurgia corretiva, indicamos o uso de antibioticoterapia perioperatória dirigida aos agentes causais isolados, iniciando 2 a 3 dias antes da operação, e mantendo no pós-operatório por um período de 7 a 10 dias, dependendo da evolução clínica do paciente. Para casos de infecção por *Staphylococcus aureus*, indicamos o uso de oxacilina para os germes sensíveis à oxacilina ou vancomicina, para os microrganismos resistentes à oxacilina. Nessa condição a antibioticoterapia pode ser mantida por até 14 dias.

CUIDADOS PÓS-OPERATÓRIOS

Por fim, determinados cuidados pós-operatórios podem influenciar na prevenção de infecção crônica. Dentre essas medidas estão incluídos os cuidados com curativos, a manutenção de drenos pelo tempo adequado, o tratamento adequado de infecções agudas e o uso de cintas abdominais de compressão, entre outros. Como rotina, utilizamos curativos oclusivos nas primeiras 24 horas da cirurgia. A manutenção de curativos por períodos mais longos impede a visualização das condições da ferida cirúrgica e pode retardar o diagnóstico de infecção aguda ou isquemia das bordas da ferida, frequentemente associada às grandes áreas de descolamento. Recomendamos a retirada de drenos quando o débito for inferior a 50 mL nas 24 horas, e não apresentar aspecto hemorrágico ou turvo. A coloração da secreção deve ser sero-hemática ou citrina, e qualquer outro aspecto deve levantar a suspeita de infecção ou lipólise, condições frequentemente associadas à ocorrência de soroma. O uso de cintas abdominais de compressão também é recomendável para a prevenção de soromas. O papel da cinta é auxiliar na compressão do tecido subcutâneo contra a tela, aliviando o peso do retalho cutâneo e diminuindo a possibilidade de ocorrência de espaço morto entre a tela, fixada na aponeurose, e o tecido subcutâneo.

RECOMENDAÇÕES GERAIS

Em conclusão, o sucesso da hernioplastia incisional com prótese sintética e a prevenção da infecção crônica da parede abdominal dependem da adesão aos seguintes princípios:

- Higiene completa da parede abdominal com remoção de fibrose, granulomas de corpo-estranho, fios de sutura e telas previamente utilizados.
- Posicionamento da tela sobre um leito receptor adequado.
- Obliteração do espaço morto entre a tela e os tecidos subjacentes.
- Escolha de telas monofilamentares e macroporosas.
- Fixação da tela com suturas absorvíveis de absorção lenta.
- Evitar descolamentos e desvascularização desnecessários.
- Uso criterioso de antibióticos em casos com infecção ativa.
- Cuidados com curativos, drenos e uso de cinta abdominal.

REFERÊNCIAS BIBLIOGRÁFICAS

1. Kao AM, Arnold MR, Augenstein VA, Heniford BT. Prevention and treatment strategies for mesh infection in abdominal wall reconstruction. Plast Reconstr Surg. 2018;142(3 Suppl):149S-155S.
2. Birolini C, de Miranda JS, Utiyama EM, Rasslan S. A retrospective review and observations over a 16-year clinical experience on the surgical treatment of chronic mesh infection. What about replacing a synthetic mesh on the infected surgical field? Hernia. 2015;19(2):239-46.
3. Tansawet A, Numthavaj P, Techapongsatorn S, Wilasrusmee C, Attia J, Thakkinstian A. Mesh position for hernia prophylaxis after midline laparotomy: A systematic review and network meta-analysis of randomized clinical trials. Int J Surg. 2020;83:144-51.
4. Pott PP, Schwarz MLR, Gundling R, Nowak K, Hohenberger P, Roessner ED. Mechanical properties of mesh materials used for hernia repair and soft tissue augmentation. PLoS ONE. 2012;7(10):e46978.
5. Usher FC. Knitted Marlex mesh. An improved Marlex prosthesis for repairing hernias and other tissue defects. Arch Surg. 1961;82:771-3.
6. Klinge U, Klosterhalfen B, Ottinger AP, Junge K, Schumpelick V. PVDF as a new polymer for the construction of surgical meshes. Biomaterials. 2002;23(16):3487-93.
7. Topart P, Ferrand L, Vandenbroucke F, Lozac'h P. Laparoscopic ventral hernia repair with the Goretex Dualmesh: long-term results and review of the literature. Hernia. 2005 Dec;9(4):348-52.
8. Warren JA, Love M, Cobb WS, Beffa LR, Couto FJ, Hancock BH, et al. Factors affecting salvage rate of infected prosthetic mesh. Am J Surg. 2020;220(3):751-6.
9. Jordan SW, Fligor JE, Janes LE, Dumanian GA. Implant porosity and the foreign body response. Plast Reconstr Surg. 2018;141(1):103e-12e.
10. Bakker WJ, Aufenacker TJ, Boschman JS, Burgmans JPJ. Heavyweight mesh is superior to lightweight mesh in laparo-endoscopic inguinal hernia repair: a meta-analysis and trial sequential analysis of randomized controlled trials. Ann Surg. 2021;273(5):890-9.
11. Birolini C, de Miranda JS, Tanaka EY, Utiyama EM, Rasslan S, Birolini D. The use of synthetic mesh in contaminated and infected abdominal wall repairs: challenging the dogma-A long-term prospective clinical trial. Hernia. 2020;24(2):307-23.
12. Muysoms F, Campanelli G, Champault GG, DeBeaux AC, Dietz UA, Jeekel J, et al. EuraHS: the development of an international online platform for registration and outcome measurement of ventral abdominal wall hernia repair. Hernia. 2012;16(3):239-50.
13. Walgenbach M, Mathes T, Siegel R, Eikermann M. Mesh fixation techniques in primary ventral or incisional hernia repair. Cochrane Database Syst Rev. 2015.
14. Rosen MJ, Krpata DM, Petro CC, Carbonell A, Warren J, Poulose BK, et al. Biologic vs synthetic mesh for single-stage repair of contaminated ventral hernias: a randomized clinical trial. JAMA Surg. 2022.
15. Dipp Ramos R, O'Brien WJ, Gupta K, Itani KMF. Re-Infection after explantation of infected hernia mesh: are the same micro-organisms involved? Surg Infect (Larchmt). 2021;22(10):1077-80.
16. Hicks CW, Blatnik JA, Krpata DM, Novitsky YW, Rosen MJ. History of methicillin-resistant Staphylococcus aureus (MRSA) surgical site infection may not be a contraindication to ventral hernia repair with synthetic mesh: a preliminary report. Hernia. 2014;18(1):65-70.

13

Gastroplastia na correção da hérnia incisional gigante

Abel Hiroshi Fernandes Murakami

INTRODUÇÃO

A obesidade é conhecida como uma doença de alta prevalência na sociedade, acarretando cuidados e atenção em todos os níveis de atendimento à saúde. Entre pacientes que apresentam hérnia gigante, há relatos de até 58,5% de associação entre as duas condições o que acarreta, quando se pensa no tratamento cirúrgico eletivo ou de urgência, maiores dificuldades técnicas e maior risco cirúrgico para os pacientes[1].

Grandes centros especializados em cirurgias de parede abdominal recebem frequentemente pacientes com hérnias gigantes complexas que convivem com a doença por longos períodos com grande impacto negativo em sua autoestima e qualidade de vida.

Em estudo de Tanaka et al.[2,3], no qual foi demonstrado método de cálculo do volume de grandes hérnias abdominais com perda de domicílio por tomografia computadorizada do abdome, estes pacientes com alto risco de complicações pós-operatórias como síndrome compartimental abdominal, apresentam-se em 65,2% dos casos com índice de massa corporal (IMC) maior que 35 kg/m^2.

Dessa forma, é frequente observar que, além de se apresentarem com hérnias complexas de tratamento desafiador, esses pacientes possuem a obesidade como doença clínica descompensada que eleva o risco cirúrgico e condiciona a indicação do tratamento eletivo ao emagrecimento no pré-operatório.

A OBESIDADE MÓRBIDA E O RISCO CIRÚRGICO

A obesidade mórbida é definida pelo IMC maior que 40 kg/m^2 ou maior que 35 kg/m^2 com comorbidades associadas, que podem ser, entre outras, hipertensão arterial sistêmica, *diabetes mellitus* e apneia do sono. Além das complicações relacionadas a cada uma destas doenças associadas, a síndrome metabólica que acompanha a doença leva a um aumento do risco de eventos cardiovasculares e cerebrovasculares.

O tratamento da obesidade mórbida visa a perda de peso mantida no longo prazo e consequente melhora na qualidade de vida, resolução das comorbidades e diminuição do risco das complicações e de morte.

Para se obter a perda de peso, uma dieta hipocalórica é necessária, porém, em decorrência de múltiplos fatores psicológicos, econômicos e sociais, a manutenção a longo prazo da perda de peso e até mesmo o sucesso por curtos períodos é bastante difícil, especialmente nos pacientes com obesidade mórbida.

Com a divulgação e possibilidade de realização em larga escala dos procedimentos bariátricos que ocorreu nos últimos anos, muito atrelada ao crescimento e desenvolvimento da videolaparoscopia na cirurgia de obesidade, o tratamento da obesidade mórbida se tornou mais eficaz e duradouro.

Em especial, a gastrectomia vertical redutora, por ser uma cirurgia restrita ao estômago, com excelente potencial de emagrecimento e baixos índices de complicação, tem sido indicada como ponte para perda de peso e preparo pré-operatório para procedimentos não bariátricos e também como procedimento definitivo para o tratamento da obesidade mórbida.

Dessa maneira, é possível oferecer tratamento adequado a pacientes que eram obrigados a conviver com doenças altamente debilitantes como as hérnias gigantes, ou muitas vezes acabavam submetidos a procedimentos com elevado risco cirúrgico e desfechos desfavoráveis[4-8].

A PERDA DE PESO NAS HÉRNIAS GIGANTES

Os pacientes com hérnias complexas e perda de domicílio são aqueles que apresentam a relação de volumes entre hérnia e cavidade abdominal calculada pela tomografia computadorizada de abdome maior que 25%. Devido a isto, há risco elevado de aumento da pressão intra-abdominal causado pela correção da hérnia e repercussões sistêmicas graves ocasionadas pela síndrome compartimental abdominal[2,3,9].

Dessa forma, ao tratar essas hérnias devemos ter em mente dois princípios: a redução do conteúdo peritoneal e o aumento do volume da cavidade abdominal.

Algumas técnicas são descritas para produzir esses efeitos, como pneumoperitônio progressivo pré-operatório, aplicação de toxina botulínica, uso de incisões relaxadoras, técnicas de separação de componentes e viscerorredução[2,10-14].

Porém, devido à alta prevalência de obesidade mórbida neste grupo de doentes e ao benefício do emagrecimento para a saúde desses pacientes, a perda de peso é essencial. Portanto, a gastrectomia vertical redutora videolaparoscópica é indicada para preparar esses pacientes para o tratamento da hérnia gigante com perda de domicílio[15,16].

PERDA DE PESO, REDUÇÃO DO CONTEÚDO PERITONEAL E PREPARO PRÉ-OPERATÓRIO

Em um relato baseado na população do estudo *Framingham Heart Study*, Irlbeck et al. observaram que a medida volumétrica de gordura visceral abdominal, que está relacionada a fatores de risco metabólicos, está correlacionada à medida da área em um corte axial de tomografia computadorizada de abdome[17].

Dessa maneira, podemos imaginar que a diminuição da gordura intra-abdominal observada com a perda de peso e a consequente diminuição da circunferência abdominal estariam relacionadas a menor risco cirúrgico e a menor volume de conteúdo peritoneal para ser reduzido na correção da hérnia gigante, ou seja, o emagrecimento seria um excelente preparo pré-operatório.

Em amostra inicial de estudo conduzido pelo Grupo de Parede Abdominal da Divisão de Clínica Cirúrgica III do Hospital das Clínicas da Faculdade de Medicina da Universidade de São Paulo (HCFMUSP) com colaboração do Grupo de Cirurgia Bariátrica e Metabólica da Divisão de Clínica Cirúrgica II da Disciplina de Cirurgia do Aparelho Digestivo do HCFMUSP, os pacientes do Ambulatório do Grupo de Parede Abdominal portadores de hérnias complexas com perda de domicílio e relação de volumes maior que 25% e que têm obesidade mórbida foram submetidos a preparo pré-operatório com a gastrectomia vertical redutora videolaparoscópica pelo Grupo de Cirurgia Bariátrica e após a estabilização do emagrecimento foram submetidos ao tratamento da hérnia gigante pelo Grupo de Parede Abdominal.

Os resultados de perda de peso, além de alguns dados demográficos como idade, presença de comorbidades e tempo de acompanhamento dos pacientes estão relacionados na Tabela 1.

Tabela 1 Idade, presença de comorbidades, perda de excesso de peso e tempo de acompanhamento (meses)

	Idade	Comorbidades	Perda de Excesso de Peso	Tempo de acompanhamento (meses)
Paciente 1	57	Sim	42,20%	72
Paciente 2	60	Sim	34,86%	60
Paciente 3	53	Sim	33,19%	58
Paciente 4	67	Sim	50,06%	56
Paciente 5	46	Sim	86,01%	52
Paciente 6	57	Não	48,09%	45
Paciente 7	47	Não	31,62%	44
Paciente 8	61	Sim	43,70%	43
Paciente 9	61	Sim	121,86%	41
Paciente 10	73	Sim	118,51%	34
Paciente 11	46	Não	41,51%	28

Observamos que, apesar de nem todos os pacientes apresentarem-se com uma perda de peso satisfatória do ponto de vista da cirurgia bariátrica, que seria uma perda de excesso de peso calculada para o IMC de 25 kg/m^2 maior que 50%, todos os pacientes obtiveram o tratamento da hérnia sem desenvolver hipertensão intra-abdominal ou síndrome compartimental abdominal.

Neste primeiro levantamento, também observamos que todos os procedimentos bariátricos foram executados por videolaparoscopia e somente em um caso o procedimento não foi possível por causa de excesso de aderências.

Em relação ao pneumoperitônio pré-operatório, um paciente que apresentou relação de volumes menor que 25% após o emagrecimento não necessitou da realização do procedimento.

Todos os pacientes tiveram as suas hérnias tratadas com sucesso e mortalidade zero, além de não se observar recidivas durante o acompanhamento pós-operatório de 2 a 6 anos.

Além das informações obtidas relacionadas ao tratamento da hérnia foram calculadas as relações de volumes e as medidas de gordura visceral antes do procedimento bariátrico e após o emagrecimento. Na Tabela 2 estão relacionadas as medidas da relação de volumes (RV) e as medidas de gordura visceral obtidas a partir da tomografia computadorizada de abdome e expressas em porcentagem de redução em relação ao valor inicial.

Tabela 2 Porcentagem de redução da relação de volumes (RV) e da gordura visceral

	Porcentagem de redução da RV	Porcentagem de redução da gordura visceral
Paciente 1	-102%	54,28%
Paciente 2	-12%	32,85%
Paciente 3	-50%	27,36%
Paciente 4	57%	43,90%
Paciente 5	59%	72,33%
Paciente 6	-208%	47,75%
Paciente 7	-30%	50,21%
Paciente 8	-65%	50,72%
Paciente 9	71%	65,16%
Paciente 10	-163%	67,09%
Paciente 11	31%	23,06%

Observamos que o emagrecimento ocasionou redução da gordura intra-abdominal em todos os casos de maneira que houve uma diminuição do conteúdo peritoneal. Por outro lado, a variação da relação de volumes não apresentou uma tendência homogênea.

CONSIDERAÇÕES FINAIS

O preparo pré-operatório através da gastrectomia vertical redutora para a correção da hérnia gigante, associado ou não ao pneumoperitônio progressivo pré-operatório, tem se mostrado efetivo e possibilita o tratamento adequado dos pacientes com obesidade mórbida e hérnias complexas da parede abdominal. Estudo mais detalhado e com maior número de casos tem sido conduzido para demonstrar o efeito e a importância das estratégias de perda de peso para o preparo de pacientes cirúrgicos.

REFERÊNCIAS BIBLIOGRÁFICAS

1. Owei L, Swendiman RA, Kelz RR, Dempsey DT, Dumon KR. Impact of body mass index on open ventral hernia repair: a retrospective review. Surgery. 2017;162(6):1320-9.
2. Tanaka EY, Yoo JH, Rodrigues AJ, Utiyama EM, Birolini D, Rasslan S. A computerized tomography scan method for calculating the hernia sac and abdominal cavity volume in complex large incisional hernia with loss of domain. Hernia. 2010;14(1):63-9.
3. Fafaj A, Thomas J, Zolin SJ, Poli de Figueiredo SM, Tastaldi L, Liu PS, et al. Can hernia sac to abdominal cavity volume ratio predict fascial closure rate for large ventral hernia? Reliability of the Tanaka Score. In: J Am Coll Surg. 2021;948-53.
4. Gumbs AA, Gagner M, Dakin G, Pomp A. Sleeve gastrectomy for morbid obesity. Obesity Surgery. 2007;17(7):962-9.
5. Eid GM, Brethauer S, Mattar SG, Titchner RL, Gourash W, Schauer PR. Laparoscopic Sleeve gastrectomy for super obese patients. Ann Surg. 2012;256(2):262-5.
6. Diamantis T, Apostolou KG, Alexandrou A, Griniatsos J, Felekouras E, Tsigris C. Review of long-term weight loss results after laparoscopic sleeve gastrectomy. Surg Obesity Rel Dis. 2014;10(1):177-83.
7. Hidalgo JE, Roy M, Ramirez A, Szomstein S, Rosenthal RJ. Laparoscopic sleeve gastrectomy: a first step for rapid weight loss in morbidly obese patients requiring a second non-bariatric procedure. Obesity Surg. 2012;22(4):555-9.
8. Gianos M, Abdemur A, Szomstein S, Rosenthal R. Laparoscopic sleeve gastrectomy as a step approach for morbidly obese patients with early stage malignancies requiring rapid weight loss for a final curative procedure. Obesity Surgery. 2013;23(9):1370-4.
9. Tanaka EY. Análise de fatores preditivos de ressecção visceral no tratamento operatório de doentes portadores de hérnia incisional gigante com perda de domicílio submetidos a pneumoperitônio progressivo pré-operatório. [São Paulo]; 2009.
10. Valezi AC, de Melo BGF, Marson AC, Liberatti M, Lopes AG. Preoperative progressive pneumoperitoneum in obese patients with loss of domain hernias. Surg Obesity Rela Dis. 2018;14(2):138-42.
11. Renard Y, Lardière-Deguelte S, de Mestier L, Appere F, Colosio A, Kianmanesh R, et al. Management of large incisional hernias with loss of domain: a prospective series of patients prepared by progressive preoperative pneumoperitoneum. Surgery. 2016;160(2):426-35.
12. van Geffen HJAA, Simmermacher RKJ. Incisional hernia repair: Abdominoplasty, tissue expansion, and methods of augmentation. World J Surg. 2005;29:1080-5.
13. Alam NN, Narang SK, Pathak S, Daniels IR, Smart NJ. Methods of abdominal wall expansion for repair of incisional herniae: a systematic review. Hernia. 2016;20(2):191-9.
14. Eucker D, Zerz A, Steinemann DC. Abdominal wall expanding system obviates the need for lateral release in giant incisional hernia and laparostoma. Surgical Innovation. 2017;24(5):455-61.
15. Borbély Y, Zerkowski J, Altmeier J, Eschenburg A, Kröll D, Nett P. Complex hernias with loss of domain in morbidly obese patients: role of laparoscopic sleeve gastrectomy in a multi-step approach. Surg Obesity Rel Dis. 2017;13(5):768-73.
16. Morrell DJ, Pauli EM, Lyn-Sue JR, Haluck RS, Rogers AM. Laparoscopic sleeve gastrectomy in patients with complex abdominal wall hernias. Surg Endoscopy. 2021;35(7):3881-9.
17. Irlbeck T, Massaro JM, Bamberg F, O'Donnell CJ, Hoffmann U, Fox CS. Association between single-slice measurements of visceral and abdominal subcutaneous adipose tissue with volumetric measurements: the Framingham Heart Study. Int J Obesity. 2010;34(4):781-7.

Oncologia

Fábio de Oliveira Ferreira

INTRODUÇÃO

Para o Cirurgião Ano 12, selecionamos três temas de interesse do cirurgião geral:

- Gastrectomia total por câncer gástrico na urgência: há indicação?
- Câncer de colón na urgência com achado de doença avançada: o que fazer?
- GIST: quando indicar tratamento neoadjuvante?

Os temas foram escolhidos a partir de dúvidas manifestadas nas discussões de casos clínicos apresentados durante as reuniões científicas da Disciplina de Cirurgia Geral e Trauma do Hospital das Clínicas da Faculdade de Medicina da Universidade de São Paulo (HCFMUSP) e traduzem situações com as quais o cirurgião pode se deparar em seu dia a dia.

Sabemos que a gastrectomia total é o tratamento de escolha para certos tumores gástricos. As situações mais comuns são: tumores do estômago proximal (adenocarcinoma, carcinoide tipo III e tumor estromal gastrointestinal (GIST) não passível de ressecção limitada); câncer gástrico difuso hereditário (mutação CDH1); e carcinoma de células em anel de sinete que, devido à propagação submucosa e dificuldade para obtenção de margens livres, pode exigir uma gastrectomia total. Por outro lado, algumas condições representam contraindicações relativas para a realização de gastrectomia total, destacando-se a condição de doença metastática, quando o tratamento primário é a quimioterapia e uma gastrectomia total que, por ser associada a taxas de morbidade e mortalidade significativas, poderia retardar ou impedir o início de tratamento sistêmico. Na doença avançada associada a sintomas obstrutivos, discute-se a possibilidade de paliação por meio da colocação de *stent*, realização de "*by-pass*", alimentação via sonda distal à lesão ou cuidados paliativos. Também em pacientes com comorbidades significativas (doenças cardiovasculares e respiratórias graves) e em pacientes desnutridos, a indicação de gastrectomia total deve ser questionada, pois, mais uma vez, as taxas de morbidade e mortalidade podem ser proibitivas. Feitas essas considerações, discutiremos nesta seção se há indicação de gastrectomia total em situações de urgência, questão que pode gerar dúvidas na tomada de decisão em pacientes sintomáticos, seja por obstrução ou hemorragia.

O segundo tema escolhido é relativo aos pacientes com câncer de cólon avançado que comparecem à emergência com quadro de suboclusão ou obstrução intestinal. Trata-se de situação relativamente comum nos serviços de urgência sob responsabilidade do cirurgião geral. Em função da falta de programas abrangentes de rastreamento, infelizmente uma fração considerável de diagnósticos de câncer colorretal (CCR) é feita no cenário de urgência como consequência de sintomas decorrentes da progressão de doença. Aproximadamente 20% dos pacientes com CCR têm doença metastática ao diagnóstico, sendo os locais mais comuns de metástases o fígado, os pulmões e o peritônio. O CCR pode ainda se disseminar por crescimento local e invasão de órgãos e/ou estruturas adjacentes ou por disseminação peritoneal. O que fazer diante de uma obstrução colônica por adenocarcinoma com achado adicional de invasão de órgãos adjacentes, metástases hepáticas e/ou disseminação peritoneal? Em termos do tumor primário, devemos manter os princípios de radicalidade oncológica? Como optar entre ressecção, "*by-pass*" ou derivação externa? Anastomose primária ou derivação? E se o achado adicional for de metástase hepática única, devo ressecá-la? E se forem múltiplas? Na situação de doença peritoneal restrita, devo removê-la por meio de procedimentos de peritoniectomia? Essas e outras situações serão discutidas para ajudá-lo na tomada de decisão no manejo de pacientes com CCR avançado que procuram os serviços de emergência.

Nosso terceiro tema é "GIST: quando indicar tratamento neoadjuvante?" Os GIST são neoplasias mesenquimais raras do trato gastrointestinal. Os GIST que surgem da parede intestinal normalmente se apresentam como neoplasias subepiteliais, mais comuns no estômago e intestino delgado, no entanto, podem surgir em qualquer porção do trato gastrointestinal e, ocasionalmente, no omento, mesentério e peritônio (*extragastrointestinal* GIST - EGIST). A maioria dos GIST abriga mutações características no gene *KIT* ou no gene do receptor de fator de crescimento derivado de plaquetas alfa (PDGFRA), enquanto mutações no gene da succionato desidrogenase (SDH) ou em outros genes são menos frequentes. Assim, aproximadamente 80% dos GIST carregam uma mutação no gene *KIT*, levando a uma variante estrutural da proteína KIT que é anormalmente ativada e permite a sinalização oncogênica na célula para a qual há uma terapia alvo, o imatinibe. Sabe-se que a cirurgia é a única opção potencialmente curativa para os GIST. Porém, dadas as altas taxas de resposta ao imatinibe na doença avançada, existem cenários clínicos em que o uso de imatinibe pré-operatório (neoadjuvante) é considerado, entre eles: tumores primários limítrofes para ressecção completa, tumores potencialmente ressecáveis cuja remoção implicaria ressecções multiviscerais, recorrências locais de doença localmente avançada e doença metastática potencialmente ressecável. Assim, o objetivo do uso de imatinibe neoadjuvante é a redução do tamanho do tumor para facilitar uma ressecção completa e/ou aumentar a probabilidade de preservação de órgãos e, embora a ressecção cirúrgica seja o tratamento de escolha para tumores potencialmente ressecáveis, a terapia inicial com imatinibe pode ser utilizada em situações em que a redução no tamanho poderia diminuir a morbidade da ressecção ou torná-la factível. Informações moleculares sobre o tipo de mutação também influenciam a decisão quanto ao uso ou não de terapia neoadjuvante com imatinibe, pois, em certas condições, não se espera resposta ao medicamento ou há necessidade de doses maiores. Nesta seção teremos a oportunidade de aprender os detalhes que influenciam a decisão quanto ao uso de imatinibe neoadjuvante no tratamento dos GIST, além de discutir a duração do tratamento, as formas de acompanhamento e de avaliação de resposta, assim como o melhor momento para a intervenção cirúrgica, aspectos práticos que poderão auxiliá-lo na tomada de decisão no manejo de pacientes com GIST.

Além dos capítulos específicos sobre cada tema, teremos o privilégio de contar com textos adicionais nos quais os pontos fundamentais de cada tópico serão enaltecidos e analisados de forma crítica. Boa leitura!

15

Gastrectomia total por câncer gástrico na urgência: há indicação?

Tibério de Andrade Lima

RELEVÂNCIA

O câncer gástrico é o quarto mais frequente em homens e o sexto entre as mulheres, com o total de 21.230 casos novos no ano de 2020. No ano de 2019, segundo estimativas do Instituto Nacional de Câncer (INCA), 15.111 pessoas faleceram por conta da doença[1].

O adenocarcinoma é o tipo histológico mais frequente, sendo responsável por mais de 95% dos casos diagnosticados. Outras histologias, como tumor do estroma gastrintestinal, tumor neuroendócrino e linfoma, são raras. Desta feita, no presente capítulo, abordaremos o tema com foco nos pacientes que se apresentem com urgências relacionadas aos adenocarcinomas gástricos, ainda que muitos conceitos e preceitos técnicos possam ser expandidos para doentes portadores de outros tipos histológicos[3].

Cabe ressaltar que são poucos os estudos de relevância que abordam o tema do câncer gástrico operado no setor de emergência. Quase a totalidade deles agrupa os pacientes submetidos a gastrectomias subtotais e totais, sendo que não há evidências suficientes e de qualidade para avaliar os resultados especificamente da gastrectomia total.

APRESENTAÇÃO CLÍNICA E AVALIAÇÃO INICIAL

Nos países orientais desenvolvidos, internações de urgência por câncer gástrico complicado são muito infrequentes, ocorrendo em menos de 1% dos casos. No hemisfério ocidental, entretanto, ainda é comum que esses tumores sejam diagnosticados em fases avançadas. Algumas estatísticas dão conta de que proporções tão elevadas quanto 30% dos pacientes descubram a doença após admissões hospitalares de urgência devido a complicações[4-6].

Após a admissão, pacientes portadores de tumores gástricos complicados por obstrução, perfuração ou sangramento devem ser adequadamente avaliados e estadiados. Os exames necessários para tanto dependerão, obviamente, das condições clínicas do paciente e da disponibilidade institucional. Ou seja, pacientes gravemente sépticos por abdome agudo perfurativo podem ter a extensão da doença oncológica avaliada somente no ato operatório.

Importante ressaltar que os pormenores da avaliação clínica e do tratamento inicial, seja da sepse nos pacientes com peritonite por perfuração ou do choque nos pacientes com hemorragia digestiva, não serão abordados no presente texto, seguindo os princípios gerais da abordagem terapêutica de tais situações sejam quais forem suas etiologias.

De forma geral, o ideal é que todo paciente portador de um tumor gástrico seja avaliado através da realização de exames como endoscopia digestiva alta e tomografias computadorizadas de tórax, abdome e pelve. A dosagem sérica dos marcadores tumorais CA 72.4, CEA, CA 19.9 e CA 125, apesar de não obrigatória, deve ser realizada, quando possível, para comparação em um futuro seguimento oncológico após o tratamento inicial[2,5].

É claro que as próprias condições clínicas do paciente podem impossibilitar a realização de uma avaliação tão pormenorizada para o estadiamento. Pacientes com suspeita de perfuração gástrica, por exemplo, não devem ser submetidos a endoscopia digestiva alta. Em situações em que não seja apropriada a realização de avaliação mais completa, exames mais simples podem ser utilizados, como radiografia de tórax em duas incidências e ultrassonografia de abdome[2].

É essencial compreender que toda informação a respeito do estadiamento da doença oncológica pode ser útil. E, apesar de não necessariamente alterar uma eventual indicação de tratamento cirúrgico, pode influenciar em decisões de manejo perioperatório e, até mesmo, definir algumas condutas intraoperatórias. Exemplo óbvio é o achado de metástases na profundidade do parênquima hepático, as quais podem passar despercebidas no inventário cirúrgico, mas que tornariam fútil, evidentemente, a realização de qualquer tipo de linfadenectomia, ainda que se opte por uma gastrectomia como forma de tratamento da complicação que levou o paciente ao setor de emergência.

Outro ponto crucial é a avaliação pormenorizada do *status performance* do doente. Para tanto, podemos usar escalas como Kanorfsky e ECOG (Tabela 1). Ainda que possam parecer algo subjetivas, tais ferramentas apresentam boa correlação com a capacidade dos pacientes de suportarem o trauma cirúrgico, as eventuais complicações pós-operatórias e, em última análise, de apresentarem, portanto, um melhor desfecho clínico.

Tabela 1 Escalas de performance

Escala de Zubrod (ECOG)	Escala de Karnofsky (%)
PS 0 – Atividade normal	100 – Nenhuma queixa: ausência de evidência da doença
	90 – Capaz de levar a vida normal; sinais menores ou sintoma da doença
PS 1 – Sintomas da doença, mas deambula e leva seu dia a dia normal	80 – Alguns sinais ou sintomas da doença com o esforço
	70 – Capaz de cuidar de si mesmo; incapaz de levar suas atividades normais ou exercer trabalho ativo
PS 2 – Fora do leito	60 – Necessita de assistência ocasional, mas ainda é capaz de prover a maioria de suas atividades
	50 – Requer assistência considerável e cuidados médicos frequentes
PS3 – No leito mais de 50% do tempo, carente de cuidados mais intensivos	40 – Incapaz; requer cuidados especiais e assistência
	30 – Muito incapaz; indicada hospitalização, apesar da morte não ser iminente
PS 4 – Restrito ao leito	20 – Muito debilitado; necessita de hospitalização necessária e tratamento de apoio ativo
	10 – Moribundo, processos letais progredindo rapidamente para a morte

ALTERNATIVAS TERAPÊUTICAS

Ao discutir a gastrectomia total como opção de tratamento para pacientes portadores de tumores gástricos complicados, devem ser levadas em consideração as situações clínicas que demandam o atendimento no setor de emergência: obstrução, perfuração ou sangramento.

A obstrução alta por neoplasia gástrica frequentemente acontece em pacientes com lesões mais distais no estômago, sendo que a indicação de gastrectomia total por tumores obstrutivos não é comum, exceção feita àqueles acometendo a transição esofagogástrica. Ainda assim, esta é uma situação que permite, muitas vezes, avaliação e compensação clínicas adequadas. Em casos selecionados, inclusive, pode até ser obtida uma via alimentar através de sonda enteral para programação de terapia neoadjuvante. Além do mais, caso isso não seja possível, seja por incapacidade de locar uma sonda distal à lesão, seja pela decisão de que a melhor e mais segura estratégia seria iniciar o tratamento pela cirurgia, esses pacientes podem ser preparados para um ato operatório em cenário equivalente, ou muito próximo, ao de uma operação eletiva.

As hemorragias digestivas altas causadas por tumores gástricos demandam, muitas vezes, a instituição de medidas terapêuticas de forma ágil. Informações a respeito da ressecabilidade de neoplasias com sangramento ativo possuem papel fundamental nas decisões de conduta. Isso porque os tratamentos endoscópicos possuem baixa eficácia no controle da hemorragia tumoral e as alternativas terapêuticas recaem, portanto, na radioterapia hemostática, em procedimentos de radiologia intervencionista ou na ressecção cirúrgica.

Assim, pacientes com lesões ressecáveis e que apresentem condições clínicas adequadas serão, provavelmente, beneficiados pela realização de gastrectomias. Caso não se indique a operação, seja por irressecabilidade, seja por riscos inerentes ao paciente, devem ser consideradas as outras opções terapêuticas.

Os doentes portadores de adenocarcinomas gástricos complicados por perfuração, evoluindo com abdome agudo, representam a situação de maior desafio e dificuldade de decisão. Não raro, a peritonite e, consequentemente, a sepse impedem a realização de quaisquer exames que possibilitem o estadiamento da doença antes do ato operatório. De fato, algumas vezes, mesmo durante o inventário cirúrgico, não é possível esclarecer a etiologia da perfuração, se lesão ulcerosa benigna ou tumor perfurado, sendo tal situação mais provável em lesões antropilóricas[5].

Daí decorre, inclusive, a alternativa de sutura da perfuração tumoral como tentativa de controlar a sepse e postergar o tratamento definitivo para uma situação de maior estabilidade clínica. Mas, apesar de já ter sido alvo de alguns poucos estudos, devido às altas taxas de complicações e ao seu baixo potencial de sucesso, tal opção fica reservada, na maioria dos centros, como recurso a ser empregado somente quando as condições do paciente tornarem proibitiva a realização de uma gastrectomia[6,7].

ASPECTOS TÉCNICOS DA RESSECÇÃO CIRÚRGICA

É fundamental ressaltar que a decisão final pela ressecção como forma de tratamento de um adenocarcinoma gástrico em uma cirurgia de urgência só será definida após exploração cuidadosa da cavidade abdominal. O achado de carcinomatose peritoneal não evidenciada em exames pré-operatórios, por exemplo, pode alterar a estratégia operatória, seja por impossibilitar a reconstrução em caso de acometimento extenso do mesentério e/ou do intestino delgado, seja por favorecer uma estratégia mais conservadora, como a radioterapia hemostática, em casos de tumores com sangramento ativo.

O primeiro ponto importante a ser analisado, considerando o tema abordado no presente texto, é a indicação de gastrectomia total no câncer gástrico. Os princípios oncológicos para tratamento de tumores do estômago incluem a ressecção cirúrgica com obtenção de margens microscópicas livres (R0) e linfadenectomia adequada. No que tange à extensão da gastrectomia, portanto, isso significa que cerca de 70% dos pacientes podem ser submetidos a gastrectomias distais ou subtotais e ainda assim terem seus tumores ressecados completamente com margens livres[4,8].

Em relação ao tipo histológico, estudos já demonstraram que mesmo pacientes portadores de tumores do tipo difuso de Lauren podem ser seguramente tratados sem indicação de gastrectomia total de princípio, particularmente naquelas lesões distais, nas quais é possível a obtenção de margens macroscópicas maiores que 5 cm. Apesar de frequentemente indisponível em muitas situações de cirurgia de urgência, o exame anatomopatológico intraoperatório de congelação é extremamente útil na avaliação das margens gástricas, permitindo a realização de gastrectomias subtotais em situações limítrofes.

De qualquer forma, várias são as evidências de que os pacientes operados na urgência têm uma chance significativamente menor de ressecção R0. Isso contribui, indubitavelmente, para seu pior prognóstico oncológico de longo prazo[4,6,8].

Outro ponto que gera discussões é a extensão da linfadenectomia. Vários estudos demonstram o papel da linfadenectomia D2 (Figura 1) no tratamento de pacientes portadores de adenocarcinomas gástricos, com benefício evidente no seu prognóstico oncológico. E, apesar de a experiência dos países orientais convergir para um aumento não significativo de morbidade com o acréscimo da linfadenectomia radical, há expressiva preocupação quanto à factibilidade e à segurança da realização de tais procedimentos em cenários de cirurgia de urgência. De maneira geral, os poucos estudos envolvendo gastrectomia de urgência por câncer mostram benefícios da ressecção cirúrgica seguindo preceitos oncológicos adequados, ou seja, gastrectomia com margem livre e linfadenectomia D2, mesmo em pacientes operados por complicações como perfuração e sangramento. Assim, caso o doente apresente condições clínicas apropriadas, esse deve ser o tratamento implementado[4,8,9].

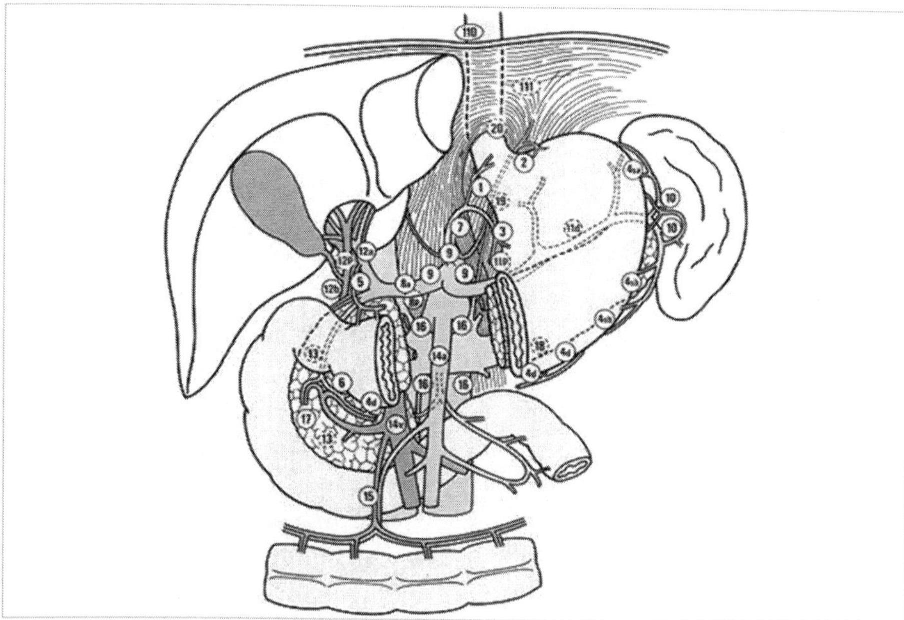

Figura 1 Diagrama das estações linfonodais responsáveis pela drenagem linfática do estômago[9].

MORBIMORTALIDADE PÓS-OPERATÓRIA

É fato que gastrectomias de urgência em pacientes portadores de adenocarcinomas gástricos possuem elevadas taxas de morbidade e mortalidade pós-operatórias. Os principais fatores mensuráveis associados ao aumento na incidência de complicações são idade acima de 65 anos, hipotensão intraoperatória e anemia pré-operatória com necessidade de transfusão[5,6].

A morbidade é elevada, com algumas séries reportando sua ocorrência em quase metade dos casos, quando consideradas complicações menores. Do mesmo modo, a mortalidade durante a internação hospitalar ou nos primeiros 30 dias de pós-operatório pode chegar a valores significativos, com incidência em torno de 10%, mas atingindo até 30% em alguns estudos[4,8].

As complicações mais graves estão relacionadas às anastomoses. No caso, a anastomose esôfago-jejunal e a sutura do coto duodenal. Contudo, o advento de terapêuticas endoscópicas como próteses revestidas e terapia a vácuo endoluminal melhoraram de forma extraordinária o tratamento das fístulas esôfago-jejunais. Hoje, na maioria dos casos, são obtidos bons resultados com tratamentos não operatórios, diminuindo tempo de internação hospitalar e morbimortalidade pós-operatória[10].

PROGNÓSTICO

Aqui é fundamental repetir que não existem estudos relevantes que avaliem, especificamente, pacientes submetidos a gastrectomias totais por câncer na urgência. É importante tornar claro, também, que o prognóstico de doentes portadores de adenocarcinoma gástrico avançado, ainda que com doença locorregional, e mesmo aqueles tratados de forma eletiva, é pior do que o de pacientes portadores de tumores em outros sítios do aparelho digestivo, como cólon e reto. Globalmente, em torno de 20% desses pacientes estarão vivos e livres de doença após 5 anos[1-3,8].

Além do mais, a necessidade de gastrectomia de urgência devido a complicações, como sangramento ou perfuração, possui impacto negativo no prognóstico oncológico, com várias séries evidenciando o dobro do risco de recorrência da doença no seguimento desses pacientes[8].

Ainda assim, quando agrupados os casos operados na urgência, são relatadas sobrevidas medianas em torno de 10 meses. Cerca de 9% dos pacientes estarão vivos e livres de doença após 5 anos[8].

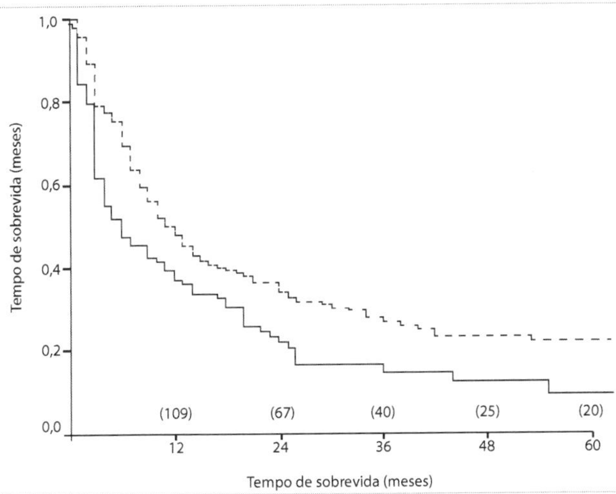

Figura 2 Curvas de sobrevida. Pontilhada: pacientes operados de forma eletiva; contínua: pacientes operados de urgência[8].

CONSIDERAÇÕES FINAIS

A indicação de gastrectomias totais no cenário de cirurgia de urgência sempre representa um desafio. O estágio avançado da doença oncológica, as pobres condições clínicas dos pacientes e as altas taxas de morbimortalidade perioperatórias, frequentemente, desestimulam o cirurgião atuante no setor de emergência a realizar tais operações.

A seleção clínica adequada, com ênfase na avalição de performance, e a realização do melhor estadiamento possível da doença, entretanto, exercem papel crucial na decisão final.

Além disso, houve, nos últimos anos, enormes avanços nos cuidados perioperatórios e no tratamento das complicações. Mesmo os tratamentos adjuvantes após a cirurgia de urgência encontraram progresso, ainda que haja muito a melhorar.

Tudo isso possibilita que alguns pacientes tenham benefício evidente com a ressecção completa do tumor através de gastrectomias totais, associadas, preferencialmente, à linfadenectomia apropriada. Cabe ao cirurgião e à sua equipe usarem de todos os esforços para identificarem tais pacientes. E, nesses casos selecionados, não se deve hesitar em indicar a gastrectomia total na urgência.

REFERÊNCIAS BIBLIOGRÁFICAS

1. MS/INCA. Estimativa de câncer no brasil, 2020. Disponível em http://www.inca.gov.br/numeros-de-cancer.
2. McMillian N, Pluchino LA. NCCN clinical practices guidelines in oncology. NCCN Guidelines. 2022. Disponível em http://www.nccn.org.
3. Ignjatovic N, Stojanov D, Djordjevic M, Ignjatovic J, Stojanov DB, Milojkovic B. Perforation of gastric cancer - what should the surgeon do? Bosn J Basic Med Sci. 2016;16(3):222-6.
4. Kasakura Y, Ajani JA, Mochizuki F, Morishita Y, Fujii M, Takayama T. Outcomes after emergency surgery for gastric perforation or severe bleeding in patients with gastric cancer. J Surg Oncol. 2002;80:181-5.
5. So JBY, Yam A, Cheah WK, Kum CK, Goh, PMY. Risk factors related to operative mortality and morbidity in patients undergoing emergency gastrectomy. British J Surg. 2000;87:1702-7.
6. Hata T, Sakata N, Hudoh K, Shibata C, Unno M. The best surgical approach for perforated gastric cancer: one-stage vs. two-stage gastrectomy. Gastric Cancer. 2014;17:578-87.
7. Mahar AL, Brar SS, Coburn NG, Law C, Helyer LK. Surgical management of gastric perforation in the setting of gastric cancer. Gastric Cancer. 2012;15 (Suppl1):S146-S152.
8. Blackshaw GRJC, Stephens MR, Lewis WG, Paris HJ, Barry JD, Edwards P, et al. Prognostic significance of acute presentation with emergency complications of gastric cancer. Gastric Cancer. 2004;7:91-6.
9. Yuksel BC, Akturk OM, Ozel IH. Lymph node dissection in gastric carcinoma. In: Ismaili N. Management of Gastric Cancer. London: IntechOpen; 2011. 160 p.
10. Raju GS, Tarcin O. Endoscopic management of anastomotic esophageal leaks. Techn Gastr Endo. 2006;8(2):66-71.

16

Câncer de cólon na urgência com achado de doença avançada: o que fazer?

Frederico José Ribeiro Teixeira Jr.

INTRODUÇÃO

Até um terço dos pacientes com câncer colorretal apresentam sintomas que requerem intervenção cirúrgica na emergência[1,2].

As apresentações de emergência incluem obstrução do intestino, perfuração e hemorragia. As taxas de morbidade, mortalidade perioperatória e indicações de estomia são maiores para esses pacientes[3,4].

Esses pacientes apresentam mais distúrbios fisiológicos hidroeletrolíticos, desnutrição e comorbidades negligenciadas e sepse de origem abdominal[5].

O câncer colorretal com complicação aguda tem estadiamento mais avançado e mais frequentemente, características histopatológicas desfavoráveis como: alto grau de diferenciação celular e invasão angiolinfática[5-7]. Também é mais frequente a presença de doença metastática sincrônica[7-9]. Quando comparados desfechos oncológicos como sobrevida global e livre de doença, observa-se uma taxa significativamente menor de sobrevida para pacientes operados na urgência quando comparados aos operados eletivamente para o mesmo estadiamento anatomopatológico TNM.

Além disso, o estadiamento clínico completo e a avaliação multidisciplinar nem sempre estão à disposição na emergência, o que dificulta a tomada de decisão.

Outro desfecho desfavorável é que os pacientes operados na emergência recebem menos cuidados oncológicos como menor número de linfonodos analisados, quimioterapia adjuvante e exame de colonoscopia para avaliar o cólon no acompanhamento clínico.

Os princípios da ressecção oncológica para cirurgia de câncer colorretal incluem margens radial, proximal e distal livres e amplas e ligadura na origem do pedículo linfovascular para obtenção de uma linfadenectomia adequada. Esses princípios oncológicos devem ser mantidos mesmo em casos de emergência sempre que a intenção for curativa[3,5].

Os objetivos do tratamento das emergências relacionadas ao câncer de cólon e reto incluem: evitar o impacto negativo imediato da complicação; alcançar o melhor controle cirúrgico possível do tumor; garantir a recuperação oportuna para permitir que outros tratamentos oncológicos sejam contemplados[10].

OBSTRUÇÃO INTESTINAL

Até 15 a 29% dos pacientes com câncer colorretal apresentam inicialmente obstrução do tumor primário e é a indicação mais comum para cirurgia de emergência, representando mais de 2/3 das indicações[3,11].

A cirurgia para obstrução do intestino grosso deve ser realizada de forma oncológica, mesmo que um diagnóstico formal (confirmado por biópsia) de neoplasia maligna não tenha sido feito. Pacientes sem evidência de doença metastática devem ser operados com intenção de cura[1]. A evolução pode ser insidiosa, com sintomas progressivos abdominais ou em alguns casos súbita com cólicas intensas[14].

A tomografia computadorizada (TC) com contraste intravenoso é a modalidade de imagem de escolha para os pacientes com obstrução do cólon e reto. Está prontamente disponível em departamentos de emergência e pode localizar uma lesão obstrutiva com uma sensibilidade de 96% e especificidade de 93%[15-17].

Os tumores colorretais obstrutivos podem ser definidos como proximais ou distais à flexura esplênica, e a localização da doença tem um impacto significativo nas opções de tratamento.

O cólon esquerdo é mais propenso à obstrução e o sigmoide é a localização mais comum[18]. As razões para isso incluem uma tendência a lesões morfologicamente mais anulares, um diâmetro luminar do cólon relativamente estreito e uma consistência mais espessa das fezes[19].

Obstrução proximal à flexura esplênica

Em geral, a maioria dos pacientes pode ser submetida a uma ressecção ileocólica direita formal ou ampliada e anastomose ileocólica, que apresenta menor risco de complicações quando comparada às anastomoses cólon-cólicas ou colorretais.

A ressecção oncológica com anastomose primária para câncer de cólon direito ou transverso tem sido defendida há muito tempo como tratamento cirúrgico seguro e definitivo, exceto nos pacientes com maior fragilidade clínica[8]. Mesmo em situações de emergência, é estimada taxa de deiscência de anastomose entre 2,8% e 4,6%, levando muitos a buscar essa abordagem na maior parte dos casos[17].

Outros estudos, no entanto, documentaram taxas mais altas de complicações. Uma revisão recente de 87 colectomias de emergência por carcinoma primário do cólon incluiu 43 ressecções proximais. A deiscência de anastomose após hemicolectomia direita ocorreu em 12% (4 de 33)[3]. Em outro estudo, a taxa de deiscência foi de 16,4% (28 de 173)[20]. Em razão desses dados alguns autores consideram a realização de estomia de proteção ou terminal em pacientes frágeis[21].

A abordagem operatória para um tumor obstrutivo do cólon ascendente é tipicamente uma hemicolectomia direita com ligadura na origem da artéria ileocólica e do ramo direito da artéria cólica média e uma anastomose íleo-transversa. Quando os tumores estão presentes no cólon transverso médio a distal, uma ressecção oncológica adequada inclui ligadura na origem da artéria cólica média. Quando isso é necessário, há comprometimento vascular da flexura esplênica e a melhor abordagem é uma "colectomia direita ampliada", incluindo ressecção da flexura esplênica e anastomose íleo-descendente. É importante notar que sempre que a condição inicial do paciente ou as variáveis intraoperatórias levarem a um alto risco de deiscência da anastomose, a abordagem mais segura é a ressecção com ileostomia terminal.

O exame de tomografia de abdome pode revelar em alguns casos invasão do tecido retroperitoneal ou mesmo do ureter direito. Essas informações são fundamentais para o planejamento da abordagem cirúrgica dos tumores do cólon ascendente e ceco.

Raramente, as lesões primárias da flexura hepática do cólon transverso invadem o duodeno. Quando isso acontece, a depender da extensão da ressecção multivisceral necessária, é considerada uma resolução temporária com estomia em alça para evitar ressecções iniciais subótimas. O tratamento cirúrgico definitivo pode exigir ressecção duodeno-pancreática e múltiplas anastomoses, o que não costuma ser viável nas emergências.

Obstrução dos tumores da flexura esplênica

Nos pacientes com câncer de cólon obstrutivo da flexura esplênica, ainda existe um debate sobre a cirurgia mais adequada.

Um estudo retrospectivo multicêntrico recente sobre os pacientes operados na emergência por carcinoma da flexura esplênica com intenção curativa entre 2000 e 2018 revelou que a obstrução intestinal foi a indicação cirúrgica mais frequente (83,3%), e a abordagem por laparotomia foi escolhida em 81,1% dos pacientes. Uma maior incidência de complicações pós-operatórias foi observada no grupo que passou por colectomia direita ampliada (70,9%) do que nos grupos operados por colectomia esquerda (44,4%) ou ressecção segmentar do cólon (47,1%). Deiscência de anastomose ocorreu em 8 (11,2%) pacientes, sem diferenças entre os grupos ($p = 0,902$). A ressecção R0 foi alcançada em 98,9% dos procedimentos e ≥ 12 linfonodos foram avaliados em 92,2% dos pacientes. As taxas de sobrevida global e livre de doença em 5 anos foram semelhantes entre os grupos[22].

Em um recente estudo multicêntrico recente francês, foram operados 98 pacientes com tumor obstrutivo da flexura esplênica. Pacientes com isquemia ou perfuração do cólon proximal foram excluídos. Quatro procedimentos foram realizados: descompressão por estomia (39%), colectomia da flexura esplênica (39%), colectomia subtotal (17%) e hemicolectomia esquerda (5%). Todos os pacientes tratados com colectomia esquerda foram submetidos ao procedimento de Hartmann. Não houve diferença significativa entre os grupos para mortalidade e morbidade pós-operatória. A permanência hospitalar foi significativamente maior após a estomia descompressiva. O comprimento do espécime, margens de ressecção longitudinal e número de linfonodos avaliados foram significativamente maiores no grupo operado por colectomia subtotal. Não houve diferença para a sobrevida global e livre de doença. A sobrevida livre de estoma foi significativamente menor após hemicolectomia esquerda (62%) em comparação com os outros grupos ($p < 0,0001$). Ao final do acompanhamento, 50% dos pacientes submetidos a hemicolectomia esquerda apresentavam estomia permanente. Em pacientes sem isquemia do cólon proximal ou peritonite, a hemicolectomia esquerda resulta em alto risco de estoma permanente[23].

Obstrução distal à flexura esplênica

A abordagem deve ser adaptada para cada paciente, a experiência do cirurgião e os recursos disponíveis.

Estomia em alça e ressecção de Hartmann

A colostomia em alça é um tratamento cirúrgico para carcinomas distais obstrutivos, com a intenção de proporcionar ressecção oncológica futura definitiva em uma abordagem em estágios. A obstrução é assim tratada no primeiro estágio com a criação de uma colostomia em alça proximal. No segundo estágio, o tumor é ressecado e o estoma revertido. Alternativamente, a reversão da colostomia pode ser realizada como um terceiro estágio. Dependendo dos fatores específicos do paciente e do tumor, o cólon transverso ou descendente pode ser usado. Em geral, a ileostomia em alça é desencorajada, porque a presença de uma válvula ileocecal competente (em até 40% dos casos) pode impedir a resolução adequada da obstrução distal.

O racional desta abordagem em etapas é que ela minimiza o tempo operatório e trauma durante a apresentação aguda da doença em pacientes frágeis ou com doença multimetastática e necessidade de tratamento sistêmico. Tem como vantagem também limitar o risco de contaminação de conteúdo fecal na cavidade. Outra indicação é no câncer de reto obstrutivo em que o tratamento neoadjuvante com radioterapia e quimioterapia deve ser iniciado. Não é, entretanto, um tratamento isento de complicação como hérnia paracolostômica, prolapso da estomia e afundamento ou desabamentos após maturação precoce da alça.

Quando for viável a ressecção do tumor primário, considera-se o procedimento clássico de Hartmann que envolve a ressecção da lesão primária com criação de uma colostomia terminal e fechamento do cólon/reto distal como opção.

Em alguns casos em que se teme a deiscência do coto do cólon distal pode se fazer o procedimento de fístula mucosa em que a boca distal é exteriorizada também. Essa ressecção de emergência segue os princípios oncológicos de ligadura na origem do pedículo vascular, ressecção com margens livres e em bloco com estruturas contíguas invadidas pelo tumor quando a intenção for a cura[3,24]. Dentre as vantagens é possível avaliar a viabilidade intestinal, presença de perfuração e permite também estadiamento completo da cavidade peritoneal e seus órgãos. Essa abordagem evita o risco de deiscência da anastomose. A ressecção de Hartmann é atualmente a operação mais comum realizada para carcinomas de cólon distal por obstrução ou perfuração[15,25,26]. Em um estudo randomizado, Kronborg et al. mostraram não haver nenhuma diferença na mortalidade, taxa de recorrência e sobrevida específica do câncer entre colostomia em alça ou procedimento de Hartmann em apresentações de emergência. A única diferença encontrada neste estudo foi o maior tempo de internação na abordagem por etapas devido à necessidade de várias operações subsequentes. As críticas este estudo são o acompanhamento incompleto e um estadiamento heterogêneo da população[26].

Uma revisão sistemática Cochrane em 2004 mostrou que apesar do maior tempo operatório para uma ressecção formal, os desfechos oncológicos foram os mesmos[27].

Um estudo clínico randomizado recente obteve um resultado contraditório. Esse estudo não encontrou diferença nos resultados, incluindo taxas de transfusão ou duração de hospitalização entre uma abordagem em etapas e a ressecção de Hartmann[28].

Os autores deste estudo argumentam que a colostomia para abordagem em estágios é ideal para pacientes mais jovens e saudáveis também, que tolerarão a cirurgia definitiva em um prazo de 2 a 3 semanas quando há menos distensão intestinal e inflamação, o que pode permitir um tratamento tecnicamente mais seguro seguindo princípios oncológicos. No entanto, a maioria dos cirurgiões concorda que ressecção de Hartmann é o procedimento de escolha para a maior parte dos pacientes. A colostomia em alça (abordagem em estágios) deve ser reservada para doentes muito frágeis, tumores considerados irressecáveis, casos em que o tratamento multimodal é antecipado antes da ressecção formal e quando o paciente necessita de ressecção multivisceral e as limitações de recursos humanos e estruturais hospitalares se fazem presentes[15,23,26-28].

A ressecção de Hartmann tem como maior desvantagem a estomia. A reconstrução de trânsito acontece somente em 20% dos casos por causa da doença avançada, complicação do tratamento oncológico e baixa performance física dos pacientes[29,30]. A própria operação de reconstrução de trânsito tem morbidade e mortalidade considerável. Os que não são reconstruídos a longo prazo podem apresentar complicações da estomia com prejuízo para qualidade de vida[31,32].

Ressecção com anastomose primária

A ressecção oncológica primária com anastomose em um estágio sempre foi considerada de risco muito alto no cenário de emergência. As preocupações incluem a possibilidade de mais transtornos fisiológicos para um paciente grave, maior extensão da operação e tempo de sala de cirurgia, dificuldade de manipular e mobilizar um cólon distendido e potencial de contaminação da cavidade peritoneal. Os pacientes podem estar desnutridos devido à redução da ingestão oral antes de apresentar obstrução, o que pode aumentar o risco de complicações pós-operatórias por causa da anastomose. A dificuldade técnica existe especialmente se o intestino proximal estiver muito distendido ou mesmo isquêmico. De extrema importância são as complicações decorrentes de fístula anastomótica, que pode ser catastrófica no pós-operatório precoce e impedir a realização de quimioterapia sistêmica adjuvante quando indicada no pós-operatório tardio.

Alguns estudos, no entanto, estabeleceram a viabilidade da ressecção com anastomose primária em pacientes adequadamente selecionados[31,33]. Revisões não randomizadas e dados retrospectivos mostraram taxas de deiscência de anastomose em situações de emergência em escala variável de 2,2% a 12%[22].

A seleção adequada de pacientes é fundamental para o sucesso neste cenário. Fatores específicos que têm sido associados a resultados ruins em obstrução por câncer de cólon incluem idade superior a 70 anos, ASA graus III–IV, insuficiência renal pré-operatória e operações realizadas em pacientes com doença muito avançada[29,33].

Colectomia abdominal total

A colectomia abdominal total com anastomose ileorretal é outra opção para pacientes selecionados. Remove-se também o cólon proximal distendido e potencialmente isquêmico (o ceco é o segmento mais comum de perfuração quando há válvula ileocecal competente) ao íleo terminal saudável para uma anastomose primária. Esta abordagem é particularmente considerada em casos com suspeita de tumores sincrônicos.

Em geral, a ressecção dupla para remover o ceco e o tumor distal separadamente, deixando o cólon transverso intacto, não é recomendada.

Um pequeno estudo randomizado comparou os resultados da colectomia subtotal *versus* ressecção segmentar e não encontrou diferença nas taxas de mortalidade ou complicações hospitalares.

As colectomias segmentares neste estudo incluíram preparo intraoperatório do cólon. No entanto, os pacientes com colectomia subtotal relataram mais desconforto e problemas intestinais do que no grupo de ressecção segmentar.

Os autores concluíram que a colectomia subtotal deve ser reservada para casos de lesões sincrônicas ou quando a integridade e viabilidade do cólon proximal foi questionada[34].

Stents metálicos autoexpansíveis

Os *stents* metálicos autoexpansíveis representam uma modalidade não operatória para tratar obstruções malignas do cólon e reto. Esses *stents* foram desenvolvidos pela primeira vez na década de 1990 para paliar obstruções de tumores irressecáveis ou em pacientes considerados de risco proibitivo para uma operação[35,36].

O procedimento envolve a colocação endoscópica de um fio-guia através da lesão obstrutiva, muitas vezes com o auxílio de fluoroscopia, seguido por um *stent* metálico autoexpansível. A dilatação do balão normalmente não é necessária. Uma vez que o *stent* tenha sido implantado, o sucesso é confirmado por um fluxo de ar e fluido passando pela obstrução. Se desejado, o endoscópio normalmente pode ser avançado através do *stent* para visualizar o cólon proximal. Embora a colocação de *stent* seja tecnicamente viável para todas as áreas do cólon, tem sido mais bem-sucedida e melhor estudada para lesões do lado esquerdo.

A colocação de *stent* é uma alternativa atraente à cirurgia de emergência. Os defensores argumentam que a colocação de *stent* pode permitir que a equipe estabilize o paciente, corrija a desidratação e outros desequilíbrios eletrolíticos, otimize comorbidades clínicas e estado nutricional, complete o estadiamento oncológico e envolva uma equipe multidisciplinar. Estudos subsequentes sobre o uso do *stent* neste contexto sugeriram o tratamento como uma ponte para a cirurgia[35,37-41]. O *stent* poderia reduzir a morbidade e mortalidade e levar a menores taxas de estomia em comparação com a cirurgia no tratamento inicial da obstrução.

Um estudo observacional recente comparou cirurgia inicial *versus stent* como ponte para a cirurgia.

Apesar das altas taxas de sucesso técnico com a colocação do *stent* (91%) e relativamente baixas taxas de complicações (taxa de microperfuração 13%), não houve diferença na mortalidade perioperatória e nenhuma diferença nas taxas de anastomose primária ou estoma[31]. Em uma grande revisão sistemática e metanálise, a taxa de sucesso clínico no tratamento da obstrução com *stent* foi de apenas 52,5% no geral, em comparação com 99% com cirurgia[42].

A morbidade e a mortalidade foram novamente semelhantes entre os grupos; no entanto, as taxas de anastomose foram surpreendentemente baixas no grupo de ponte para cirurgia, apenas 64,9% em comparação com 55% no grupo cirurgia inicial, sem diferença estatística. As taxas de deiscência de anastomose foram ligeiramente menores nos pacientes com *stent*, mas também não significativas do ponto de vista estatístico. A implantação do *stent* não é isenta de riscos. De seis estudos clínicos randomizados iniciais comparando *stent versus* cirurgia inicial em tumores obstrutivos distais, metade foi encerrado precocemente devido às altas taxas de complicações relacionadas ao *stent*, principalmente perfuração durante a implantação em candidatos à cirurgia de ressecção[35]. Outras complicações são também reportadas como falha na resolução inicial da obstrução, migração do *stent* e subsequente obstrução. A perfuração do tumor pelo *stent* com repercussão clínica indica a cirurgia de emergência. O extravasamento de fezes na cavidade peritoneal adiciona estresse fisiológico adicional ao paciente e pode limitar as opções cirúrgicas no cenário de peritonite fecal.

Alguns autores argumentam que, mesmo após a implantação sem complicações, o trauma local (perfuração silenciosa do tumor) de um *stent* pode favorecer a disseminação de células tumorais e piorar o quadro oncológico[43]. A inserção do *stent* foi o único fator modificável que afetou os maus resultados dos desfechos em alguns estudos. Um estudo comparativo de cirurgia inicial *versus stent* como ponte para cirurgia encontrou uma sobrevida global de 5 anos significativamente menor no grupo *stent* em comparação com a cirurgia isolada (25% vs 62%, respectivamente). A mortalidade específica por câncer também foi maior no grupo *stent* (48% *vs.* 21%). Houve também benefícios não significativos para o grupo de cirurgia inicial na sobrevida livre de doença, taxas de recorrência e tempo médio de recorrência. De fato, na análise multivariada do estudo apenas a inserção do *stent* foi a variável modificável relacionada ao pior prognóstico[44].

Recentemente, os resultados de dois estudos randomizados controlados comparando *stent* como ponte *versus* cirurgia de emergência ficaram disponíveis: estudo ESCO e estudo CREST. O primeiro analisa 144 pacientes aleatoriamente designados para *stent* ou cirurgia com acompanhamento mínimo de 36 meses. Mostra menor tempo mediano de cirurgia, maior número de ressecções laparoscópicas com maior taxa de anastomose primária e linfadenectomia mais extensa no primeiro grupo com taxa de ressecção R0 de 100% sem diferença na sobrevida livre de doença e sobrevida global[45]. O segundo estudo analisou 246 pacientes em 39 centros diferentes. Apresenta menor taxa de formação de estoma no subgrupo *stent*, sem diferença na mortalidade pós-operatória de 30 dias, tempo de internação e qualidade de vida. No entanto, não mostra diferença na mortalidade em 3 anos entre os dois grupos de tratamento[46].

Em uma metanálise de estudos clínicos randomizados, o *stent* parece garantir menor índice de estoma tanto na emergência quanto no subconjunto eletivo e é considerado uma técnica segura. Preocupações foram expressas sobre os resultados oncológicos, mas diretrizes internacionais mais recentes sugerem que o *stent* é uma possível alternativa à cirurgia de emergência. A última atualização das diretrizes da Sociedade Europeia de Endoscopia Gastrointestinal em 2020 recomenda o *stent* como uma opção "a ser discutida, dentro de um processo de tomada de decisão compartilhada, como opção de tratamento em pacientes com câncer de cólon obstrutivo do lado esquerdo potencialmente curável como alternativa à ressecção de emergência. Essa discussão deve incluir os seguintes fatores: disponibilidade de experiência necessária em colocação de *stent*, risco de perfuração relacionada ao *stent*, taxas de recorrência mais altas, sobrevida global e mortalidade pós-operatória semelhantes, taxas gerais de complicações mais baixas e taxas de estoma permanente, uma proporção maior de cirurgia laparoscópica em um estágio, características do procedimento e taxas de falha técnica e clínica do *stent*" com uma forte recomendação e evidências de alta qualidade[47,48].

Em outra metanálise para comparar os resultados cirúrgicos e oncológicos entre cirurgia de emergência e *stents* metálicos autoexpansíveis para obstrução maligna do intestino grosso, foram analisados estudos controlados prospectivos e randomizados. Vinte e sete estudos foram incluídos com um total de 3.894 pacientes. Não houve diferença significativa em termos de sobrevida livre de doença em 3 e 5 anos e sobrevida global. O *stent* resultou em menor perda de sangue ($P < 0{,}00001$) e maior taxa de anastomose primária ($< 0{,}00001$). Para casos curativos, o grupo *stent* para tratamento em ponte teve menor taxa de mortalidade em 30 dias ($P = 0{,}01$), menor taxa geral de complicações ($P < 0{,}0001$), mais linfonodos analisados ($P = 0{,}005$), menor tempo de internação na UTI ($P = 0{,}02$) e internação hospitalar ($P < 0{,}0001$). Em comparação com a cirurgia de emergência, as intervenções com *stent* metálico autoexpansível melhoram os resultados cirúrgicos de curto prazo, especialmente no cenário curativo, mas têm resultados oncológicos e de sobrevida semelhantes em longo prazo[49].

Mais recentemente uma revisão sistemática incluiu nove estudos com 600 pacientes tratados com intenção curativa para obstrução do lado direito por ressecção de emergência ou ressecção em estágios (*stent*). A taxa média global de complicações foi de 42% após a ressecção de emergência e 30% após o tratamento em estágios. A taxa de mortalidade média foi de 7,2% após a ressecção de emergência e 1,2% após o tratamento em estágios. As taxas de sobrevida global e livre de doença em 5 anos foram comparáveis para os dois tratamentos[50].

Entretanto, um estudo retrospectivo nacional conduzido por Scomparin et al. sobre *stent* como ponte *versus* cirurgia de emergência, entre 2009 e 2017, avaliou 21 pacientes com obstrução do cólon esquerdo ou reto tratados inicialmente com *stent* e 67 pacientes com as mesmas características tratados com cirurgia inicial. Foram excluídos pacientes com doença irressecável ou para tratamento paliativo. As taxas de sucesso técnico e clínico com *stent* foram de 95,3% e 85,7%, respectivamente. As taxas de perfuração clínica, perfuração silenciosa, reobstrução e sangramento foram de 14,3%; 4,7%; 14,3% e 14,3%, respectivamente. Em comparação com o grupo operado, os pacientes com *stent* tiveram maior taxa de anastomose primária (66,6% *vs.* 13,4%; p = 0,0001) e menor taxa de colostomia temporária (33,3% *vs.* 71,6%; p = 0,0015). Durante o período de acompanhamento não foi observada diferença significativa na taxa de recorrência local (38,1% *vs.* 22,4%, p = 0,14) ou recorrência a distância (33,3% *vs.* 50,7%, p = 0,16) entre os grupos *stent* e cirurgia inicial. Também não foram observadas diferenças significativas na sobrevida global e livre de doença. Os autores relatam altas taxas de colostomia temporária no grupo tratado com cirurgia inicial e de fístula anastomótica (71,6% e 14,9%, respectivamente). Também foi reportado que o tempo de espera entre a inserção do *stent* e a realização da cirurgia foi maior que 8 semanas em 40% e isso foi sugerido como um motivo para as altas taxas de eventos adversos[51].

Na presença de doença metastática ou expectativa de vida curta, os *stents* podem prevenir uma operação mórbida e permitir um início ou continuação mais rápida da quimioterapia sistêmica. A passagem de *stent* deve ser realizada apenas por endoscopistas com experiência adequada para limitar a complicação.

CÂNCER DE RETO

Os desafios adicionais e a morbidade associados à cirurgia pélvica pesam na tomada de decisão para o câncer de reto agudamente sintomático. A resseção oncológica ideal deve incluir a excisão total do mesorreto como um critério de qualidade fundamental do tratamento operatório. Em casos específicos pode ser necessária também linfadenectomia pélvica lateral. No cenário eletivo, a quimioterapia e a radioterapia neoadjuvante tornaram-se o padrão de tratamento para câncer retal T3 ou linfonodo-positivo com redução expressiva das taxas de recidiva locorregional. Em comparação com a discussão anterior sobre câncer de cólon, há mais entusiasmo por medidas que contemporizem com segurança os sintomas agudos do câncer retal para permitir o estadiamento completo e o início do tratamento neoadjuvante. Parte fundamental do estadiamento por imagem no câncer de reto inclui o exame de ressonância magnética com protocolo específico, que é um exame demorado e nem sempre disponível na urgência. Com os benefícios encontrados pelos protocolos de TNT (terapia neoadjuvante total) se faz mais pertinente o estadiamento padrão-ouro antes de propor uma ressecção do tumor[52].

Em pacientes com câncer de reto médio e baixo obstrutivo sem achados de disseminação metastática, a simples derivação (estomia em alça) oferece a oportunidade de completar o estadiamento e administrar tratamento neoadjuvante com uma ressecção oncológica em estágios para intenção curativa. A colostomia em alça permite a descompressão bem como o acesso ao cólon proximal para avaliação de lesões síncronas proximais. No entanto, pode limitar as oportunidades de reconstrução da continuidade intestinal com uma eventual ressecção anterior baixa, sacrificando o comprimento do intestino ou o suprimento sanguíneo para a anastomose futura. Uma ileostomia em alça geralmente pode funcionar para esses pacientes, embora esteja associada a um risco de obstrução em alça fechada quando existe uma válvula ileocecal competente. No cenário em que a preservação do esfíncter claramente não é uma opção, uma colostomia em alça é mais adequada. A ressecção de Hartmann, para carcinomas obstrutivos do reto superior, pode proporcionar a ressecção definitiva sem os riscos adicionais de uma anastomose. De fato, essa opção pode ser apropriada para pacientes idosos com mais comorbidades. Os pacientes devem estar cientes de que a reversão da colostomia neste cenário é extremamente incomum.

Stents autoexpansíveis conforme descrito acima para tumores de cólon distal tem os mesmos prós e contras e seu uso na obstrução do câncer de reto é mais apropriado em pacientes com doença amplamente metastática que se beneficiarão da quimioterapia sistêmica, ou que estão muito deteriorados fisiologicamente para tolerar ressecção anterior baixa ou ressecção abdominoperineal. É importante ressaltar que a colocação de *stents* retais traz risco significativo de migração distal e tenesmo grave devido à pressão no mecanismo do esfíncter anal superior. Portanto, o uso de *stent* nesse cenário se restringe aos casos de tumor localizados no reto superior.

Perfuração

A perfuração é o segundo motivo mais comum (20%) para cirurgia de urgência ou emergência associada com carcinoma colorretal, com incidência de 2,6% a 12%[53-55]. Perfurações ocorrem mais comumente no local do tumor primário (70%), devido à necrose e tecidos friáveis.

Dependendo da localização, podem progredir para perfuração livre ou bloqueada. A perfuração também pode ocorrer proximal a um carcinoma obstrutivo. O aumento da pressão e distensão de uma obstrução distal completa seguem a Lei de Laplace, que pode resultar em isquemia do intestino proximal e perfurações em locais proximais remotos. O ceco é o local mais comum desse tipo de perfuração. A obstrução intestinal é um fator de risco para perfuração que acontece em 12 a 19% dos casos[56-58].

A perfuração é relatada como a complicação mais letal do carcinoma colorretal. A mortalidade associada à peritonite secundária à perfuração pode atingir 30 a 50% dos casos[1,58].

Nos casos de coleções intra-abdominais bloqueadas, a taxa de mortalidade fica entre 0 e 24%, com aumento para 19-65% no caso de peritonite fecal difusa; essa diferença atinge significância estatística.

A série mais recente destacando os avanços de terapias intensivas ainda relata uma mortalidade de 12%[58].

A perfuração livre com peritonite fecal é descrita pelos achados clássicos de peritonite generalizada, incluindo defesa involuntária do abdômen e presença de descompressão brusca. A TC pode mostrar pneumoperitônio, líquido livre, gás no local da perfuração, pneumatose intestinal ou mesmo gás venoso portal. No diagnóstico de perfuração por carcinoma colorretal, a TC apresenta sensibilidade de 95 a 98%, especificidade de 95 a 97% e acurácia de 95%[1].

A perfuração colorretal com contaminação da cavidade peritoneal é uma emergência cirúrgica. Esses pacientes podem evoluir rapidamente para choque séptico, falência multissistêmica de órgãos e morte.

A abordagem cirúrgica é tipicamente laparotomia com irrigação exaustiva da cavidade com soro fisiológico, identificação da perfuração e ressecção do segmento perfurado do cólon.

Se o paciente apresenta uma perfuração sem contaminação grosseira e está clinicamente estável, mesmo sem o diagnóstico estabelecido de doença maligna, a ressecção deve seguir os princípios de ressecção oncológica com linfadenectomia para estadiamento patológico preciso.

Em uma série que avaliou as características oncológicas do câncer colorretal perfurado os pacientes foram pareados comparando peritonite livre *versus* coleção contida; um terceiro grupo sem perfuração foi usado como grupo controle (todos os grupos foram balanceados para dados demográficos e estadiamento do tumor). Os autores observaram um aumento progressivo na taxa de linfonodos nos três grupos (peritonite livre, coleção contida e casos sem perfuração); a significância estatística foi alcançada apenas quando se comparou todas as perfurações *versus* nenhuma perfuração (11 *versus* 16; $p<0{,}001$). Essa significância, no entanto, não ficou evidente ao comparar apenas os pacientes com linfonodos positivos. Para outros desfechos, como ressecção completa, taxa de terapia adjuvante e tempo para terapia adjuvante, a comparação não mostrou diferença significativa. Os desfechos oncológicos de longo prazo foram analisados também e mostraram que, quando ajustada pela exclusão da mortalidade perioperatória, a sobrevida global foi semelhante para peritonite fecal, em comparação com perfuração bloqueada e em todos os perfurados em comparação com casos sem perfuração. Ao contrário, a inclusão da mortalidade perioperatória aumenta drasticamente a diferença em termos de sobrevida em caso de peritonite fecal; porém, na análise multivariada, a perfuração não foi um fator independente para sobrevida global[59].

Outro estudo observou resultados semelhantes ao comparar pacientes submetidos à cirurgia de emergência por obstrução *versus* perfuração[60].

Os pacientes com perfuração de um câncer colorretal, sem achados de lesões amplamente metastáticas, ainda devem ser tratados com intenção curativa. A perfuração do tumor eleva o estádio T da lesão para T4, mas não impacta diretamente no estádio M. A ressecção oncológica geralmente se associa com a criação de um estoma terminal. A anastomose primária é uma conduta de exceção para paciente altamente selecionado e, nesse cenário, a anastomose deve ser protegida com uma ileostomia em alça[61-63].

Quando a perfuração é proximal à flexura esplênica, a chance de perfuração livre é duas vezes maior do que uma perfuração bloqueada. Também a perfuração livre é esperada quando um carcinoma obstrutivo distal resulta em isquemia e perfuração do intestino proximal, mais comumente o ceco. Nesses casos, a colectomia subtotal é a operação de escolha em geral com ileostomia terminal. Uma anastomose ileocólica ou ileorretal pode ser considerada em casos altamente selecionados[63].

Perfuração bloqueada

Perfurações com formação de abcesso podem apresentar sinais de irritação peritoneal localizada. A imagem pode revelar um flegmão ou abscesso, que é mais comum do que a perfuração livre em cólon descendente e sigmoide.

Alguns casos de câncer colorretal perfurado apresentam-se como um abscesso localizado, não são diagnosticados no pré-operatório e podem mimetizar diverticulite ou apendicite na imagem da TC.

O papel da drenagem percutânea de perfurações bloqueadas de um carcinoma difere do das doenças benignas. Na presença de doença amplamente metastática, o tratamento com antibióticos e drenagem percutânea evita a morbidade de uma operação. Em alguns casos, no entanto, complicações infecciosas prolongadas podem impedir a quimioterapia sistêmica. Na ausência de doença amplamente disseminada, drenagem percutânea de uma perfuração bloqueada pode resultar na disseminação de células tumorais ao longo do trato de drenagem, tornando a doença metastática.

Quando houver suspeita de neoplasia os drenos devem ser colocados em um trajeto de drenagem e podem ser posteriormente ressecados em bloco com o câncer[63].

O manejo cirúrgico definitivo envolve a ressecção em bloco da massa e de qualquer segmento anatômico invadido pelo tumor. Esse tratamento é considerado de exceção para pacientes com risco cirúrgico proibitivo.

Uma palavra de cautela deve ser dada ao risco de carcinomatose peritoneal em tumor perfurado. Em 2013, Honoré et al. publicaram uma revisão sistemática, concluindo que a taxa de carcinomatose peritoneal em tumor perfurado varia entre 14 e 54%[64].

Sangramento

Sangramento gastrointestinal é relatado em até 50% dos pacientes com câncer colorretal[1,65].

A maior parte desses sangramentos, no entanto, é de baixo volume, autolimitada e não requer intervenção cirúrgica de emergência. O sangramento é frequentemente um sintoma precoce de um câncer de reto associado a menor risco de estágio avançado no diagnóstico. Ao contrário do início insidioso de um câncer obstrutivo, o sangramento gastrointestinal maciço agudo de um carcinoma colorretal é raro[65,66].

O manejo inicial visa à reanimação, ao estabelecimento de acesso IV calibroso e à estabilização com cristaloide e correção de coagulopatia subjacente ou outras anormalidades metabólicas.

No paciente clinicamente estável, os esforços são para localizar a fonte do sangramento.

Algumas indicações gerais para intervenção cirúrgica incluem instabilidade hemodinâmica apesar da transfusão de mais de seis unidades de hemoderivados, sangramento lento exigindo mais de três unidades de concentrados de hemácias por dia, incapacidade de parar a hemorragia com técnicas endoscópicas ou endovasculares, ou episódios choque recorrente[55,56].

A decisão de formar um estoma ou realizar uma anastomose com ou sem derivação proximal deve ser cuidadosamente considerada de acordo com a gravidade da anemia, coagulopatia e hemodinâmica instável que frequentemente acompanham o paciente com sangramento.

Laparoscopia para câncer colorretal na emergência

A laparoscopia é cada vez mais usada para cirurgia eletiva de câncer colorretal, mas a indicação tem sido limitada no cenário de emergência.

A laparoscopia normalmente requer tempos operatórios mais longos, mas está associada a menor perda sanguínea, menor tempo de internação e morbidades e mortalidades semelhantes quando comparada à cirurgia aberta. As taxas de conversão para cirurgia aberta variam de 0 a 17% em colectomias de emergência. A laparoscopia normalmente requer tempos operatórios mais longos, mas está associada a menor perda sanguínea, menor tempo de internação e morbidades e mortalidades semelhantes quando comparada à cirurgia aberta. As taxas de conversão para cirurgia aberta variam de 0 a 17% em colectomias de emergência[67].

Em uma revisão sistemática com metanálise sobre comparação entre resseçção aberta *versus* laparocópica, cinco estudos foram incluídos. Apenas uma desicência de anastomose foi relatada no grupo de anastomose aberta convencional (1,9%) e nenhum dos estudos incluídos na metanálise relatou reoperações durante os primeiros 30 dias de pós-operatório. A mortalidade pós-operatória em 30 dias não diferiu entre os dois grupos. A perda de sangue, a mobilização precoce após a cirurgia, a taxa geral de complicações pós-operatórias de 30 dias e o tempo de internação hospitalar foram significativamente menores no grupo laparoscópico. A diferença na duração do procedimento foi estatisticamente significativa em favor do grupo aberto. O número de linfonodos dissecados, a sobrevida global em 5 anos e o tempo para flatulência foram descritos apenas em um estudo, sem diferença significativa. Finalmente, nenhum dos estudos relatou qualquer informação sobre diferenças nos custos entre as duas técnicas. Os melhores resultados descritos neste estudo, alcançados com laparoscopia, devem ser interpretados com cautela devido ao pequeno número de pacientes envolvidos, ao viés de seleção e publicação e ao baixo nível de evidência dos estudos analisados. De fato, as vantagens de uma abordagem minimamente invasiva, demonstradas pela presente metanálise, devem incentivar o uso da laparoscopia também em situações de emergência[68].

Em outro estudo recente foram incluídos 15.516 pacientes registrados no National Bowel Cancer Audit que se submeteram à ressecção de câncer colorretal de urgência ou emergência entre abril de 2010 e março de 2016. O uso de laparoscopia dobrou de 15,1% em 2010 para 30,2% em 2016. A laparoscopia foi menos comum em pacientes ASA) 4/5, estádio T4 e doença mestastática sincrônica. Pacientes operados por laparoscopia tiveram um tempo de internação mais curto (mediana de 8 dias *vs.* 12) e menor mortalidade em 90 dias (8,1% *vs.* 13,0%; P = 0,004) do que os pacientes submetidos à ressecção aberta. Não houve diferença significativa nas taxas de readmissão ou reoperação por abordagem[69].

CONSIDERAÇÕES FINAIS

Mesmo em nações com programas de rastreamento, a taxa de ressecção não eletiva para câncer de cólon permanece expressiva. Um estudo recente revelou que em 26.420 pacientes nos Estados Unidos, 26,5% foram operados de urgência[70].

A realização de uma colectomia na emergência impacta negativamente na sobrevida a longo prazo dos portadores de câncer de cólon. Em uma revisão baseada no National Cancer Data Base entre 2006-2012 para pacientes com câncer de cólon que foram submetidos à ressecção cirúrgica, dentro de 24 horas do diagnóstico, 214.174 pacientes preencheram os critérios de inclusão e 30% da coorte teve uma ressecção de emergência. Depois de controlar os fatores do paciente e do hospital, estádio patológico, número dos linfonodos, *status* da margem e quimioterapia adjuvante, a ressecção na emergência foi associada a maiores chances de mortalidade em 30 dias (OR = 1,69, IC 95% = 1,60, 1,78) e risco de morte em 5 anos (HR = 1,13, IC 95% = 1,09, 1,15) em comparação com ressecções eletivas[71].

As colectomias de emergência estão associadas a resultados inferiores em parte devido às margens positivas e menor número de linfonodos dissecados[71].

A viabilidade de ressecções oncológicas no cenário de emergência foi bem demonstrada. Teixeira et al. documentaram a possibilidade de ressecção R0 em até 92% das colectomias de emergência. Os pacientes para os quais a ressecção R0 não foi alcançada apresentavam lesões T4 volumosas ou eram incapazes de tolerar ressecções em bloco mais radicais. Linfadenectomia adequada (> 12 linfonodos) foi documentada em 71% dos casos[3].

Atualmente, tanto a abordagem aberta quanto a laparoscópica em casos selecionados são viáveis na emergência. No passado, a laparoscopia era considerada uma contraindicação relativa no cenário de emergência.

A partir de 2014, um aumento progressivo da cirurgia laparoscópica nas ressecções em obstruções de câncer de cólon do lado esquerdo na emergência foi observada. No entanto, a laparoscopia permanece muitas vezes inadequada para cirurgia obstrutiva de emergência, especialmente devido à distensão da alça intestinal, o que dificulta essa abordagem[72].

Em decorrência da alta taxa de morbidade e mortalidade da cirurgia de emergência, muitas tentativas foram feitas para converter a emergência em cirurgia eletiva. Neste contexto, a possibilidade de utilizar um *stent* para descomprimir a obstrução do câncer tem sido avaliada. Contudo, esse procedimento requer a atuação de endoscopistas experientes trabalhando em centros de alto volume.

Apesar de ainda não existir dados definitivos, a sobrevida livre de doença e a sobrevida global parecem semelhantes entre as duas abordagens. Esta falta de consenso levou a resultados inconclusivos e divergentes das diretrizes internacionais. Apesar disso, o crescente número de artigos sobre o uso de *stent* ressalta o interesse internacional pelo tema. Mais de 20 anos após a primeira descrição do uso de *stent* como ponte para a cirurgia, o debate continua ativo e as conclusões ambíguas[73].

REFERÊNCIAS BIBLIOGRÁFICAS

1. Barnett A, Cedar A, Siddiqui F, Herig D, Fowlkes E, Thomas Jr CR, et al. Colorectal cancer emergencies. J Gastrointest Cancer. 2013;44(2):132-42.
2. Gunnarsson H, Holm T, Ekholm A, Olsson LI. Emergency presentation of colon cancer is most frequent during summer. Colorectal Dis. 2011;13(6):663-8.
3. Teixeira F, Akaishi EH, Ushinohama AZ, Dutra TC, Couto Netto SDC, Utiyama EM, et al. Can we respect the principles of oncologic resection in an emergency surgery to treat colon cancer? World J Emerg Surg. 2015;10:5.
4. Chalieopanyarwong V, Boonpipattanapong T, Prechawittayakul P, Sangkhathat S. Endoscopic obstruction is associated with higher risk of acute events requiring emergency operation in colorectal cancer patients. World J Emerg Surg. 2013;8:34.
5. Baer C, Menon R, Bastawrous S, Bastawrous A. Emergency Presentations of Colorectal Cancer. Surg Clin North Am. 2017;97(3):529-45.
6. Bayar B, Yilmaz KB, Akinci M, Sahin A, Kulaçoglu H. An evaluation of treatment results of emergency versus elective surgery in colorectal cancer patients. Ulus Cerrahi Derg. 2016;32:11-7.

7. Bass G, Fleming C, Conneely J, Martin Z, Mealy K. Emergency first presentation of colorectal cancer predicts significantly poorer outcomes: a review of 356 consecutive Irish patients. Dis Colon Rectum. 2009;52(4):678-84.
8. Alvarez JA, Baldonedo RF, Bear IG, Truan N, Pire G, Alvarez P. Presentation, treatment, and multivar- iate analysis of risk factors for obstructive and perforative colorectal carcinoma. Am J Surg. 2005;190:376-82.
9. Phillips RK, Hittinger R, Fry JS, Fielding LP. Malignant large bowel obstruction. Br J Surg. 1985;72:296-302.
10. Garcia-Valdecasas JC, Llovera JM, deLacy AM, Reverter JC, Grande L, Fuster J, et al. Obstructing colorectal car- cinomas: prospective study. Dis Colon Rectum. 1991;34(9):759-62.
11. Chang GJ, Kaiser AM, Mills S, Rafferty JF, Buie WD, et al. Practice parameters for the management of colon cancer. Dis Colon Rectum. 2012;55:831-43.
12. Ohman U. Prognosis in patients with obstructing colorectal carcinoma. Am J Surg. 1982;143:742-7.
13. De Dombal FT, Matharu SS, Staniland JR, Wilson DH, MacAdam WA, Gunn AA, et al. Presentation of cancer to the hos- pital as "acute abdominal pain". Br J Surg. 1980;67:413-6.
14. Peterson M. Large intestine. In: Marx JA, Hockberger RS, Walls RM, editors. Rosen's emergency medicine: concepts and clinical practice. 6th edition. Philadelphia: Elsevier; 2006. p. 1332–4.
15. Gordon PH. Malignant neoplasms of the colon. In: Gordon PH, Nivatvongs S, editors. Principles and practice of surgery for the colon, rectum and anus. 3rd edition. New York: Informa Healthcare; 2007. p. 534–5.
16. Frago R, Ramirez E, Millan M, Kreisler E, del Valle E, Biondo S. Current management of acute malignant large bowel obstruction: a systematic review. Am J Surg. 2014;207:127-38.
17. Frager D, Rovno HD, Baer JW, Bashist B, Friedman M. Prospective evaluation of colonic obstruction with computed tomography. Abdom Imaging. 1998;23(2):141-6.
18. Gainant A. Emergency management of acute colonic cancer obstruction. J Visc Surg. 2012;149:e3-10.
19. Kleespies A, Fuessl KE, Seeliger H, Eichhorn ME, Muller MH, Rentsch M, et al. Determinants of morbidity and survival after elective non-curative resection of stage IV colon and rectal cancer. Int J Colorectal Dis. 2009;24:1097-109.
20. Wolmark N, Wieand HS, Rockette HE, Fisher B, Glass A, Lawrence W, et al. The prognostic significance of tumour location and bowel obstruction in Dukes' B and C colorectal cancer. Ann Surg. 1983;198:743-50.
21. Frago R, Biondo S, Millan M, Kreisler E, Golda T, Fraccalvieri D, et al. Differences between proximal and distal obstructing colonic cancer after curative surgery. Colorectal Dis. 2011;13:e116-22.
22. Biondo S, Pares D, Frago R, Marti-Rague J, Kreisler E, De Oca J, et al. Large bowel obstruction: predictive factors for postoperative mortality. Dis Colon Rectum. 2004;47:1889-97.
23. de'Angelis N, Espin E, Ris F, Landi F, Le Roy B, Coccolini F, et al. A SFC Study Group. Emergency surgery for splenic flexure cancer: results of the SFC Study Group database. World J Emerg Surg. 2021;16(1):20.
24. Labiad C, Manceau G, Mege D, Cazelles A, Voron T, Bridoux V, et al. AFC (French Surgical Association) Working Group. Emergency surgery for obstructive splenic flexure colon cancer: results of a multicentric study of the French Surgical Association (AFC). Updates Surg. 2022;74(1):107-15.
25. Ansaloni L, Andersson RE, Bazzoli F, Catena F, Cennamo V, Di Saverio S, et al. Guidelines in the management of ob- structing cancer of the left colon: consensus conference of the World Society of Emergency Surgery (WSES) and Peritoneum and Surgery (PnS) Society. World J Emerg Surg. 2010;5:29.
26. Kronborg O. Acute obstruction from tumour in the left colon without spread. A randomized trial of emergency colostomy versus resection. Int J Colorectal Dis. 1995;10:1-5.
27. De Salvo GL, Gava C, Pucciarelli S, Lise M. Curative surgery for obstruction from primary left colorectal carcinoma: primary or staged resection? Cochrane Database of Systematic Reviews. 2004;2004(2):CD002101.

28. Krstic S, Resanovic V, Alempijevic T, Resanovic A, Sijacki A, Djukic V, et al. Hartmann's procedure vs loop colostomy in the treatment of obstructive rectosigmoid cancer. World J Emerg Surg. 2014;9(1):52.
29. Zorcolo L, Covotta L, Carlomagno N, Bartolo DC. Safety of primary anastomosis in emergency colo-rectal surgery. Colorectal Dis. 2003;5(3):262-9.
30. Desai DC, Brennan EJ Jr, Reilly JF, Smink Jr RD. The utility of the Hartmann procedure. Am J Surg. 1998;175(2):152-4.
31. Kavanagh DO, Nolan B, Judge C, Hyland JMP, Mulcahy HE, O'Connell PR, et al. A comparative study of short- and medium-term outcomes comparing emergent surgery and stenting as a bridge to surgery in patients with acute malignant colonic obstruction. Dis Colon Rectum. 2013;56(4):433-40.
32. Sprangers MA, Taal BG, Aaronson NK, Velde A. Quality of life in colorectal cancer. Stoma vs. nonstoma patients. Dis Colon Rectum. 1995;38(4):361-9.
33. Tekkis PP, Kinsman R, Thompson MR, Stamatakis JD; Association of Coloproctology of Great Britain, Ireland. The Association of Coloproctology of Great Britain and Ireland study of large bowel obstruction caused by colorectal cancer. Ann Surg. 2004;240(1):76-81.
34. Single-stage treatment for malignant left-sided colonic obstruction: a prospective randomized clinical trial comparing subtotal colectomy with segmental resection following intraoperative irrigation. The SCOTIA Study Group. Subtotal Colectomy versus On-table Irrigation and Anastomosis. Br J Surg. 1995;82(12):1622-7.
35. Kwak MS, Kim WS, Lee JM, Yang DH, Yoon YS, Yu CS, et al. Does stenting as a bridge to surgery in left-sided colorectal cancer obstruction really worsen oncological outcomes? Dis Colon Rectum. 2016;59:725-32.
36. Dohmoto M, Hü nerbein M, Schlag PM. Palliative endoscopic therapy of rectal carcinoma. Eur J Cancer 1996;32a:25-9.
37. Khot UP, Lang AW, Murali K, Parker MC. Systematic review of the efficacy and safety of colorectal stents. Br J Surg 2002; 89:1096-102.
38. Cennamo V, Luigiano C, Coccolini F, Fabbri C, Bassi M, De Caro G, et al. Meta-analysis of randomized trials comparing endoscopic stenting and surgical decompression for colorectal cancer obstruction. Int J Colorectal Dis. 2013;28:855-63.
39. Sebastian S, Johnston S, Geoghegan T, Torreggiani W, Buckley M. Pooled analysis of the efficacy and safety of self-expanding metal stenting in malignant colorectal obstruction. Am J Gastroenterol. 2004;99:2051-7.
40. Matsuda A, Miyashita M, Matsumoto S, Matsutani T, Sakurazawa N, Takahashi G, et al. Comparison of long-term outcomes of colonic stent as "bridge to surgery" and emergency surgery for malignant large-bowel obstruction: a meta-analysis. Ann Surg Oncol. 2015;22:497-504.
41. Zhang Y, Shi J, Shi B, Song CY, Xie WF, Chen YX. Self-expanding metallic stent as a bridge to surgery versus emergency surgery for obstructive colorectal cancer: a meta-analysis. Surg Endosc. 2012;26:110-9.
42. Cirocchi R, Farinella E, Trastulli S, Desiderio J, Listorti C, Boselli C, et al. Safety and efficacy of endoscopic colonic stenting as a bridge to surgery in the management of intestinal obstruction due to left colon and rectal cancer: a systematic review and meta-analysis. Surg Oncol. 2013;22(1):14-21.
43. Maruthachalam K, Lash GE, Shenton BK, Horgan AF. Tumour cell dissemination following endoscopic stent insertion. Br J Surg. 2007;94:1151-4.
44. Sabbagh C, Browet F, Diouf M, Cosse C, Brehant O, Bartoli E, et al. Is stenting as "a bridge to surgery" an oncologically safe strategy for the management of acute, left-sided, malignant, colonic obstruction? A comparative study with a propensity score analysis. Ann Surg. 2013;258:107-15.
45. Arezzo A, Forcignanò E, Bonino MA, Balagué C, Targarona E, Borghi F, et al. Long-term oncologic results after stenting as a bridge to surgery versus emergency surgery for malignant left-sided colonic obstruction: a multicenter randomized controlled trial (ESCO Trial) Ann Surg. 2020;272:703-8.
46. Hill J, Kay C, Morton D, Magill L, Handley K, Gray RG, et al. CREST Trial Collaborative Group CREST: Randomised phase III study of stenting as a bridge to surgery in obstructing colorectal cancer: results of the UK ColoRectal Endoscopic Stenting Trial (CREST) J Clin Oncol. 2016;34:3507.

47. Arezzo A, Passera R, Lo Secco G, Verra M, Bonino MA, Targarona E, et al. Stent as a bridge to surgery for left-sided malignant colonic obstruction reduces adverse events and stoma rate compared with emergency surgery: Results of a systematic review and meta-analysis of randomised controlled trials. Gastrointest. Endosc. 2017;86:416-26.
48. Pisano M, Zorcolo L, Merli C, Cimbanassi S, Poiasina E, Ceresoli M, et al. 2017 WSES guidelines on colon and rectal cancer emergencies: Obstruction and perforation. World J Emerg Surg. 2018;13:36.
49. Spannenburg L, Sanchez Gonzalez M, Brooks A, Wei S, Li X, Liang X, et al. Surgical outcomes of colonic stents as a bridge to surgery versus emergency surgery for malignant colorectal obstruction: a systematic review and meta-analysis of high quality prospective and randomised controlled trials. Eur J Surg Oncol. 2020;46(8):1404-14.
50. Boeding JRE, Ramphal W, Rijken AM, Crolla RMPH, Verhoef C, Gobardhan PD, et al. A systematic review comparing emergency resection and staged treatment for curable obstructing right-sided colon cancer. Ann Surg Oncol. 2021;28(7):3545-55.
51. Scomparin RC, Martins BC, Lenz L, Bento LH, Marques CS, Safatle Ribeiro A, et al. Long-term survival analysis after endoscopic stenting as a bridge to surgery for malignant colorectal obstruction: comparison with emergency diverting colostomy. Clinics (Sao Paulo). 2020;75:e2046.
52. Petrelli F, Trevisan F, Cabiddu M, Sgroi G, Bruschieri L, Rausa E, et al. Total neoadjuvant therapy in rectal cancer: a systematic review and meta-analysis of treatment outcomes. Ann Surg. 2020;271(3):440-8.
53. Korsgaard M, Pedersen L, Sorensen HT, Laurberg S. Reported symptoms, diagnostic delay and stage of colorectal cancer: a population-based study in Denmark. Colorectal Dis. 2006;8:688-95.
54. Tsai HL, Hsieh JS, Yu FJ, Wu DC, Chen FM, Huang CJ, et al. Perforated colonic cancer presenting as intraabdominal abscess. Int J Colorectal Dis. 2007;22(1):15-9.
55. Saegesser F, Sandblom P. Ischemic lesions of the distended colon. A complication of obstructive colorectal cancer. Am J Surg. 1975;v129:309-15.
56. Umpleby HC, Williamson RCN. Survival in acute obstructing colorectal carcinoma. Dis Colon Rectum. 1984;27:299-304.
57. Langell JT, Mulvihill SJ. Gastrointestinal perforation and the acute abdomen. Med Clin North Am. 2008;92(3):599-625.
58. Yamamoto T, Kita R, Masui H, Kinoshita H, Sakamoto Y, Okada K, et al. Prediction of mortality in patients with colorectal perforation based on routinely available parameters: a retrospective study. World J Emerg Surg. 2015;10:24.
59. Zielinski MD, Merchea A, Heller SF, You YNJ. Emergency management of perforated colon cancers: how aggressive should we be? Gastrointest Surg. 2011;15(12):2232-8.
60. Biondo S, Kreisler E, Millan M, Fraccalvieri D, Golda T, Ragué JM, et al. Differences in patient postoperative and long-term outcomes between obstructive and perforated colonic cancer. Am J Surg. 2008;195(4):427-32.
61. Horiuchi A, Watanabe Y, Doi T, Sato K, Yukumi S, Yoshida M, et al. Evaluation of prognostic factors and scoring system in colonic perforation. World J Gastroenterol. 2007;13:3228-31.
62. Komatsu S, Shimomatsuya T, Nakajima M, Amaya H, Kobuchi T, Shiraishi S, et al. Prognostic factors and scoring system for survival in colonic perforation. Hepatogastroenterology. 2005;52:761-4.
63. Yeo ES, Ng KH, Eu KW. Perforated colorectal cancer: an important differential diagnosis in all presumed diverticular abscesses. Ann Acad Med Singapore. 2011;40(8):375-8.
64. Honoré C, Goéré D, Souadka A, Dumont F, Elias D. Definition of patients presenting a high risk of developing peritoneal carcinomatosis after curative surgery for colorectal cancer: a systematic review. Ann Surg Oncol. 2013;20(1):183-92.
65. Adelstein BA, Macaskill P, Chan SF, Katelareis PH, Irwig L. Most bowel cancer symptoms do not indicate colorectal cancer and polyps: a systematic review. BMC Gastroenterol. 2011;11:65.
66. Zuccaro G Jr. Management of the adult patient with acute lower gastrointestinal bleeding. Am J Gastroenterol. 1998;93(8):1202-8.

67. Davila RE, Rajan E, Adler DG, Egan J, Hirota WK, Leighton JA, et al. ASGE Guideline: the role of endoscopy in the patient with lower-GI bleeding. Gastrointest Endosc. 2005;62(5):656-60.
68. Felli E, Brunetti F, Disabato M, Salloum C, Azoulay D, De'angelis N. Robotic right colectomy for hemorrhagic right colon cancer: a case report and review of the literature of minimally invasive urgent colectomy. World J Emerg Surg. 2014;9:32.
69. Vallance AE, Keller DS, Hill J, Braun M, Kuryba A, van der Meulen J, et al. Role of emergency laparoscopic colectomy for colorectal cancer: a population-based study in England. Ann Surg. 2019;270(1):172-9.
70. Aquina CT, Becerra AZ, Xu Z, Boscoe FP, Schymura MJ, Noyes K, et al. Nonelective colon cancer resection: a continued public health concern. Surgery. 2017;161(6):1609-18.
71. Xu Z, Becerra AZ, Aquina CT, Hensley BJ, Justiniano CF, Boodry C, et al. Emergent colectomy is independently associated with decreased long-term overall survival in colon cancer patients. J Gastrointest Surg. 2017;21(3):543-53.
72. Veld JV, Amelung FJ, Borstlap WAA, van Halsema EE, Consten ECJ, Siersema PD, et al. Changes in management of left-sided obstructive colon cancer: national practice and guideline implementation. J Natl Compr Cancer Netw. 2019;17:1512-20.
73. Lauro A, Binetti M, Vaccari S, Cervellera M, Tonini V. Obstructing left-sided colonic cancer: is endoscopic stenting a bridge to surgery or a bridge to nowhere? Dig Dis Sci. 2020;65(10):2789-99.

17

Gastrectomia total por câncer gástrico na urgência: há indicação?

Wilson Luiz da Costa Junior

Durante muitos anos, recomendou-se que o melhor tratamento para o câncer gástrico avançado ou metastático, em caráter eletivo ou de urgência, seria a gastrectomia, seja ela total ou parcial[1,2]. Diretrizes recentes de sociedades que são referência no tratamento cirúrgico do câncer gástrico associadas a evidências provenientes de estudos randomizados na última década modificaram sensivelmente essa discussão[3,4]. Para o tratamento cirúrgico eletivo com intuito curativo, as diretrizes publicadas pela Japanese Gastric Cancer Association (JGCA) recomendam que a gastrectomia total seja realizada apenas quando não for possível a obtenção de margem cirúrgica proximal adequada em uma gastrectomia parcial. Esta margem seria de 2,0 cm em tumores precoces, 3,0 cm em tumores vegetantes ou estadiados como cT2, ou 5,0 em lesões infiltrativas ou estadiadas como cT3/T4. Essas diretrizes estabelecem ainda que não se indica gastrectomia total de princípio para câncer gástrico por aspectos relacionados à histologia do tumor[3]. Ainda acerca do tratamento cirúrgico eletivo, porém desta feita em doentes metastáticos, o estudo REGATTA Trial, realizado em serviços japoneses e coreanos de grande volume, comparou a realização de cirurgia paliativa ou quimioterapia exclusiva para o tratamento destes doentes. O estudo falhou em demonstrar qualquer benefício na adição de cirurgia nestes casos. Além disso, análise de subgrupo demonstrou que, entre pacientes submetidos a uma gastrectomia total paliativa, sua sobrevida global foi pior do que a observada em pacientes tratados com quimioterapia exclusiva[4]. Este achado foi corroborado em séries brasileiras, que demostraram uma maior taxa de complicações associadas a gastrectomias totais em comparação às parciais, além de pior sobrevivência em pacientes submetidos a gastrectomia total não curativa[5,6]. Torna-se então bastante clara a indicação de gastrectomia total eletiva em pacientes com câncer gástrico submetidos a tratamento com intuito curativo, bem como a contraindicação do procedimento em caráter eletivo com intuito paliativo.

Procede-se então à discussão acerca da indicação de gastrectomia em caráter de urgência para pacientes com diagnóstico de câncer gástrico. Considera-se que há três cenários em que se considera ressecção nestes pacientes: obstrução, perfuração e sangramento. O primeiro deles é aquele em que mais comumente estará indicado tratamento cirúrgico: obstrução alta por tumor gástrico obstrutivo. Na grande maioria dos casos, estes pacientes apresentarão tumores de antro-piloro e serão candidatos a uma gastrectomia parcial com gastrojejunoanastomose (doentes com doença limitada e boa condição clínica), ou a uma anastomose gastrojejunal exclusiva sem ressecção (naqueles com doença mais extensa ou comprometimento de seu estado geral que impeça um procedimento cirúrgico mais extenso). Dificilmente pacientes com tumores obstrutivos terão lesões com extensão tal que só uma gastrectomia total seja possível para ressecção adequada do tumor. Nestes casos específicos, a cirurgia de urgência está associada a um elevado risco de morbimortalidade e provavelmente haverá achado de doença metastática associada[7]. Sempre que possível, nesse cenário, a conduta inicial deve privilegiar a tentativa de passagem de sonda nasoenteral guiada por endoscopia digestiva, ou mesmo uma derivação cirúrgica, para suporte nutricional e início precoce de tratamento sistêmico em caráter neoadjuvante ou definitivo[8,9]. Um último cenário é o de pacientes com tumores obstrutivos e curta expectativa de vida, para os quais a passagem de prótese auto-expansível por endoscopia deve ser considerada[10].

A segunda complicação que pode levar à indicação de gastrectomia total em caráter de urgência é a perfuração da parede gástrica livre para a cavidade peritoneal, gerando um abdome agudo perfurativo. Este é um evento raro e reservado em sua maioria a:

- Tumores muito avançados em pacientes que dificilmente serão candidatos a alguma opção terapêutica.
- Casos com significativa resposta ao tratamento sistêmico e necrose tumoral levando à perfuração.
- Situações de perfuração por tumores de outra histologia, particularmente os linfomas gástricos.

Séries de casos demonstram que o tratamento cirúrgico destas lesões perfuradas está associado a elevado risco de morbimortalidade[7,11]. Em pacientes cujas condições clínicas permitam, a ressecção é a melhor indicação a princípio; no entanto, em pacientes com comprometimento importante do seu estado geral, a alternativa cirúrgica de rafia e rotação de retalho local de epíplon ou peritônio provavelmente será a única estratégia possível[12,13]. Diante destas considerações, o cenário em que se identifica tumor gástrico proximal perfurado talvez seja aquele em que a indicação de gastrectomia total de urgência esteja mais bem estabelecida. Cumpre, no entanto, um esclarecimento bastante cuidadoso dos riscos relacionados ao procedimento ao paciente e a seus familiares.

O terceiro quadro em que se considera a realização de gastrectomia em caráter de urgência compreende pacientes que apresentam hemorragia digestiva alta (ou baixa) por tumor gástrico com sangramento ativo em que não há condição técnica de tratamento endoscópico. A primeira opção nestes casos sempre é a estabilização clínica do paciente seguida de tentativa de tratamento por radiologia intervencionista através de angiografia e embolização do pedículo vascular que irriga a região do tumor (mais comumente artéria gastroduodenal ou artéria gástrica esquerda). Esta opção terapêutica é menos invasiva e, em serviços de referência, associada a altas taxas de sucesso[14,15]. No entanto, esta não é realidade da grande maioria dos serviços brasileiros que recebem doentes com diagnóstico de câncer gástrico e hemorragia digestiva. Nestes casos, constatada a falha do tratamento endoscópico, a ressecção cirúrgica acaba sendo a única alternativa viável. Procede-se preferencialmente a uma gastrectomia subtotal desde que se obtenha a margem proximal adequada conforme descrição acima. Estes pacientes terão comumente uma deterioração significativa de sua condição clínica, apresentando-se com anemia, coagulopatia e acidose; por isso, a extensão da cirurgia será provavelmente mais limitada, particularmente no que tange à extensão da linfadenectomia.

Em resumo, deve-se evitar a indicação de gastrectomia total em caráter de urgência. Pacientes neste cenário apresentar-se-ão com doença avançada e comumente metastática, o que os tornaria candidatos ideais a tratamento sistêmico, com a cirurgia reservada para um momento posterior em casos selecionados. Pacientes com tumores proximais perfurados com preservação de sua performance clínica e aqueles com hemorragia digestiva em que não há possibilidade de tratamento endoscópico ou por radiologia intervencionista provavelmente serão os doentes em que a gastrectomia total de urgência poderá ser considerada. Deve-se repetir aqui que é mandatório esclarecer previamente a pacientes e familiares o elevado risco de morbimortalidade associado a este procedimento.

REFERÊNCIAS BIBLIOGRÁFICAS

1. Lawrence W Jr., Mc NG. The effectiveness of surgery for palliation of incurable gastric cancer. Cancer. 1958;11(1):28-32.
2. Miner TJ, Jaques DP, Karpeh MS, Brennan MF. Defining palliative surgery in patients receiving noncurative resections for gastric cancer. J Am Coll Surg. 2004;198(6):1013-21.
3. Japanese gastric cancer treatment guidelines 2018 (5th edition). Gastric Cancer. 2021;24(1):1-21.
4. Fujitani K, Yang HK, Mizusawa J, Kim YW, Terashima M, Han SU, et al. Gastrectomy plus chemotherapy versus chemotherapy alone for advanced gastric cancer with a single non-curable factor (REGATTA): a phase 3, randomised controlled trial. Lancet Oncol. 2016;17(3):309-18.
5. Coimbra FJF, de Jesus VHF, Franco CP, Calsavara VF, Ribeiro HSC, Diniz AL, et al. Predicting overall and major postoperative morbidity in gastric cancer patients. J Surg Oncol. 2019;120(8):1371-8.
6. Coimbra FJ, da Costa WL, Jr., Ribeiro HS, Diniz AL, de Godoy AL, de Farias IC, et al. Noncurative Resection for Gastric Cancer Patients: Who Could Benefit? : Determining Prognostic Factors for Patient Selection. Ann Surg Oncol. 2016;23(4):1212-9.
7. Mahar AL, Coburn NG, Karanicolas PJ, Viola R, Helyer LK. Effective palliation and quality of life outcomes in studies of surgery for advanced, non-curative gastric cancer: a systematic review. Gastric Cancer. 2012;15(Suppl 1):S138-45.
8. Zhang LY, Ma JJ, Zang L, Hong HJ, Lu AG, He ZR, et al. Staged laparoscopic management of locally advanced gastric cancer with outlet obstruction. J Surg Oncol. 2021;123(Suppl 1):S8-s14.
9. Chen XJ, Chen GM, Wei YC, Yu H, Wang XC, Zhao ZK, et al. Palliative Gastrectomy versus Gastrojejunostomy for advanced Gastric cancer with outlet obstruction: a propensity score matching analysis. BMC Cancer. 2021;21(1):188.
10. Azemoto N, Ueno M, Yanagimoto H, Mizuno N, Kawamoto Y, Maruki Y, et al. Endoscopic duodenal stent placement versus gastrojejunostomy for unresectable pancreatic cancer patients with duodenal stenosis before introduction of initial chemotherapy (GASPACHO study): a multicenter retrospective study. Jpn J Clin Oncol. 2022;52(2):134-42.
11. Jwo SC, Chien RN, Chao TC, Chen HY, Lin CY. Clinicopathological features, surgical management, and disease outcome of perforated gastric cancer. J Surg Oncol. 2005;91(4):219-25.
12. Roviello F, Rossi S, Marrelli D, De Manzoni G, Pedrazzani C, Morgagni P, et al. Perforated gastric carcinoma: a report of 10 cases and review of the literature. World J Surg Oncol. 2006;4:19.
13. Di Carlo S, Franceschilli M, Rossi P, Cavallaro G, Cardi M, Vinci D, et al. Perforated gastric cancer: a critical appraisal. Discov Oncol. 2021;12(1):15.
14. Loffroy R, Rao P, Ota S, De Lin M, Kwak BK, Geschwind JF. Embolization of acute nonvariceal upper gastrointestinal hemorrhage resistant to endoscopic treatment: results and predictors of recurrent bleeding. Cardiovasc Intervent Radiol. 2010;33(6):1088-100.
15. Cho SB, Hur S, Kim HC, Jae HJ, Lee M, Kim M, et al. Transcatheter arterial embolization for advanced gastric cancer bleeding: A single-center experience with 58 patients. Medicine (Baltimore). 2020;99(15):e19630.

A genética, a genômica e o cirurgião

Benedito Mauro Rossi

Algumas características fazem parte do perfil geral dos cirurgiões: ser investigativo e desafiar novas fronteiras; vencer limites com pragmatismo e qualidade; sempre buscar resultados melhores para seus pacientes.

Talvez por isso, quando o tema é genética e genômica, mesmo antes dos conceitos atuais sobre genômica, os cirurgiões vêm desempenhando um papel importante ao longo do tempo, colaborando para o desenvolvimento do conhecimento.

Primeiramente apresentados em 1865 com as bases da transmissão hereditária, os trabalhos de Gregor Mendel ficaram esquecidos até o início do século XX. Com sua redescoberta, o real significado desse conhecimento estimulou pesquisadores a investigarem a relação entre hereditariedade e câncer.

Em 1913, um patologista da Universidade de Michigan chamado Alfred Scott Warthin publicou seu primeiro estudo, iniciado em 1895, sobre uma família que chamou de "G" com vários casos de câncer, principalmente útero e intestino.

Outros centros do mundo seguiram nessa direção, entre eles o Hospital St. Marks, em Londres, Inglaterra. Em 1924, outro patologista conhecido pela proposta que apresentou em 1932 para estadiamento do câncer colorretal, Dr. Cuthbert Dukes, em conjunto com o cirurgião inglês Mr. Dr. John Percy Lockhart-Mummery, estruturaram o primeiro registro sistematizado de dados com famílias portadoras de polipose do cólon. Havia registro de dados clínicos, patológicos e familiares, incluindo heredograma. Foi um trabalho manual e pioneiro no qual um cirurgião teve papel fundamental. Até 1991 o trabalho foi conduzido pelo patologista Dr. Dick Bussey e pela equipe de cirurgia do hospital St. Marks, oferecendo cuidado e manejo adequado para muitas famílias portadoras de polipose do cólon. Ainda hoje o hospital funciona de acordo com o sistema de saúde inglês NHS.

Em 1985 aconteceu um encontro em Kent, Inglaterra, em um castelo histórico chamado Leeds, reunindo cirurgiões que trabalhavam com câncer colorretal e polipose do cólon.

Esse encontro foi a semente da organização formal do Leeds Castle Polyposis Group (LCPG), em 1989. Esse grupo incluía nomes como o cirurgião da Cleveland Clinic Foundation, James Church, entre outros como J. P. Mecklin, Robin Phillips e John Burn.

Paralelamente aqui no Brasil, em 1988, era organizado por mim o primeiro registro de polipose no Hospital A. C. Camargo, que em 1992 foi formalizado e sistematizado, com dados clínicos, patológicos e familiares. Outro encontro do LGPG foi realizado em Jerusalém no mesmo ano, 1989, reunindo também especialistas cirurgiões em câncer colorretal liderados pelo gastroenterologista holandês Hans Vasen. Em 1990, em Amsterdam, Holanda, foi formalmente criado o International Collaborative Group on Hereditary Non-Polyposis Colorectal Cancer (ICG-HNPCC). Nesse grupo o Dr. Henry Lynch era destaque, entre outros nomes, como J. P. Mecklin que também fazia parte do LCPG.

Lembrando que o gene *APC*, responsável pela polipose adenomatosa familiar quando mutado, foi sequenciado em 1991, e os genes *hMLH1* e *hMSH2*, responsáveis pela hoje conhecida síndrome de Lynch, foram sequenciados em meados da década de 1990.

Havia um interesse crescente sobre as síndromes hereditárias de predisposição ao câncer, além do cancer colorretal, incluindo principalmente câncer de mama na década de 1990. Os genes principais responsáveis pela síndrome hereditária de câncer de mama e ovário, *BRCA1* e *BRCA2*, também foram sequenciados em meados da década de 1990.

Nessa época eram realizadas reuniões semanais multidisciplinares, incluindo cirurgiões, patologistas, clínicos e biólogos moleculares no Hospital A. C. Camargo. Isso ocorria pela necessidade de estabelecer manejos adequados para pacientes e famílias com suspeita de predisposição hereditária ao câncer. Por isso, em 1997, iniciei a organização do primeiro Departamento de Oncogenética no Brasil, com o apoio incondicional do Prof. Ricardo Brentani, presidente da Fundação Antonio Prudente e do Instituto Ludwig de Pesquisa Contra o Câncer (ILPCC). Assim, em março de 1999, com a ajuda do Dr. José Claudio Casali da Rocha iniciamos as atividades do Serviço de

Oncogenética do Hospital A. C. Camargo, que funciona ativamente até hoje, e cada vez mais importante no atendimento multidisciplinar dos pacientes oncológicos.

Alguns frutos importantes foram colhidos, gerando linhas de pesquisa oriundas dos dados do registro de pacientes fundado em 1992. Em trabalho conjunto com o ILPCC identificamos a primeira família brasileira com variante patogênica no gene *APC* (1994), e também as primeiras famílias brasileiras com variantes patogênicas nos genes *hMLH1* e *hMSH2* (1997). Projeto financiado pela FAPESP que deu origem à minha tese de doutorado, defendida em 1999.

Outros grupos com foco em predisposição hereditária ao câncer estavam sendo criados no mundo, como o Collaborative Group of Americas, em 1995, nos Estados Unidos, por James Church, e o grupo europeu, por cirugiões, que incluía a alemã Gabriela Moeslein. Aqui no Brasil, desde a década de 1990, eu coordenava um grupo informal de estudos que funcionava dentro do Hospital A. C. Camargo, com reuniões semanais para discussão de artigos científicos, com aulas para residentes de cirurgia e elaboração de projetos de pesquisa. Com a demanda crescente e maior interesse sobre o assunto foi formalizado em fevereiro de 2003, como sociedade médica, o Grupo Brasileiro de Estudos de Tumores Hereditários (GBETH), que tive a honra de ser o primeiro presidente. O GBETH cresceu rapidamente e, em 2006, tornou-se sul-americano, com a participação ativa de três cirurgiões, Dr. Francisco Lopez-Kostner, do Chile, Dr. Carlos Vaccaro, da Argentina, e Dr. Carlos Sarroca, do Uruguai. O então GBETH passou a se chamar Grupo de Estudios de Tumores Hereditários (GETH). Em 2020, o GETH tornou-se formalmente Latin America – Grupo de Estudios de Tumores Hereditarios (LA-GETH – www.geth.org.br), com um conselho científico com membros de toda a América Latina.

Voltando ao cenário mundial, em 1997, em Noordwijk, Holanda, houve o primeiro encontro conjunto do LCPG e do ICG-HNPCC. Em 2000, em Tiberias, Israel, foi criada formalmente uma sociedade única, a International Society for Gastrointestinal Hereditary Tumors (INSIGHT), fundindo as duas sociedades antigas. Em 2001, em Veneza, na Itália, ocorreu o primeiro congresso dessa sociedade presidida por Lucio Bertario, do Istituto Nazionale dei Tumori, Milão, Itália. O INSIGHT tem organizado congressos mundiais desde então: 2005, em Newcastle Upon Tyne – Inglaterra, presidido por John Burn; 2007, em Yokohama – Japão, presidido por Takeo Iwama; 2009, em Dusseldorf, Alemanha, presidido pela cirurgiã Gabriela Moeslein;

2011, em San Antonio - Estados Unidos, presidido pelo cirurgião Miguel Rodriguez-Bigas e pelo gastroenterologista Patrick Lynch, ambos do MD Anderson Cancer Center; 2013, em Cairns - Austrália, presidido pelo gastroenterologista Allan Spiegelman. Em 2015, como *chairman* do INSIGHT, tive a honra de presidir o evento que foi realizado no Hospital Sírio-Libanês, em São Paulo. Em 2017, o evento ocorreu em Firenze - Itália, presidido por Maurizio Genuardi; em 2019, em Auckland - Nova Zelândia, presidido pela gastroenterologista Susan Parry. Em 2022 será realizado nos Estados Unidos, New Jersey, e será presidido pelo cirurgião Matthew Kalady, *da* Cleveland Clinic Foundation.

Atualmente, tenho a honra de participar como coordenador da área de oncologia, em conjunto com dois cirurgiões oncológicos, Prof. Gustavo Guimarães (coordenador técnico) e Prof. Fabio de Oliveira Ferreira (coordenador de banco de dados) do Programa de Apoio ao Desenvolvimento Institucional do Sistema Único de Saúde (PROADI-SUS) do Hospital Beneficência Portuguesa de São Paulo. O tema do projeto é genômica dentro da oncologia, com uma colaboração entre oito instituições que tratam pacientes do SUS no Brasil. Será realizado o genoma completo de pacientes com câncer de mama, cólon e próstata, além do estudo comparativo com o perfil genômico tumoral, com coleta e registro de dados clínicos, patológicos, eplidemiológicos e familiares. Em paralelo será realizado um programa de educação e capacitação em genômica coordenado pela enfermeira Erika Santos.

Portanto, o papel dos cirurgiões no Brasil, e também em outros países, para o desenvolvimento da genética e da genômica aplicada à prática clínica tem sido muito importante, aproximando e fazendo a ligação entre a ciência básica e a clínica, levando aos pacientes conhecimento, desafiando limites, com pragmatismo e qualidade, visando melhorar resultados para os pacientes, agora com a medicina de precisão.

19

Aspectos técnicos na cirurgia de emergência

Edivaldo M. Utiyama
Sérgio Henrique Bastos Damous
Roberto Rasslan
Carlos Augusto Metidieri Menegozzo

INTRODUÇÃO

O professor Sir Willian S. Halsted, em 1904, publicou no boletim do Johns Hopkins Hospital artigo sobre a forma do treinamento do cirurgião naquele hospital, modelo que deu origem à Residência Médica em Cirurgia. No texto, o renomado professor manifesta a necessidade do treinamento do futuro cirurgião nas cirurgias de emergências, escrevendo a seguinte frase: "*Every important hospital should have on its resident staff of surgeons at least one who is well and able to deal with any emergency that may arise*".

Mais de um século se passou e observamos que as atitudes são muito heterogêneas tanto para assegurar o treinamento dos médicos na área da Cirurgia Geral de Emergência (CGE), quanto para oferecer assistência de qualidade aos doentes que procuram o pronto-socorro. Em muitos hospitais o atendimento às emergências cirúrgicas é negligenciado. Como exemplo, citamos os hospitais que consideram emergência somente as operações realizadas fora do horário comercial e que prejudicam o andamento do programa das cirurgias eletivas. Outros hospitais não apresentam estrutura, equipamentos, salas de operação reservadas e organização adequada para o atendimento das emergências. Tão pouco a equipe de saúde multiprofissional e os cirurgiões não estão capacitados para oferecer a assistência de qualidade.

Ogola et al. utilizaram o banco de dados nacional de doentes internados em 2010 nos Estados Unidos. Desta base de dados, selecionaram os doentes com mais de 18 anos de idade com diagnóstico primário dentro do escopo da cirurgia geral de emergência conforme definido pela Associação Americana de Cirurgia do Trauma (AAST). Entre os 32.733.441 doentes internados em 2010 nos Estados Unidos, 2.640.725 (8,1%) foram admitidos com diagnóstico compatível à área de atuação da CGE. A taxa de internação foi de 11,9 internações por 1.000 habitantes ao ano. Esta taxa de internação aumentou conforme a progressão da idade; no grupo de 18 a 24 anos a taxa foi de 6/1.000 habitantes e na população com mais de 74 anos foi de 38/1.000 habitantes. O custo das internações em 2010 das cirurgias de emergência foi de 28,4 bilhões de dólares, ultrapassando o custo das internações por trauma (19,4 bilhões), infarto agudo do miocárdio (11 bilhões) e do diabetes (4,9 bilhões).

No Brasil, segundo informações obtidas na base de dados do Datasus, em 2019 foram realizadas 4.934.062 cirurgias. 2.844.255 (58%) cirurgias foram de urgência ao valor de 4,8 bilhões de reais, o que corresponde a 60% dos valores pagos pelos procedimentos cirúrgicos.

Estudo recente demonstrou que, nos Estados Unidos, os pacientes operados de urgência apresentam piores resultados. A chance de morrer chega a ser oito vezes maior em comparação com pacientes submetidos ao mesmo procedimento eletivamente. Aproximadamente 50% dos pacientes terão complicação pós-operatória. Cerca de 14% dos pacientes foram readmitidos até o 30º dia de pós-operatório, principalmente os doentes com maior número de comorbidade. Além disso, um em cada cinco doentes foi readmitido em um hospital diferente daquele onde a cirurgia foi realizada, o que foi denominado como "descontinuidade de cuidados". Quando isto ocorre nos doentes que evoluem com complicação pós-operatória, a chance de morte aumenta em 16%.

Vários fatores estão relacionados às elevadas taxas de mortalidade e complicações das cirurgias de emergências. A análise de mais de um milhão e 600 mil doentes da Amostra Nacional de Pacientes Internados nos Estados Unidos revelaram dois fatores relevantes. O primeiro é a idade: tanto a mortalidade quanto as complicações apresentam taxas extremamente elevadas nos pacientes acima de 65 anos. Isso porque os idosos apresentam reserva fisiológica reduzida e com frequência apresentam maior número de doenças associadas que os obrigam a fazer uso de múltiplos medicamentos. O segundo fator é a baixa renda, principalmente nos grandes centros urbanos. Essa disparidade socioeconômica nos resultados da CGE em ambientes urbanos reflete a segregação e a dificuldade de acesso aos cuidados de saúde de alta qualidade pelos pacientes de baixa renda. Pacientes de baixa renda que são submetidos a cirurgia de emergência têm maiores taxas de eventos adversos pós-operatórios do que pacientes de alta renda. Isso pode estar relacionado à disparidade no acesso a centros médicos de alta qualidade. Os idosos e os de renda mais baixa correm o risco de mais resultados adversos em decorrência da natureza inesperada da cirurgia e à incapacidade de otimizar sua saúde antes da cirurgia devido às limitações de suas reservas fisiológicas.

O estudo realizado por Stewart et al. da Universidade de Washington contribuiu para definir o impacto das condições cirúrgicas de emergência (excluindo trauma e obstetrícia) na saúde da população. Verificaram que em 2010 houve 896 mil mortes, com uma incidência de 13,9 por 100.000 habitantes, totalizando 20 milhões de anos de vida perdidos e 25 milhões de anos de vida ajustados por incapacidade (incluídos os óbitos e as complicações) a partir das seguintes condições cirúrgicas gerais de emergência: hérnia, obstrução intestinal, úlcera péptica complicada, doença da via biliar, apendicite, infecção de partes moles, doença arterial periférica, aneurisma de aorta abdominal, isquemia mesentérica, urolitíase e retenção urinária.

O impacto global das emergências cirúrgicas é descrito insuficientemente. As estimativas indicam um tremendo fardo para o sistema de saúde. Os países subdesenvolvidos e em desenvolvimento são os responsáveis pela maioria das condições de emergência. Nesses países, enquanto o padrão da doença cirúrgica de urgência vem se tornando mais complexa e aproximando do perfil dos países desenvolvidos, a capacidade de lidar com o problema continua inadequada. Logo, a previsão é de agravamento das taxas de mortalidade e morbidade das cirurgias de emergência na população de países de média e baixa renda.

As associações médicas americanas e do Reino Unido iniciaram, em 2007, campanhas para melhorar a qualidade da assistência nas cirurgias de emergências diante do cenário encontrado na época. As oportunidades para a melhoria da qualidade estão no planejamento e organização do sistema de saúde voltado às emergências, na obtenção de dados epidemiológicos, na adoção da classificação de risco dos doentes, na elaboração de recomendações clínicas baseadas em evidência científica. Neste capítulo, o enfoque será sobre os aspectos técnicos para a formação e o treinamento dos cirurgiões de urgência nas operações mais frequentes realizadas nos departamentos de emergência.

ASPECTOS TÉCNICOS DA CIRURGIA DE URGÊNCIA

Objetivo do tratamento operatório

A princípio todo cirurgião tem como meta, na cirurgia de urgência e emergência, o tratamento definitivo da doença, a pronta recuperação do doente e o retorno precoce às suas atividades habituais.

Entretanto, com a melhora da expectativa de vida, a população de idosos tem aumentado e consequentemente tornou-se comum o fato de doentes com várias comorbidades apresentarem quadros agudos cirúrgicos. Outro ponto a considerar é o estágio da doença. O idoso tem a percepção reduzida dos sintomas, o que os leva a retardarem a procura pela assistência médica e, quando vão aos serviços de emergência, encontram-se em estádios avançados da doença e condições clínicas críticas.

Cirurgia de controle de dano

Em 1908, Pringle descreveu pela primeira vez sua experiência no manejo das lesões hepáticas graves com sangramento volumoso, a medida inicial era tamponar com compressas a lesão sangrenta seguida do pinçamento do pedículo vascular (agora comumente conhecido como manobra de Pringle). O influxo de sangue para o fígado é através da artéria hepática e veia. Os cirurgiões devem ser capazes de isolar e controlar essas fontes de fluxo sanguíneo para controlar o sangramento não apenas em lesões traumáticas do fígado, mas também em ressecções hepáticas eletivas. Entretanto, as manobras temporárias sempre foram consideradas conduta de exceção, e os cirurgiões que se utilizaram delas tinham a reputação profissional rebaixada. Apenas em 1983 Dr. Stone publicou sua experiência com a cirurgia abreviada para doentes com lesões complexas e sangramentos intensos e, em 1993, Dr. Michael Rotondo consolidou o conceito denominando de cirurgia de controle de dano (CCD). O resultado obtido com a CCD foi a redução da taxa da mortalidade de 89% para 23% para este perfil de doentes. Desde então, as manobras temporárias entraram no armamentário cirúrgico. A CCD baseia-se no controle temporário do sangramento e da contaminação, recuperação fisiológica em unidade de terapia intensiva (UTI) e posterior retorno ao centro cirúrgico para o tratamento definitivo. Essa estratégia tem sido tradicionalmente realizada em pacientes com trauma abdominal e/ou torácico grave. No entanto, em cenários de pacientes de emergência não traumática e hemodinamicamente instáveis tratados com a CCD, os resultados, a viabilidade e a segurança permanecem controversos. Ordonez et al., com base nas suas experiências em CCD realizadas em pacientes com patologia abdominal de emergência não traumática, concluíram que a CCD teria o potencial de diminuir a morbimortalidade, que é um procedimento factível e seguro na peritonite secundária difusa aguda com choque séptico, na isquemia mesentérica, nas hemorragias intra-abdominais intensas e na cirurgia pancreática complicada. A CCD com a intenção de reduzir a taxa de mortalidade e das complicações na emergência não traumática continua sendo assunto de muita controvérsia, uma vez que os estudos publicados na maioria das vezes são experiências obtidas no manejo de série de casos.

Tratamento por etapas

Na CGE existem situações em que o tratamento definitivo necessita de uma operação tecnicamente difícil ou a realização de um procedimento estendido é pelo estádio complicado da doença ou pelo acometimento sistêmico do doente. A apendicite aguda complicada e a colecistite aguda em doentes com risco alto de morte são as duas situações em que o tratamento por etapas pode trazer benefício ao doente por oferecer menor taxa de mortalidade, de complicações e do tempo de internação.

Apendicite refere-se à inflamação do apêndice e é a primeira causa mais comum de dor abdominal aguda. A incidência geral de apendicite varia entre 76 e 227 casos por 100.000 habitantes por ano em diferentes países. O risco geral de apendicite aguda ao longa da vida é de aproximadamente 7 a 8% nos Estados Unidos e 16% na Coreia do Sul. Afeta todas as faixas etárias, com maior incidência na segunda década de vida. A apendicite aguda pode ser dividida em dois subgrupos: apendicite simples (por exemplo, apendicite precoce ou não complicada) e apendicite complicada (por exemplo, apendicite gangrenosa e flegmão ou abscesso apendicular). O tipo mais comum é a apendicite simples, que é o estágio inicial da doença. No caso do diagnóstico tardio, o apêndice pode tornar-se gangrenoso, potencialmente levando a perfuração e peritonite localizada ou difusa, resultando em apendicite complicada. O flegmão e o abscesso do apêndice apresentam-se como uma massa, resultante tanto da inflamação quanto da perfuração do apêndice. Essa massa consiste de apêndice inflamado, suas vísceras adjacentes, o omento maior (um flegmão apendicular) e contém pus (um abscesso apendicular).

A taxa de massa apendicular (flegmão ou abscesso) na apendicite aguda varia de 2 a 10% em diferentes séries de casos; os maiores riscos pertencem a crianças e idosos cujo diagnóstico é feito tardiamente. A taxa de mortalidade geral do flegmão ou abscesso apendicular é inferior a 1%. No entanto, está associado a maior morbidade do que a apendicite simples. As complicações pós-operatórias comuns incluem infecções de ferida, abscessos intra-abdominais, hérnias incisionais e obstrução intestinal.

A cirurgia para pessoas com apendicite complicada pode ser precoce ou atrasada. Embora não haja uma definição universalmente aceita de apendicectomia precoce, considera-se qualquer apendicectomia realizada imediatamente ou vários dias depois na mesma internação. A apendicectomia retardada ou de intervalo é definida como tratamento conservador inicial (não cirúrgico), seguido de apendicectomia várias semanas depois, em uma outra internação posterior.

Com a crescente experiência dos cirurgiões e o desenvolvimento de instrumentos cirúrgicos, têm-se relatado cada vez mais a segurança e a viabilidade da apendicectomia precoce na presença de flegmão ou abscesso do apêndice A apendicectomia precoce pode abordar flegmão ou abscesso apendicular em uma única admissão sem o risco de apendicite recorrente e reduz o tempo longe das atividades normais para os pacientes.

No entanto, há preocupações sobre a alta morbidade associada à apendicectomia precoce, ou seja, o reconhecimento e fechamento desafiador do coto apendicular do apêndice inflamado, o risco de realizar a ressecção ileocecal desnecessária ou hemicolectomia de lado direito devido à dificuldade técnica em reconhecer a base do apêndice ou pela suspeita de malignidade.

O manejo do doente com flegmão ou abscesso do apêndice envolve tratamento conservador inicial com antibióticos seguido de apendicectomia retardada. Em teoria, o tratamento conservador localiza o processo inflamatório e diminui o risco de complicações cirúrgicas quando comparado com a apendicectomia precoce durante a fase inflamatória.

A apendicectomia retardada pode evitar a recorrência da apendicite, que pode ocorrer se não houver apendicectomia. No entanto, a apendicectomia tardia envolve esperar várias semanas, período durante o qual a apendicite pode piorar, desenvolver complicações ou se repetir após o sucesso temporário do tratamento conservador. No geral, a taxa de sucesso do tratamento conservador é de aproximadamente 90%, mas quando falha, as pessoas podem experimentar morbidade substancial. Além disso, o verdadeiro diagnóstico pode ser incerto em alguns casos, e adiar a cirurgia pode atrasar o diagnóstico do câncer subjacente ou da doença de Crohn.

Pacientes do grupo de apendicectomia retardada geralmente precisam de antibióticos para aliviar seus sintomas e, às vezes, requerem drenagem percutânea de abscessos apendiculares. Dois ensaios clínicos comparando a apendicectomia precoce com a retardada foram realizados, em uma apendicectomia foi aberta e em outro a via de acesso foi a laparoscópica. A taxa global de complicações foi de 30% no grupo de apendicectomia precoce e de 0% no grupo de apendicectomia retardada. A taxa global de infecção da ferida foi de 20,0% no grupo de apendicectomia precoce e de 0% no grupo de apendicectomia retardada. A taxa fístula fecal foi de 5,0% no grupo de apendicectomia precoce e 0% no grupo de apendicectomia retardada. O estudo não informou as taxas de abscesso abdominal, obstrução intestinal ou hérnia incisional. Não houve mortalidade em nenhum dos grupos. O tempo médio de internação foi de 21,4 dias no grupo de apendicectomia precoce e de 14,7 dias no grupo de apendicectomia retardada. A permanência hospitalar total para os participantes do grupo de apendicectomia retardada incluiu a combinação da primeira e segunda internações. A internação hospitalar total foi maior no grupo de apendicectomia precoce do que no grupo de apendicectomia retardada (diferença média de 6,7 dias). O tempo médio afastado das atividades normais foi de 25 dias no grupo de apendicectomia inicial e 20 dias no grupo de apendicectomia retardada. O tempo afastado das atividades normais foi maior no grupo inicial de apendicectomia do que no grupo de apendicectomia retardada (diferença média de 5 dias). O tempo médio de internação e o tempo médio de afastamento tiveram resultados com significância estatística a favor da apendicectomia retardada, $p < 0,001$ e $p< 0,005$ respectivamente.

O papel da apendicectomia retardada para pessoas com flegmão ou abscesso apendicular é controverso: alguns autores sugeriram que a apendicectomia retardada não é necessária a menos que a pessoa apresente sintomas recorrentes. A Disciplina de Cirurgia Geral e Trauma e o Serviço de Cirurgia de Emergência do Hospital das Clínicas da Faculdade de Medicina da Universidade de São Paulo são favoráveis à realização da apendicectomia retardada com base na experiência obtida com a série de casos em que a incidência de neoplasia na apendicectomia retardada por apendicite complicada foi de 13%. Na revisão de literatura, analisou-se o total de 13.244 pacientes com apendicite aguda. O tumor do apêndice esteve presente em aproximadamente 1% dos doentes, enquanto a taxa de neoplasia variou de 10 a 29% em pacientes que apresentaram massa inflamatória, principalmente nos indivíduos com idade acima de 45 anos. Assim, a apendicectomia retardada deve ser considerada neste subgrupo de pacientes.

Outra doença que pode se beneficiar do tratamento por etapas é a colecistite aguda (CA), a segunda causa mais comum de indicação de cirurgia de emergência. A maioria dos pacientes com CA (70-80%) é tratada com a colecistectomia e o restante tratado conservadoramente. Enquanto o tempo médio de permanência para CA diminuiu 17% nos Estados Unidos, as despesas hospitalares aumentaram 195,4% no període entre 1999 e 2007. As taxas de colecistectomia de emergência por CA nos Estados Unidos foi de 52,7% e na Inglaterra de 15,7%, e a abordagem laparoscópica é realizada em 82,8% dos pacientes nos Estados Unidos e 37,9% de pacientes na Inglaterra. Existem controvérsias sobre o tratamento ideal da CA e uma série de aspectos, incluindo a abordagem (ou seja, conservadora *versus* cirurgia), momento da cirurgia (aguda *versus* tardia), tipo de intervenção (ou seja, colecistectomia *versus* ressecção parcial da vesícula biliar ou colecistostomia percutânea (CP). Além disso, a gravidade da doença da vesícula biliar bem como a condição clínica dos pacientes e comorbidades devem ser consideradas para realizar a tomada de decisão individual ideal.

Os critérios para classificação da gravidade da colecistite aguda foram definidos pelas diretrizes de Tóquio 2018 (Tabela 1). A classificação da gravidade da doença em leve (grau I), moderada (grau II) e grave (grau III), leva em consideração as comorbidades do paciente, a duração dos sintomas, os achados físicos na admissão, os dados da resposta inflamatória sistêmica, a existência de inflamação local acentuada nos exames de imagem e o desenvolvimento de disfunção orgânica. A utilidade dessa classificação reside no fato de que a gravidade da apresentação se correlaciona com mortalidade, morbidade, tempo de internação e taxa de conversão de cirurgia laparoscópica para aberta (Tabela 2).

Figura 1 Classificação de Tóquio 2018 – graus de gravidade da colecistite aguda

Grau I – leve	Grau II – moderado	Grau III – grave
Sem critérios para grau II ou III Colecistite aguda em paciente previamente são, sem disfunção orgânica e com inflamação leve da vesícula biliar	Qualquer das seguintes condições: Leucocitoses > 18.000/mm³ Tumoração palpável no HCD Duração do quadro > 72 h Inflamação local associada a colecistite gangrenosa, abscesso perivesicular, abscesso hepático, peritonite biliar, colecistite enfisematosa	Qualquer das seguintes disfunções orgânicas: Cardiovascular: hipotensão com necessidade de droga vasoativa Neurológico: deterioração do estado de alerta Respiratória: PaO_2/FiO_2> 300 Renal: oligúria e creatinina > 2,0 mg/dL Hepática: INR > 1,5 Hematológica: plaquetas < 100,000/mm³

Tabela 2 Mortalidade, complicações e tempo de internação conforme a Classificação de Tóquio

	Mortalidade 30 dias	Complicações	Tempo de internação (dias ± dp)	Taxa de conversão
Grau I	1,1%	2,9%	3 (1±16)	7%
Grau II	0,8%	3,1%	4 (1±33)	25,5%
Grau III	5,4%	11,1%	7 (1±60)	34,6%

A colecistectomia de urgência devido a CA em pacientes idosos com comorbidades agudas ou crônicas de alto risco apresentam taxas elevadas de morbidade e mortalidade. Nestes doentes de alto risco com CA moderada ou grave, a CP é uma alternativa possível, segura e eficaz à colecistectomia, devido às suas baixas taxas de morbidade e mortalidade. A CP está indicada na colecistite aguda grave, grau III, nos doentes classificados como ASA III ou IV (Sociedade Americana de Anestesiologistas - classe ASA) ou índice APACHE II maior que 7 ou naqueles que apresentam índice de comorbidade Charlson maior que 6.

O sucesso técnico é alcançado em 95% dos casos. A taxa de sucesso clínico é muito variável em decorrência muito provavelmente das diferenças nas coortes de estudo e do uso de diferentes parâmetros. Os critérios frequentemente utilizados são: a resolução da dor, febre e marcadores inflamatórios (número dos leucócitos, proteína C-reativa) 48-72 horas após a CP. Assim, a taxa de sucesso clínico relatada na literatura varia entre 85,6% e 97,5%.

Como os candidatos a CP geralmente têm um quadro clínico ruim, muitas vezes sucumbem às doenças comórbidas, apesar do sucesso técnico atual. Poucos pacientes morrem nos primeiros 30 dias após a CP e muito poucos morrem de sepse por causa da ineficácia do procedimento. Em revisão sistemática que incluiu 53 estudos, totalizando 1.918 pacientes, a mortalidade em 30 dias foi analisada em três grupos como mortalidade total, biliar e do procedimento. A mortalidade biliar foi definida como óbitos por colecistite e os óbitos pelo procedimento como perfuração intestinal, vazamento ou sangramento. As taxas de mortalidade por infecção biliar foram 3,6% e a taxa de mortalidade associada ao procedimento foi de 0,36%. A mortalidade geral foi de15,4%. A CP é um procedimento de baixo risco e a taxa de complicações está entre 0 e 9%. Principais complicações incluem sepse (3,5-5%), hemorragia maior 0,90% (0,69-1,4%) e lesão intestinal (0,35-1,4%).

Por outro lado, no ensaio clínico randomizado controlado em pacientes com APACHE ≥ 7 com CA, a colecistectomia laparoscópica foi comparada com a drenagem percutânea e tanto do ponto de vista clínico quanto econômico a colecistectomia obteve melhor resultado. No entanto, o número de critérios de exclusão distorceu a população do estudo. A seleção de doentes de alto risco para estudos aleatórios continua sendo um desafio para os pesquisadores.

Embora seja viável, seguro e útil mum grupo seleto de pacientes, a CP não deve ser superutilizada. A tomada de decisão adequada deve ser baseada em evidência científica. Deve-se considerar a condição local da CA e a condição clínica do doente e suas comorbidades. Os serviços de emergência devem estar preparados para oferecer a CP para esses pacientes frágeis, idosos e com alto risco operatório.

Técnicas operatórias

As operações mais realizadas na área da cirurgia geral de emergência são as: colectomias, ressecções de delgado, colecistectomias, rafias de úlcera, lises de bridas, apendicectomias, laparotomias e as herniorrafias. Em decorrência das elevadas taxas de complicações e mortalidade, comentaremos os aspectos técnicos relacionados a cirurgia colorretal, lise de bridas e herniorrafias.

Operações de emergência no câncer colorretal

Até 33% dos pacientes com câncer colorretal apresentarão sintomas que requerem intervenção cirúrgica aguda ou emergente. As apresentações de emergência incluem a obstrução do intestino grosso, perfuração e hemorragia. As taxas de morbidade, mortalidade e formação de ostomias são maiores para pacientes que requerem intervenção emergencial em comparação com aqueles tratados eletivamente. Os piores resultados são considerados não apenas relacionados à emergência em si, mas também às diferenças basais nas duas populações de pacientes. Os doentes de emergência apresentam mais distúrbios fisiológicos, desidratação e anormalidades eletrolíticas, má nutrição e comorbidades. As doenças colorretais neoplásicas ou inflamatória se apresentam na urgência com quadros obstrutivos ou perfurativos. As complexidades desses pacientes que se apresentam com informações limitadas e fisiologia abaixo do ideal exigem individualização do manejo cirúrgico. Os princípios da ressecção oncológica para cirurgia de câncer colorretal incluem amplas margens radial, proximal e distal e ligadura alta do pedículo linfovascular para linfadenectomia estendida (> 12 linfonodos). Esses princípios oncológicos devem ser mantidos mesmo em casos de cirurgia de emergência para câncer colorretal sintomático. Os objetivos do tratamento de emergências relacionadas ao câncer de cólon incluem:

- Evitar o impacto negativo imediato da complicação.
- Alcançar o melhor controle possível do tumor.
- Garantir a recuperação oportuna para permitir o início do tratamento adjuvante ou sistêmico apropriado.

Analisaremos cenários de emergência específicos e as opções cirúrgicas para atingir esses objetivos. O manejo desses doentes é desafiador devido à gravidade cínica e às diversas opções terapêuticas, motivo pelo qual escolhemos analisar as alternativas técnicas possíveis neste grupo de doentes.

A obstrução é um sintoma comum do câncer colorretal, com uma faixa de incidência de 15 a 29%. A obstrução também é a indicação mais comum de cirurgia de emergência para câncer colorretal, representando 77% das emergências. Da mesma forma, a malignidade do cólon é a causa mais comum de obstrução do intestino grosso em adultos. Assim, a cirurgia para obstrução do intestino grosso com apresentação aguda deve ser realizada de forma oncológica, mesmo que o diagnóstico formal de malignidade ainda não tenha sido feito. Pacientes com obstrução e sem evidência de doença metastática devem ser operados com intenção curativa.

Nas obstruções proximais, em decorrência do maior diâmetro do ceco e do cólon ascendente, as obstruções do lado direito são menos comuns e historicamente consideradas tumores volumosos de estágio mais avançado. Por isso apresentam menor sobrevida livre de doença em comparação com cânceres distais, independentemente de complicações perioperatórias ou da presença de metástases linfonodais. Os estudos mais recentes, no entanto, não encontraram diferença nas taxas de recorrência ou sobrevida em 3 anos.

Em geral, as obstruções colônicas proximais têm uma árvore de decisão mais simples do que as obstruções distais. A ressecção é muitas vezes vista como menos exigente tecnicamente e a maioria dos pacientes pode ser submetida a uma anastomose ileocolônica, que apresenta menor risco de complicações quando comparada às anastomoses colocolônicas ou colorretais. As razões para esta anastomose ser mais favorável incluem um suprimento de sangue mais confiável e uma menor incidência de dilatação intestinal proximal significativa e incompatibilidade do diâmetro intestinal proximal com o distal.

A ressecção oncológica com anastomose primária para câncer de cólon direito tem sido defendida há muito tempo como tratamento cirúrgico seguro e definitivo em todos os pacientes, exceto nos mais frágeis. A taxa de deiscência após hemicolectomia direita ou colectomia direita estendida, mesmo em situações de emergência, é estimada em 2,8 a 4,6%, levando muitos a buscar essa abordagem mesmo em pacientes de alto risco. Essa taxa é um pouco maior do que a taxa de deiscência relatada para a colectomia direita eletiva na faixa de 1 a 2%. Outros estudos, no entanto, documentaram taxas mais altas de complicações, om taxas de deiscência de anastomose após hemicolectomia direita de 12 e 16,4%. A descoberta da taxa de deiscência maior do que o esperado após colectomias direitas levou alguns pesquisadores a defender os benefícios da ostomia protetora ou terminal no subgrupo de pacientes de alto risco. Mesmo nestes casos, deve-se tentar a ressecção oncológica definitiva.

A abordagem cirúrgica de um tumor obstrutivo do cólon ascendente é tipicamente uma hemicolectomia direita com ligadura alta da artéria ileocólica e do ramo direito da artéria cólica média e uma anastomose íleo-transversa. Quando os tumores estão presentes no cólon transverso médio a distal, uma ressecção oncológica adequada inclui ligadura alta da artéria cólica média. Quando isso é necessário, há comprometimento vascular da flexura esplênica "divisor de águas", e a melhor abordagem é a colectomia direita estendida, incluindo ressecção da flexura esplênica e anastomose íleo-descendente. É importante notar que sempre que a condição inicial do paciente ou as variáveis intraoperatórias levarem a um alto risco de fístula anastomótica, a abordagem mais segura é a ressecção com ileostomia terminal.

Nas obstruções distais, devido ao diâmetro intestinal estreito e à consistência mais espessa das fezes, o cólon descendente e sigmoide são locais comuns para carcinomas obstrutivos do cólon. Em comparação com as lesões proximais, há consideravelmente mais opções disponíveis para o cirurgião abordar esse paciente. Embora seja amplamente reconhecido que a abordagem específica deve ser adaptada para cada paciente, experiência do cirurgião e recursos disponíveis, permanece uma controvérsia significativa sobre o manejo de emergência ideal de obstruções de câncer de cólon distal.

A colostomia em alça é uma das opções de tratamento cirúrgico para carcinomas distais obstrutivos, com a intenção de fornecer ressecção oncológica definitiva em uma abordagem em etapas. A obstrução é assim tratada no primeiro estágio com a criação de uma colostomia em alça proximal. Na segunda etapa, o tumor é ressecado e a ostomia revertida. Alternativamente, a reversão da colostomia pode ser realizada como um terceiro estágio. Dependendo dos fatores específicos do paciente e do tumor, o cólon transverso ou descendente pode ser usado. Em geral, uma ileostomia em alça é desencorajada, porque a presença de uma válvula ileocecal competente pode impedir o alívio adequado da obstrução distal. O apelo dessa abordagem em etapas é que ela minimiza o tempo operatório e o trauma cirúrgico durante a apresentação aguda, quando os distúrbios fisiológicos e a integridade do tecido estão abaixo do ideal. A colostomia inicial pode até ser realizada apenas com analgesia local em alguns casos. Também reduz o risco de contaminação por intestino despreparado e permite estadiamento completo e revisão multidisciplinar antes do tratamento definitivo. No entanto, colostomias em alça são frequentemente associadas a altas taxas de complicações, incluindo desabamento ou prolapso da ostomia, hérnia e desidratação, e a abordagem não permite ressecção oncológica. A colostomia em alça é uma opção segura mais adequada para pacientes que são muito frágeis para suportar um procedimento de ressecção. A colostomia em alça também pode ser apropriada quando o câncer está localmente avançado e invadindo órgãos adjacentes, limitando a viabilidade de uma ressecção oncológica adequada em uma situação de emergência.

A colostomia em alça está indicada nos casos obstrutivos seja como ponte para posterior ressecção da lesão ou paliação. A recomendação é realizá-la após a inspeção da cavidade abdominal via laparoscopia ou laparotomia, evitando a permanência do quadro obstrutivo por acometimento do intestino delgado, facilitando o manuseio do intestino distendido e para facilitar a escolha do melhor local para exteriorizar a ostomia.

O procedimento clássico de Hartmann envolve a ressecção da lesão primária com criação de uma colostomia terminal e fechamento do cólon distal/reto. Viabiliza a ressecção de emergência seguindo os princípios oncológicos e ligadura próxima à emergência do pedículo vascular, ressecção de pelo menos 12 linfonodos regionais e ressecção em bloco de tecidos adjacentes para assegurar margens negativas. Assim como uma colostomia em alça, essa abordagem reduz o risco de deiscência da anastomose. A ressecção de Hartmann é atualmente a operação mais comum realizada para carcinomas de cólon distal que se apresentam de forma emergente, especialmente por cirurgiões gerais. Apesar do maior tempo operatório para a ressecção formal, a literatura não mostrou resultados piores a curto ou longo prazo em pacientes submetidos à ressecção formal de Hartmann em comparação com a abordagem em estágios. As diretrizes da Sociedade Mundial de Cirurgia de Emergência concluem que a colostomia (abordagem em estágios) deve ser reservada para situações de "controle de danos", tumores irressecáveis e casos em que o tratamento multimodal é antecipado antes da ressecção formal. A ressecção de Hartmann é o procedimento de escolha para pacientes idosos com ASA III, obstruções avançadas e distensão intestinal proximal, cujas comorbidades médicas subjacentes podem impedir a cirurgia definitiva de forma faseada. A principal desvantagem da ressecção de Hartmann é a ostomia residual. Entre os pacientes com câncer de cólon, a taxa de reversão de Hartmann é de apenas 20% por motivos que incluem doença avançada, complicações do tratamento e *status* de desempenho ruim. As operações para restaurar a continuidade intestinal também estão associadas a morbidade e mortalidade significativas. As ostomias não são isentas de complicações, e as taxas aumentam quanto mais tempo permanecem no local, afetando negativamente a qualidade de vida.

Por muitos anos, a ressecção oncológica de estágio único com anastomose primária foi considerada um risco muito alto no cenário da cirurgia de emergência. As preocupações incluíam as alterações fisiológicas e hidroeletrolíticas, maior extensão da cirurgia e maior tempo de sala operatória, dificuldade de manipular e mobilizar um cólon distendido com possibilidade de contaminação da cavidade peritoneal. Os pacientes podem estar gravemente desnutridos por causa da redução da ingestão oral antes de apresentar obstrução, e prosseguir com a operação antes da otimização nutricional pode aumentar o risco de complicações pós-operatórias, especialmente se a condição do intestino proximal estiver dilatada, isquêmica ou de outra forma abaixo do ideal para uma anastomose. De extrema importância são as complicações da deiscência da anastomose, que podem ser catastróficas e impedir a quimioterapia sistêmica adjuvante quando indicada.

No entanto, vários estudos estabeleceram a viabilidade de ressecção e anastomose primária (RAP) em pacientes adequadamente selecionados. A ressecção com anastomose primária pode reduzir o tempo de internação e reduzir o número de operações com taxas semelhantes de morbidade e mortalidade. A taxa de deiscência de anastomose em serviços de emergência é de 2,2 a 12%, o que é semelhante às taxas de ressecção eletiva do cólon de 1,9 a 8%. A seleção adequada dos pacientes é fundamental para o sucesso neste ambiente de alto risco. Fatores específicos que têm sido associados a resultados ruins nas operações de câncer de cólon obstrutivo incluem idade superior a 70 anos, ASA graus III-IV, insuficiência renal pré-operatória, cirurgia dentro de 24 horas da apresentação e estágio avançado do câncer. Qualquer um desses fatores pode justificar a ressecção de Hartmann com colostomia terminal.

A colectomia abdominal total com anastomose ileorretal (CT/IRA) é outra opção para pacientes com neoplasia obstrutiva de cólon distal. Essa abordagem é particularmente apropriada em casos com suspeita de tumores sincrônicos ou síndromes hereditárias de câncer colorretal. Outra indicação muito importante para CT/IRA é a perfuração cecal ou perfuração iminente, que é comum em obstruções distais avançadas. Em geral, a ressecção dupla para remover o ceco e o tumor distal separadamente, deixando o cólon transverso intacto, não é recomendada.

Os *stents* metálicos autoexpansíveis (SMAE) representam uma modalidade não cirúrgica para tratar obstruções malignas do cólon distal. Esses *stents* foram desenvolvidos pela primeira vez na década de 1990 para paliação de obstruções de tumores irressecáveis ou em pacientes considerados maus candidatos à cirurgia de ressecção. Os *stents* também são usados como uma "ponte para a cirurgia" com o objetivo de possibilitar a ressecção eletiva, possivelmente laparoscópica. SMAE envolve a colocação endoscópica de um fio-guia através da lesão obstrutiva, muitas vezes com o auxílio de fluoroscopia, seguido por um *stent* metálico autoexpansível descoberto. Uma vez que o *stent* tenha sido implantado, o sucesso é confirmado por um fluxo de ar e fluido passando pela obstrução. Embora o implante de *stent* seja tecnicamente viável para todas as áreas do cólon, ele tem sido mais bem-sucedido e mais bem estudado para lesões do lado esquerdo.

A colocação de *stent* é uma alternativa atraente à cirurgia de emergência. Os proponentes argumentam que o *stent* pode permitir que a equipe de manejo estabilize o paciente, corrija a desidratação e outros desequilíbrios eletrolíticos, otimize as comorbidades médicas e o estado nutricional, complete o estadiamento oncológico e envolva uma equipe multidisciplinar. Os primeiros estudos que apoiam o uso do SMAE nesse contexto argumentaram que, como ponte para a cirurgia, os *stents* poderiam reduzir a morbidade e mortalidade e reduzir as taxas de ostomia em comparação com a cirurgia isolada. Nem todos os dados relatados, no entanto, apoiaram essas alegações iniciais. Por exemplo, um estudo observacional recente comparou a cirurgia ao SMAE como uma ponte para a cirurgia. Apesar das altas taxas de sucesso técnico com a colocação do *stent* (91%) e taxas relativamente baixas de complicações (taxa de microperfuração 13%), não houve diferença na mortalidade perioperatória e não houve diferença nas taxas de anastomose primária ou criação de estoma.

Em uma grande revisão sistemática e metanálise, a taxa de sucesso clínico no alívio da obstrução com SMAE foi de apenas 52,5% no geral, em comparação com 99% com a cirurgia. A morbidade e a mortalidade foram novamente semelhantes entre os grupos; no entanto, as taxas de anastomose primária foram surpreendentemente baixas no grupo ponte para cirurgia, apenas 64,9% em comparação com 55% no grupo cirurgia-primária, sem diferença estatística. As taxas de deiscência foram ligeiramente melhores nos pacientes com *stent*, mas também não significativas. Alguns autores argumentam que mesmo após a implantação sem complicações, o trauma local de um *stent* pode estimular a disseminação de células tumorais e piorar os resultados oncológicos. Um estudo comparativo retrospectivo usando SMAE como ponte para a cirurgia encontrou uma sobrevida global de 5 anos significativamente menor no grupo SMAE em comparação com a cirurgia isolada (25% *vs.* 62%, respectivamente). A mortalidade específica por câncer também foi maior no grupo SMAE (48% *vs.* 21% apenas para cirurgia). No entanto, mais estudos são necessários antes que o SMAE seja considerado o padrão para obstruções intestinais malignas. Na presença de doença metastática ou expectativa de vida curta, os *stents* podem impedir uma operação mórbida e permitir um início ou continuação mais rápida da quimioterapia sistêmica. SMAE deve ser realizado apenas por endoscopistas com experiência adequada para limitar as taxas de complicações.

O câncer retal que se apresenta com sintomas obstrutivos agudos é tipicamente de estágio localmente avançado. Os desafios adicionais e a morbidade associados à cirurgia pélvica pesam na tomada de decisão para câncer retal agudamente sintomático. A ressecção oncológica ideal deve incluir a excisão total do mesorreto. No cenário eletivo, a quimiorradiação neoadjuvante tornou-se o padrão de tratamento para câncer retal T3 ou linfonodo-positivo. Em comparação com a discussão anterior sobre câncer de cólon, há mais entusiasmo por medidas que contemporizem com segurança os sintomas agudos do câncer retal para permitir o estadiamento completo e o início do tratamento neoadjuvante. Em pacientes com câncer de reto médio e baixo obstrutivo sem achados de disseminação metastática, a simples derivação oferece a oportunidade de completar o estadiamento e administrar quimiorradiação neoadjuvante com uma ressecção oncológica em estágios para intenção curativa. A colostomia em alça permite a descompressão, bem como o acesso ao cólon proximal para avaliação de lesões síncronas proximais. No entanto, pode limitar as oportunidades de reconstrução da continuidade intestinal com uma eventual ressecção anterior baixa, sacrificando o comprimento do intestino ou o suprimento de sangue para a anastomose futura. A ileostomia em alça geralmente funciona melhor para esses pacientes, embora esteja associada a um pequeno risco de obstrução em alça fechada quando existe uma válvula ileocecal competente. No cenário em que a preservação do esfíncter anal claramente não é uma opção, uma colostomia em alça é mais adequada.

A perfuração é o segundo motivo mais comum de cirurgia de urgência ou emergência associada ao carcinoma colorretal, com incidência de 2,6 a 12%. As perfurações ocorrem mais comumente no local do tumor primário, por necrose e tecido friável. Dependendo da localização, estas podem progredir para perfurações livres ou contidas. A perfuração também pode ocorrer proximal a um carcinoma obstrutivo. O aumento da pressão e distensão de uma obstrução distal completa seguem a Lei de Laplace, o que pode resultar em isquemia do intestino proximal e perfurações em locais remotos. O ceco é o local mais comum desse tipo de perfuração. O câncer obstrutivo aumenta o risco de perfuração, com taxas de 12 a 19%. A perfuração é relatada como a complicação mais letal do carcinoma colorretal. Em alguns estudos, a mortalidade associada à peritonite secundária à perfuração é tão alta quanto 30 a 50%. A perfuração em peritônio livre é sugerida pelos achados clássicos de peritonite generalizada. A tomografia pode mostrar ar livre, líquido livre, ar no local da perfuração, pneumatose intestinal ou aeroportia. Esses pacientes podem progredir rapidamente para choque séptico, coagulação intravascular disseminada, falência multissistêmica de órgãos e morte. Embora a intervenção cirúrgica de emergência seja frequentemente necessária, os resultados têm sido geralmente ruins, com mortalidade variando em estudos mais antigos de 6 a 33%. Os fatores de risco incluíram idade avançada e pressão arterial pré-operatória baixa. Antes de qualquer operação no cenário de um câncer colorretal perfurado, os pacientes e familiares devem ser cuidadosamente aconselhados quanto ao mau prognóstico. A abordagem cirúrgica é tipicamente a exploração aberta e lavagem completa com identificação do local doente e perfurado. Mesmo sem o diagnóstico estabelecido de malignidade, a ressecção do local perfurado deve seguir os princípios da ressecção oncológica com linfadenectomia estendida para um estadiamento patológico preciso. Apesar das baixas mortalidades perioperatórias, os pacientes com perfuração por câncer colorretal, sem achados de lesões amplamente metastáticas, ainda devem ser tratados com intenção curativa. A ressecção oncológica geralmente termina com a criação de uma ostomia terminal. A anastomose primária pode ser considerada no paciente cuidadosamente selecionado, desde que a anastomose seja protegida com uma ileostomia de proteção.

Nas cirurgias de urgência por câncer colorretal, deve-se considerar como pontos-chave:

- As obstruções proximais do intestino grosso são tipicamente tratadas com ressecção e anastomose, enquanto as obstruções distais têm mais opções de tratamento e requerem mais atenção à situação individual.
- O câncer retal obstrutivo é tratado com derivação proximal, permitindo a terapia neoadjuvante apropriada antes da ressecção oncológica
- A abordagem dos cânceres perfurados depende do grau de contaminação peritoneal e sepse associada
- A hemorragia maciça é incomum no câncer colorretal e é tratada de forma semelhante às fontes benignas de hemorragia colônica.

Obstrução intestinal por bridas

A obstrução do intestino delgado por bridas (OIDB) é uma das principais causas de emergências cirúrgicas e, em particular, de emergências cirúrgicas que requerem uma operação emergente. A OIDB foi a indicação para 51% de todas as laparotomias de emergência e foi o motivo mais comum para a ressecção segmentar do intestino delgado. As aderências pós-operatórias são a principal causa de obstruções do intestino delgado, representando 60% dos casos. A OIDB causa impactos consideráveis, resultando em 8 dias de internação em média e uma taxa de mortalidade hospitalar de 3%. Entre 20 e 30% dos pacientes com OIDB requerem tratamento cirúrgico. O tempo de internação e morbidade dependem da necessidade de intervenção cirúrgica. A internação média após o tratamento cirúrgico é de 16 dias, em comparação com 5 dias após o tratamento não operatório. Os custos associados em um estudo holandês em 2016 foram estimados em € 16.305 para cirurgia e € 2227 para tratamento não operatório.

A lise de bridas refere-se à liberação de aderências durante a cirurgia indicada por OIDB ou durante reoperações a fim de obter acesso suficiente ao campo operacional. A lise complicada refere-se ao evento de lesão inadvertida durante a sua realização. As lesões são mais frequentemente feitas no intestino delgado. Estas lesões intestinais são classificadas como:

- Lesão seromuscular: lesão no peritônio visceral (serosa) e camada muscular lisa do intestino. O lúmen do intestino ou extravasamento de conteúdo intestinal não é visível.
- Enterotomia: uma lesão de espessura total no intestino. A camada mucosa ou lúmen do intestino é visível, ou pode haver vazamento de conteúdo intestinal.
- Perfuração diagnosticada retardada: lesões intestinais feitas durante a cirurgia que inicialmente não são reconhecidas. Normalmente, o abdômen é fechado no final do procedimento com a lesão intestinal ainda no local, fazendo com que os pacientes se deteriorem durante o curso pós-operatório.

Historicamente, a exploração abdominal através da laparotomia tem sido o tratamento padrão para OIDB quando o tratamento não operatório falha. Nos últimos anos, no entanto, foi introduzida a cirurgia laparoscópica. Os benefícios potenciais da laparoscopia incluem menor reformação de aderências, retorno mais cedo dos movimentos intestinais, redução da dor pós-operatória e menor tempo de permanência. Em recente revisão sistemática e metanálise de 14 estudos não randomizados, a lise de aderências laparoscópica reduziu o risco de morbidade, mortalidade hospitalar e infecções cirúrgicas. Embora a laparoscopia possa fornecer alguns benefícios para alguns pacientes, os cirurgiões devem selecionar cuidadosamente os candidatos para o tratamento laparoscópico. A laparoscopia em um abdômen com alças muito distendido e com aderências intestinais múltiplas e complexas pode aumentar o risco de complicações graves, como enterotomias e diagnóstico tardio de perfurações. De fato, alguns autores relataram lesão intestinal em 6,3 a 26,9% dos pacientes tratados pela via laparoscópica. Em um estudo recente de base populacional, as ressecções intestinais foram significativamente mais frequentes na cirurgia laparoscópica. A incidência de ressecção intestinal foi de 53,5 contra 43,4% em procedimentos laparoscópicos *versus* abertos. Os preditores para o tratamento laparoscópico bem-sucedido são os seguintes: ≤ 2 laparotomias na história, apendicectomia como operação na história, nenhuma incisão de laparotomia mediana anterior e uma única banda adesiva. A lise de bridas laparoscópica também parece mais difícil em pacientes que já foram tratados por radioterapia.

A cirurgia laparoscópica foi introduzida nos últimos anos e pode diminuir a morbidade em subgrupos de pacientes submetidos à cirurgia para OIDB. O risco de lesões intestinais parece maior em cirurgia laparoscópica. Portanto, é necessária uma seleção cuidadosa de pacientes para cirurgia laparoscópica.

Nas operações indicadas por obstrução provocadas por aderências, recomenda-se iniciar o acesso aberto pela cicatriz anterior, tomando o cuidado de iniciar a incisão uns centímetros acima ou abaixo, fugindo de eventuais aderências viscerais na incisão. Quando houver a necessidade de ressecção do intestino delgado é mandatório realizar a anastomose respeitando as recomendações técnicas para garantir a perfusão tecidual da borda contra mesenterial do intestino e realizando a incisão obliqua com inclinação de pelo menos 15 graus.

Reparo das hérnias na emergência

A correção de emergência das hérnias da parede abdominal está associada ao aumento do risco de morbidade e mortalidade, a taxa média de mortalidade é de 3,3%. Observa-se aumento acentuado na incidência de procedimentos de hérnia de emergência ao longo de 10 anos, de 16,0 por 100.000 pessoas ao ano em 2001 para 19,2 por 100.000 pessoas ao ano em 2010. Esse aumento da incidência por 100.000 pessoas ao ano foi observado, particularmente, entre os homens com idade ≥ 65 anos. A proporção de procedimentos de emergência para hérnia inguinal foi de 5,1% para hérnia femoral 36,5% e de 3,1% para a hérnia incisional de emergência.

Quanto ao tratamento das hérnias inguinais encarceradas ou estranguladas recomenda-se o acesso pela inguinotomia. Esta via de acesso possibilita realizar a ressecção intestinal e a anastomose sem a necessidade da laparotomia. Quando houver sinais de peritonite, a via de acesso deve ser a laparotomia ou laparoscopia. Nas hérnias incisionais, a via de acesso de escolha é a incisão anterior, independentemente da sua localização.

CONSIDERAÇÕES FINAIS

As principais características de um cirurgião geral de emergência incluem:

- Disponibilidade 24 horas.
- Capacidade de gerenciar situações difíceis.
- Familiaridade com diferentes cenários, incluindo cirurgia de guerra.
- Competência em atendimento de vítimas em massa.
- Capacidade de resgatar pacientes de cuidados agudos (complicações importantes da cirurgia geral).

- Capacidade de realizar abordagens cirúrgicas agressivas quando necessário.
- Capacidade de adaptar as abordagens cirúrgicas.
- Familiaridade com tecnologia nova e emergente (salas híbridas, técnicas endovasculares, *stents*, REBOA, *shunts*, ECMO, etc.).
- Condicionamento baseado na atividade cirúrgica diária, com particular resistência ao estresse e fadiga.
- Capacidade de resolver problemas e inovar.
- Capacidade de interagir e se comunicar com todas as subespecialidades cirúrgicas (incluindo vascular e torácica).
- Conhecimento e compreensão das diferentes alterações fisiológicas do paciente.
- Capacidade de se comunicar efetivamente com pacientes e familiares, evitando conflitos legais.

A partir desta lista, é evidente que os cirurgiões gerais de emergência são uma espécie de força especial da cirurgia geral: são pessoas selecionadas que devem ser preservadas.

Além disso, possuem conexões interdepartamentais, tendo que gerenciar pacientes em todo o hospital. Circulando por todo o hospital, os cirurgiões de cuidados agudos são treinados para compreender as diferentes situações ligadas aos diferentes cenários clínicos e compreender as razões médicas e fisiopatológicas das diferentes especializações. São os mais especializados entre os generalistas e os mais generalistas entre os cirurgiões. Além disso, eles têm um papel importante na manutenção da coordenação das especialidades diante de complicações cirúrgicas ou médicas.

Em sua atividade diária, eles representam o hospital em seu papel mais importante: lidar com urgências, emergências e todas as situações críticas. Do lado do hospital, o cirurgião de emergência pode ser o único representante do hospital capaz de explicar e resolver problemas sempre que possível e se comunicar com pacientes e familiares de forma profissional inclusive fora do horário comercial.

Para finalizar, deixo um aforisma muito conhecido entre os cirurgiões e foi citado pelo neurocirurgião Henry Marsh em seu livro cujo título é *Sem causar mal*: "O cirurgião necessita de 3 meses para aprender uma cirurgia, 3 anos para saber quando é preciso fazê-la e 30 anos para saber quando não se deve fazer uma operação."

REFERÊNCIAS BIBLIOGRÁFICAS

1. Halstead WS. The training of the surgeon. Bull John Hopkins Hosp. 1904;15:267-75.
2. Ogola GO, Gale SC, Haider A, Shafi S. The financial burden of emergency general surgery: National estimates 2010 to 2060. J Trauma Acute Care Surg. 2015;79:444-8.
3. Brasil. Datasus. Informações de saúde. Disponível em: https://datasus.saude.gov.br/informacoes-de--saude-tabnet/.
4. Lyu HG, Najjar P, Havens JM. Past, present, and future of emergency gneral surgery in the USA. Acute Med Surg. 2018; 5(2):119-22.
5. Jager E, Chaudhary MA, Rahim F, Jarman MP, Uribe-Leitz T, Havens JM, et al. The impact of income on emergency general surgery outcomes in urban and rural area. J Surg Res 2020; 245: 629-35.
6. Stewart B, Khanduri P, McCord C, Ohene-Yeboah M, Uranues S, Vega Rivera F, et al. Global disease burden of conditions requiring emergency surgery. Br J Surg. 2014;101(1):e9-22.
7. JH Pringle. Notes on the arrest of hepatic hemorrhage due to trauma. Ann Surg. 1908;48:541-8.
8. Ordoñez CA, Caicedo Y, Parra MW, Rodríguez-Holguín F, Serna JJ, Salcedo A, et al. Evolución de la cirugía de control de daños en patología no traumática abdominal: un faro en medio de la tormenta Colomb Méd (Cali). 2021;52(2):e4194809.
9. Cheng Y, Xiong X, Lu J, Wu S, Zhou R, Cheng N. Early versus delayed appendicectomy for appendiceal phlegmon or abscess. Cochrane Database Syst Rev. 2017;6(6):CD011670.
10. Akingboye AA, Mahmood F, Zaman S, Wright J, Mannan F, Mohamedahmed AYY. Early versus delayed (interval) appendicectomy for the management of appendicular abscess and phlegmon: a systematic review and meta-analysis. Langenbecks Arch Surg. 2021;406(5):1341-51.
11. Kumar S, Jain S. Treatment of appendiceal mass: prospective, randomized clinical trial. Indian Journal of Gastroenterology. 2004;23(5):165-7.
12. Peter SD, Aguayo P, Fraser JD, Keckler SJ, Sharp SW, Leys CM, et al. Initial laparoscopic appendectomy versus initial nonoperative management and interval appendectomy for perforated appendicitis with abscess: a prospective, randomized trial. Journal of Pediatric Surgery. 2010;45(1):236-40.
13. Teixeira FJR Jr, Couto Netto SDD, Akaishi EH, Utiyama EM, Menegozzo CAM, Rocha MC. Acute appendicitis, inflammatory appendiceal mass and the risk of a hidden malignant tumor: a systematic review of the literature World J Emerg Surg. 2017;12:12.
14. Okamoto K, Suzuki K, Takada T, Strasberg SM, Asbun HJ, Endo I, et al. Tokyo Guidelines 2018: Flowchart for the management of acute cholecystitis. J Hepa-tobiliary Pancreat Sci. 2018;25:55-72.
15. Yokoe M, Takada T, Hwang TL, Endo I, Akazawa K, Miura F, et al. Descriptive review ofacute cholecystitis: Japan-Taiwan collaborative epidemiologi-cal study. J Hepatobiliary Pancreat Sci. 2017;24:319-28.
16. Wright P, Stilwell G, Johnson K, Hefty MT, Chung MH. Predicting length of stayand conversion to open cholecystectomy for acute cholecystitisusing the 2013 Tokyo Guidelines in a US population. J Hepato-biliaryPancreat Sci. 2015;22:795-801.79.
17. Morales-Maza J, Rodríguez-Quintero JH, Santes O, Hernández-Villegas AC, Clemente-Gutiérrez U, Sánchez-Morales GE, et al. Percutaneous cholecystostomy as treatment for acute cholecystitis: what has happened over the last five years? A literature review. Rev Gastroenterología México. 2019;84(4):482-91.
18. Baer C, Menon R, Bastawrous S, Bastawrous A. Emergency presentations of colorectal cancer._Surg Clin North Am. 2017;97(3):529-45.
19. Biondo S, Gálvez A, Ramírez E, Frago R, Kreisler ET. Emergency surgery for obstructing and perforated colon cancer: patterns of recurrence and prognostic factors. Tech Coloproctol. 2019;23(12):1141-61.
20. Lee CHA, Kong JCH, Heriot AG, Warrier S, Zalcberg J, Sitzler P. Short-term outcome of emergency colorectal cancer surgery: results from Bi-National Colorectal Cancer Audit._Int J Colorectal Dis. 2019;34(1):63-9.

21. Aicher BO, Hernandez MC, Betancourt-Ramirez A, Grossman MD, Heise H, Schroeppel TJ, et al. Colorectal resection in emergency general surgery: an EAST multicenter trial._J Trauma Acute Care Surg. 2020;89(6):1023-31.
22. Ten Broek RPG, Krielen P, Di Saverio S, Coccolini F, Biffl WL, Ansaloni L, et al. Bologna guidelines for diagnosis and management of adhesive small bowel obstruction (ASBO): 2017 update of the evidence-based guidelines from the world society of emergency surgery ASBO working group. World J Emerg Surg. 2018;13:24.
23. Köckerling F, Sheen AJ, Berrevoet F, Campanelli G, Cuccurullo D, Fortelny R, et al. The reality of general surgery training and increased complexity of abdominal wall hernia surgery._Hernia. 2019;23(6):1081-91.
24. Surek A, Gemici E, Ferahman S, Karli M, Bozkurt MA, Dural AC, et al. Emergency surgery of the abdominal wall hernias: risk factors that increase morbidity and mortality: a single-center experience. Hernia. 2021;25(3):679-88.
25. Institute for Heath Metrics and Evaluation. Disponível em: http://www.healthmetricsandevaluation.org/gbd/visualizations/country.

Quem é o cirurgião do trauma?

Dario Birolini

Quando participei da elaboração do programa do evento Cirurgião Ano 12, fui convidado a escrever um pequeno texto a respeito de um tema muito polêmico: "Quem é o cirurgião do trauma e qual seu perfil".

Apesar de estar aposentado há mais de uma década, dediquei grande parte de minha vida acadêmica, de mais de 50 anos, ao atendimento das vítimas de traumas no Pronto-Socorro do Hospital das Clínicas da Faculdade de Medicina da Universidade de São Paulo (HCFMUSP).

Por este motivo, em numerosos eventos, no Brasil e em outros países, fui convidado exatamente a abordar este assunto por meio de conferências e de aulas ou de debates com colegas interessados no assunto. Obviamente, analisando meu currículo, vocês poderão encontrar minhas participações a respeito.

As considerações que apresentarei nas próximas linhas representam uma síntese de minha vivência acadêmica como cirurgião geral dedicado ao atendimento ao trauma e, quem as ler e analisar, terá um incentivo à reflexão. Seguramente, quem teve a oportunidade de ler textos que escrevi a respeito do assunto e sobre trauma em geral verificará que pouco mudei em minhas considerações do passado....

Pois bem, sem dúvida, a decisão de dedicar-se ao atendimento de vítimas de trauma não é fácil. Como seguramente sabem, a doença trauma tem várias peculiaridades que a diferenciam das doenças convencionais.

Ela comumente ocorre de forma imprevisível, decorre de mecanismos etiológicos extremamente variáveis, não obedece a padrões definidos, costuma afetar simultaneamente vários segmentos corpóreos levando a lesões viscerais complexas, pode causar profundas agressões à homeostase e resultar em agressões secundárias como, por exemplo, alterações metabólicas graves, hipotermia e contaminação maciça.

Além disso, é oportuno lembrar que o trauma, além de ser uma doença extremamente agressiva, afeta uma população heterogênea de vítimas e pode resultar, com frequência, em repercussões sistêmicas complexas que variam individualmente de acordo com o perfil genômico, imunológico e físico das vítimas e com seus hábitos de vida, com a concomitância de outras doenças e com o uso de medicamentos e de drogas.

Em decorrência, em trauma, não há como fazer estudos prospectivos, randomizados, duplo-cegos para definir com segurança as melhores condutas diagnósticas e terapêuticas a serem adotadas rotineiramente e, por estas razões, condutas padronizadas, protocolos e *guidelines* devem ser adotados com cautela. É fundamental que o cirurgião responsável pelo atendimento, e os demais profissionais que o auxiliarem, tenham experiência neste setor.

Por estas razões, a decisão de dedicar-se profissionalmente ao atendimento a vítimas de traumas não é simples, e seguramente os cirurgiões, assim como os demais profissionais que a tomam, devem ter um perfil educacional, emocional e psicológico peculiar.

Para complicar mais um pouco este tema, nos Estados Unidos e em outros países existem centros de Trauma altamente sofisticados, que recebem as vítimas diretamente ou por transferência a partir de hospitais comunitários onde elas receberam um atendimento inicial. No Brasil, as vítimas de traumas são atendidas habitualmente em prontos-socorros de hospitais públicos não raramente desprovidos de recursos diagnósticos e terapêuticos adequados e, o que é mais constrangedor, frequentemente desprovidos de profissionais qualificados.

Não caberia, neste momento, fazer uma análise crítica da formação médica no Brasil. Cabe lembrar, entretanto, que o Brasil é o segundo país do mundo em número de escolas médicas, superado, apenas, pela Índia. Infelizmente, a maioria destas escolas é privada, raramente dotada de docentes qualificados e, o que é mais deprimente, o número de vagas para residência médica para os recém-formados é insuficiente.

O que é pior, as vagas de residência disponíveis oferecem, em sua maioria, programas de treinamento de 2 anos, durante os quais os residentes fragmentam suas atividades no atendimento não apenas de pacientes portadores de urgências traumáticas e não traumáticas, mas, e principalmente, de doenças do aparelho digestivo, de doenças vasculares, de doenças torácicas, de urologia, de doenças da cabeça e do pescoço, de problemas ginecológicos, quando não de doenças pediátricas e outras.

Cabe lembrar ainda que, na grande maioria dos países, estes 2 anos, quando não 3, são apenas os ingredientes necessários para o treinamento básico em cirurgia, sendo que o acesso às especialidades, incluindo cirurgia geral e trauma, exige mais 2 ou mesmo 3 anos de investimento.

Este é o grande desafio pois, em meu modo de ver, o ingrediente essencial para o atendimento de qualquer paciente, qualquer que seja sua doença, é, sem sombra de dúvidas, o atendimento clínico tradicional, à moda antiga, prestado por um médico devidamente treinado e qualificado.

Além disso, neste momento, jovens médicos, movidos pelo desejo de ter uma qualidade de vida melhor, optam, cada vez mais, para adotar uma especialidade ou, como ocorre cada vez mais, por uma subespecialidade que lhes permita evitar que se tornem vítimas da síndrome de *burnout*.

Cabe enfatizar, também, que é essencial que o atendimento ao trauma seja realizado, em todas suas etapas, por profissionais qualificados, não apenas cirurgiões, mas também médicos de diferentes especialidades, enfermeiros, socorristas ou outros. Caso contrário, o insucesso da assistência pode ocorrer na etapa pré-hospitalar, no pronto-socorro durante o atendimento inicial, no centro cirúrgico, nas unidades de terapia intensiva, nas enfermarias.

Além disso, é fundamental que exista em todas as etapas o acompanhamento do paciente e a supervisão do atendimento por um cirurgião competente e devidamente treinado, um verdadeiro cirurgião de trauma, e que o atendimento seja integrado, que todos os profissionais envolvidos se comuniquem entre si.

O problema, entretanto, é muito mais complexo. De fato, um cirurgião de trauma para ser devidamente qualificado deve enfrentar não apenas a complexidade de uma formação diagnóstica e terapêutica, mas também outras séries de desafios.

De modo geral, as condições de trabalho em serviços de emergência costumam ser muito precárias e o atendimento a vítimas de trauma pode ser uma tarefa árdua tanto por sua complexidade como pelo tempo exigido para sua execução.

Além disso, não raramente, os salários oferecidos são precários, os horários de trabalho podem interferir na qualidade de vida pessoal e familiar dos plantonistas e existem possibilidades de "contaminação", pois não é raro que vítimas de trauma façam parte de comunidades portadoras de moléstias infectocontagiosas.

O contato pessoal entre os cirurgiões responsáveis pelo atendimento e as vítimas de traumas costuma ser precário, o que pode prejudicar o retorno psicológico e a satisfação pessoal por parte do cirurgião de trauma. As perspectivas de ascendência profissional e econômica e do reconhecimento seja por parte de colegas como da população são limitadas. Além disso, com o passar dos anos, é raro ocorrer uma melhoria progressiva nas perspectivas futuras e na qualidade de vida do cirurgião de trauma.

Para complicar mais um pouco este complexo desafio, lembro que comumente qualquer cirurgião bem-intencionado, mas pouco amadurecido cientificamente, tenta manter-se atualizado por meio das análises de trabalhos publicados na literatura.

Infelizmente, é comum que nos trabalhos publicados sejam divulgadas informações questionáveis, quando não mentiras, por divergências existentes entre as categorias dos integrantes da "*experience based surgery*" e da "*evidence based surgery*" e, o que é pior, pelos trabalhos de autores que se inserem na categoria da "*eminence based surgery*".

A adoção de programas de treinamento como o ATLS – Suporte Avançado de Vida em Trauma e outros análogos (ATCN, ATOM, DMEP, PHTLS, TEAM, entre outros) é seguramente aconselhada, mas infelizmente eles focalizam tão somente o atendimento inicial, de reanimação, e não o atendimento definitivo das vítimas.

O treinamento proposto pela Organização Mundial da Saúde e pela International Association for Trauma Surgery and Intensive Care (IATSC) por meio das *Guidelines for essential trauma care* têm um indiscutível valor, mas seu impacto é limitado, seu conteúdo é teórico e é proposta, não raramente, a adoção de alternativas diagnósticas e terapêuticas nem sempre disponíveis nos pronto-socorros.

Existem livros, como é o caso do *Top knife: a arte e a estratégia da cirurgia do trauma*, de autoria de Hirshberhg e Mattox, publicado no Brasil em 2008, que podem permitir uma orientação de alto padrão, mas que, infelizmente, não substituem a formação presencial.

Embora, como afirmou Benjamin Eiseman em 1993, "ainda que o cirurgião que se dedica ao atendimento do trauma enfrente desafios físicos, intelectuais e emocionais. ele se recompensa de inestimável valor por salvar vidas e minimizar os impactos negativos das lesões", não é por acaso que tem havido grande número de trabalhos publicados testemunhando a evasão do cirurgião do trauma para outras áreas de atuação.

Mas, o que fazer então? Para abrir perspectivas favoráveis aos cirurgiões de trauma, é importante que se evite o "divórcio" crescente que está ocorrendo entre a cirurgia do trauma e a cirurgia geral. Neste sentido, talvez a alternativa mais adequada seja a proposta há vários anos pela American Association for the Surgery of Trauma (AAST).

De acordo com a AAST, a cirurgia do trauma e a cirurgia geral deveriam criar, conjuntamente, profissionais que possuíssem qualificações e treinamento para o atendimento cirúrgico não apenas de emergências traumáticas e não traumáticas, mas também para cuidados básicos de avaliação clínica e de terapia intensiva.

É importante assinalar que esta alternativa abriria a possibilidade de estabelecer uma progressão na carreira do cirurgião que assume a responsabilidade de atender as vítimas do trauma. De fato, sua formação seria aquela de um cirurgião geral devidamente qualificado para tratar, de forma integral, tanto doentes portadores de emergências traumáticas e não traumáticas como de doenças cirúrgicas de prevalência mais elevada.

Com este preparo, em uma fase inicial de sua vida ele poderia dedicar-se ao atendimento preferencial às emergências e especificamente ao trauma, ainda que mantendo sua prática em cirurgia geral. Com o passar dos anos, a cirurgia geral eletiva passaria a assumir um papel preponderante e o atendimento às emergências, particularmente às traumáticas, seria repassado para as novas gerações.

Seja como for, a baixa disponibilidade de recursos humanos qualificados torna-se particularmente significativa se lembrarmos que a presença de um cirurgião experiente, que acompanhe o doente de forma integral e sequencial, é de fundamental importância. Aliás, esta é a forma inteligente de ter os melhores resultados aos menores custos.

Em síntese, um candidato a cirurgião do trauma costuma ser um jovem profissional que ama sua profissão, que investe parte de sua vida em uma formação holística, que valoriza, acima de tudo, os resultados físicos e funcionais da atenção que prestou às vítimas de trauma, que se dispõe a trabalhar em condições adversas e sem perspectivas econômicas favoráveis, que aceita manter-se afastado do sucesso profissional convencional, que está disposto a viver uma vida pessoal e familiar simples, que adota o respeito por seus semelhantes como uma obrigação e que não exclui a possibilidade de adotar uma postura profissional diferente com o passar dos anos.

Sem negar os impactos espetaculares dos avanços tecnológicos que ocorreram nos últimos anos, cabe, aqui, lembrar as palavras de Einstein: "todo o nosso progresso tecnológico, que tanto se louva, é como um machado na mão de um criminoso", ou seja, os avanços tecnológicos só podem beneficiar o atendimento quando indicados, usados e interpretados criteriosamente por profissionais competentes e autocríticos.

Como disse Umberto Eco em 1980, em seu livro *Il nome dela rosa*, a "ciência não consiste apenas em saber o que se deve ou se pode fazer, mas também em saber o que se poderia fazer, mas que, talvez, não se deva fazer" e, como afirmava Confúcio, "cometer um erro e não o corrigir, eis o verdadeiro erro".

Uso do sistema de oxigenação por membrana extracorpórea (ECMO) nos casos de trauma

João Roberto Breda
Gustavo Calado Ribeiro
Antonio Marttos Jr.

INTRODUÇÃO

Para pacientes com falência respiratória e/ou cardiovascular grave refratária, o uso de oxigenação por membrana extracorpórea (ECMO) pode ser um procedimento salvador de vidas. Em pacientes vítimas de trauma, hipoxemia ou síndrome de angústia respiratória aguda (SARA), representam um importante fator no aumento da morbidade e mortalidade destes pacientes.

O suporte circulatório e/ou respiratório sob ECMO avançou significativamente e se tornou uma ferramenta importante de resgate para um grupo extremamente grave de pacientes com falência cardiopulmonar. Entretanto, o uso do suporte de ECMO nos pacientes vítimas de trauma ainda está acompanhado de incertezas, com algumas publicações mostrando taxas de sobrevida que podem variar de 44 a 74%.

Um dos fatores mais relevantes para um melhor resultado da ECMO neste grupo grave de pacientes, habitualmente em situação de politraumatismo, refere-se à seleção de pacientes elegíveis para o início do suporte. Assim, poderíamos de forma sucinta elencar alguns princípios de seleção de pacientes traumatizados para ECMO:

- Processo reversível.
- Bom resultado neurológico possível.
- Capacidade de tolerar anticoagulação.
- Desempenho e estado funcional – idade.

A qualidade geral das evidências que apoiam a ECMO no trauma é mista, em grande parte devido ao pequeno tamanho da amostra e viés. Até o momento, não há diagnósticos específicos, indicações absolutas ou contraindicações para a terapia com ECMO no trauma. Algumas considerações gerais sobre ECMO no trauma são: uso crescente e mortalidade decrescente; traumatismo cranioencefálico (TCE), idade avançada, hipotensão e hemotransfusão precoce são fatores de risco independentes para mortalidade.

CONCEITOS GERAIS E ESTRATÉGIAS DE ECMO

A ECMO é uma forma de suporte de vida cardiopulmonar, em que o sangue é drenado do sistema vascular, circulado fora do corpo por uma bomba mecânica e depois reinfundido na circulação. Enquanto está fora do corpo, a hemoglobina fica totalmente saturada com oxigênio e o CO_2 é removido. A oxigenação é determinada pela taxa de fluxo e a eliminação de CO_2 pode ser controlada ajustando a taxa de fluxo de gás em contracorrente através do oxigenador. As indicações para ECMO podem ser divididas em três categorias de acordo com o órgão suportado, suporte cardíaco (VA ECMO) e respiratório (VV ECMO) ou uma combinação dos dois.

O uso da ECMO, sobretudo na modalidade VV, aumentou significativamente após a publicação do estudo CESAR, que mostrou claramente uma melhora na taxa de mortalidade e incapacidade grave 6 meses após a randomização de pacientes com insuficiência respiratória grave tratados com suporte extracorpóreo em um centro especializado de alto volume de casos em comparação com centro não especializado. Outro estudo importante na validação do uso da ECMO no suporte pulmonar foi o chamado EOLIA trial, que comparou ECMO VV precoce em centros de alto volume *versus* ventilação protetora pulmonar precoce com PEEP alto e mostrou redução de 11% na mortalidade com ECMO:

- Sangramento maior que demandou transfusão (46% ECMO *vs*. 28% ventilação protetora).
- Trombocitopenia grave (27% ECMO *vs*. 16% ventilação protetora).
- 28% de taxa de cruzamento de emergência para o grupo ECMO.

A partir daí, as indicações de VV ECMO expandiram rapidamente:

- Insuficiência hipercápnica (DPOC, asma, overdose tóxica).
- Ponte para transplante de pulmão.
- Hipertensão pulmonar com insuficiência cardíaca direita.
- Uso precoce em insuficiência respiratória hipóxica menos grave.
- Ventilação ultraprotetora pulmonar.
- Trauma (historicamente, o primeiro paciente adulto de ECMO que sobreviveu foi um paciente traumatizado).

Na ECMO VV, quando se utiliza cânula venosa única, o sangue é extraído da veia cava ou átrio direito oxigenado e retorna ao átrio direito. As cânulas únicas são geralmente colocadas por via percutânea pela técnica de Seldinger, através da veia jugular interna direita. No entanto, se for usado o sistema de cânula venosa dupla, as cânulas geralmente são colocadas na veia femoral comum (para drenagem) e na veia jugular interna ou femoral direita (para infusão). Na modalidade VA, o circuito da ECMO é conectado em paralelo ao coração e aos pulmões, o sangue é extraído do átrio direito ou da veia cava (para drenagem) e retornado ao sistema arterial por meio de canulações periféricas via artérias femorais, axilares ou carótidas (para infusão) ou na aorta ascendente se a canulação central for usada , principalmente nos casos pós-cirurgia cardíaca, em que as cânulas empregadas para circulação extracorpórea podem ser transferidas da máquina coração-pulmão para o circuito da ECMO, o sangue é drenado do átrio direito e reinfundido na aorta ascendente.

A estratégia de anticoagulação em ECMO em pacientes com trauma pode variar, desde anticoagulação plena até não anticoagulação. No grupo de anticoagulação, pacientes receberam anticoagulação sistêmica com heparina, que foi interrompida devido a sangramento. O controle de anticoagulação utiliza o tempo de coagulação ativado (ACT) e tempo parcial ativado tempo de tromboplastina (TTPa) como os dois parâmetros mais comuns, sendo ACT entre 180 e 220 segundos o tempo alvo visado, enquanto o TTPa alvo foi entre 40 e 80 segundos.

As principais complicações observadas neste tipo de suporte são sangramento (incluindo sangramento no eventual sítio cirúrgico, sangramento no local da canulação, sangramento intracraniano, sangramento intratorácico, sangramento intra-abdominal, sangramento gastrointestinal, sangramento de traqueostomias e sangramento pela boca ou nariz. A incidência de complicações hemorrágicas pode variar de 0 a 87,5%, e a maioria desses eventos não necessitam de intervenção cirúrgica.

Além das complicações hemorrágicas, podemos observar complicações trombóticas, incluindo trombose venosa profunda femoral (TVP), trombos no oxigenador e no circuito de ECMO, infarto cerebral, embolia pulmonar, trombo na veia cava inferior (VCI), trombo na veia jugular (JID) e trombos da veia cava superior (VCS). A incidência de trombos em oxigenadores e circuitos pode chegar a 27,1%. As outras possíveis complicações relacionadas à ECMO podem incluir isquemia da extremidade inferior, síndrome compartimental abdominal, edema cerebral, edema agudo do pulmão, pancreatite aguda, remoção acidental de uma cânula, pseudoaneurisma desenvolvido no local da cânula.

Do mesmo modo, de acordo com as diretrizes propostas pela ELSO (Extracorporeal Life Support Organization), as contraindicações relativas para ECMO podem ser assim apresentadas:

- Ventilação mecânica por mais de 7 dias em configurações altas (FiO_2 > 90% Pplat > 30), com base em dados mais antigos.
- Imunossupressão importante.
- Hemorragia do SNC recente ou progressiva.
- Comorbidade não recuperável.
- Malignidade terminal.
- "Aumento do risco com o aumento da idade".
- Não é candidato a transplante.
- Disfunção orgânica crônica.

De maneira geral, poderíamos incluir como princípio geral nos pacientes politraumatizados o seguinte princípio:

- Evitar ECMO em parada cardíaca traumática.
- No choque grave ou parada cardíaca devido à perda de sangue, a ECMO não funcionará.
- O único grupo em que a sobrevivência de ECMO no trauma é menor do que a sobrevivência sem trauma se relaciona aos pacientes em parada cardíaca (25% sobrevida ECMO em parada cardíaca no trauma *versus* 29% sobrevida em parada cardíaca sem trauma).

PROGRAMAS DE ECMO COM CENTROS DE TRAUMA

Em linhas gerais podemos afirmar que centros de referência em ECMO com unidades de atendimento ao paciente traumatizado seguem um processo institucional que deve envolver:

- Equipe ECMO.
- Equipe de Choque.
- Equipe de Trauma.
- Discussão multidisciplinar.
- Diretrizes e critérios preestabelecidos.
- Considere a indicação precoce (assim que a terapia convencional falhar).
- Seleção cuidadosa dos pacientes.
- Capacidade para iniciar a ECMO fora do centro de referência.
- Habilidade para transportar o paciente em qualquer lugar, a qualquer hora e com a equipe treinada

TRANSPORTE DO PACIENTE TRAUMATIZADO EM ECMO

O transporte do paciente traumatizado em ECMO pode representar um grande desafio e ser a diferença para aumentar a possibilidade de sobrevivência em situações extremas. O grau de hipoperfusão/hipotensão/acidose pré-transporte, adicionalmente ao risco de maior deterioração durante o transporte, deve ser considerado.

Todos os centros ECMO com grande quantidade de casos devem ter equipes móveis preparadas. A equipe ECMO é multidisciplinar e deve ser composta de pessoal treinado e experiente, devendo ser capaz de aplicar e utilizar o ECMO por via venosa-venosa ou canulação venosa-arterial e de encarar adversidades sérias. A quantidade de pessoas e a composição da equipe podem variar dependendo da distância até o hospital de referência. Mais frequentemente, a equipe inclui pelo menos um perfusionista para fornecer o esquema do circuito de ECMO e administrá-lo, dois médicos habilidosos em ECMO (cirurgiões e/ou médicos de tratamento intensivo ou ambos), um ou dois enfermeiros de tratamento intensivo e motoristas. Embora a técnica de canulação Seldinger seja preferencial, muitas equipes incluem um cirurgião cardíaco a fim de fornecer, quando necessário, acesso vascular direto ou toracotomia de emergência.

Para o transporte secundário (no qual os pacientes já estão sob ECMO antes da partida), até dois médicos e dois especialistas de ECMO realizam o transporte. Se ocorrer uma situação de emergência, é preferível que haja mais de dois profissionais presentes.

Fatores geográficos são muito determinantes, especialmente a distância entre o ponto de origem e o centro ECMO e, portanto, a duração da ação possui um grande peso na decisão sobre o modo de transporte. Em cada caso, as considerações geográficas devem ser analisadas no contexto das prioridades clínicas, climáticas e de recursos. Se for esperado que a duração do trânsito por terra seja de 3-4 horas, então o transporte aéreo deve ser considerado.

A preparação para as necessidades do transporte segue determinados princípios a fim de evitar eventos críticos durante o percurso, com base em uma extensiva antecipação, comunicação efetiva e estabilização/avaliação do paciente. Embora seja obrigatória, a estabilização do paciente antes do transporte pode consumir tempo, portanto o grau de estabilização deve ser estabelecido pelo tempo de viagem até o centro de referência.

Equipamentos são um item crucial à medida que aparelhos ECMO têm se tornado cada vez menores, graças a sistemas de bombeamento centrífugos e à diminuição dos monitores. É importante trazer um conjunto limitado de descartáveis em vez de estocar todos os itens possíveis em um sobrecarregado kit emergencial. O uso de um *checklist* logo antes da partida é parte de uma sistemática de segurança de equipamento e medicamentos.

Monitoramento durante o transporte

- Eletrocardiograma de três planos (ou mais) com ritmo cardíaco e monitoramento do segmento ST.
- Aparelhos de pressão invasivos (se levarem muito tempo ou não estiverem disponíveis, aparelhos de pressão não invasivos são aceitáveis no caso de canulações de emergência em situações de risco, mas, antes do transporte, o paciente deve ser completamente monitorado, e vale a pena esperar por uma medida invasiva de pressão).
- Saturação de oxigênio da hemoglobina. Para o transporte por longas distâncias, SvO_2 é obrigatório tanto para Cardiohelp System (Maquet) completo ou máquina ABG de beira de leito.
- Capnografia de final da expiração, se disponível.
- Temperatura: aeronaves que alcançam grandes altitudes passam por uma maior queda de temperatura, gerando risco de hipotermia para pacientes em estado crítico.

O racional para o futuro é a organização de equipe de transporte bem treinada para que realize transportes sob ECMO em uma unidade ECMO com alta demanda para uma região em particular e que essa modalidade deva ser preferível em vez do transporte desses pacientes sob ventilação convencional exclusivamente.

Em conclusão, os dados iniciais do nosso centro de trauma e de outros trabalhos já publicados sugerem que o uso da ECMO em pacientes vítimas de grandes traumatismos pode ser benéfico, porém, deve envolver um cuidadoso critério de seleção e discussão com centros de experiência em ECMO.

REFERÊNCIAS BIBLIOGRÁFICAS

1. Amos T, Bannon-Murphy H, Yeung M, Gooi J, Marasco S, Udy A, et al. ECMO (extra corporeal membrane oxygenation) in major trauma: a 10 year single centre experience. Injury. 2021;52(9):2515-21.
2. Wang C, Zhang L, Qin T, Xi Z, Lei Sun, Wu H, et al. Extracorporeal membrane oxygenation in trauma patients: a systematic review. World J Emerg Surg. 2020;15:2-14.
3. Daurat A, Millet I, Roustan JP, Maury C, Taourel P, Jaber S, et al. Thoracic trauma severity score on admission allows to determine the risk of delayed ARDS in trauma patients with pulmonary contusion. Injury. 2016;47(1):147-53.
4. Louro J, Weir JJ, Brozzi NA, Dudaryk R. Treatment of refractory intraoperative hypoxemia after trauma with venovenous extracorporeal membrane oxygenation: a case report. A A Pract. 2018;11(2):41-5.
5. Beckmann U, Gillies DM, Berenholtz SM, Wu AW, Pronovost P. Incidents relating to the intra-hospital transfer of critically ill patients. An analysis of the reports submitted to the Australian Incident Monitoring Study in Intensive Care. Intensive Care Med. 2004;30:1579-85
6. Broman LM, Holzgraefe B, Palmer K, Frenckner B. The Stockholm experience membrane transports on extracorporeal membrane oxygenation. Critical Care. 2015;19:278.
7. Bryner B, Cooley E, Copenhaver W, Brierley K, Teman N, Landis D, et al. Two decades' experience with interfacility transport on extracorporeal membrane oxygenation. Ann Thorac Surg. 2014;98(4):1363-70.
8. Cannon JW et al. Transport of the ECMO patient: from concept to implementation. In: Annich G (ed). ECMO: extracorporeal cardiopulmonary support in critical care. 4th ed. Ann Arbor: Extracorporeal Life Support Organization; 2012. p.451-78.
9. Chenaitia H, Massa H, Toesca R, Michelet P, Auffray JP, Gariboldi V. Mobile cardio-respiratory support in prehospital emergency medicine. Eur J Emerg Med. 2011;18:99-101.
10. Clement KC, Fiser RT, Fiser WP, Chipman CW, Taylor BJ, Heulitt MJ, et al. Single-institution experience with inter-hospital extracorporeal membrane oxygenation transport: a descriptive study. Pediatr Crit Care Med. 2010;11:509-13.
11. Coppola CP, Tyree M, Larry K, Di Geronimo R. A 22-year experience in global transport extracorporeal membrane oxygenation. J Pediatr Surg. 2008;43:46-52.
12. Diaz MA et al. When is the helicopter faster? A comparison of helicopter and ground ambulance transport times. J Trauma. 2005;58:148-53.
13. Dirnberger D, Fiser R, Harvey C, Bacchetta M, Frenckner B, Muller T, et al. Guidelines for ECMO transport. Extracorporeal Life Support Organization (ELSO). 2015. Disponível em: www.elso.org.
14. Foley DS, Pranikoff T, Younger JG, Swaniker F, Hemmila MR, Rmenapp RA, et al. A review of 100 patients transported on extracorporeal life support. ASAIO J. 2002;48:612-9.
15. Horne D, Lee JJ, Maas M, Divekar A, Kesselman M, Drews T, et al. Air transported pediatric rescue extracorporeal membrane oxygenation: a single institutional review. World J Pediatr Congenit Heart Surg. 2012:3:236-60.
16. Isgro S, Patroniti N, Bombino M, Marcolin R, Zanella A, Milan M, et al. Extracorporeal membrane oxygenation for interhospital transfer of severe acute respiratory distress syndrome patients: 5-year experience. Int J Artif Organs. 2011;34:1052-60.

17. Lindén V, Palmér K, Reinhard J, Westman R, Ehren H, Granholm t, et al. Inter-hospital transportation of patients with severe acute respiratory failure on extracorporeal membrane oxygenation-national and international experience. Intensive Care Med. 2001;27:1643-8.
18. Lucchini A, De Felippis C, Elli S, Gariboldi R, Vimercati S, Tundo P, et al. Móbile ECMO team for inter-hospital transportation of patients with ARDS: a retrospective case series. Heart Lung Vessel. 2014;6:262-73.
19. Martin T. Aeromedical transportation: a clinical guide. 2nd ed. Aldershot/Hampshire: Ashgate; 2006.
20. Mendes PV, Gallo CA, Bruno B, Costa EL, Foronda F, Park M, et al. Transportation of patients on extracorporeal membrane oxygenation: a tertiary medical center experience and systematic review of the literature. Ann Intensive Care. 2017;7(14): 2-9.
21. Michaels AJ, Hill JG, Long WB, Young BP, Sperley BP, Shanks TR, et al. Adult refractory hypoxemic acute respiratory distress syndrome treated with extracorporeal membrane oxygenation: the role of a regional referral center. Am J Surg. 2013;205:492-9.
22. Michaels AJ, Hill JG, Bliss D, Sperley BP, Young BP, Quint P, et al. Pandemic flu and the sudden demand for ECMO resources: a mature trauma program can provide surge capacity in acute critical care crises. J Trauma Acute Care Surg. 2013;74(6):1493-7.
23. Midla GS. Extracorporeal circulatory systems and their role in military medicine: a clinical review. Mil Med. 2007;172(5):523-6
24. Noah MA, Peek GJ, Finney SJ, Griffiths MJ, Harrison DA, Grieve R, et al. Referral to an extracorporeal membrane oxygenation Center and mortality among patients with severe 2009 influenza A (H1N1). JAMA. 2011;306(15):659-68.
25. Park M, Mendes PV, Zampieri FG, Azevedo LC, Costa EL, Antoniali F, et al. The economic effect of extracorporeal membrane oxygenation to support adults with severe respiratory failure in Brazil: a hypothetical analysis. Rev Bras Ter Intensiva. 2014;26(3):253-62.
26. Peek G, Combes A, Fowles J, Brodie D, Vuylsteke A. ECMO in the adult patient. Core critical care. Chapter 10. Cambridge: Cambridge University; 2017.
27. Peek GJ, Mugford M, Tiruvoipati R, Wilson A, Allen E, Thalanany MM, et al. Efficacy and economic assessment of conventional ventilatory support versus extracorporeal membrane oxigenation for severe adult respiratory failure (CESAR): a multicentre randomised controlled trial. Lancet. 2009;374:1351-63.
28. Pesenti A, Patroniti N, Sangalli F. ECMO: extracorporeal life support in adults. Chapters 38 and 39. Philadelphia: Springer; 2014. p. 445-661.
29. Rosengarten A, Elmore P, Epstein J. Long distance road transport of a patient with Wegener's granulomatosis and respiratory failure using extracorporeal membrane oxygenation. Emerg Med (Fremantle). 2002;14:181-7.
30. Schumacher RE, Roloff DW, Chapman R, Snedecor S, Bartlett RH. Extracorporeal membrane oxygenation in term newborns: a prospective cost-benefit analysis. ASAIO J. 1993;39(4):873-9.
31. Waldmann C et al, editors. Oxford desk reference: critical care. Oxford/New York: Oxford University Press; 2008. p 580-1.

A formação do cirurgião do trauma nos Estados Unidos: qual o futuro do cirurgião?

Patricia Perisse
Antonio Marttos Jr.

INTRODUÇÃO

A formação cirúrgica ao redor do mundo vem evoluindo substancialmente nos últimos anos. Novos modelos educacionais, acesso a treinamentos em laboratório com modelos animais ou mecânicos, além de simulações por computador têm sido adicionados ao modelo de preceptoria tradicional em que um cirurgião mais experiente orienta os mais novos.

Neste capítulo, vamos fazer um paralelo entre as residências nos Estados Unidos e no Brasil, analisando toda a complexidade envolvida na formação do cirurgião, detalhando as estruturas, as regras e o conhecimento mínimo que cada uma deve oferecer ao residente de cirurgia geral.

Atualmente, o crescente número de acidentes automobilísticos, de vítimas de guerra em vários locais no mundo, de ferimentos por armas de fogo e de vítimas de trauma de outra natureza vem aumentando a demanda por especialistas em cirurgia de trauma. A cirurgia do trauma, associada à cirurgia geral de emergência, vem se tornando rapidamente uma especialidade com alta demanda de profissionais.

EDUCAÇÃO EM CIRURGIA GERAL PRESENTE, PASSADO E FUTURO

Tanto nos Estados Unidos quanto no Brasil, a estrutura, o currículo, os programas, a metodologia de ensino e o treinamento dos residentes da cirurgia geral vêm sofrendo constante evolução e aprimoramento com prospecção de atendimentos cada vez mais rápidos e precisos aos pacientes vítimas de trauma.

Em relação à formação do cirurgião de trauma nos Estados Unidos, além da experiência em trauma obtida durante o período de residência, para obtenção de título de especialista em trauma se faz necessária especialização de 2 anos.

Tanto nos Estados Unidos quanto no Brasil, a estrutura, o currículo, os programas, a metodologia de ensino e o treinamento dos residentes da cirurgia geral vêm sofrendo constante evolução e aprimoramento com a capacitação para atendimentos cada vez mais rápidos e precisos aos pacientes vítimas de trauma. A evolução da residência em cirurgia geral passa pela necessidade imperativa de conhecer seu passado e seu presente, analisando sucessos, falhas e obstáculos enfrentados pelo residente desde o início da formação do programa de residência médica em cirurgia geral, tentando traçar um futuro para o cirurgião de trauma baseado na vivência na especialidade.

A história da residência médica nos Estados Unidos e no Brasil: a evolução da educação em cirurgia

Durante os três primeiros séculos depois da colonização, os Estados Unidos não possuíam qualquer formação cirúrgica formal. Durante esse período os aprendizes observavam cirurgiões trabalhando e aprendiam sem seguir nenhum serviço de cirurgia previamente estabelecido. Alguns cirurgiões mais afortunados conseguiam suplementar o aprendizado acompanhando cirurgiões europeus reconhecidos.

O primeiro treinamento formal nos Estados Unidos em cirurgia se iniciou no Johns Hopkins Hospital sob a direção do Dr. William Stewart Halsted em 1889. No sistema do Dr. Halsted, os residentes, todos do sexo masculino, trabalhavam nos andares com pacientes internados e nas salas cirúrgicas, mas era esperado que se envolvessem também em pesquisa relacionada aos tópicos do dia referentes a anatomia, fisiologia e bacteriologia.

Oito residentes entravam a cada ano e metade destes eram desligados do serviço por ano. O chefe residente era escolhido pelo Dr. Halsted. Era uma posição muito disputada e obtida geralmente após 8 anos de treinamento. Edward Churchill, do Massachusetts General Hospital, foi o cirurgião responsável por instituir o término da residência após um número predeterminado de anos. A certificação da residência em cirurgia geral chamada *Board Certification in General Surgery* só foi instituída em 1937. O American College of Surgery começou a credenciar residências em 1939.

Nos dias atuais, o American Board of Medical Specialties Accreditation Council for Graduate Medical Education (ACGME) é o órgão responsável pela acreditação da residência.

No Brasil, em 1945, foi criado o primeiro serviço de residência médica no Serviço de Ortopedia do Hospital das Clínicas da Faculdade de Medicina da Universidade de São Paulo. Na década de 1940, surgem no Rio de Janeiro e em outras cidades alguns programas de cirurgia geral.

Somente em 1977, o Decreto n. 80.281 instituiu a residência médica como procedimento formal de pós-graduação em Medicina, surgindo como exigência para a obtenção do grau de especialista que é dado pelas sociedades de especialidade.

A ESTRUTURA DA RESIDÊNCIA EM CIRURGIA GERAL

A homologação do título de especialista se faz por dois principais órgãos de acreditação. Nos Estados Unidos cabe ao Accreditation Council for Graduate Medical Education (ACGME) e no Brasil o órgão responsável é o Ministério da Educação e Cultura (MEC).

Os requisitos básicos para a obtenção de título de especialista em cirurgia também diferem entre o Brasil e os Estados Unidos.

Segundo The American Board of Surgery os requerimentos básicos são:

- O tempo mínimo para completar uma residência em cirurgia geral homologada pelo ACGME é de 5 anos.
- Pelo menos 48 semanas de trabalho em tempo integral a cada ano.
- Pelo menos 54 meses de experiência em clínica cirúrgica e não menos que 42 meses dedicados à cirurgia geral.
- Não mais que 6 meses devotados a disciplinas não cirúrgicas.
- Não mais que 12 meses alocado a alguma especialidade cirúrgica.
- Durante a residência de cirurgia geral, é obrigatório que os residentes passem anualmente em um teste de múltipla escolha chamado ABSITE com um aproveitamento mínimo de 85%.
- Alguns serviços requerem dedicação de 1 ou 2 anos em pesquisa e outros apenas estimulam as publicações oferecendo tutores que apoiam os residentes como mentores.
- É obrigatório que os últimos 2 anos de residência sejam feitos no mesmo programa.
- O programa tem duração de cinco anos.

Em relação à experiência cirúrgica mínima obrigatória, ao menos 850 procedimentos cirúrgicos devem ser realizados pelo residente nos últimos 5 anos, no mínimo 40 casos em terapia intensiva relacionada ao paciente cirúrgico, participação em pelo menos 25 casos como assistente do professor.

As rotações obrigatórias durante os 5 anos são relacionadas a cirurgias em áreas do abdome, trato gastrointestinal, cabeça e pescoço, cirurgia plástica, cirurgia endócrina, cirurgia oncológica, trauma, queimados, cuidados intensivos de pacientes cirúrgicos críticos, cirurgia vascular, cirurgia pediátrica e transplante. Algumas instituições oferecem treinamento em cirurgia robótica e laboratório de cirurgias simuladas.

Em relação ao braço acadêmico da residência, avaliações de performance periódica dos residentes realizada por professores e residentes veteranos e reuniões clínicas com *staffs* e residentes sobre os casos vividos por eles no dia a dia auxiliam muito no aprendizado.

As vagas para residência em cirurgia geral nos Estados Unidos podem ser classificadas em categorical e preliminar. No categorical, com algumas exceções, o residente garante a vaga até o término do programa de residência. No preliminar, o residente só garante a vaga por um ano, geralmente o PGY1. O ano de preliminar é um ano obrigatório de pré-requisito para residentes que passaram em anestesia, urologia, ortopedia ou otorrino ou para médicos imigrantes que não conseguiram vagas de categorical.

Segundo o MEC, o cumprimento integral do Programa Nacional de Residência confere ao médico residente o título de especialista e os requerimentos básicos são:

- Carga horária de 60 horas por semana.
- 24 horas de sobreaviso.
- 28 dias de ferias consecutivas.
- O tempo mínimo para completar uma residência em cirurgia geral homologada pelo MEC é de 3 anos.

No Brasil, cada residente é responsável por pelo menos cinco leitos, com carga horária mínima de 60 horas de trabalho semanal e 24 horas de plantão com um dia de folga por semana.

Em relação ao braço acadêmico do programa, não há obrigatoriedade de pesquisa nos serviços de cirurgia geral; a avaliação de cada residente difere de acordo com o serviço, mas geralmente é feita por meio de testes mensais, bimestrais anuais, escritos ou práticos.

A carga horária da residência no Brasil é dividida em 25% centro cirúrgico, 25% cuidado com pacientes internados, 25% urgências e emergências, 15% ambulatório e 10% educacional com seminários, conferências, reuniões clínicas, bioética e clubes para elaboração de artigos.

No primeiro ano, a meta do residente é participar como primeiro auxiliar no mínimo em 48 cirurgias e ser cirurgião principal em pelo menos 24 cirurgias. Já no segundo ano, o residente deverá ser exposto a cirurgias mais complexas e deverá ser primeiro assistente em pelo menos 24 cirurgias e o cirurgião principal em pelo menos 48 cirurgias de grande porte.

As rotações mandatórias na residência estarão relacionadas ao ano cursado pelo residente. No primeiro ano, as especialidades serão cabeça e pescoço, cirurgia pediátrica, cirurgia plástica, cirurgia vascular, proctológica, urgência, emergência e urologia. No segundo ano, as rotações são mais relacionadas a emergências cirúrgicas relacionadas a cirurgia geral, videolaparoscopia e cirurgia do trauma.

Em relação à remuneração mensal, no Brasil a média salarial é de USD 8.649.60 anuais enquanto nos Estados Unidos o residente recebe em média USD 60.719, crescendo com o decorrer dos anos. Essa remuneração permite um treinamento mais prolongado e dedicação exclusiva durante a residência nos Estados Unidos.

UNIVERSITY OF MIAMI MILLER SCHOOL OF MEDICINE – JACKSON MEMORIAL MEDICAL CENTER GENERAL SURGERY PROGRAM

O autor descreve a seguir o Programa de Residência em Cirurgia Geral do Jackson Memorial Hospital em Miami como um exemplo da formação do Cirurgião Geral nos Estados Unidos.

O Jackson Memorial Program é um programa em expansão com grande volume e diversidade de casos cirúrgicos, possuindo um Centro de Trauma nível 1 e outro nível 2 e unidade de cuidados terciários no Sul da Flórida.

O programa oferece uma variedade grande de locais para rotação, o que favorece o aprendizado do residente e aumenta as possibilidades de atendimento aos pacientes.

Os possíveis locais de rotação do Jackson Memorial Program são: Jackson Memorial Hospital; Bruce W. Carter Department of Veterans Affairs Medical

Center; Nicklaus Children's Hospital; Sylvester Comprehensive Cancer Center e UHealth Tower.

Em relação à estrutura da residência, o programa recebe 7 residentes em cada um dos 5 anos e mantém 6 residentes em pesquisa.

A carga horária é de 40 horas por semana com 12 horas de descanso.

Estrutura dos hospitais relacionados ao programa

Jackson Memorial Hospital

- Total de leitos:1.550.
- Leitos da cirurgia geral: 150.
- Leitos na unidade de terapia intensiva: 57 de cirurgia geral/transplante, 27 de neurocirurgia, 50 de clínica médica, 12 de cardiologia, 40 de pediatria.
- Salas cirúrgicas: 35.
- Número de casos cirúrgicos por ano: 10.000.

Ryder Trauma Center

- Centro de trauma nível 1.
- Local de rotação em cirurgia do trauma dos residentes do programa do Jackson Memorial
- Total de leitos: 150.
- Número de leitos na terapia intensiva relacionada ao trauma: 25, incluindo 5 leitos para queimados.
- Salas cirúrgicas: 6.
- 4.500 a 5.000 atendidos ao ano.

Veterans Affairs (VA)

- Total de leitos: 122.
- Total de leitos cirúrgicos: 32.
- Leitos na unidade de terapia intensiva: 12.
- Salas de cirurgia: 6.
- Número de casos/ano: 2.000.

University of Miami Hospital

- Número de leitos: 560.
- Leitos na unidade de terapia intensiva: 28.
- Salas cirúrgicas: 18.

Sylvester Comprehensive Cancer Center

- Número de leitos: 40.
- Salas de cirurgia: 4.

Miami children's (Coral Gables)

- Cirurgia pediátrica.

Jackson North

- Vascular Access Surgery.

Em relação às rotações na residência relacionadas a cada ano, o autor faz um resumo das especialidades:

- Rotações no primeiro ano: PGY 1 (1 mês de duração cada rotação):
  - Cirurgia Geral.
  - Queimados.
  - Cirurgia Oncológica.
  - Cirurgia Colorretal.
  - Cirurgia Pediátrica.
  - UMH (2 meses de rotação).
  - Cirurgia Plástica.
  - Terapia Intensiva.
  - Nutrição/Trauma.
  - Laboratório de simulação cirúrgica.
  - Patologia cirúrgica.
  - Férias (5 semanas).
  - Média de casos :100.
- Rotações no segundo ano com duração de 5 semanas cada: PGY2.
- VA:
  - Cirurgia Geral e Cirurgia vascular.
- JMH:
  - Cirurgia vascular, trauma e colorretal.
- Miami Childrens':
  - Cirurgia pediátrica e unidade de terapia intensiva.
- UMH:
  - Unidade de terapia intensiva, cirurgia geral, cirurgia endócrina, laparoscopia.

  - Férias: 4 semanas.
  - Número de casos: 200.
- Rotações no terceiro ano com duração de 2 meses cada: PGY 3.
  - Queimados, cardiotorácico, unidade intensiva, cuidado agudo do paciente cirúrgico, cirurgia vascular.
- UMH: Cirurgia geral e videolaparoscopia avançada.
  - Férias: 4 semanas.
  - Número de casos: 250.
- Rotações no quarto ano que duram 2 meses cada: PGY 4.
  - Cirurgia hepatobiliar, cirurgia de mama, trauma.
- UMH: Cirurgia geral, cirurgia pediátrica, transplante renal e pancreático:
  - Férias: 4 semanas.
  - Número de casos: 300.
- Rotações no quinto ano que duram 2 meses cada: PGY 5.
  - Cirurgia oncológica, hepatobiliar, trauma, colorretal, vascular.
  - Cirurgia geral no VA.
  - Férias: 4 semanas.
  - Número de casos: 250.

Características do segmento acadêmico da residência no Programa de Residência do Jackson Memorial

Realizado sempre às quintas-feiras, esse segmento é composto de *rounds*, conferências e preparação oral para a prova de certificação do terceiro e do quinto ano. As conferências de morbidade e mortalidade são semanais e os grandes *rounds* mensais.

TIPOS DE PROGRAMAS DE RESIDÊNCIA NOS ESTADOS UNIDOS

Os programas de residência nos Estados Unidos são divididos segundo as suas características predominantes em acadêmico ou comunitário; urbano *versus* rural, 5 anos *versus* 7 anos; Centro de Trauma. Os tipos de vagas podem ser divididos em categorical e preliminar.

Jackson Memorial Hospital: Organização da residência

O programa do Jackson é considerado grande, aceitando 7 residentes por ano (categorical).

Com uma forte vocação para pesquisa, o programa conta com três residentes em cada ano depois do PGY 2, voltados para esse campo e cada um deles vai desenvolver trabalhos na área por 2 anos.

Vários hospitais são utilizados pelo programa como centros de pesquisa em diversas áreas:

- Centro de Pesquisa do Diabetes (UM).
- Instituto de Biologia Vascular (UM).
- Baylor University.
- Cirurgia Oncológica (UM).
- Cardiotorácica (UM).
- Cirurgia Plástica (UM).
- Trauma/Terapia Intensiva (UM).
- Queimados (UM).

Fellowship

O programa oferece, após 5 anos iniciais de residência em Cirurgia Geral, especialização em várias áreas da cirurgia (*fellowships*). Cirurgiões experientes e com sólida formação cirúrgica podem se especializar nas seguintes áreas: trauma/*critical care*, colorretal, cirurgia minimamente invasiva, cirurgia plástica, cirurgia pediátrica, cirurgia vascular, cirurgia oncológica, cirurgia endócrina, cirurgia torácica, cirurgia cardíaca, entre outras.

Fellowship em Trauma e *Surgical Critical Care*

A residência de trauma e *surgical critical care* é um programa de 2 anos em que após a extensa formação em cirurgia geral, o cirurgião submete-se a um intenso treinamento para o atendimento e suporte a pacientes críticos em unidade de terapia intensiva cirúrgica no primeiro ano e cirurgia de trauma e cirurgia geral de emergência (*acute care surgery*) no segundo ano. As rotações ocorrem no Ryder Trauma Center (Centro de excelência em cirurgia do trauma, que oferece nível 1 de atendimento), Jackson South Medical Center (Centro de Trauma nível 2) e University of Miami Hospital.

O Ryder Trauma Center

- Inaugurado em 1992.

- Apresenta 15.500 m^2 de área construída.
- Atende em média 5.000 pacientes vítimas de trauma severo ao ano.
- 70% dos atendimentos são traumas contusos e 30% penetrantes.
- 10% dos atendimentos são crianças.

No primeiro ano, o *fellow* em Terapia Intensiva Cirúrgica apresenta rotações mensais nas Unidades de Terapia Intensiva de Trauma (4 meses), Unidade de Terapia Intensiva de Cirurgia Geral e Transplantes (4 meses), Serviço de Queimados (1 mês), Unidade de Terapia Intensiva de Cirurgia Cardíaca/ECMO (1 mês), Centro de Trauma nível 2 (1 ou 2 meses), 4 semanas de férias. Os *fellows* em terapia intensiva cirúrgica terão experiência no tratamento de pacientes com lesões traumáticas graves, queimados, transplantes de rins, pâncreas, fígado, multiviscerais, coração, pulmão. Durante o processo, eles podem dispor de equipamentos e tecnologia como o ECMO, podendo realizar endoscopia digestiva alta, broncoscopia, traqueostomias percutânea e aberta, além de tratar grandes queimados.

No segundo ano, o foco do *fellowship* é na Cirurgia do Trauma e Cirurgia Geral de Emergência (*Acute Care Surgery*). Serão 11 meses com trabalhos nessas áreas e 4 semanas de férias. Os *fellows* ficarão responsáveis pelo tratamento agudo de pacientes com lesões traumáticas graves, realizarão o atendimento primário, seguido das intervenções cirúrgicas necessárias. As rotações acontecem no Ryder Trauma Center e Jackson South Medical Center. Durante este ano os *fellows* serão expostos e capazes de lidar com a cirurgia do trauma, incluindo cavidade abdominal, cavidade torácica, toracotomias, tratamento de lesões cardíacas e pulmonares, tratamento de lesões vasculares, incluindo enxertos em lesões vasculares do pescoço, tórax, abdome e membros, tratamento de queimados e atendimento a queimados.

CONSIDERAÇÕES FINAIS

Após avaliação detalhada e comparativa das residências em cirurgia geral nos Estados Unidos e no Brasil, verificamos que ambas oferecem excelentes oportunidades de aprendizado, trabalho em campo, novas tecnologias e obstáculos a serem transpostos no futuro.

Os programas de residência em cirurgia geral no Brasil vêm evoluindo com a tendência de uma formação mais completa com a obrigatoriedade dos 3 anos de residência como requerimento básico. A especialização em cirurgia do trauma de 1 ou 2 anos ainda se encontra em discussão, assim como programas conjuntos envolvendo trauma e cirurgia geral de emergência (*acute care surgery*).

No Brasil, o aumento da violência urbana, do número de pacientes vítimas de acidentes automobilísticos, vítimas de armas de fogo e armas brancas aumentou muito a demanda por centros de trauma, pressionando cada vez mais que a residência em cirurgia geral tenha uma base sólida em trauma para que o cirurgião possa adequadamente atender a sociedade.

Nos Estados Unidos, o cirurgião geral apresenta uma formação de no mínimo 5 anos com um sistema de avaliação de desempenho anual dos residentes extremamente rígido. A dedicação é exclusiva e a formação é ampla, com exposição a tecnologias como robótica e videoconferências que permitem ao cirurgião geral realizar ou conduzir cirurgias a distância. A produção de material científico é muito estimulada, com alguns serviços oferecendo 2 anos de dedicação à pesquisa durante o tempo de residência.

A cirurgia do trauma vem crescendo em qualidade de treinamento e atendimento. Protocolos avançados de atendimento, salas híbridas, banco de sangue prontos para ressuscitação, time cirúrgico treinado, serviço de imagem integrado e videoconferências que permitem ao cirurgião do trauma acompanhar ou conduzir cirurgias a longa distância em áreas rurais, de conflito ou guerras permitem atendimento rápido e preciso. A teleconferência vem como instrumento fundamental na formação do residente e na atualização do cirurgião do trauma.

A violência crescente no mundo, guerras e aumento no número de vítimas de trauma a cada ano vem aumentando a demanda por cirurgiões especializados em trauma. O cirurgião geral deve ser cada vez mais resolutivo e o treinamento extra em cirurgia geral de emergência (*acute care surgery*) é uma tendência natural.

O advento de novas formas de educação e simulação no treinamento em cirurgia e trauma e o aparecimento de novas tecnologias para a realização de procedimentos proporcionaram para esses especialistas uma maior rapidez e precisão no atendimento ao paciente cirúrgico. Esses fatores somados favorecem uma prospecção de crescimento contínuo da especialidade com cirurgiões gerais e de trauma apresentando formação cada vez mais sólida, capazes de atendimentos cada vez mais complexos, precisos e rápidos.

REFERÊNCIAS BIBLIOGRÁFICAS

1. Potts JR 3rd. General surgery residency: past, present and future. Current Problems in Surgery. 2019;56(5):174-97.
2. Batirel HF, Assouad J, Etienne H, D'Journo XB. Auditorium of the future: e learning platform. J Thorac Dis. 2021;13(3):2038.
3. Dickinson KJ, Bass BL, Pei KY. Public perceptions of general surgery residency training. J Surg Educ. 2021;78(3):717-27.
4. Nagaraj MB, Weis HB, Weis JJ, Cook GS, Bailey LW, Shoultz TH, et al. The impact of COVID-19 on surgical education. J Surg Res. 2021;267:366-73.
5. Potts III JR. Shifting sands of surgical education. J Am Coll Surg. 2018;227(2):151-62.
6. Quillin III RC, Pritts TA, Hanseman DJ, Edwards MJ, Davis BR. How residents learn predicts success in surgical residency. J Surg Education. 2013;70(6):725-30.
7. Schwab B, Hungness E, Barsness KA, McGaghie WC. The role of simulation in surgical education. J Laparoendosc Adv Surg Techs. 2017;27(5):450-4.
8. William CJ, Halsted S. Our surgical heritage. Ann Surg. 1997;225:445-58.
9. Grillo HC. Edward D. Churchill and the "rectangular" surgical residency. Surg. 2004;136(5):947-52.
10. Swanson AG. The genesis of the Coordinating Council on Medical Education and the Liaison Committee on Graduate Medical Education. Bull NY Acad Med. 1974;50(11):1216.
11. MacEachern MT. Criteria for graduate training for surgery and a manual for graduate training for surgery. Bull Am Coll Surg. 1939;24:6-14.
12. Holden WD. The Conference Committee on Graduate Education in Surgery. Surgery. 1968;64(2):506-8.
13. Swanson AG. Rapprochement and reorganization: a new, new beginning for accreditation. Acad Med. 1980;55(12):1039-41.
14. Henry S, Brasel K, Joseph K. ATLS at 40: distinguished past, bright future. Bull Am Coll Surg. 2018;103:12-8.
15. Kelley Jr WE. The evolution of laparoscopy and the revolution in surgery in the decade of the 1990s. J Soc Laparoendosc Surg. 2008;12(4):351.

Cirurgia minimamente invasiva: estado da arte e perspectivas futuras

Ailton Sepulveda

INTRODUÇÃO

Após a primeira colecistectomia laparoscópica descrita por Philipe Mouret no final da década de 1980, a cirurgia minimamente invasiva (CMI) abdominal se desenvolveu de maneira importante e hoje está estabelecida como via de acesso preferencial para um grande número de intervenções em diferentes especialidades cirúrgicas[1]. Durante as últimas três décadas, esse processo evolutivo viveu avanços consideráveis. Do ponto de vista técnico, observamos o desenvolvimento de uma técnica cirúrgica laparoscópica própria, necessitando de treinamento específico com uma curva de aprendizado relativamente longa. Do ponto de vista tecnológico, observamos uma melhoria considerável dos sistemas de vídeo, proporcionando imagens de alta resolução, além dos instrumentos de energia e grampeadores aumentando a eficácia dos gestos cirúrgicos. Esses avanços permitiram não somente diminuir sangramento intraoperatório, complicações pós-operatórias e tempo de hospitalização, mas também reproduzir a excelência da cirurgia aberta com resultados funcionais e oncológicos comparáveis. Frente ao nível de evidência científica crescente de tais benefícios, e a uma forte adesão por parte dos cirurgiões e dos pacientes, as técnicas ditas minimamente invasivas têm se expandido em todo o mundo e outras tecnologias têm sido desenvolvidas com o intuito de romper certos limites inerentes à laparoscopia clássica, como por exemplo a limitação de movimentos e a restrição da visão dentro da cavidade abdominal. Neste contexto, a cirurgia robótica vem ganhando espaço dentro e fora da comunidade cirúrgica, marcando provavelmente uma nova era da CMI. Este capítulo tem por objetivo traçar um panorama abrangente das técnicas mais utilizadas em cirurgia abdominal hoje, mostrando sua evolução, sua utilização atual baseada em evidências científicas e as perspectivas de evolução futura.

DIFERENTES TÉCNICAS

Laparoscopia clássica

A laparoscopia clássica está baseada na indução de um pneumoperitônio (10-15 mmHg) através de uma punção utilizando uma agulha de Verres ou pela introdução de trocarte após dissecção aberta, a utilização de uma câmera óptica equipada com uma fonte de luz e a instalação percutânea sob controle da visão laparoscópica de portais (trocartes) de tamanho variável (3 a 15 mm) permitindo a introdução de instrumentos e dispositivos cirúrgicos (Figura 1). O pneumoperitônio é um fator importante na diminuição do sangramento e na prevenção de aderências pós-operatórias. A posição e o número dos portais podem variar em função da técnica e preferência do cirurgião. A utilização de um portal dotado de sistema antirrefluxo (ex.: GelPort®) permite a utilização de uma das mãos do cirurgião no campo cirúrgico, o que caracteriza a técnica laparoscópica dita "*hand-assisted*". Deve-se ressaltar, no entanto, que a tendência atual é em favor das técnicas "*full-laparoscopic*" ou "totalmente laparoscópica". O portal óptico é preferencialmente localizado na cicatriz umbilical, embora possa ser utilizado em outras localizações em função da distância e da orientação dos órgãos a serem abordados. A utilização do princípio de triangulação entre o portal óptico e os portais operadores principais é altamente recomendada, evitando o conflito entre os instrumentos e a câmera videolaparoscópica. No caso de cirurgia de médio a grande porte, uma incisão auxiliar deve ser realizada para a retirada da peça cirúrgica. A incisão mais utilizada é a de Pfannenstiel pelo seu caráter estético e conservador da musculatura abdominal.

Monotrocarte (*single-port* ou LESS – *laparo-endoscopic single site surgery*)

Esta técnica surgiu como alternativa para intervenções videolaparoscópicas que necessitam de incisões de pequeno porte para a retirada da peça

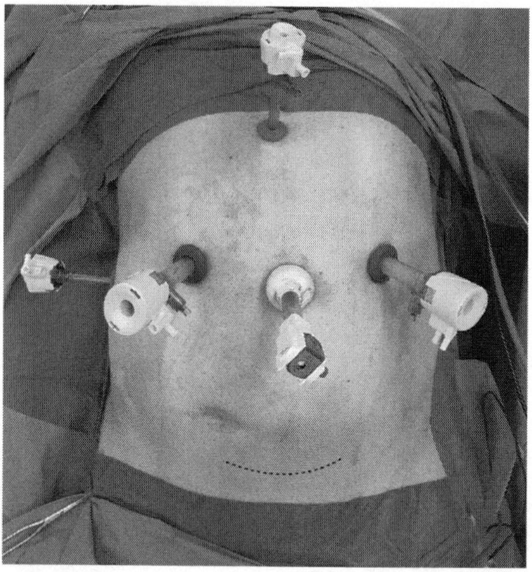

Figura 1 Posição de trocartes para cirurgia supramesocólica laparoscópica e traçado da incisão de *Pfannenstiel*.

cirúrgica e cujos eixos de trabalho dos portais operadores são próximos ao do portal óptico. Esta técnica visa oferecer melhor resultado estético e diminuir a dor no pós-operatório. O número limitado de portais disponíveis (4 a 5) e a pequena margem de movimentos por conta da restrita triangulação entre os instrumentos podem ser limitantes para a realização de cirurgias mais complexas (Figura 2). A indústria de instrumentos laparoscópicos têm desenvolvido instrumentos mais adaptados a esta técnica com possibilidade de pinças com curvatura excêntrica, instrumentos de menor calibre (2 a 3 mm) e câmeras flexíveis, permitindo a realização de intervenções como colecistectomias, gastrectomias parciais (Sleeve), tumorectomias hepáticas entre outras.

Robótica

A cirurgia robótica ou, mais propriamente dita, cirurgia laparoscópica robô-assistida tem se expandido em todo o mundo principalmente na última década. A primeira colecistectomia robótica foi realizada 1997 e desde então esta técnica tem ganhado popularidade em diversas especialidades cirúrgicas como por exemplo cirurgia geral e aparelho digestivo, urologia, ginecologia,

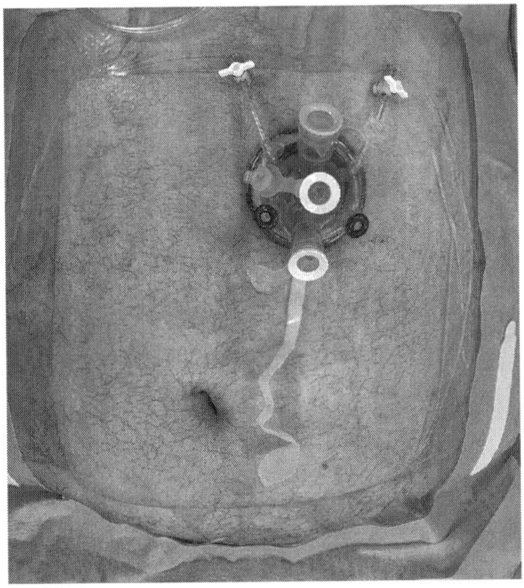

Figura 2 Cirurgia videolaparoscópica por monotrocarte (*single-port*).

cirurgia vascular e torácica, entre outras (Figura 3). Estima-se que até o início de 2022 mais de 10 milhões de cirurgias robóticas tenham sido realizadas em todo o mundo. A proposta da cirurgia robótica é de oferecer: a) maior liberdade de movimentos (rotação de 360°); b) mais estabilidade e precisão graças a um sistema antitremor; c) imagem de alta resolução em 3D. Outras vantagens teóricas são a possibilidade de controle a distância e uma curva de aprendizado mais curta em relação à laparoscopia, o que pode favorecer o acesso de maior número de cirurgiões. O sistema de vídeo disponível é equi-

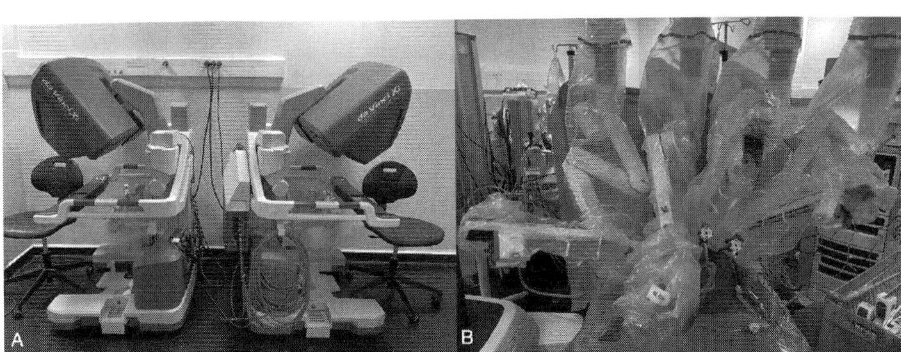

Figura 3 A: Console robô de última geração. B: Configuração para cirurgia robótica.

pado com uma câmara dotada de tecnologia infravermelha integrada (Firefly), permitindo o uso de fluorescência intraoperatória e facilitando a identificação de dutos biliares e perfusão tissular. O maior limitante à expansão desta técnica tem sido o alto custo do robô e dos instrumentos, a necessidade de uma formação específica e a falta de evidência científica mostrando sua superioridade em relação à laparoscopia clássica[3].

Cirurgia com extração por orifícios naturais (NOSES) e cirurgia endoscópica por orifício natural (NOTES)

As técnicas de cirurgia minimamente invasiva utilizando orifícios naturais (vagina, ânus e cavidade oral) apareceram como métodos alternativos, visando diminuir o trauma da parede abdominal e evitando incisões suplementares. Essas técnicas são reservadas a um número reduzido de patologias e sobretudo a pacientes selecionados. Por estas razões, comparações com outras técnicas são dificilmente interpretáveis. Hoje, as maiores indicações dessas intervenções são as ressecções colorretais segmentares baixas. Tumores maiores que 3 cm, com estadiamento > T3 e pacientes com IMC > 30 kg/m^3 são contraindicados à realização de tais abordagens[4].

SISTEMAS DE IMAGEM

O cirurgião é extremamente dependente da qualidade da imagem para a realização de uma cirurgia minimamente invasiva de alta performance. Alguns fatores locais podem ter influência importante na qualidade da imagem, como: a) a diferença de temperatura entre a cavidade intra-abdominal e o ambiente extra-abdominal (transmitida para a óptica da câmera); 2) a projeção de debris provenientes da utilização de pinças de energia ou instrumentos de dissecção (ex.: CUSA®); e 3) qualidade do campo cirúrgico (presença de sangue ou secreções). Outros fatores técnicos estão ligados à qualidade da fonte de luz, da qualidade de resolução da imagem e do tipo de tecnologia utilizada (2D ou 3D), além do tamanho e da capacidade de resolução dos monitores. Hoje, os sistemas de videolaparoscopia mais avançados utilizam tecnologia de ultra-alta resolução 4K (4.098 × 2.160 pixels) ou sistemas de imagem 3D de alta-resolução (1.920 × 1.080 pixels). Os sistemas de imagem em 3D oferecem como vantagem um campo de visão mais amplo, uma percepção de profundidade mais apurada e uma melhor orientação espacial global. Provavelmente por este motivo, os sistemas 3D têm ganhado popularidade na cirurgia hepática, na qual a percepção das três dimensões facilita a dissecção do parênquima hepático e permite maior precisão durante hepatectomias (Figura 4). Estudos comparativos entre 3D e 2D-4K são raros e incluem principalmente simuladores e testes de habilidade e aprendizado. Nestes estudos, existe uma tendência a considerar a curva de aprendizado mais rápida utilizando sistemas 3D. A questão sobre qual é o tipo de sistema mais eficaz é difícil de ser respondida hoje, e provavelmente as tecnologias 2D-4K e 3D oferecem resultados semelhantes. Deve-se lembrar que esses sistemas ainda apresentam um custo elevado, acessíveis a um número restrito de centros. Entretanto, estes avanços fazem parte da evolução inexorável da cirurgia laparoscópica e certamente deixarão de ser itens opcionais de alto custo e farão parte do *armamentarium* habitual das equipes de CMI[3].

CURVA DE APRENDIZADO E TREINAMENTO

Historicamente, tem-se considerado que o treinamento em cirurgia minimamente invasiva é mais longo e complexo que em cirurgia aberta. Além disso, estudos mostraram que as habilidades técnicas adquiridas em cirurgia aberta não são uma garantia de sucesso em cirurgia minimamente invasiva. Entretanto, devemos considerar que nas últimas décadas a cirurgia minimamente invasiva experimentou uma importante evolução com a melhoria de equipamentos e aumento da expertise dos cirurgiões, o que teoricamente

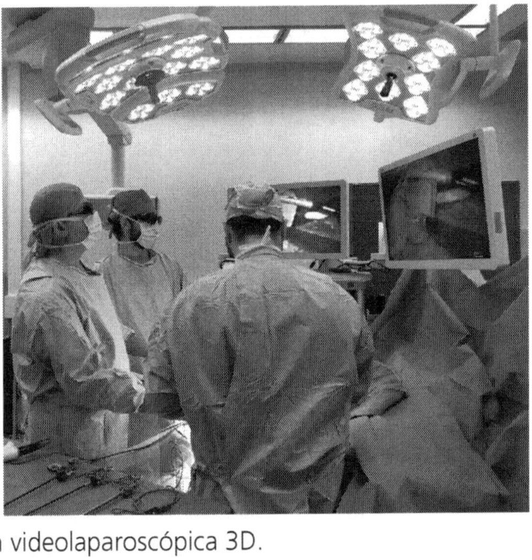

Figura 4 Cirurgia videolaparoscópica 3D.

deve facilitar o processo de aprendizado das gerações vindouras. Muitos estudos que descreveram a curva de aprendizado principalmente no que diz respeito a técnicas avançadas em cirurgia laparoscópica traduzem a experiência de cirurgiões *seniors* em transição entre a cirurgia aberta e a cirurgia laparoscópica e, por isso, estão provavelmente defasados em relação à situação atual. Sabemos que hoje a expansão da cirurgia minimamente invasiva modificou significativamente a abordagem cirúrgica de algumas patologias e, em consequência, a formação de novos cirurgiões. Em estudo recente, Bingmer et al. mostraram que entre os procedimentos cirúrgicos realizados por residentes nos Estados Unidos entre 2000 e 2018, as cirurgias laparoscópicas aumentaram 462% enquanto cirurgias por via aberta diminuíram 35%[5]. Os melhores exemplos são as colecistectomias e apendicectomias que são excepcionalmente realizadas por laparotomia nos dias de hoje. Considerando que existe uma real diferença entre as duas abordagens, como por exemplo a forma de exposição do campo cirúrgico e orientação de dissecção, pode-se imaginar que hoje existe um risco real de déficit de aprendizado em técnicas abertas de alguns procedimentos cirúrgicos. Por outro lado, o treinamento em cirurgia minimamente invasiva tem apresentado avanços consideráveis, principalmente no que diz respeito ao advento de simuladores que permitem o desenvolvimento de habilidades cirúrgicas como suturas e dissecção de estruturas vasculares reproduzindo o ambiente cirúrgico com a vantagem de não por em risco a vida de pacientes. Certos simuladores são dotados de sistemas de realidade virtual focalizados no treinamento de habilidades específicas à CMI como a percepção espacial, o controle dos instrumentos em um espaço reduzido, a economia de movimentos e a otimização da ergonomia. Mesmo se o uso desse tipo de tecnologia ainda seja restrito a poucas estruturas de ensino especializadas, devemos considerar que o papel da simulação tem crescido principalmente com a chegada das plataformas de cirurgia robótica e a expectativa é que este tipo de ferramenta torne-se cada vez mais acessível. Sem dúvida, o treinamento de um cirurgião é muito mais abrangente do que simplesmente executar gestos com destreza e eficácia. Habilidades no campo cognitivo são primordiais, como por exemplo, correlacionar conhecimento anatômico com percepção visual para identificar estruturas nobres, controlar o estresse e resolver situações conflituosas, comunicar e interagir com outros colegas, além de saber tomar decisões seguindo princípios oncológicos e éticos. Por isso, existe hoje uma necessidade crescente de reformulação e adaptação da formação dos novos cirurgiões a uma nova realidade, na qual a coexistência entre cirurgia aberta e CMI será inevitável.

CIRURGIA DA PAREDE ABDOMINAL

No início da experiência, o histórico de cirurgia abdominal era considerado uma contraindicação à cirurgia laparoscópica. A primeira correção laparoscópica de hérnia incisional foi descrita por LeBlanc et al. em 1993[6]. Com o avanço da técnica, o aumento da experiência dos cirurgiões em pacientes anteriormente operados por via aberta e o desenvolvimento de telas adaptadas ao uso intraperitoneal (dupla-face), as cirurgias de correção de hérnia ventral, inguinal e mesmo incisional fazem parte, hoje, das indicações de uma abordagem laparoscópica. Entretanto, esse tipo de via de acesso permanece reservado a pacientes selecionados. De acordo com os novos *guidelines* propostos pela International Endohernia Society (IEHS), a correção de hérnia ventral ou incisional deve ser reservada para defeitos menores que 15 cm de diâmetro. A via laparoscópica diminui o risco de infecção de cicatriz e, por este motivo, deve ser preferencialmente utilizada em pacientes obesos. Em decorrência do maior risco de recidiva em pacientes com IMC > 30 kg/m^2, cuidados intraoperatórios como fechamento do anel herniário, ressecção do saco herniário, uso de maior *overlap* e maior fixação da tela devem ser exigidos. Idealmente, o tamanho da tela teve respeitar uma relação de 16:1, ou seja, a tela deve ter um raio pelo menos 4 vezes maior que o raio do defeito aponeurótico. O fechamento do anel herniário é aconselhado sempre que possível, mesmo que seja necessária uma abordagem híbrida (aberta/laparoscópica). Lesões de alça intestinal durante lise de aderências podem acontecer em até 11% dos casos de correção por via laparoscópica. Por isso, é recomendada exploração minuciosa das alças intestinais e limitação dos gestos de lise durante essas intervenções. O risco de infecção da tela é baixo e corresponde a 2% dos casos. Os resultados globais entre a técnica laparoscópica e a aberta são comparáveis para hérnias de pequeno a médio porte (< 15 cm). Entretanto, em pacientes selecionados a abordagem laparoscópica pode oferecer menor tempo cirúrgico, menor tempo de hospitalização e retorno mais rápido às atividades físicas[7].

CIRURGIA GÁSTRICA

A primeira gastrectomia laparoscópica por adenocarcinoma gástrico foi realizada no Japão no início da década de 1990. Apesar do rápido crescimento desta técnica na Ásia, o uso da via minimamente invasiva nos países ocidentais enfrenta certas dificuldades como a falta de evidência científica sobretudo relacionada aos resultados oncológicos em longo prazo e à dificuldade de realização de linfadenectomia extensiva. Os maiores estudos disponíveis vêm da Ásia com mais de 2 mil pacientes analisados. O estudo coreano KLASS-02 mostrou uma sobrevida em 3 anos semelhante entre o grupo laparoscopia e aberta (80,3% e 81,3%, respectivamente, com sobrevida livre de doença similar após gastrectomia distal e linfadenectomia D2[8]. O estudo chinês CLASS-01 é até o momento o maior estudo multicêntrico randomizado, confirmando a equivalência de resultados entre as duas técnicas[9]. Apesar do viés ligado às diferenças regionais entre países orientais e ocidentais, estes estudos dão respaldo e promovem a expansão desta técnica. Em relação à cirurgia robótica, Uyama et al. mostraram que esta técnica é segura e factível em tumores estádio I/II e está relacionada a menos complicações precoces que a laparoscopia clássica[10]. Outros estudos mostraram resultados semelhantes à laparoscopia, embora com maior tempo cirúrgico e maior custo.

CIRURGIA COLORRETAL

O adenocarcinoma de cólon é o terceiro câncer mais frequente e a resseção cirúrgica é considerada o principal tratamento curativo. A laparoscópica se tornou a principal via de acesso no tratamento do adenocarcinoma do cólon em vários países no mundo e outras vias minimamente invasivas têm ganhado popularidade nos últimos anos. Os resultados de estudos randomizados multicêntricos, como por exemplo o estudo de Fleshman et al., mostraram resultados semelhantes entre a cirurgia laparoscópica e a cirurgia aberta em relação à taxa recidiva local e sobrevida livre de doença após tratamento do câncer retal[11]. No que diz respeito ao adenocarcinoma de cólon, Li et al. mostraram em estudo recente que a laparoscopia estava relacionada com maior tempo cirúrgico e menor tempo de hospitalização com resultados oncológicos semelhantes entre as duas técnicas[12]. Atualmente, a cirurgia robótica vem acumulado evidência de bons resultados a curto prazo e provavelmente está associada a maior precisão durante a linfadenectomia. Na cirurgia retal, a abordagem robótica teria a vantagem de facilitar a preservação nervosa pélvica, melhorando os resultados pós-operatórios com menos complicações e menor tempo de hospitalização[13]. Em decorrência da maior flexibilidade de movimentos oferecidos pela cirurgia robótica e levando em consideração as dificuldades específicas da cirurgia retal, existe uma grande expectativa de expansão desta técnica nos próximos anos.

CIRURGIA PANCREÁTICA

O adenocarcinoma de pâncreas é uma das neoplasias mais agressivas do aparelho digestivo e é caracterizado por baixa de taxa de ressecabilidade e sobrevida a longo prazo. Outras neoplasias pancreáticas menos agressivas, como os tumores neuroendócrinos e os cistoadenomas mucinosos, podem necessitar de um tratamento cirúrgico. Esse tipo de lesão acomete mais frequentemente pacientes jovens e no caso dos tumores neuroendócrinos a CMI pode ter um interesse particular devido ao risco de recidiva e de necessidade de múltiplas reintervenções, inclusive transplante de fígado em casos selecionados. Por causa do difícil acesso e do risco elevado de fistula pós-operatória, a abordagem minimamente invasiva do pâncreas é menos utilizada quando comparada ao estômago ou ao cólon e está reservada a um número restrito de pacientes. Apesar da falta de padronização das técnicas e das indicações no tratamento dos tumores pancreáticos e do baixo nível de evidência científica comprovando sua eficácia oncológica, diversos estudos sugerem que a cirurgia laparoscópica é acessível e segura em pacientes selecionados com doenças benignas ou malignas não avançadas localizadas no corpo e na calda do pâncreas. Em relação a lesões da cabeça do pâncreas, a intervenção de Whipple é considerada o tratamento padrão de neoplasias malignas, acumulando maior morbidade e mortalidade pós-operatória, como fístula pancreática e hemorragia. Em uma revisão sistemática e metanálise comparando a abordagem laparoscópica à aberta, Nickel et al. mostraram que a mortalidade em 90 dias é comparável entre as duas técnicas, sem diferença significativa na taxa de complicações pós-operatórias (Dindo-Clavien $\geq$ 3) e nos resultados oncológicos[14]. O interesse desse tipo de abordagem ainda deve ser comprovado em estudos futuros e talvez a utilização da cirurgia robótica ofereça vantagens em relação a maior flexibilidade de movimentos, o que facilitaria a realização das anastomoses e reconstruções vasculares[15].

CIRURGIA BARIÁTRICA

Em decorrência do importante aumento da prevalência da obesidade no mundo, a Organização Mundial da Saúde (OMS) sinalizou essa doença como uma epidemia global. Simultaneamente, o interesse por tratamentos eficazes tem crescido e diversas técnicas cirúrgicas foram desenvolvidas, oferecendo hoje resultados substanciais. Por causa da forte incidência de fatores de comorbidade como hipertensão arterial, diabetes do tipo II, dislipidemia e esteato-hepatite em pacientes obesos, a cirurgia minimamente invasiva aparece como via de acesso preferencial, oferencendo menor risco de infecção de cicatriz e de hérnia incisional e menor tempo de hospitalização. Hoje, cerca de 95% das cirurgias bariátricas são realizadas por laparoscopia, sendo a gastrectomia Sleeve e a cirurgia de By-pass gástrico em Y-de-Roux são as técnicas mais utilizadas. Na busca crescente por técnicas cada vez menos invasivas, uma série de novas tecnologias endoscópicas têm surgido como alternativa à via laparoscópica. Nesse contexto, diferentes princípios e abordagens são utilizados, indo desde a introdução de próteses endoluminais à realização de suturas endoscópicas, passando por técnicas de ablação da mucosa duodenal. Por causa da acessibilidade restrita e do seu caráter altamente técnico-dependente, estas técnicas ainda estão em fase de avaliação[16].

CIRURGIA DE EMERGÊNCIA

Podemos dividir a cirurgia de emergência em três subcategorias: 1) cirurgia do trauma; 2) cirurgia do paciente crítico; e 3) cirurgia geral de urgência. A cirurgia do trauma, assim como outras especialidades, têm utilizado os avanços das técnicas minimamente invasivas diminuindo morbidade e mortalidade pós-operatória. A American Association for the Surgery of Trauma implementou avanços consideráveis no que diz respeito à padronização e avaliação dos resultados cirúrgicos no trauma e, mais recente, também para cirurgia geral de urgência. Historicamente, a via laparoscópica sofreu uma resistência no ambiente dos cuidados de emergência por causa da fragilidade inerente do paciente crítico, além de problemas de logística durante períodos noturnos e falta de padronização de treinamento das equipes médicas e paramédicas. Hoje, a abordagem minimamente invasiva, mesmo em cirurgias de urgência, é mais frequentemente realizada em hospitais terciários do que cirurgias abertas. Entre as intervenções mais frequentemente realizadas por via laparoscópica estão a cirurgia de cólon e as obstruções intestinais. Em estudo recente, Donohue et al. demonstraram que a via laparoscópica reduziu a taxa complicações e mortalidade, inclusive em pacientes que necessitaram de conversão[17].

CIRURGIA HEPÁTICA

A cirurgia hepática laparoscópica se tornou popular e acessível dentro e fora de centros especializados em todo o mundo. Por causa das dificuldades inerentes à cirurgia do fígado, como sua rica vascularização com risco de sangramento importante, além da dificuldade de acesso dos segmentos posteriores, a abordagem laparoscópica hepática se expandiu mais lentamente que em outras especialidades, como por exemplo na cirurgia colorretal. Após as conferências de consenso de Louisville e Morioka, certos procedimentos como a bisegmentectomia S2-3 são hoje padronizados e considerados indicação padrão para a laparoscopia[17]. Outros tipos de ressecções mais complexas e menos acessíveis devem ser reservadas a centros especializados e de alto volume, como por exemplo a hepatectomia direita e as segmentectomias posteriores (S7-8). Em decorrência das dificuldades relacionadas ao treinamento, caracterizada por uma curva de aprendizado longa, os sistemas de pontuação de dificuldade (ex.: Critérios de IWATE) (Figura 5) são altamente recomendados no intuito de adequar o tipo de ressecção à experiência do cirurgião, evitando altas taxas de conversão e maus resultados pós-operatórios[18]. Assim como em outras especialidades, a hepatectomia laparoscópica proporcionou uma diminuição de sangramento intraoperatório, menor morbidade pós-operatória e menor tempo de hospitalização. Por causa da maior incidência de carcinoma hepatocelular em pacientes cirróticos, a cirurgia laparoscópica surgiu como opção menos invasiva que a hepatectomia por via aberta, frequentemente associada a grande incisão, sangramento intraoperatório importante e produção de ascite. Neste contexto, numerosos estudos mostraram as vantagens da hepatectomia laparoscópica, com diminuição de morbidade e mortalidade e resultados oncológicos a longo prazo semelhantes aos da cirurgia aberta[19]. A cirurgia hepática robótica, de forma análoga à cirurgia laparoscópica, tem experimentado um período inicial mais lento do que em outras especialidades. Isso se deve provavelmente ao fato de que certos instrumentos utilizados na laparoscopia clássica (ex.: Cusa®) não são disponíveis para o robô e que o domínio da técnica laparoscópica não é garantia de transferência automática para a cirurgia robótica.

PERSPECTIVAS FUTURAS

A cirurgia minimamente invasiva (CMI) marcou uma nova era no tratamento cirúrgico de doenças benignas e malignas em diversas disciplinas. Esse processo relativamente recente tem apresentado um desenvolvimento progressivo e sua expansão nos parece hoje irreversível. Como consequência, esse novo cenário impõe reflexões em relação ao modelo de formação de

Criterios de Iwate												
índice de dificuldade	1	2	3	4	5	6	7	8	9	10	11	12
Difuldade	Baixa			Intermediária			Elevada			Expert		
Índice cirúrgico	Segmentectomia lateral esquerda; Ressecação limitada S3						Heparectomia direita; sectorectomia posterior tumor > 3 cm					

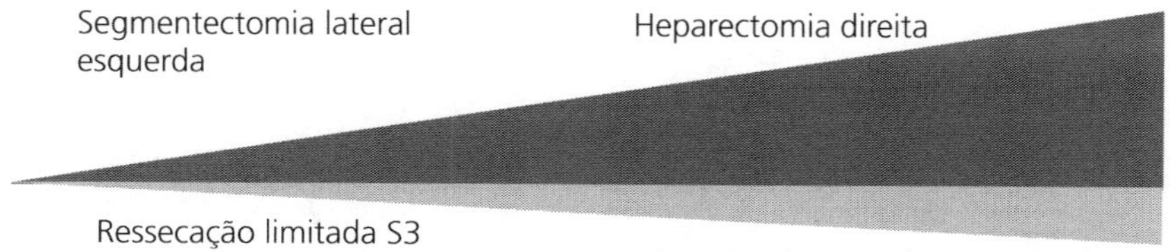

Sistema de pontuação		
Localização segundo segmentação de Couinaud S1 ___ 4 S2 ___ 2 S3 ___ 1 S4a __ 4 S4b __ 3 S5 ___ 3 S6 ___ 2 S7 ___ 5 S8 ___ 5	Tamanho da lesão ___ pontos < 3 cm ___ 0 ≥ 3 cm ___ 1	Proximidade com vasos ___ pontos Não ___ 0 Sim ___ 1
Extensão da ressecção ___ pontos Parcial ___ 1 Segmento lateral esquerdo ___ 2 Segmentectomia ___ 3 Sectorectomia ou mais ___ 4	Via de acesso/híbrido ___ pontos Não ___ 0 Sim ___ 1	Função hepática __ pontos Child A __ 0 Child B __ 1

Figura 5 Critérios de dificuldade para hepatectomias laparoscópicas.

novos cirurgiões, ao custo-benefício de tecnologias cada vez mais complexas e dispendiosas e, ainda mais importante, uma profunda reflexão sobre os limites éticos de uma medicina baseada na alta tecnologia. Ao mesmo tempo, cirurgia por via aberta também evoluiu de forma importante nos últimos anos e permanece hoje como via de abordagem padrão para a maioria dos atos cirúrgicos realizados em centros ligados ao ensino médico ou não. Por isso, a abordagem minimamente invasiva deve ser utilizada de forma inteligente em prol do paciente, como uma ferramenta à disposição do cirurgião sem contraposição à cirurgia aberta. Como perspectivas futuras, é possível hoje traçar um prognóstico quanto às tendências baseadas em certos projetos em desenvolvimento pelas indústrias de tecnologia médica. Entretanto, o tempo necessário para que estas tecnologias se integrem de forma rotineira na prática diária permanece absolutamente imprevisível. Por exemplo, novas tecnologias relacionadas à modelização 3D, associadas a sistemas de navegação intraoperatória utilizando tecnologia GPS-*like* e sistemas de realidade aumentada, poderão tornar a dissecção de tumores próximos às estruturas vasculares ou nervosas mais precisa, evitando lesões inadvertidas e melhorando resultados oncológicos e funcionais (Figura 6). Esse tipo de tecnologia se encontra hoje em fase avançada de desenvolvimento e mesmo disponível em alguns centros. Além disso, nos próximos anos, muitas patentes relacionadas à cirurgia robótica vão se tonar obsoletas, abrindo as portas para novos concorrentes neste mercado que tem crescido consideravelmente nas duas últimas décadas. Graças a essa nova oportunidade, novas empresas e novas tecnologias vão emergir e a comunidade cirúrgica poderá se beneficiar de custos mais baixos e de maior acessibilidade.

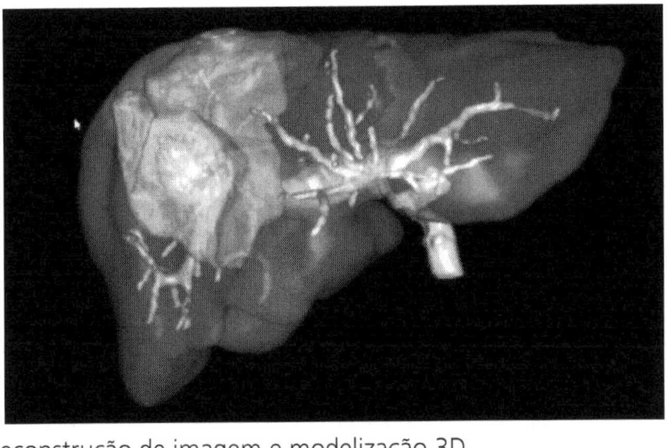

Figura 6 Reconstrução de imagem e modelização 3D.

REFERÊNCIAS BIBLIOGRÁFICAS

1. Mouret P. How I developed laparoscopic cholecystectomy. Ann Acad Med Singap. 1993;25(5):744-7.
2. Tranchart H, Rebibo L, Gaillard M, Dhahri A, Lainas P, Regimbeau JM, et al. Short-term outcomes of single-port versus conventional laparoscopic sleeve gastrectomy: a propensity score matched analysis. Surg Endosc. 2020;34 (9):3978-85.
3. Wahba R, Datta R, Bußhoff J, Bruns T, Hedergott A, Gietzelt C, et al. 3D versus 4K display system - influence of "state-of-the-art": display technique on surgical performance (IDOSP- study) in minimally invasive surgery: a randomized cross-over trial. Ann Surg. 2020;272 (5):709-14.
4. Ye SP, Zhu WQ, Huang ZX, Liu DN, Wen XQ, Li TY. Role of minimally invasive techniques in gastrointestinal surgery: current status and future perspectives. World J Gastrointest Surg. 2021. 27;13(9):941-52.
5. Bigmer K, Ofshteyn A, Stein SL, Marks JM, Steinhagen E. Decline of open surgical experience for general surgery residents. Surg Endosc. 2020;34(2):972.
6. LeBlanc KA, Booth WV, Whitaker JM, Bellanger DE. Laparoscopic incisional and ventral herniorraphy in 100 patients. Am J Surg. 2000;180(3):193-7.
7. Bittner R, Bain K, Bansal VK, Berrevoet F, Bingener-Casey J, Chen D, et al. Update of guidelines for laparoscopic treatment of ventral and incisional abdominal wall hernias (International Endohernia Society (IEHS)). Part A. Surg Endosc. 2019;33:3069-139.
8. Hyung WJ, Yang H, Park Y, Lee H, An JY, Kim W, et al. Long-term outcomes of laparoscopic distal gastrectomy for locally advanced gastric cancer: The KLASS-02-RCT randomized clinical trial. J Clin Oncol. 2020;38(28):3304-13.
9. Yu J, Huang C, Su X, Cao H, Hu J, Wang K, et al. Effect of laparoscopic vs open distal gastrectomy on 3-year disease-free survival in patients with locally advanced gastric cancer: The CLASS-01 randomized clinical trial. JAMA. 2019;321(20): 1983-92.
10. Uyama I, Sua K, Nakauchi M, Kinoshita T, Noshiro H, Takiguchi S et al. Clinical advantages of robotic gastrectomy for clinical stage I/II gastric cancer: a multi-institutional prospective single-arm study. Gastric Cancer. 2019;22(2):377-85
11. Fleshman J, Branda ME, Sargent DJ, Boller AM, George VV, Abbas MA, et al. Disease free survival and local recurrence for laparoscopic resection compared with open resection of stage II to III rectal cancer: follow-up results of the ACOSOG Z6051 Randomized Controlled Trial. Ann Surg. 2019;269(4):589-95.
12. Li Z, You Z, Lang Z, Sun Y, Zhang X, Dai M, et al. Laparoscopic versus open radical resection for transverse colon cancer: evidence from multicenter databases. Surg Endosc. 2021;35(3):1435-41.
13. Crippa J, Grass F, Dozois EJ, Mathis KL, Merchea A, Colibaseanu DT, et al. Robotic surgery for rectal cancer provides advantageous outcomes over laparoscopic approach: results from a large retrospective cohort. Ann Surg 2021 1;274(6):e1218-e1222.
14. Nickel F, Haney CM, Kowalewski KF, Probst P, Limen EF, Kalkum K, et al. Laparoscopic versus open pancreaticoduodenectomy: a systematic review and meta-analysis of randomized controlled trials. Ann Surg. 2020;271(1):54-66.
15. Vollmer CM, Asbun HJ, Barkun J, Basselink MG, Boggi U, Kevin CP, et al. Proceedings of the first international state-of-art conference on minimally-invasive pancreatic resection. HPB. 2017;19:171-77.
16. Carrano FM, Peev MP, Saunders JK, Melis M, Tognoni V, Di Lorenzo N. The role of minimally invasive and endoscopic technologies in morbid obesity treatment: review and critical appraisal of the current clinical practice. Obes Surg. 2020;30:736-52.
17. Donohue SJ, Reinke CE, Evans SL, Jordan MM, Warren YE, Hetherrington T, et al. Laparoscopy is associated with decreased all-cause mortality in patients undergoing emergency general surgery procedures in a regional health system. Surg Endosc. 2021;3.

18. Buell JF, Cherqui D, Geller DA, O'Rourke N, Ianniti D, Dagher I, et al. The international position on laparoscopic liver surgery: The Louisville Statement. Ann Surg. 2009;250(5):825-30.
19. Wakabayashi G. What changed after Morioka consensus conference 2014 on laparoscopic liver resection? 2016;5(4):281-9.
20. Wei Chieh AK, Chan A, Rotellar F, Kim KH. Laparoscopic major liver resections: current standards. Int J Surg. 2020;82S:169-77.

Cirurgia abdominal no paciente cirrótico

Ailton Sepulveda

INTRODUÇÃO

A cirrose é o resultado de um processo necroinflamatório crônico e indutor de uma fibrogênese exacerbada, levando ao colapso da arquitetura histológica hepática, marcada pela presença de septos fibrosos e nódulos de regeneração. Essas mudanças estruturais histológicas vão aumentar a resistência do parênquima hepático à passagem do fluxo sanguíneo portal, resultando em uma hipertensão do sistema porta e em uma perda das funções do fígado, tais como a síntese de fatores de coagulação, excreção de bilirrubina e defesa celular.

Esta condição clínica é considerada hoje a 14ª causa de morte no mundo com mais de um milhão de pessoas por ano. As causas mais frequentes da doença hepática crônica avançada são o abuso de bebida alcoólica, as hepatites virais B e C e, mais recentemente, a esteato-hepatite não alcoólica (EHNA) que vem aumentando consideravelmente sua incidência em todo o mundo nas últimas décadas[1].

Durante a história natural da doença, estes pacientes são suscetíveis a descompensação da função hepática, desenvolvendo ascite, hemorragia digestiva e infecção grave[2]. Além disso, estes pacientes são mais frequentemente submetidos a uma cirurgia que pacientes não cirróticos e apresentam elevada morbidade e mortalidade pós-operatória, podendo chegar a uma taxa de mortalidade global de até 45% após cirurgia extra-hepática[3]. Frente a uma condição clínica frágil e relativamente frequente, as equipes médicas e cirúrgicas devem estabelecer uma abordagem diagnóstica e terapêutica adaptada, a fim de prevenir a descompensação da cirrose e evitar complicações graves que podem levar ao óbito pós-operatório.

Este capítulo visa preparar o cirurgião, qualquer que seja sua especialidade, para estabelecer o diagnóstico da cirrose e classificar sua gravidade no início do processo terapêutico cirúrgico a fim de definir a melhor estratégia possível.

DIAGNÓSTICO

O paciente portador de cirrose compensada é, geralmente, assintomático e os sinais clínicos como icterícia, ascite e circulação colateral são ausentes. A história clínica deve ser explorada por um interrogatório dirigido visando estabelecer possíveis causas de doença hepática crônica como síndrome metabólica (sobrepeso, diabete, hipertensão e dislipidemia), hepatites virais, alcoolismo, etc. Em caso de doença avançada, a presença de sinais biológicos ligados à hipertensão portal e à disfunção hepática (trombocitopenia, hipoalbuminemia, icterícia e diminuição do tempo de protrombina), associados a sinais radiológicos como dismorfia hepática e esplenomegalia, são preditivos da presença de cirrose (Figura 1). A comprovação histológica por biópsia percutânea é o método de referência para estabelecer o diagnóstico e eventualmente determinar o agente etiológico subjacente. A biópsia por cateterismo transjugular é a via preferencial para pacientes com distúrbio de coagulação importante. Esta via de acesso tem a vantagem de proporcionar a realização da medida do gradiente de pressão venosa hepática, o que permite avaliar o grau de hipertensão portal que é considerado hoje um método preditivo de risco de descompensação pós-operatória e mortalidade[4]. Outros métodos não invasivos de avaliação da fibrose hepática, como por exemplo fibroelastografia, são hoje recomendados na avaliação inicial de pacientes com fatores de risco para doença hepática crônica, embora na EHNA estes métodos sejam menos específicos[5]. A contagem de plaquetas acima de 100.000 durante muito tempo foi utilizado como sinal indireto de ausência de cirrose e de hipertensão portal significativa. Entretanto, sabe-se hoje que este parâmetro é muito pouco específico e por isso não deve ser utilizado de forma isolada.

CLASSIFICAÇÃO

Uma vez confirmado o diagnóstico de cirrose, classificar o paciente em relação à gravidade da doença permite selecionar os melhores candidatos a um

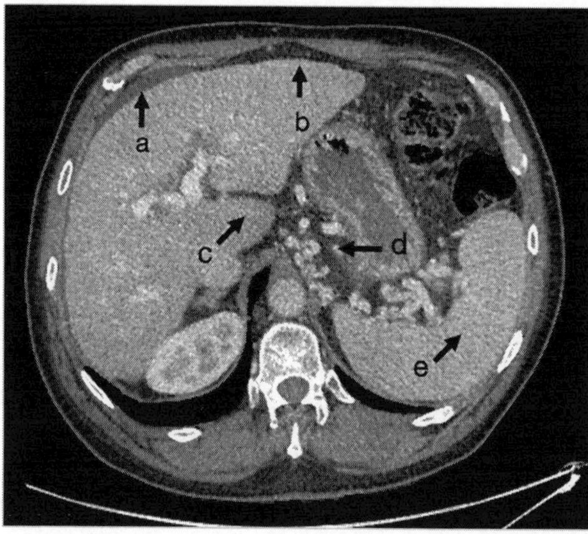

Figura 1 Sinais radiológicos de cirrose na tomografia de abdômen. A: Ascite peri-hepática; B: contorno irregular; C: hipertrofia do segmento 1; D: varizes perigástricas; E: esplenomegalia.

tratamento cirúrgico e antecipar prováveis complicações pós-operatórias. A classificação de Child-Pugh (CP) é a mais utilizada na prática clínica. Ela é baseada em cinco parâmetros biológicos e clínicos (Tabela 1). A mortalidade pós-operatória em pacientes CP A varia de 0 a 17%, de 10 a 54% em pacientes CP B e 40 a 100% em pacientes CP C. A pontuação de MELD (*Model of End-stage Liver Disease*) é um método mais acurado para definir mortalidade precoce em pacientes graves e está baseada em três parâmetros biológicos (bilirrubina total, RNI e creatinina sérica) e por isso é utilizada em todo o mundo como parâmetro principal para definir a alocação de enxerto hepático para pacientes em lista de transplante de fígado. Pacientes com MELD < 9 têm sobrevida pós-operatória semelhantes aos pacientes Child-Pugh A e não devem ser contraindicados para a cirurgia abdominal. Quando esta pontuação é maior que 10, a mortalidade em 90 dias sobe para cerca de 30% e mais de 70% quando o MELD é superior a 20[6]. Em cirurgia hepática, na qual a frequência de cirrose é elevada e a ressecção do parênquima hepático condiciona um menor volume do fígado remanescente, a avaliação da função hepática é primordial. Neste contexto, o uso da medida do gradiente de pressão venosa hepática (ocluída e livre) tem sido cada vez mais usado como método de avaliação pré-operatória devido a sua capacidade de predizer risco de descompensação da cirrose. Dessa forma, pacientes com hipertensão portal significativa (gradiente > 10 mmHg) devem ser avaliados de maneira mais profunda no pré-operatório e conduzidos com medidas preventivas durante e após o ato cirúrgico (Figura 2). Mesmo se este exame ainda não tenha um papel bem definido no contexto da cirurgia abdominal extra-hepática, de forma análoga, ele deve provavelmente ganhar espaço e tornar-se rotineiro na avaliação do paciente cirrótico de forma geral.

Tabela 1 Cálculo da classificação de Child-Pugh para pacientes cirróticos

Child-Pugh	A (5 a 6 pontos)	B (7 a 9 pontos)	C (10 a 15)
Pontuação	1 ponto	2 pontos	3 pontos
Bilirrubina total (mg/dL)	< 2	2-3	> 3
Albumina (g/dL)	> 3,5	2,8-3,5	< 2,8
Tempo de protrombina (%)	≥ 65	40-65	< 40
Ascite	Ausente	Leve	Moderada ou grave
Encefalopatia hepática	Ausente	Grau I/II	Grau III/IV

CIRURGIA ABDOMINAL EXTRA-HEPÁTICA

A incidência de doença hepática crônica avançada tem aumentado em todo o mundo nas últimas décadas, e um dos fatores que contribuem para este cenário é o aumento da obesidade e da síndrome metabólica. Sabe-se que devido ao acúmulo de fatores de comorbidade, estes pacientes são mais frequentemente expostos ao risco de necessitar de uma cirurgia eletiva ou de emergência. Em decorrência da falta de recomendação de rastreamento de rotina e na baixa acurácia dos métodos não invasivos nesta categoria de pacientes, o diagnóstico de cirrose é dificilmente evocado antes da cirurgia e muitas vezes é realizado no intraoperatório. Nestes casos, a realização de uma biópsia hepática cirúrgica é imprescindível. Com o avanço das técnicas cirúrgicas modernas, principalmente com os métodos de cirurgia minimamente invasiva, o tratamento cirúrgico de patologias abdominais em pacientes cirróticos deixou de ser uma contraindicação absoluta e tem se tornado uma prática cada vez mais frequente.

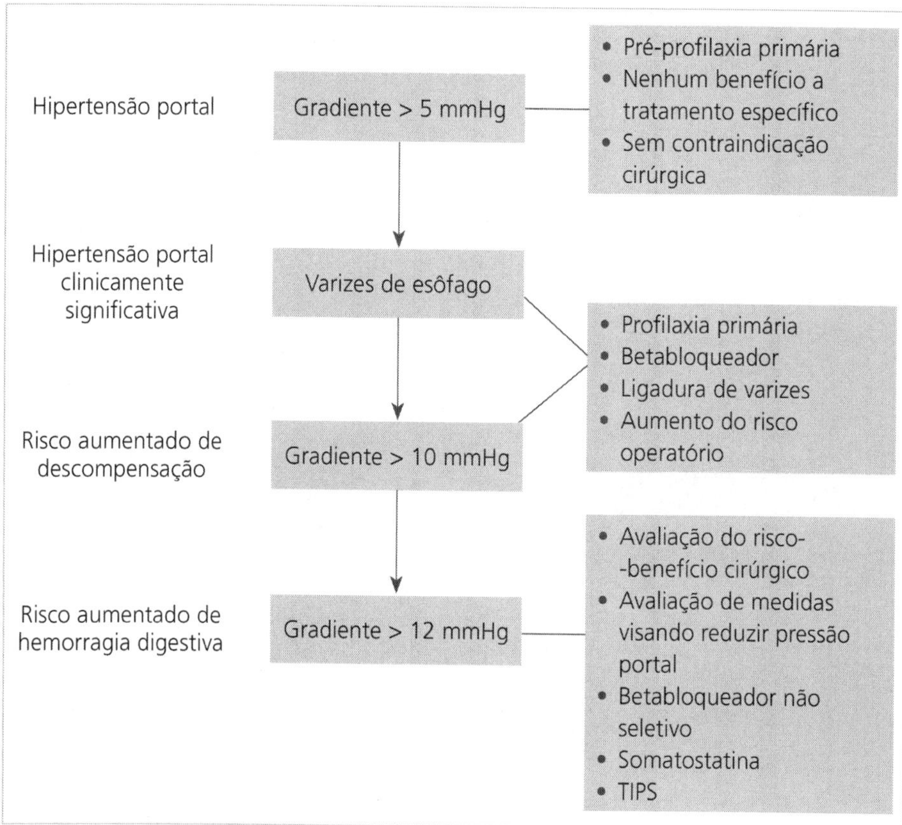

Figura 2 Avaliação do gradiente de pressão venosa hepática e risco pós-operatório.

Colecistectomia

A prevalência de litíase da vesícula biliar é maior em pacientes cirróticos que em pacientes não cirróticos e está estimada entre 29 e 46%. Historicamente, a colecistectomia por via aberta em pacientes cirróticos era associada a uma alta mortalidade e chegou a ser completamente contraindicada. Apesar dos avanços recentes, a mortalidade ainda é alta e descrita entre 7,5 e 25,5%. Tecnicamente, a cirrose impõe dificuldades suplementares à colecistectomia como: a) risco de sangramento devido à hipertensão portal; b) fragilidade do parênquima hepático e dificuldade de realização da hemostasia; c) dificuldade de visualização e exposição do triângulo de Calot; e d) dismorfia do fígado. Em pacientes não cirróticos, a colecistectomia laparoscópica está relacionada a menor tempo de hospitalização e recuperação pós-operatória mais rápida, tornando-se a via de abordagem padrão[7]. Apesar da escassez de estudos robustos, a colecistectomia laparoscópica em pacientes cirróticos também é considerada hoje via de abordagem preferencial, apresentando menor morbidade pós-operatória (9,5 *versus* 31%) e menor mortalidade (1,5% *versus* 7%). Durante a abordagem laparoscópica destes pacientes, o uso de trocarte transumbilical deve ser proscrito devido ao risco de rotura da veia umbilical recanalizada (Figura 3). Fatores de risco como cirurgia de emergência, sepse, obesidade e diálise são relacionados com maior mortalidade. Pacientes classificados como Child A ou cuja pontuação de MELD seja inferior a 10 apresentam resultados semelhantes aos de pacientes não cirróticos. A mortalidade pós-operatória em pacientes com MELD > 14 submetidos a colecistectomia laparoscópica pode chegar a 17% e certos estudos preconizam esta classificação como a mais adaptada para definir prognóstico pós-operatório nestes pacientes. Dessa forma, pacientes Child B/C ou MELD > 14 devem ser submetidos a uma avaliação pré-operatória extensiva (tomografia, endoscopia e gradiente de pressão venosa hepática) a fim de melhor avaliar a balança risco-benefício.

Cirurgia da parede abdominal

Os pacientes cirróticos são mais propensos a desenvolverem hérnias da parede abdominal em decorrência do aumento da pressão intra-abdominal pela presença de ascite e a prevalência de hérnia umbilical pode chegar a

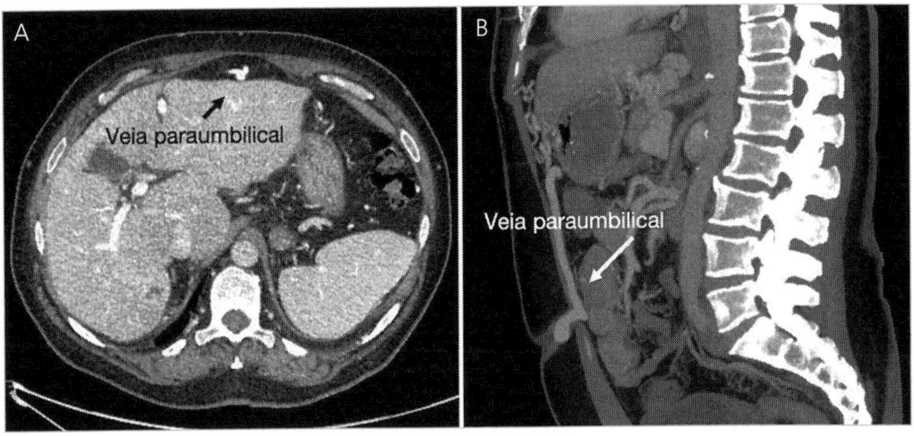

Figura 3 Presença da veia umbilical recanalizada.

20% dos casos (Figura 4A). Tradicionalmente, a hernioplastia era considerada uma cirurgia proscrita em pacientes cirróticos devido ao alto índice de recidiva e complicações pós-operatórias. Por outro lado, a conduta expectante é associada a alta mortalidade (53,6% *versus* 6,6%) devido ao maior risco de realizar uma cirurgia em situação de emergência, aumentando assim os riscos de infecção e de descompensação clínica[8]. A história natural de pacientes cirróticos com ascite refratária é bem conhecida e seu desfecho é frequentemente dramático em decorrência de necrose cutânea e rotura da hérnia (Figura 4B). Complicações por estrangulamento de alça intestinal são mais raras e podem se apresentar durante ou logo após punções para evacuação de ascite. Em pacientes graves e inscritos em listas de transplante de fígado, o tratamento cirúrgico pode ser postergado e realizado após o transplante. A hérnia inguinal é menos frequente que a hérnia umbilical na população de pacientes cirróticos e mesmo se os dados na literatura são mais escassos, alguns estudos descrevem morbidade e mortalidade pós-operatória comparáveis a de pacientes não cirróticos. O ponto fundamental do tratamento de hérnias em pacientes cirróticos é sem dúvida o controle da ascite. Medidas clínicas como regime hipossódico (< 5 g/dia de sal) e uso de diuréticos (furosemida e espironolactona) devem ser intensificados no período pré-operatório, permitindo o controle da ascite. Em pacientes com ascite refratária ao tratamento clínico, o uso do TIPS pode ser discutido em vista de uma hernioplastia futura. A abordagem cirúrgica em pacientes cirróticos deve respeitar alguns princípios técnicos a fim de evitar complicações pós-operatórias precoces e recidiva.

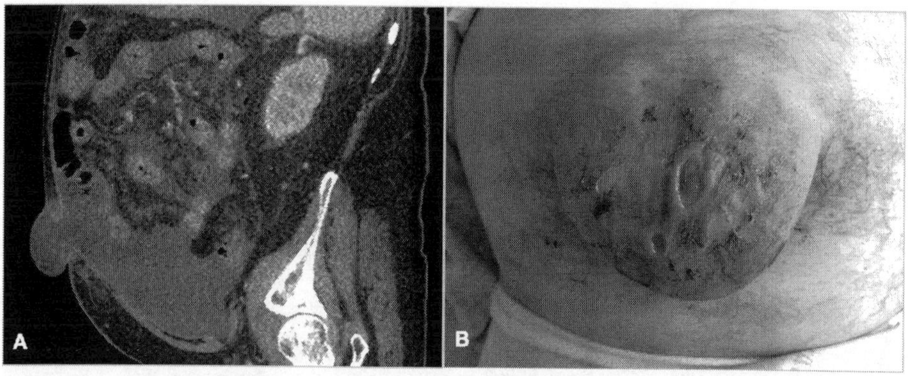

Figura 4 A: Tomografia em corte sagital de um paciente com cirrose descompensada e ascite complicada de hérnia umbilical. B: Aspecto cutâneo de hérnia umbilical em paciente com ascite refratária.

- O saco herniário deve ser dissecado completamente e se possível sem rotura. Caso haja abertura do saco herniário, ele deve ser suturado preferencialmente por pontos contínuos utilizando um fio não absorvível de fino calibre (4-0 ou 5-0).
- Telas devem ser evitadas em pacientes com ascite ou com alto risco de desenvolverem ascite no pós-operatório.
- O tratamento da hérnia umbilical deve ser radical, ou seja, deve-se realizar uma onfalectomia com fechamento transverso tanto do saco herniário quanto da aponeurose, utilizando preferencialmente fios não absorvíveis (2-0 ou 0).

Cirurgia colorretal

Pacientes cirróticos têm morbidade global de 43% após cirurgia digestiva e mortalidade intra-hospitalar 4 vezes mais elevada que pacientes não cirróticos. Curiosamente, a frequência de metástases hepáticas em pacientes cirróticos é mais baixa que na população geral e corresponde a 10% dos pacientes. Na literatura, existem poucos estudos específicos à cirurgia colorretal em cirróticos e grande parte dos dados disponíveis são baseados em análises de subgrupos ou dados globais de cirurgia do aparelho digestivo. Na maior série descrita, Nguyen et al. mostram mortalidade de 14 e 29% em pacientes cirróticos sem e com hipertensão portal, respectivamente, contra 5% em pacientes não cirróticos. Neste mesmo estudo, eles confirmam uma mortalidade mais elevada em cirurgias de emergência (9,2% *versus* 1,8%)[8]. A abordagem minimamente invasiva tem oferecido vantagens em termos de menor sangramento, menor tempo de hospitalização e menor morbidade pós-operatória na população geral. Poucos estudos comparativos entre via aberta e laparoscopia no paciente cirrótico foram descritos na literatura. Em um estudo retrospectivo recente realizado em pacientes com diverticulite aguda, Kasi et al. observaram menor tempo de hospitalização e menor mortalidade no grupo de pacientes cirróticos compensados operados por laparoscopia[9]. Em outro estudo retrospectivo realizado em pacientes com adenocarcinoma, as vantagens da abordagem laparoscópica em termos de menor sangramento e recuperação pós-operatória mais rápida foram confirmadas, sem no entanto, estabelecer diferença de morbidade e mortalidade.

Cirurgia bariátrica

A incidência da obesidade tem aumentado em todo o mundo e está estreitamente relacionada à esteato-hepatite não alcoólica (EHNA). Destes pacientes, cerca de 12% vão desenvolver uma hepatopatia crônica, podendo chegar ao estado de cirrose. A cirurgia bariátrica é hoje reconhecida como tratamento cirúrgico da obesidade em pacientes bem selecionados, proporcionando perda de peso, controle do diabete do tipo 2, da hipertensão, da dislipidemia, além de proporcionar diminuição da mortalidade global e mortalidade por câncer[10.] A perda significativa de peso em pacientes com hepatopatia crônica avançada também tem sido relacionada a uma regressão da fibrose e mesmo da cirrose em alguns pacientes. Em estudo baseado nos dados do sistema de saúde americano, foi mostrado que a mortalidade após cirurgia bariátrica é discretamente maior em pacientes cirróticos que em pacientes não cirróticos (0,3% *versus* 0,9%). Entretanto, em pacientes com cirrose descompensada a mortalidade pode chegar a até 16,3%. A cirurgia bariátrica também já foi cogitada como tratamento "ponte" para o transplante hepático, permitindo pacientes contraindicados por obesidade acederem ao transplante. Alguns estudos descreveram os resultados da cirurgia bariátrica neste contexto com resultados heterogêneos em função do tipo de intervenção e por enquanto não existe recomendação formal. Em uma revisão sistemática recente, foi mostrado maior risco de descompensação e mortalidade após cirurgia de By-pass (13,3% e 17,6%) a curto e longo prazo. O uso do balão gástrico tem a vantagem de ser menos invasivo, mas o risco de sangramento digestivo por erosão de varizes digestivas tem desencorajado o uso desta técnica. A cirurgia de banda gástrica está frequentemente associada ao desenvolvimento de ascite e infecção pós-operatória devido ao uso de material sintético intra-abdominal. A cirurgia de gastrectomia Sleeve está associada a menor mortalidade (0,45%) e parece estar mais adaptada ao paciente cirrótico e deve ser realizada em pacientes selecionados com cirrose compensada[11].

Cirurgia pancreática

O adenocarcinoma e os tumores intraductais do pâncreas são as indicações mais frequentes de ressecção pancreática. Estes procedimentos estão relacionados a uma alta morbidade e mortalidade e os resultados pós-operatórios a curto e longo prazo estão diretamente relacionados à experiência do cirurgião e ao número de casos realizados por equipe. Neste contexto de hiperespecialização, as indicações de pancreatectomia em pacientes de risco (idosos, portadores de comorbidades e cirróticos) têm aumentado. Em estudo retrospectivo, Warnick et al. descreveram mortalidade de 9% em pacientes Child A e 100% em pacientes Child B. Neste mesmo estudo, quando analisamos a mortalidade em relação à pontuação de MELD, pacientes com pontuação < 20 tiveram mortalidade de 7% e 33% para MELD > 20[12]. Deve-se ressaltar que em casos de icterícia obstrutiva o MELD pode ser superestimado. Em metanálise recente, Schizas et al. descreveram morbidade de 66% (51-80%), sendo que infecção e ascite foram as complicações mais frequentes (26 e 23%, respectivamente), seguido de fístula pancreática em 17% dos pacientes e maior risco de reoperações em pacientes cirróticos. Neste mesmo estudo, a mortalidade de pacientes Child A foi de 6,2% e 15,2% em pacientes Child B/C[13].

CIRURGIA HEPÁTICA

A cirrose é um fator de risco para tumores primários do fígado. O carcinoma hepatocelular (CHC) é o mais frequente dentre eles, correspondendo a 85-90% seguido do colangiocarcinoma responsável por 10 a 15%. O tratamento cirúrgico é o tratamento curativo de excelência para estes tipos de tumores, embora tratamentos menos invasivos como as ablações térmicas (utilizando radiofrequência ou micro-ondas) tenham sido utilizados para lesões de pequeno tamanho (< 3 cm) com resultados similares. Por causa da inevitável amputação de parênquima hepático durante o tratamento dos tumores de fígado, os riscos de descompensação da função hepática são maiores que para cirurgias abdominais extra-hepáticas. Por isso, o manejo de tais pacientes deve ser realizado por equipe especializada e de forma ideal em localidades com proximidade a uma equipe de transplante de fígado. O risco de mortalidade após hepatectomias menores em pacientes cirróticos é em torno de 2% enquanto este número pode subir para 5-8% em casos de hepatectomias maiores. A insuficiência hepática pós-operatória é associada a uma alta mortalidade, podendo chegar a 50% em pacientes que preenchem os critérios "50-50" (> 50 μmol de bilirrubina e < 50% de tempo de protrombina no 5° dia pós-operatório)[14]. A fim de evitar tais complicações, é imprescindível a avaliação da volumetria do futuro fígado remanescente e do gradiente de pressão venosa hepática. Para pacientes candidatos a uma hepatectomia maior e portadores de cirrose, os limites de 40% de volume de fígado renascente e um gradiente de pressão de 10 mmHg devem ser respeitados. Manobras de embolização portal contralateral e/ou embolização de veias hepáticas podem ser realizadas no pré-operatório com o intuito de induzir uma hipertrofia do futuro fígado remanescente.

Neste contexto, a volumetria hepática ainda é o método mais utilizado, embora outros métodos de avaliação funcional como a cintilografia ou o teste de clareamento do verde de indocianina também possam ser utilizados.

CUIDADOS PRÉ-OPERATÓRIOS

Pacientes cirróticos apresentam mais frequentemente desnutrição; retenção hidrossódica devido a desregulação do sistema renina-angiotensina-aldosterona e de reguladores neuroendócrinos como a vasopressina; menor capacidade de metabolização e eliminação de drogas e medicamentos (opioides e benzodiazepínicos); déficit de fatores de coagulação e plaquetas; congestão esplâncnica e hiperdilatação sistêmica com maior risco de sangramento. A avaliação pré-operatória de um paciente com hepatopatia crônica ou cirrose deve ser mais aprofundada que a avaliação rotineira e se possível realizada por uma equipe multidisciplinar incluindo cirurgião, nutrólogo, hepatologista e anestesista visando corrigir carências e estabelecer medidas de profilaxia e estratégia intra e pós-operatória.

Coagulação e nutrição

O uso de derivados sanguíneos e adjuvantes da coagulação deve ser criterioso (Tabela 2). Hipovolemia e oligúria são relativamente frequentes devido aos distúrbios hormonais ligados à cirrose e a administração de cristaloides pode ter consequência negativa devido a indução da produção de ascite e retenção de líquido em terceiro setor. Os níveis de lactato, frequentemente ligados a hipoperfusão tissular, podem estar elevados em pacientes cirróticos em contexto cirúrgico devido a um déficit de metabolização hepática. Em pacientes com histórico de alcoolismo crônico ou desnutrição grave, a reposição de vitaminas e micronutrientes como vitaminas A, D, E, K e complexo B deve ser realizada desde o pré-operatório. A vitamina K deve ser administrada por via intramuscular ou intravenosa na dose de 10 mg/dia durante 3-4 dias (reposição) e depois uma vez a cada 4 semanas (manutenção). Medicamentos hepatotóxicos como paracetamol e anti-inflamatórios não esteroides são contraindicados devido ao risco de descompensação hepática, renal e

Tabela 2 Manejo dos distúrbios de coagulação no cirrótico

Tratamento	Comentário	Posologia
Vitamina K	Para pacientes severamente desnutridos ou com má absorção secundária a obstrução biliar, deficiência de sal biliar ou uso de antibióticos amplo espectro.	10 mg/dia, IV, por 3 dias antes da cirurgia
Plasma fresco congelado (PFC)	Não é recomendada transfusão empírica para INR elevado ou tempo de protrombina baixo. O uso excessivo de PFC pode levar a complicações significativas, como edema pulmonar, infecção e lesão pulmonar associada à transfusão (TRALI)	Se o paciente apresentar sangramento clínico, recomenda-se a transfusão de PFC, na dose de 10 a 15 mL/kg
Plaquetas	A transfusão de plaquetas deve ser considerada em sangramento ativo e se os níveis de plaquetas estiverem abaixo de 50.000	A dose recomendada é de 1 unidade por 10 kg de peso corporal
Crioprecipitado	Hipofibrinogenemia (≤ 100 mg/dL) deve ser corrigida com crioprecipitado	A dose recomendada é de 10 unidades por cada 10 kg de peso corporal
Ácido tranexâmico	O ácido tranexâmico, um agente antifibrinolítico, deve ser usado em pacientes com hiperfibrinólise diagnosticada por tromboelastografia ou em pacientes com sangramento intratável	Uma dose de ataque de 10 mg/kg é administrada, repetida três vezes por 2 a 8 dias
DDAVP	DDAVP é um análogo da vasopressina. Libera vWF e fator VIII. Apesar dos altos níveis de vWF na cirrose, o DDAVP demonstrou diminuir o tempo de sangramento nesses pacientes	A dose recomendada é de 300 μg, IV
Fator VIIa recombinante (rfVIIa)	O rfVIIa tem alto custo, efeito transitório e complicações trombóticas. Suas indicações clínicas são limitadas	Se usado, a dose é de 40 μg/kg

Fonte: adaptada de Bleszynski et al., 2018[15].

sangramento digestivo. Os distúrbios da coagulação no cirrótico aumentam intrinsecamente o risco tanto de tromboembolismo quanto de hemorragia e os testes de coagulação convencionais não refletem esses riscos. Sabe-se que valores aumentados de RNI e a diminuição do tempo de protrombina não são necessariamente protetores de eventos tromboembólicos e, por isso, deve-se considerar que pacientes cirróticos podem ser candidatos a profilaxia pós-operatória e mesmo ao uso de anticoagulação plena se necessário (trombose porta, embolia pulmonar, etc.)[15]. O paciente cirrótico apresenta déficit de síntese e aumento de perda de proteína, além da perda de capacidade de estoque e distúrbio do ciclo entero-hepático. A hipoalbuminemia é um indicador bastante sensível tanto da desnutrição quanto da insuficiência hepática e tem papel importante durante o perioperatório do paciente cirrótico. Sua presença está fortemente relacionada com hipovolemia intravascular e baixa pressão oncótica, dificuldade de cicatrização, perda muscular e insuficiência respiratória. Sendo um fator independente de morbidade e mortalidade, a hipoalbuminemia deve ser optimizada com suplementação nutricional se necessário por ajuda de sonda enteral. Nos pacientes com doença compensada esses objetivos podem ser alcançados com um regime equilibrado sem restrições de carboidrato, proteína ou gordura. Já em pacientes com doença descompensada, ou em catabolismo, suplementos por via oral ou enteral devem ser prescritos. O paciente cirrótico deve receber de 35-40 kcal/kg por dia com um aporte proteico de até 1,6 g/kg por dia. O aporte de nutrientes de forma intensiva e equilibrada é fundamental para manter um estado de anabolismo e a via enteral pode ser utilizada de forma contínua ou intermitente a fim de atingir os objetivos calóricos e nutricionais[16].

TIPS

O uso do *shunt* portossistêmico transjugular intra-hepático (TIPS) é principalmente recomendado na prevenção secundária da hemorragia digestiva e da ascite refratária. Embora nenhum estudo comparativo tenha sido realizado até hoje, dados da literatura sugerem que o uso deste tipo de procedimento no pré-operatório de cirróticos com hipertensão portal pode ser benéfico em casos selecionados. Em estudo multicêntrico retrospectivo, Tabchouri et al. demonstraram que o uso do TIPS diminuiu complicações pós-operatórias (ascite e sangramento) em pacientes com hepatopatia leve (MELDNa $\leq$ 15 e gradiente de pressão hepática $\leq$ 13 mmHg)[17]. Em decorrência do baixo nível de evidência científica e do risco de complicações como encefalopatia entre 15 e 20%, a indicação desse tipo de procedimento deve ser discutida por equipe multidisciplinar a fim de avaliar a balança risco-benefício.

CUIDADOS PÓS-OPERATÓRIOS

Anti-inflamatórios não esteroides são contraindicados para pacientes cirróticos (sobretudo no período pós-operatório), pois a perfusão renal destes pacientes é extremamente dependente da produção local de prostaglandina, além de favorecer úlceras gastroduodenais. De forma semelhante, os inibidores da enzima conversora de angiotensina (ECA) devem ser evitados principalmente em pacientes com ascite e eventualmente podem ser substituídos por betabloqueadores não seletivos. O uso de contraste iodado em pacientes cirróticos com função renal preservada não está relacionado com risco aumentado de insuficiência renal aguda e, por isso, não deve ser contraindicado. Hiponatremia é frequentemente detectada em pacientes cirróticos e as medidas utilizadas para corrigi-la são sujeitas a controvérsias. É importante diferenciar a hiponatremia hipovolêmica da hiponatremia hipervolêmica. A primeira ocorre na ausência de edema e de ascite e geralmente está associada ao uso de diuréticos e balanço hídrico negativo. O tratamento consiste na administração de soro fisiológico a 0,9% e suspensão dos diuréticos. Em pacientes com hiponatremia hipervolêmica, o tratamento inicial deve ser a restrição hídrica a menos de 1.000 mL/dia. Em pacientes com baixa tolerância a esse tipo de medida, o uso de albumina pode ser cogitado, apesar do baixo nível de evidência disponível[18].

Ascite

A ascite ocorre em consequência à hipertensão portal e a incapacidade do organismo em excretar adequadamente o sódio através da filtração glomerular. A retenção de sódio leva a expansão de líquido extracelular e a formação de ascite e edema. Devido ao risco elevado de complicação pós-operatória relacionada ao aparecimento de ascite, a conduta do cirurgião deve ser proativa e precoce. O desenvolvimento de ascite, em si, consiste em um risco de dificuldade de cicatrização por extravasamento através da cicatriz e de infecção por solução de continuidade com a pele e o meio exterior. A medida inicial deve ser a restrição da ingestão de sódio a 80-120 mmols por dia, o que equivale a 4,6 a 6,9 g de sal por dia (equivalente na prática a um regime sem sal adicionado e sem alimentos industrializados ou conservas). Em pacientes com função renal normal, a associação de diuréticos pode ser benéfica e é frequentemente necessária. O tratamento pode ser iniciado com espironolactona 100 mg/dia, podendo aumentar a dose conforme a tolerância após cada 7 dias de tratamento. Em pacientes com ascite recorrente ou de difícil controle a furosemida na dose de 40 mg/dia pode ser associada. Distúrbios eletrolíticos como hiponatremia grave e hipercaliemia podem ocorrer e o controle rotineiro deve ser realizado. Em função da tolerância, o tratamento por espironolactona pode alcançar dose máxima de 400 mg/dia (raramente utilizado) e 160 mg/dia para a furosemida. O controle ponderal diário permite o monitoramento indireto da ascite e, em consequência, a adaptação da posologia de diuréticos (perda de 0,5 kg a 1 kg/dia). O tratamento diurético deve ser interrompido em caso de encefalopatia ou distúrbio eletrolítico grave. A dosagem do sódio urinário permite verificar a adesão ao tratamento diurético e ao regime hipossódico. O uso de cristaloide deve ser parcimonioso devido à retenção de líquido inerente à fisiopatologia do cirrótico, favorecendo o aparecimento ou a agravação da ascite. A prescrição de coloide não tem fundamentação científica e o uso de plasma fresco não deve ser usado como reposição de volume intravascular. O uso da albumina humana não é recomendado formalmente no pós-operatório de pacientes cirróticos, no entanto, de forma análoga às recomendações baseadas em evidência científica como a evacuação de ascite voluminosa (> 5 litros) e na infecção primária da ascite, a albumina humana (0,5-1 g/kg) pode ser usada em pacientes cirróticos com hipoalbuminemia severa (< 25 g/dL) e aparecimento de ascite pós-operatória.

Encefalopatia hepática

A encefalopatia hepática pode ser um sinal de descompensação secundária a infecção, desidratação, hemorragia digestiva, constipação ou uso de sedativos como benzodiazepínicos. Em pacientes com função hepática preservada, a encefalopatia pode estar relacionada à presença de "*shunt*" portossistêmico voluminoso. Quadros leves de encefalopatia caracterizados por sonolência e inversão do ciclo circadiano podem ser dificilmente diagnosticados e por isso deve-se manter um nível de suspeição elevado no período pós-operatório a fim de realizar o tratamento precocemente. O tratamento do fator desencadeador permite a reversão do quadro evitando complicações associadas. Lactulose é o tratamento de primeira escolha e pode ser administrado por via oral ou por lavagem retal. A L-ornitina-l-aspartato é equivalente à lactulose como tratamento de primeira linha. A rifaximina é um antibiótico não absorvível e pode ser usado em associação à lactulose em casos recorrentes[18].

Infecção

A infecção pós-operatória aumenta o risco de descompensação da função hepática e aumenta a mortalidade em até 4 vezes. Os pacientes têm predisposição a desenvolverem infecção devido a uma disfunção das células de Kupffer e dos neutrófilos, além de uma resposta pró-inflamatória exagerada, um aumento da permeabilidade intestinal e um risco aumentado de translocação bacteriana. Peritonite bacteriana primária e infecção urinária são os sítios de infecções mais frequentes seguidas de pneumonia, pele e tecidos moles. A gravidade das infecções também é maior nos pacientes cirróticos e o tratamento deve ser precoce. *Enterobacteriaceae e Streptococci* são responsáveis pela maioria das infecções primárias e por isso os betalactâmicos e quinolonas têm sido frequentemente usados no tratamento e na profilaxia. Em consequência, as infecções por bactérias não clássicas e resistentes têm aumentado neste tipo de paciente. Sabe-se que o perfil de resistência bacteriana é bastante variável em função da região geográfica e muitas vezes em função do hospital. Por isso, a antibiótico-profilaxia pré-operatória deve ser discutida com a equipe anestésica e decidida de acordo com os protocolos locais e o histórico microbiano de cada paciente. Em caso de infecção de origem comunitária ou nosocomial a European Association for the Study of the Liver (EASL) recomenda antibioticoterapia adaptada (Tabela 3)[19].

CONSIDERAÇÕES FINAIS

Neste capítulo, vimos que a incidência de doença hepática crônica, principalmente ligada à síndrome metabólica e a esteato-hepatite não alcoólica (EHNA), tem aumentado em todo o mundo, e que estes pacientes são mais suscetíveis a uma cirurgia que a população em geral. As classificações de Child-Pugh (CP) e a pontuação de MELD ainda são os métodos mais utilizados para predizer mortalidade ligada a doença hepática e podem ser utilizados na seleção de pacientes candidatos a cirurgia. Dessa forma, pacientes CP A ou cujo MELD seja < 10 são elegíveis a cirurgia eletiva sem contraindicação. Pacientes CP B e MELD entre 10 e 20 apresentam risco cirúrgico intermediário a alto em função do tipo de intervenção e devem ser avaliados profundamente, levando em consideração o risco-benefício do ato cirúrgico. Pacientes CP C ou MELD > 20 são contraindicados para cirurgia e devem ser referenciados para o transplante de fígado se possível.

Tabela 3 Tratamento antibiótico recomendado para infecções bacterianas adquiridas na comunidade e nosocomiais na cirrose

Tipo de infecção	Infecções adquiridas na comunidade	Infecções hospitalares
Peritonite bacteriana primária e bacteriemia espontânea	Cefotaxima ou ceftriaxona ou amoxicilina/ácido clavulânico	Piperacilina/tazobactam$^{\Delta}$ ou meropenem ± glicopeptídeo#
Infecções urinárias	Não complicada: ciprofloxacina ou cotrimoxazol Se sepse: cefotaxima ou ceftriaxona ou amoxicilina/ácido clavulânico	Não complicada: nitrofurantoína ou fosfomicina Se sepse: piperacilina/tazobactam$^{\Delta}$ ou meropenem ± glicopeptídeo#
Pneumonia	Amoxicilina/ácido clavulânico ou ceftriaxona + macrolídeo ou levofloxacina ou moxifloxacina	Piperacilina/tazobactam$^{\Delta}$ ou meropenem/ceftazidima + ciprofloxacina ± glicopeptídeo# devem ser adicionados em pacientes com fatores de risco para MRSA¶
Celulite	Amoxicilina/ácido clavulânico ou ceftriaxona + oxacilina	Meropenem/ceftazidima + oxacilina ou glicopeptídeos#

MRSA: *Staphylococcus aureus* resistente à meticilina. Δ: Em áreas com baixa prevalência de bactérias multirresistentes. #: vancomicina ou teicoplanina em áreas com alta prevalência de MRSA e enterococos sensíveis à vancomicina (VSE). Os glicopeptídeos devem ser substituídos por linezolida IV em áreas com alta prevalência de enterococos resistentes à vancomicina (VRE). ¶:Pneumonia associada ao ventilador, antibioticoterapia prévia, portador de MRSA nasal.
Fonte: Jalan et al., 2014[19].

REFERÊNCIAS BIBLIOGRÁFICAS

1. Tsochatzis EA, Bosh J, Burroughs AK. Liver Cirrhosis. Lancet. 2014;383(9930):1749-61.
2. Nicoll A. Surgical risk in patients with cirrhosis. J Gastroenterol Hepatol. 2012;27(10):1569-75.
3. Demetriades D, Constantinou C, Salim A, Velmahos G, Rhee P, Chan L. Liver cirrhosis in patients undergoing laparotomy for trauma: effect on outcomes. J Am Coll Surg. 2004;199(4):538-42.
4. European Association for Study of Liver/Association Latinoamericana para el Studio del Higado. EASL-ALEH clinical practice guidelines: non-invasive tests for evaluation of liver disease severity and prognosis. J Hepatol. 2015;63(1):237-64.
5. Mahmud N, Fricker Z, Hubbard R, Ioannou GN, Lewis JD, Taddei TH, et al. Novel risk prediction models for post-operative mortality in patients with cirrhosis. Hepatology. 2021;73(1):204-18.

6. Neef HP, Streule GC, Drognitz O, Tittelbach-Helmrich D, Spangenberg H-C, Hopt UT, et al. Perioperative mortality after non-hepatic general surgery in patients with liver cirrhosis: an analysis of 138 operations in the 2000s using Child and MELD scores. J Gastrointest Surg. 2011;15:1-11.
7. Laurence JM, Tran PD, Richardson AJ, Pleass HC, Lam VW. Laparoscopic or open cholecystectomy in cirrhosis: a systematic review of outcomes and meta-analysis of randomized trials. HPB (Oxford). 2012;14(3):153-61.
8. Salamone G, Licari L, Guercio G, Campanella S, Falco N, Scerrino G, et al. The abdominal wall hernia in cirrhotic patients: a historical challenge. World J Emerg Surg. 2018;13:35.
9. Kasi A, Finco TB, Zakhary B, Firek M, Gerber A, Brenner M, et al. Acute colonic diverticulitis and cirrhosis: outcomes of laparoscopic colectomy compared with an open approach. J Am Coll Surg. 2020;230(6):1045-53.
10. Sjöström L, Narbro K, Sjöström CD, Karason K, Larsson B, Wedel H, et al. Effects of bariatric surgery on mortality in Swedish obese subjects. N Engl J Med. 2007;357(8):741-52.
11. Ahmed S, Pouwels S, Parmar C, Kassir R, de Luca M, Mahawar K, et al. Outcomes of bariatric surgery in patients with liver cirrhosis: a systematic review. Obesity Surgery. 2021;2255-67.
12. Warnick P, Mai I, Andreou A, Bahra M, Neuhaus P, Glanemann M. Safety of pancreatic surgery in patients with simultaneous liver cirrhosis: a single center experience. Pancreatology. 2011;11:24-29.
13. Schizas D, Peppas S, Giannopoulos S, Lagopoulou V, Mylonas KS, Giannopoulos S, et al. The impact of cirrhosis on pancreatic cancer surgery: a systematic review and meta-analysis. World J Surg. 2021;45(2):562-70.
14. Balzan S, Belghiti J, Farges O, Ogata S, Sauvanet A, Delefosse D, et al. The "50-50 criteria" on postoperative day 5: an accurate predictor of liver failure and death after hepatectomy. Ann Surg. 2005;242(6):824-8
15. Bleszynski MS, Bressan AK, Joos E, Hameed SM, Ball CG. Acute care and emergency general surgery in patients with chronic liver disease: how can we optimize perioperative care? A review of the literature. World J Emerg Surg. 2018;13:32.
16. Tsiaousi ET, Hatzitolios AI, Trygonis SK, Savopoulos CG. Malnutrition in end stage liver disease: recommendations and nutritional support. J Gastroenterol Hepatol. 2008;23(4):527-33.
17. Tabchouri N, Barbier L, Menahem B, Pararnau J-M, Muscari F, Fares N, et al. Original study: trans jugular intrahepatic portosystemic shunt as a bridge to abdominal surgery in cirrhotic patients. J Gastrointest Surg. 2019;23:2383-90.
18. European Association for the Study of the Liver. EASL Clinical Practice Guidelines for the management of patients with decompensated cirrhosis. J Hepatol. 2018;69(2):406-60.
19. Jalan R, Fernandez J, Wiest R, Schnabl B, Moreau R, Angeli P, et al. Bacterial infections in cirrhosis: A position statement based on the EASL Special Conference 2013. J Hepatol. 2014;60:1310-24.

25

Toracoscopia no trauma: quando e como?

Roberto Saad Junior
Samir Rasslan

INTRODUÇÃO

O advento da videocirurgia representou uma "verdadeira revolução" no tratamento das afecções cirúrgicas. Indicada inicialmente para realização de colecistectomia, progressivamente veio ampliando seu campo de utilização e hoje é a via de acesso preferencial nas intervenções abdominais eletivas e em várias afecções torácicas.

Passadas três décadas desde a realização da primeira operação por vídeo em nosso meio, tornou-se uma rotina, embora no Sistema Único de Saúde (SUS) exista uma grande limitação.

A rápida evolução ocorrida nas operações eletivas não foi observada na cirurgia de urgência e dois motivos explicam esta diferença. Primeiro, porque as emergências são atendidas em hospitais públicos que não dispunham e a maioria ainda não dispõe de equipamento e material para videocirurgia nos prontos-socorros. Segundo, porque os cirurgiões que atuam na emergência não estavam, e muitos ainda não estão, afeitos a videocirurgia avançada, e aqueles que fazem videocirurgia avançada nem sempre trabalham na emergência.

Quando analisamos a videocirurgia no trauma, verificamos que a sua indicação é ainda muito limitada. O doente traumatizado é um doente especial, o mais grave do serviço de emergência, frequentemente com múltiplas lesões, muitas vezes com instabilidade hemodinâmica ou comprometimento cerebral e, portanto, com limitações e contraindicações para o procedimento videocirúrgico.

O *Journal of Trauma*, a mais importante revista da área no mundo, em seus volumes mensais de 1996 a 2000, portanto em cinco anos, tem dez trabalhos publicados sobre o tema, sendo cinco de toracoscopia e cinco de laparoscopia. Em uma revisão mais recente, de 2011 a 2012, poucos são ainda os artigos publicados.

Hoje, iniciando a quarta década desde a introdução da videocirurgia, seu emprego no trauma vem sendo ampliado, aumentando a experiência do cirurgião da emergência. Utilizada inicialmente com o objetivo diagnóstico e em ferimento penetrante abdominal, passou a ser utilizada como terapêutica tanto para feridas penetrantes como também em traumas contusos, assunto a ser discutido em outro capítulo neste livro.

Um fator estimulante para o maior emprego da videocirurgia no trauma foi a criação da *Acute Care Surgery*, com o cirurgião do trauma atendendo e operando também emergências não traumáticas, nas quais a utilização da intervenção minimamente invasiva já está consagrada.

A videotoracoscopia progressivamente veio ganhando "espaço", podendo ser indicada em diferentes situações que serão comentadas a seguir. Embora este procedimento seja comumente empregado pelo cirurgião de tórax, o cirurgião geral deve estar capacitado para a sua realização, pois na maioria das equipes de pronto-socorro não existe um cirurgião de tórax.

VIDEOTORACOSCOPIA

A toracoscopia convencional vem sendo preconizada já há alguns anos para vítimas de traumatismos torácicos. Sem muitos seguidores, foi utilizada principalmente em portadores de hemotórax traumático, visando melhorar a precisão diagnóstica, evitando-se o retardo no tratamento[1].

A toracoscopia foi empregada pela primeira vez por Jacobeus, em 1910[2], utilizando um citoscópio modificado. Este procedimento foi muito importante no tratamento das lises pleurais, para a obtenção da colapsoterapia nos doentes tuberculosos, no entanto, com o advento da terapia antituberculose, a toracoscopia tornou-se obsoleta e foi abandonada. Somente a partir de 1970, o interesse pela utilização do método ressurgiu em consequência de dois fatores: o desenvolvimento das fibras ópticas, que assim substituíram o toracoscópio rígido e a possibilidade de sua utilização sem o emprego da anestesia geral, mas apenas com o uso de anestesia local e sedação por meio de neurolépticos.

No final da década de 1970 foi introduzido, no mercado, um sistema de alta qualidade óptica, o que conferia ao toracoscópio uma excelente luminosidade e um amplo campo de ação. Este fato, somado ao desenvolvimento de instrumentos mais adequados, permitiu ao cirurgião utilizar o toracoscópio não só com o intuito diagnóstico, mas também terapêutico. Procedimentos menores, como tratamento de empiemas pleurais, efusões pleurais e biópsias pulmonares, tornaram-se possíveis de ser realizados com segurança.

Em relação ao trauma torácico, a principal indicação da toracoscopia era a presença de hemotórax coagulado. Por meio da toracoscopia os coágulos presentes no espaço pleural eram removidos, evitando-se assim a toracotomia.

O desenvolvimento da cirurgia endoscópica, que só foi possível a partir dos últimos anos da década de 1980, com o aparecimento da videocâmera, realmente abriu novos horizontes no campo da cirurgia torácica. Vários são os relatos da literatura, mostrando sua eficácia nos procedimentos eletivos[3-5]. No entanto, quanto à toracoscopia no trauma torácico, só a partir do início da década de 1990 surgiram relatos da sua aplicação e padronização de técnica operatória[6,7].

Aspectos técnicos

É importante salientar que a videotoracoscopia apresenta alguns aspectos técnicos diferentes quando comparada à videolaparoscopia. Em relação à anestesia, sempre será a geral, enquanto a videotoracoscopia admite, em certas situações, a anestesia local. Em relação ao tipo de sonda endotraqueal para intubação, é quase sempre necessária a sonda monopulmonar, a qual nunca é utilizada na videolaparoscopia. É certo que para alguns procedimentos toracoscópicos, principalmente procedimentos para diagnóstico, a sonda comum pode ser a indicada.

O pneumoperitônio é obrigatório na laparoscopia, sendo o pneumotórax dispensável na toracoscopia. Não existe preocupação em manter o gás na cavidade pleural, pois a sonda de intubação e o gás que naturalmente penetra nesta cavidade através do orifício utilizado para a colocação da videocâmera forçam o colapso pulmonar, criando o espaço necessário para as manipulações da pleura, do pulmão e do mediastino. Isso facilita a realização do procedimento, pois permite a utilização de pinças convencionais e não somente aquelas desenhadas para este fim, como acontece na videolaparoscopia. Permite ainda a utilização de incisões maiores, as chamadas "incisões de utilidades", que facilitam sobremaneira o ato operatório. A operação por videotoracoscopia, em última análise, é uma operação de dupla via de acesso; são utilizados simultaneamente os recursos da própria videocirurgia e os da cirurgia convencional. Em consequência disto, tem sido empregado o termo "cirurgia torácica videoassistida", mostrando que na realidade a operação é uma cirurgia torácica convencional por mini-incisão, auxiliada pela videocâmera.

Quanto à técnica propriamente dita, realizamos incisão de 1,0 a 1,5 cm no sétimo espaço intercostal, na linha axilar média, estando o doente em decúbito lateral para a introdução da câmera. Dois outros orifícios são feitos, um anterior e outro posterior, abaixo da escápula, para colocação das pinças e manipulação dos órgãos intracavitários. Para evitar lesões do parênquima pulmonar no momento da introdução da videocâmera, é necessária a exploração digital da cavidade pleural, após a realização da incisão na parede torácica. Assim é possível verificar se o pulmão encontra-se afastado da parede e se não existem aderências pleurais que possam dificultar o colapso pulmonar.

A condição fundamental para a indicação da videotoracoscopia no trauma torácico é a estabilidade hemodinâmica. Os doentes instáveis evidentemente requerem um tratamento imediato, condição que exclui qualquer tipo de exame, inclusive a toracoscopia.

Hemotórax, pneumotórax e hemopneumotórax

Os doentes que apresentam hemo, pneumo ou hemotórax constituem 40 a 50% das vítimas de um trauma torácico[6]. O tratamento convencional deste grupo de doentes consiste em drenagem pleural. Em 90% dos casos a origem do problema é a lesão do parênquima pulmonar, sendo observado que, depois de 2 a 3 dias, o doente estará curado, pois este é o intervalo de tempo necessário para a cicatrização espontânea do tecido pulmonar, com consequente esvaziamento da cavidade pleural e expansão total do pulmão. Por outro lado, persistindo drenagem de ar ou sangramento contínuo, a lesão responsável pela fístula ou hemorragia deverá ser tratada por meio de toracotomia, fato que ocorre em menos de 10% dos casos. Nestas situações, a fonte de sangramento não é do parênquima pulmonar e sim, provavelmente, de vasos sistêmicos (intercostal, torácica interna, etc.).

Quando indicar então a videotoracoscopia nesta situação?

Verificamos que indicar a videotoracoscopia, rotineiramente, nos doentes portadores de hemotórax ou pneumotórax não traz nenhuma vantagem.

Acreditamos que inicialmente o tratamento deva ser sempre o convencional, isto é, a drenagem pleural. Caso o sangramento ou uma fístula pleural sejam persistentes e o doente não apresente instabilidade hemodinâmica, agora sim, a videotoracoscopia pode ser de grande valia pois poderemos resolver a hemorragia e o escape aéreo sem a realização de uma toracotomia. A videocirurgia localiza com eficiência e exatidão a origem do sangramento (faz o diagnóstico) e permite a sutura (faz o tratamento). O mesmo acontece na presença de uma fístula pleural persistente. Nesta situação, a videocirurgia evita uma toracotomia. Portanto em doentes portadores de hemo, pneumo ou hemopneumotórax traumáticos, o tratamento deve ser aquele que sempre fizemos: drenagem pleural. Em poucos doentes em que esta conduta não seja eficaz indicamos a videocirurgia. A videocirurgia neste contexto é um tratamento de exceção. Em casos de hemotórax retido também a toracoscopia é útil, mas trataremos disto mais adiante.

FERIMENTO DA TRANSIÇÃO TORACOABDOMINAL

A região da transição toracoabdominal é a região de incursão do diafragma durante a respiração e seus limites são classicamente definidos como a área limitada superiormente por uma linha imaginária que passa pelo quarto espaço intercostal na face anterior do tórax (mamilo), posteriormente por uma linha que passa pela ponta da escápula, lateralmente no sexto espaço intercostal e inferiormente pelo epigastro, final do gradeado costal[8] e segunda/terceira vértebra lombar (inserção do diafragma) (Figura 1).

A transição toracoabdominal é uma área de difícil avaliação, especialmente no trauma penetrante, e em particular no que se refere ao diagnóstico de lesão diafragmática. Quando existe lesão de víscera abdominal, suas manifestações clínicas levam à indicação cirúrgica e a lesão diafragmática acaba sendo um diagnóstico, de achado operatório.

A lesão isolada do diafragma é caracterizada por sintomatologia frusta, exame físico normal numa expressiva população de doentes e métodos diagnósticos rotineiros (imagem, lavagem peritoneal, etc.) podem falhar em função da dificuldade na detecção de lesões pequenas[7,8]. Assim, dentre os recursos de diagnóstico, a videocirurgia é um excelente método, seja por via toracoscópica ou laparoscópica. A desvantagem da toracoscopia é a impossibilidade, diante da lesão do diafragma, de descartar com segurança uma lesão de víscera abdominal associada. Isso em função da dificuldade da ótica e das pinças auxiliares passarem através do orifício diafragmático, principal-

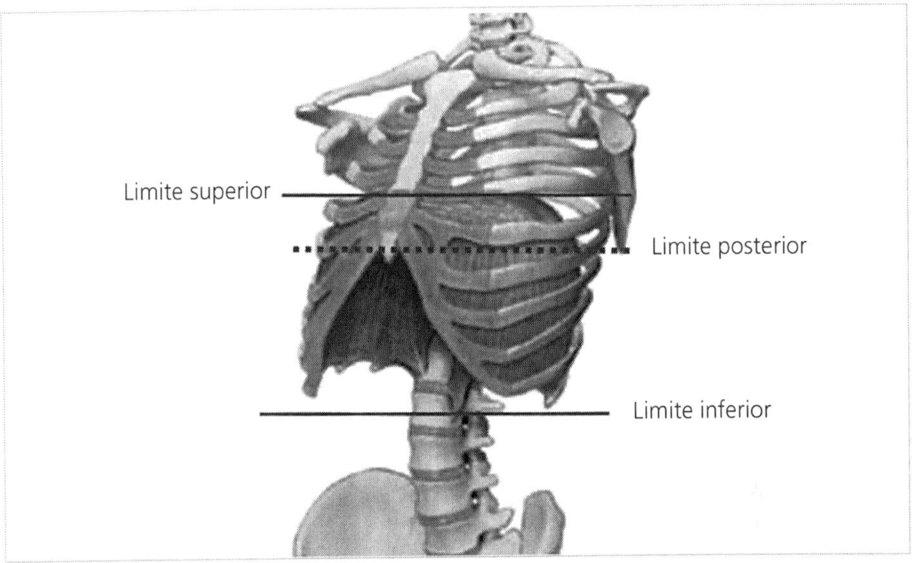

Figura 1 Limites da zona de transição toracoabdominal.

mente se este for pequeno (como o é a maioria), o que pode implicar lesões abdominais despercebidas ou a obrigação da associação da laparoscopia ou mesmo laparotomia.

A videolaparoscopia é um método que proporciona fácil visualização do diafragma e eventualmente permite até seu tratamento, bem como das demais lesões associadas[9]. A desvantagem desta via de acesso é que 30% destes ferimentos apresentam lesões diafragmáticas e 70% não a apresentam. Sendo assim, estaríamos indicando em 70% das vezes uma laparoscopia "branca" e nestes doentes, caso tivéssemos indicado a toracoscopia, não estaríamos invadindo a cavidade peritoneal de modo desnecessário[10-13].

Entre as opções da laparoscopia e da toracoscopia para o diagnóstico de lesões diafragmáticas nos ferimentos da transição toracoabdominal aconselhamos o cirurgião a escolher o método com o qual está mais familiarizado. No entanto, preferimos a toracoscopia nos casos em que o ferimento está localizado no tórax, quando há derrame pleural, o que permitiria além do diagnóstico, a aspiração e a limpeza da cavidade pleural, eventual hemostasia, se necessária, evitando-se até a drenagem pleural nos doentes sem lesão do diafragma. Se na avaliação for constatada lesão do diafragma, complementa-se o estudo com a videolaparoscopia. Quando os ferimentos são baixos na zona de transição e sem nenhuma manifestação clínica ou radiológica de comprometimento pleural, indicamos a videolaparoscopia[9].

De qualquer modo a videocirurgia, até o momento, é o melhor método para realização do diagnóstico de lesão diafragmática nos doentes portadores de ferimentos da transição toracoabdominal. Indicamos este procedimento de forma rotineira.

CORPO ESTRANHO INTRAPLEURAL

A presença de um corpo estranho ou agente traumático "encravado" no tórax constitui uma situação rara. Frente a esta situação, existem duas opções terapêuticas: a toracotomia de imediato com a retirada do corpo estranho sob visão direta e correções das eventuais lesões ou, então, a remoção às cegas associada à drenagem de tórax, observando-se a evolução, o que realmente não é recomendável. A conduta operatória inicial é mais segura e definitiva, no entanto, a videotoracoscopia representou em nossa experiência uma alternativa viável[12-14]. Permite também a remoção sob visão direta, com inventário da cavidade.

Identificada uma lesão grave ou sangramento acentuado, indica-se a toracotomia. Muitos doentes com objetos que penetraram no tórax, principalmente na região pré-cordial, morrem por exsanguinação, tamponamento ou extensa lesão miocárdica. A retirada de um corpo estranho sem condições adequadas pode levar a uma hemorragia grave e até mesmo fatal. Admite-se que o objeto "encravado" tampone a lesão e até evite o sangramento.

A toracoscopia permite, nestes casos, evitar a toracotomia, que será realizada apenas nos casos em que existam lesões não passíveis de tratamento por videocirurgia[15].

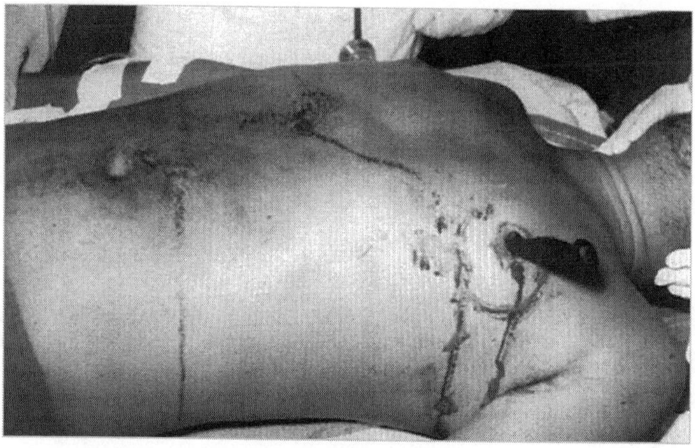

Figura 2 Arma branca "encravada" no tórax.

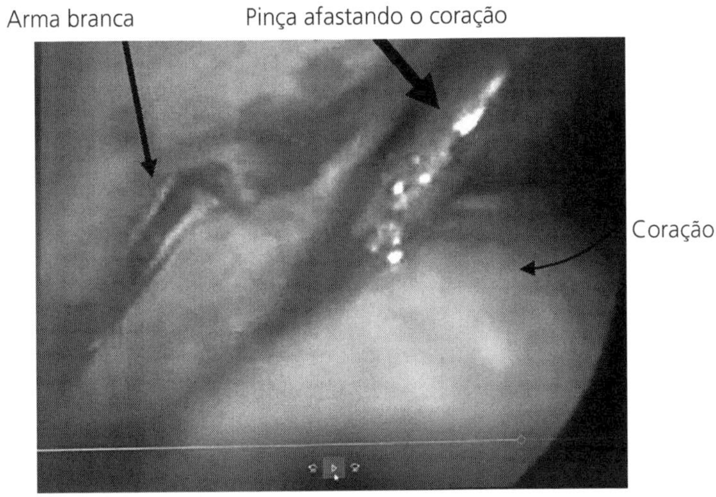

Figura 3 Verifica-se a arma branca e a pinça afastando o coração. pferecendo as condições para a retirada deste corpo estranho com total segurança.

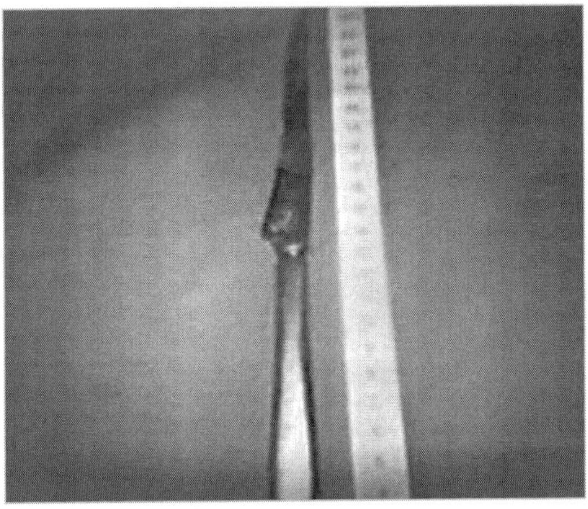

Figura 4 Arma branca retirada. Evitou-se a toracotomia.

Ilustramos nas Figuras 2, 3 e 4 uma vítima com uma arma branca encravada no tórax esquerdo, na zona de Ziedler (ferimento cardíaco?).

A vítima se apresentou com estabilidade hemodinâmica. O tratamento foi a toracoscopia com retirada do corpo estranho sob visão direta. Verificamos que a arma branca encostou no pericárdio sem, no entanto, perfurá-lo.

FERIMENTO TRANSFIXANTE DO MEDIASTINO

Os doentes admitidos com ferimentos transfixantes do mediastino e hemodinamicamente instáveis são de indicação imediata de toracotomia ou esternotomia. Dos estáveis, que constituem 40% do total, metade deles é de portadores de lesões que necessitam de reparo operatório[16]. Assim, é fundamental uma avaliação minuciosa no sentido de identificar ou excluir uma lesão intratorácica.

Os recursos diagnósticos incluem endoscopia respiratória e digestiva, complementada por esofagograma, janela pericárdica (mais recentemente, o ultrassom, *focused assessment sonography for trauma* – FAST), angiografia e tomografia computadorizada. Acrescida a estes métodos, a videotoracoscopia uni ou bilateral poderá fornecer subsídios que ajudarão o cirurgião no diagnóstico e na decisão terapêutica.

Apesar de tudo, até o momento, ainda não temos uma orientação segura quanto ao uso deste recurso nos ferimentos transfixantes do mediastino.

Acreditamos que em um doente portador deste tipo de lesão e estável devemos, sim, realizar uma busca ativa do diagnóstico. Mesmo na ausência total de sinais ou sintomas e para descartar com certeza lesões ocultas. Esta busca ativa, no primeiro momento, não inclui a videotoracoscopia.

Nestas condições, as principais lesões a serem descartadas são: esôfago, traqueia e brônquios e coração. E para estas lesões os exames indicados acima são de melhor escolha, superiores a videotoracocopia. Em um segundo momento, no entanto, se o doente continuar estável e houver aparecimento de uma fístula, hemotórax ou suspeita de lesão diafragmática, aí sim a videotoracocopia torna-se importante e indicada.

FERIMENTO DA ZONA DE ZIEDLER

Esta região é definida tendo como limite superior uma linha imaginária que passa pela: (a) fúrcula esternal; (b) vertical paraesternal direita, do lado esquerdo (c) pela linha axilar anterior; e (d) inferiormente pelo rebordo costal da décima costela.

Esta é a área de maior risco para lesões cardíacas. Cerca de 70% dos doentes com lesões cardíacas têm os ferimentos localizados neste segmento da parede torácica[18] e aproximadamente 30% das vítimas de ferimentos neste local apresentam ferimentos cardíacos[19].

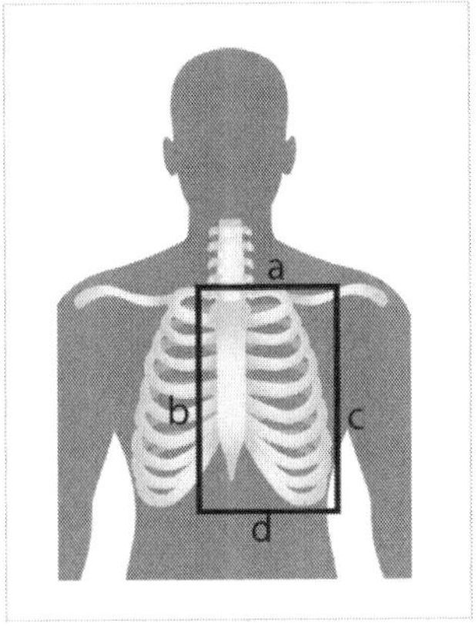

Figura 5 Limites da zona de Ziedler[17].

Os doentes portadores de ferimentos cardíacos morrem (80%) antes de um possível atendimento médico[20] e dos que chegam vivos 60% apresentam-se estáveis hemodinamicamente[21,22]. Pois bem, ante a este cenário é mandatório procurar ativamente o diagnóstico se existe ou não lesão pericárdica em doentes que chegam a um serviço de emergência e que se apresentem assintomáticos e estáveis. Desta feita, como no caso dos ferimentos transfixantes do mediastino, acreditamos que os exames disponíveis para o diagnóstico são superiores à videotoracoscopia e também no primeiro momento não a indicamos.

Exames preferenciais: ultrassonografia bidimensional transtorácica, FAST (*focused assessment sonography for trauma*), janela pericárdica subxifóidea, janela pericárdica transdiafragmática e a ecocardiografia transesofágica[23].

Em uma situação como a apresentada a seguir, é possível a indicação da videotoracoscopia, na zona de Ziedler, como diagnóstico.

Ferimento da transição toracoabdominal e zona de Ziedler

É possível um ferimento por arma branca alcançar, concomitantemente, tanto a zona de transição toracoabdominal, como a zona de Ziedler.

É só constatar nas Figuras 1 e 5 que esta possibilidade existe. Como já foi analisado, a melhor maneira de descartar um ferimento diafragmático nesta situação é indicar a videotoracoscopia ou laparoscopia. Pois bem, se a escolha (como discutido anteriormente) for a toracoscopia, fica claro que o exame de todo o pericárdio deve também ser realizado e, se necessário, uma punção ou pequena retirada de um segmento dele pode ser feita para constatar ou não presença de sangue no saco pericárdico.

Se a escolha for a laparoscopia, então a janela transdiafragmática poderá ser realizada por meio da videotoracoscopia para exame do pericárdio e do seu interior.

HEMOTÓRAX RETIDO – HEMOTÓRAX COAGULADO – EMPIEMA PLEURAL

Hemotórax retido ou residual

O curso natural do hemotórax traumático é a sua resolução pela drenagem torácica; o sangue escoa sem obstáculos pelo dreno[24]. Então fica a pergunta: porque após um tratamento adequado de um hemotórax traumático o sangue não escoa e fica retido? Resposta: simplesmente porque este hemotórax não foi adequadamente tratado.

Não existe motivo para que o sangue coletado após um trauma não seja drenado e, assim, a cavidade pleural seja esvaziada. Acreditamos que este fato acontece por negligência do tratamento, como em alguns exemplos a seguir:

- A não realização do diagnóstico do hemotórax.
- Colocação do dreno em local errado.
- Colocação errada do sistema de drenagem.
- Não acompanhamento adequado do tratamento.
- Sistema de drenagem com falhas não percebidas.

Então, este sangue residual (não tratado) permanece na sua fase líquida nos primeiros dias após o trauma na cavidade pleural e agora precisa da atenção e de um tratamento.

A próxima pergunta: qual o destino deste sangue residual na cavidade pleural? Esta pergunta ainda não tem uma resposta satisfatória.

Dependendo do volume, alguns evoluem para absorção completa sem deixar sequelas e outros evoluem para o empiema.

Nos animais de experimentação (cães), o sangue em qualquer quantidade, líquido ou coagulado, é prontamente absorvido em 3 a 6 dias[25].

Infelizmente no ser humano, a evolução do hemotórax não é tão singela e favorável (as diferenças entre estas evoluções não serão discutidas neste capítulo[26]). O sangue frequentemente se coagula, mas o coágulo é precocemente fraturado e disperso pelos movimentos do diafragma, coração e pulmões. Assim, ocorre, liberação de toda fibrina pelos coágulos fraturados que, junto com os elementos figurados, depositam-se sobre as superfícies pleurais, formando uma membrana espessa que impede a dinâmica do tórax, a reexpansão pulmonar e a capacidade de absorção da pleura. O conteúdo da cavidade pleural é agora constituído por sangue com muito baixo teor de fibrina e por isto não coagulável. Nessas condições, a pleura passaria a secretar (como resposta à irritação causada pelo líquido remanescente) grande quantidade de fibrinogênio, fornecendo condições para que o remanescente de sangue de novo se coagule, impedindo a sua absorção e favorecendo a formação do fibrotórax[27]. Lembrar que estamos a discutir hemotórax residual que não sofreu infecção. Quando isto acontece, teremos o que chamamos de empiema, que será discutido mais adiante.

Nas primeiras semanas, essa membrana é facilmente destacável, sem ferir a pleura visceral (desbridamento). Depois, na dependência de fatores individuais e em tempo variável, a membrana sofre progressiva fibrose, quando então fica mais difícil removê-la. Nestas condições, a pleura visceral é facilmente lesada e a numerosas fístulas alveolares poderão comprometer o resultado do tratamento.

Concluímos, portanto, que o melhor tratamento nesta situação, para evitarmos todas complicações citadas acima, é o esvaziamento precoce da cavidade pleural. O arsenal terapêutico é extenso: punção, nova drenagem pleural, minitoracotomia e videotoracoscopia, etc.

Nossa preferência é pela videotoracoscopia que possibilita, além de esvaziar rapidamente o líquido coletado, também remover coágulos que ainda restaram[28] (Figura 6).

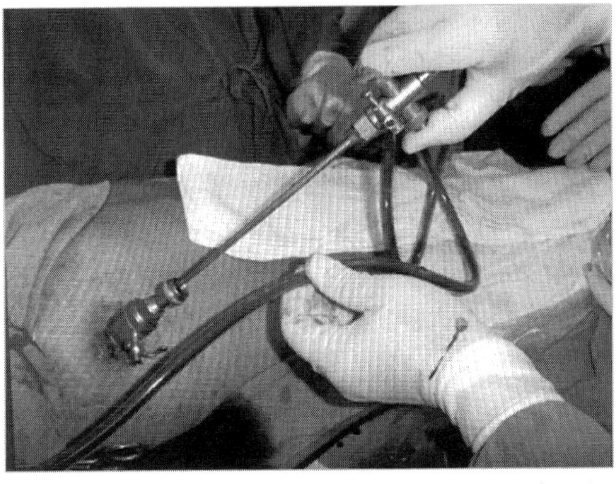

Figura 6 Videotoracoscopia para remoção de sangue na sua fase líquida e restos de coágulos.

Há autores[25] que defendem que o sangue presente na superfície intacta pode ser absorvido se não houver infecção.

HEMOTÓRAX COAGULADO

Uma vez que se tenha esvaziado a cavidade pleural, o pulmão se expande e o doente é tratado adequadamente. Caso o hemotórax permaneça no espaço pleural, como já descrevemos, então ocorrerá a formação de um coágulo (na maioria das vezes) com depósito de fibrinogênio em ambas as pleuras, parietal, visceral e sobre o diafragma (espessamento pleural).

Pois bem, se não houver infecção (empiema) é nesta fase que ainda temos a oportunidade de um tratamento adequado com a videotoracoscopia: remover o coágulo e as membranas depositadas em pleura e diafragma. A membrana é descolada facilmente (desbridamento) e o pulmão volta a expandir e o doente evolui para a cura.

Não podemos confundir hemotórax coagulado com empiema, como bem salientaram Normando Jr e Pinto[23]. A presença de pus define um empiema. Somente quando este coágulo estiver infectado estaremos diante de um empiema, como discutiremos a seguir.

EMPIEMA PLEURAL

O empiema é uma consequência de infecção do sangue pleural (hemotórax retido) ou do coágulo (hemotórax coagulado).

A American Thoracic Society (ATS) classificou o empiema pleural em três fases e serviu como orientação para o tratamento[23,29].

Fase I – exsudativa

Presença de líquido fluido na cavidade pleural, sem formar septações. Esta fase assim permanece por alguns dias. É também chamada de fase de empiema agudo.

O tratamento ideal nesta situação é a drenagem pleural.

Fase II – fibrino-purulenta

Presença de líquido purulento espesso, contendo fibrina. Há formações de septações e deposição de fibrina, formando membrana moderadamente espessa que inicia o processo de fixação do pulmão e mediastino, pela formação de sínfises pleuropulmonares e mediastínicas. Haverá formações de verdadeiras lojas purulentas. De modo geral, o melhor tratamento nesta fase é a utilização da videocirurgia pois permite o desbridamento ou limpeza mecânica da cavidade pleural, com remoção do conteúdo fibrinoso, erradamente chamada de decorticação ou descorticação precoce, pois o termo descorticação somente deve ser empregado quando o empiema se encontra na fase de organização crônica com encarceramento pulmonar pela formação de uma pseudomembrana inelástica devido à deposição de fibrina nas pleuras parietal e visceral, como já discutimos, até com formação de fibroblasto e uma verdadeira carapaça[30].

Fase III

Nesta situação, não existe uma conduta única. Vai depender do que encontramos na tomografia: uma cavidade única, empiema por toda cavidade pleural septada, etc.

Se a cavidade for única, a melhor opção, segundo a nossa experiência é a indicação de uma drenagem aberta do tórax. Caso tenhamos septos e aderências presentes, a videocirurgia pode ajudar em alguns casos, entretanto, a toracotomia convencional é o melhor tratamento. Este julgamento ficará sob a atenção do profissional que está atuando.

No passado recente, indicávamos sempre a toracotomia para a descorticação do pulmão, entretanto, verificamos que não foi a melhor conduta. Ocorriam muitas fístulas pulmonares, sangramento, o pulmão não expandia como queríamos e, muitas vezes, o empiema encapsulado voltava a se formar nos obrigando a indicar a drenagem aberta.

CONSIDERAÇÕES FINAIS

A videocirurgia tem hoje papel importante no diagnóstico e tratamento de lesões decorrentes do traumatismo torácico.

A videotoracoscopia só pode ser indicada em doentes estáveis.

Os exames de imagem contribuem para o diagnóstico pré-videocirurgia e auxiliam no inventário intraoperatório.

O bloqueio pulmonar com sondas especiais de intubação contribui muito com o procedimento operatório, mas não é indispensável.

As três melhores indicações para videotoracoscopia são:

- Doente estável e hemotórax progressivo.
- No ferimento da zona de transição toracoabdominal.
- Retirada do corpo estranho intrapleural.

O cirurgião geral do serviço de emergência deve ser capaz de indicar e realizar uma videotoracoscopia.

REFERÊNCIAS BIBLIOGRÁFICAS

1. Jowes JW, Kitahama A, WebbWR, McSwain N. Emergency thoracoscopy: a logical approach to chest trauma management. J Trauma. 1981;21:280-4.
2. Newhouse MT. Thoracoscopy: diagnostic and therapeutic indications. Pneumologie. 1989;43:48-52.
3. Pohnam R, Blazková S, Hytych V, Svoboda P, Makel M, Holmqist I, et al. Treatment of hemothorax in the era of the minimaly invasive surgery. Mil Med Sci Lett. 2019;88:1-8.
4. Gerzhy K, Severgin V, Khuda M. Features of surgical access during videothoracoscopy operations in the wounded with chest trauma. Eureka: Health Science. 2020;4:38-42.
5. Apaydin T. The role of mınımally invasıve surgery in management of chest trauma. In: Zozen S. Trauma and emergency surgery. IntechOpen; 2021.
6. Saad Jr R. Hemotórax, pneumotórax e quilotórax. In: Trauma de tórax e cirurgia torácica, 1 ed. São Paulo: Robe; 1993. p. 9-29.
7. Saad Jr R, Rasslan S. A videocirurgia no trauma de tórax. Rev Col Bras Cir. 1993;20:111.
8. Madden MR, Paull DE, Finkelstein JL. Occult diaphragmatic injury from stab wounds to the lower chest and abdomen. J Trauma. 1989;29:292-8.
9. Soldá SC, Rodrigues FCM, Martins L, Pinto MCC, Rasslan S. Lesão diafragmática isolada por ferimento penetrante tratada por videolaparoscopia. Rev Col Bras Cir. 1994;21:213-5.
10. Melo BV, Siqueira FG, Di Tano T, Silveira PO, De Lima MB. Aplicação da videotoracoscopia no trauma. Experiência de um serviço. Rev Col Bras Cir. 2015;42(5):295-98.
11. Menegozzo CAM, Utiyama EM. The approach of thoracoabdominal penetrating injury victims by minimally invasive surgery. Trauma (letter to the editor) 2020;22(1):74-5.
12. Dorgan Neto V, Saad Jr R, Rasslan S. Videotoracoscopia no trauma de tórax. Rev Col Brás Cir. 2001;28:3-8.
13. Dorgan VD. Videotoracoscopia no trauma de tórax. Tese de Doutorado Faculdade de Ciências Médicas da Santa Casa de São Paulo; 1998.
14. Moretti G, Munoz J, Velez S, Suizer A. Brusa N. Empalamiento precordial por arma blanca: extraccion bajo visión videotorcoscópica. Prensa Méd. Argent. 2019;105(11):783-85.
15. Rasslan S, Rodrigues FCM, Solda SC, Saad Jr R. Corpo estranho intratorácico tratado por videocirurgia. Ver Col Brasil Cir. 1994;21:42.
16. Richardson JD, Flint LM, Snow NS, Gray Jr LA, Trinkle JK. Management of transmediastinal gunshot. Surgery. 1981;90:671-76.
17. Guiar GS, Gomes SVF, Boralli REG, Silva LNL, Almeida RL, Costa SD, et al. Ferimento em zona de Ziedler por arma branca com lesão cardíaca: Relato de caso. Revista Científica Multidisciplinar Núcleo do Conhecimento. 2020; 11(10):32-41.
18. Razuk A. Ferimentos cardíacos penetrantes: análise dos fatores de risco relacionados à mortalidade. Tese de Mestrado. Faculdade de Ciências Médicas da Santa Casa de São Paulo; 1999.
19. Prado PA, Saad Junior R, Rasslan S. O emprego da janela pericárdica no diagnóstico do ferimento cardíaco. Rev Col Bras Cir. 1995;11:190-5.
20. Symbas PN. Traumatic heart disease. Curr Probl Cardiol. 1991;16:537-82.

21. Coimbra R, Pinto MCC, Razuk A, Aguiar JR, Rasslan S. Penetrating cardiac wounds: predictive value of trauma índices and necessity of terminology standardization. Am Surg. 1995;61:448-52.
22. Ivatury RR. Injury to the heart. In: Feliciano DV, Moore EE, Mattox KL. Trauma. 3.ed. Connecticut: Appleton & Lange; 1996. 409-22.
23. Parreira JG, Rasslan S, RazuK A. Ferimentos cardíacos. In: Normando Jr GR, Moraes LAR. Traumatismo torácico. Visão geral e especializada. Belem: EDUFPA, 2007. p.375-92.
24. Normando Jr GR, Pinto JAF. Hemotórax coagulado. In: Normando Jr GR, Moraes LAR. Traumatismo torácico: visão geral e especializada. Belém. Editora Universitária - EDUFPA; 2007p. 471:482-392.
25. Condon RE. Spontaneous resolution of experimentalclotted hemothorax. Surg Gyn Obstet. 1968;126:505-15.
26. Trench NF, Saad Jr R. Hemotórax e hemopneumotórax espontâneos. In: Trench NF, Saad Jr R. Cirurgia torácica. São Paulo: Panamed; 1983. p.254-63.
27. Ogilvie AG. Final results in traumatic hemothorax: a report of 230 cases. Thorax. 1950;5:116-21.
28. Schonffeldt K, Allamand JF, Campero JM, Santibanez C, Parra M, Ortega J. Cirurgia videoasistida em traumatismo de tórax. Rev Argent Cir. 2018;110(92):106-8.
29. American Thoracic Society. Medical Section of the National tuberculosis Association. Management of non tuberculosis empiema. Am Rev Resp Dis. 1962;85:935-6.
30. Silva FCD, Westphal FL. Empiema pleural. In: Saad Jr R, Salles RARV, Carvalho WR, Maia AM, Castro Filho HF. Tratado de cirurgia do CBC, 20 ed. Rio de Janeiro: Atheneu; 2015. p. 719-33.

Trauma vascular cervicotorácico: vias de acesso e condutas

Francisco de Salles Collet e Silva

INTRODUÇÃO

A região de transição cervicotorácica é considerada uma área do corpo humano de difícil acesso para explorar ferimentos vasculares. Os vasos arteriais e venosos subclávios e axiliar estão rodeados por estrutura ósseas e muito próximos ao plexo braquial, nervo vago e nervo frênico[1].

Os ferimentos de vasos subclávios e axilar apresentam uma mortalidade hospitalar de 10%. Em geral, necessitam de acessos vasculares para controlar o sangramento em 50% dos casos[2].

O cirurgião, ao explorar um ferimento vascular, não deve acessar a região do ferimento diretamente. Deve realizar um controle proximal e um controle distal para acessar a região do ferimento. Na região cervicotorácica, este acesso é muito agressivo. O acesso cirúrgico inicial é realizado por uma cervicotomia anterolateral ou transversa. Em algumas ocasiões é necessário realizar uma ressecção parcial ou total da clavícula para ter acesso a este vaso. Principalmente do lado esquerdo, por causa da emergência da artéria subclávia mais profunda que a do lado esquerdo, muitas vezes associa-se uma esternotomia mediana ou esternotomia parcial e toracotomia no segundo espaço intercostal (alçapão).

Devido ao grande grau de lesões desencadeadas para se realizar este acesso, hoje em dia, nos locais onde existe serviço endovascular o tratamento dessas lesões em doentes estáveis pode ser realizado por meio de uma arteriografia e colocação de um *stent*, evitando-se esta dissecção. Por outro lado, nos doentes instáveis hemodinamicamente, o acesso cirúrgico deve ser realizado para controle de sangramento. Um grande problema com o desenvolvimento dos métodos minimamente invasivos é que nem todos os serviços têm endovascular bem como um cirurgião vascular. Assim sendo, os cirurgiões de emergência e/ou trauma devem conhecer estes acessos para realizar uma cirurgia de controle de sangramento. Não é necessário realizar um enxerto, mas identificar o vaso e colocar um *shunt* provisório é imprescindível para salvar uma vida bem como salvar um membro[2].

Uma manobra salvadora é a utilização de um balão para comprimir esses vasos. Muitas vezes pelo orifício do projétil ou do ferimento por arma branca pode-se introduzir uma sonda com balão (sonda de Foley) e insuflar o balonete de modo que este comprima os vasos e diminua o sangramento. Os ferimentos arteriais não são isolados. Podem ser associados a ferimentos venosos. Nesta situação, deve-se tomar cuidado para prevenir embolia gasosa.

Neste capítulo, será mostrado o acesso aos vasos subclávios.

ACESSO À SUBCLÁVIA DIREITA

Nas Figuras 1 e 2, observe o acesso à artéria subclávia direita e a relação com as estruturas adjacentes.

ACESSO A SUBCLÁVIA ESQUERDA

Nas Figuras 3 a 6, observe o acesso à artéria subclávia esquerda e a relação com as estruturas adjacentes.

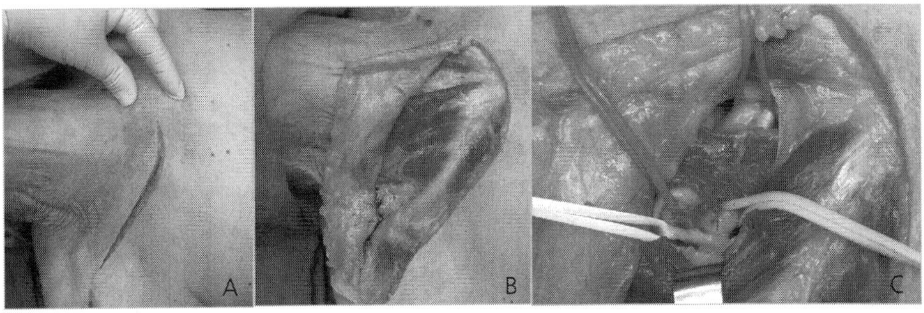

Figura 1 Risco operatório. A: Cervicotomia sobre a clavícula esquerda. B: Músculo esternocleideomastóideo esquerdo, clavícula, peitoral maior e deltoide. C: Entrando entre o ramo clavicular e esternal do músculo esternocleideomastóideo disseca-se a carótida esquerda e abaixo encontra-se o ramo ascendente da subclávia esquerda (mixter).

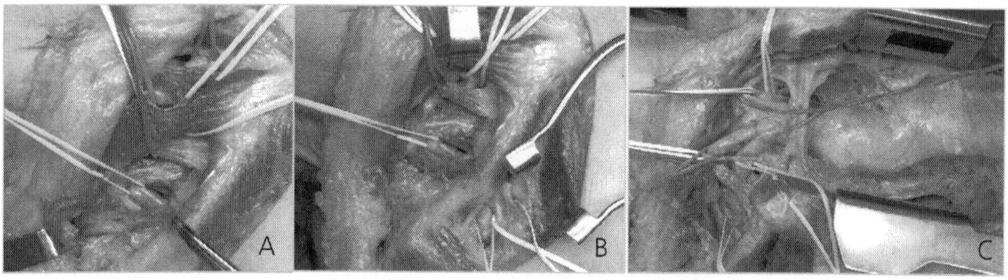

Figura 2 A: Tronco arterial braquiocefálico, artéria carótida direita, nervo vago, artéria subclávia direita e porção da artéria subclávia após o músculo escaleno anterior (observe o nervo frênico sobre o músculo escaleno). B: Artéria subclávia abaixo da clavícula. C: Para controle do tronco braquiocefálico realiza-se uma esternotomia mediana. Observe o tronco venoso braquiocefálico que passa atrás do manúbrio esternal.

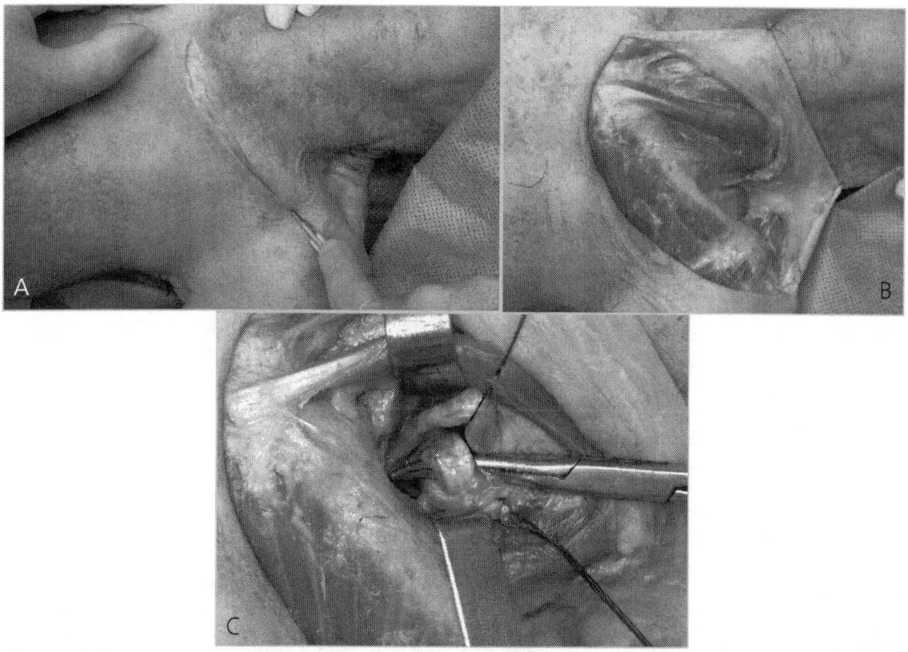

Figura 3 A: Cervicotomia sobre a clavícula esquerda. B: Músculo esternocleideomastóideo esquerdo, clavícula, peitoral maior e deltoide. C: Entrando entre o ramo clavicular e esternal do músculo esternocleideomastóideo disseca-se a carótida esquerda e abaixo encontra-se o ramo ascendente da artéria subclávia esquerda (mixter).

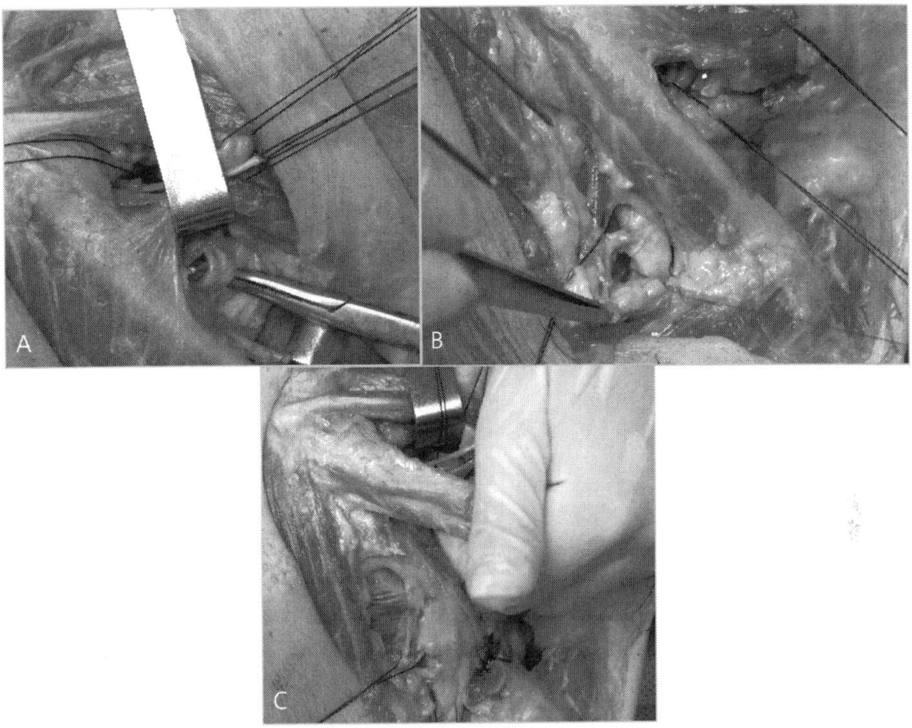

Figura 4 A: Dissecando-se pela borda lateral do músculo esternocleidomastóideo e abaixo do escaleno anterior encontra-se a artéria subclávia e acima dela o plexo braquial. B: Desinserindo o músculo peitoral maior da clavícula realizamos a dissecção da artéria subclávia e veia subclávia esquerda. C: Secciona-se a clavícula no terço distal e resseca-a desarticulando do esterno.

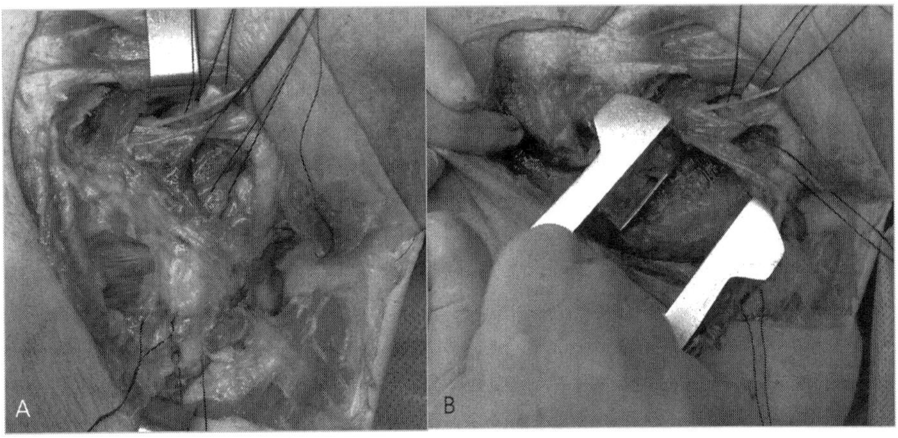

Figura 5 A: Observe o trajeto da artéria e da veia subclávia esquerda. B: Realiza-se uma esternotomia parcial e toracotomia anterior no segundo espaço intercostal.

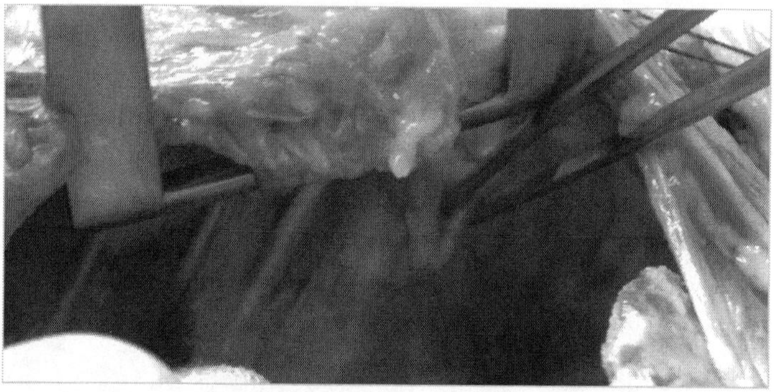

Figura 6 Observe na pinça a saída da artéria subclávia esquerda do arco aórtico.

SHUNT PROVISÓRIO

Uma das técnicas de controle de sangramento e preservação do membro é colocação de um *shunt* provisório. Uma sonda plástica é interposta entre a parte proximal e a distal do vaso (Figura 7).

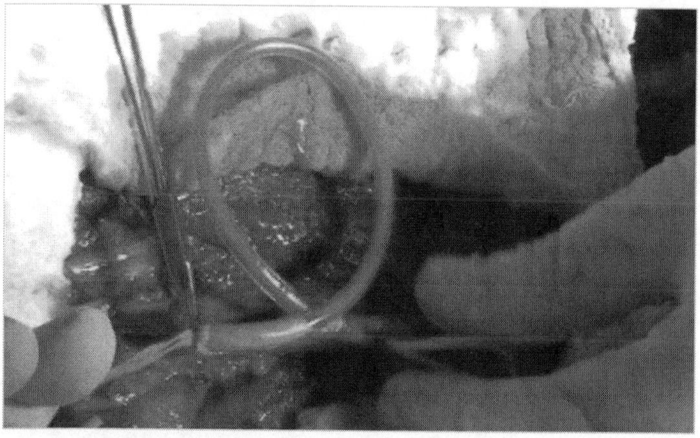

Figura 7 *Shunt* provisório.

REFERÊNCIAS BIBLIOGRÁFICAS

1. Steenburg RW, Ravitch MN. Cervico-thoracic approach for subclavian vessel injury from compound fracture of the clavicle: considerations of subclavian-axillary exposures. Ann Surg. 1963;157:839-46.
2. Waller CJ, Cogbill TH, Kallies KR, Ramirez LD, Cardenas JM, Todd SR, et al. Contemporary management of subclavian and axillary artery injuries: a Western Trauma Association multicenter review. J Trauma Acute Care. 2017;83:1024-31.

27

Trauma pélvico: controle de sangramento

Valdir Zamboni

INTRODUÇÃO

As fraturas pélvicas ocorrem em mais de 25% dos pacientes com trauma grave e sua mortalidade é alta, apesar dos avanços na ressuscitação hemodinâmica e nas técnicas cirúrgicas. Essa mortalidade é explicada pelo sangramento inerente e lesões extrapélvicas associadas. As fraturas ou rupturas ligamentares da pelve aumentam o volume do espaço pélvico, levando ao acúmulo de sangramento pélvico no espaço retroperitoneal. Em pouco tempo, isso leva a instabilidade hemodinâmica e o losango da morte. A hemorragia pélvica é 80% venosa dos plexos pré-sacrais/pré-peritoneais. Os 20% restantes é de origem arterial devido ao sangramento dos ramos da artéria ilíaca interna. Essa realidade pode ser modificada por meio de uma gestão sequencial focada de acordo com a disposição de recursos no centro que atende o doente e um trabalho colaborativo entre ortopedistas, cirurgiões de trauma e intensivistas. Este texto propõe dois algoritmos de conduta focados na disponibilidade de uma equipe qualificada e infraestrutura existente: um para um centro de trauma totalmente equipado e outro para um centro com recursos limitados.

EPIDEMIOLOGIA

Mais de 90% das fraturas pélvicas são secundárias a mecanismos de trauma de baixa energia; entretanto, 5 a 10% dos casos são decorrentes de traumas de alta energia e estão associados a lesões complexas com comprometimento hemodinâmico.

O manuseio apropriado dos pacientes com trauma pélvico e instabilidade hemodinâmica continua controverso, com mortalidade em torno de 50%, com desafios quanto aos procedimentos sincrônicos entre as equipes. Além disso, como mencionado acima, está associado a outras lesões extrapélvicas, como: torácicas (21%), intracranianas (17%), abdominais (8%) e esqueléticas (7%).

ABORDAGEM INICIAL, DIAGNÓSTICO E PROCEDIMENTOS CIRÚRGICOS

Na abordagem inicial do paciente, uma estabilização rápida e eficaz deve ser realizada de acordo com as orientações do manual de suporte avançado de vida no trauma (*Advanced Trauma Life Support* - ATLS) implementando a estratégia ABCDE A ressuscitação com controle de danos (RCD) deve ser iniciada seguida de radiografias de tórax e pelve e *Focused Assessment Sonography in Trauma* (EFAST).

A classificação mais recomendada e frequentemente utilizada para as fraturas do anel pélvico é a de Young-Burgees, que inclui o tipo de força, gravidade, direção e estabilidade mecânica (Figura 1). A escolha entre exploração cirúrgica imediata ou extensão diagnóstica por imagem dependerá do estado hemodinâmico do paciente. Se o paciente estiver hemodinamicamente instável (pressão arterial sistólica sustentada (PAS) menor que 90 mmHg) e/ou apresentar lesões cirúrgicas intra-abdominais associadas devem ser transferidos imediatamente para o centro cirúrgico.

CENTRO DE TRAUMA TOTALMENTE EQUIPADO

Etapa 1

Os esforços devem ser direcionados para a identificação de todas as lesões potencialmente fatais seguindo a abordagem ABCDE do ATLS (radiografias de tórax/pelve e FAST). Um acesso arterial e um venoso devem ser colocados para acesso e monitorização da pressão arterial, iniciando a ressuscitação agressiva de controle de danos, ativando o protocolo institucional para transfusão maciça. Posteriormente, a fratura pélvica do paciente é categorizada de acordo com a classificação da World Society of Emergency Surgery (WSES)

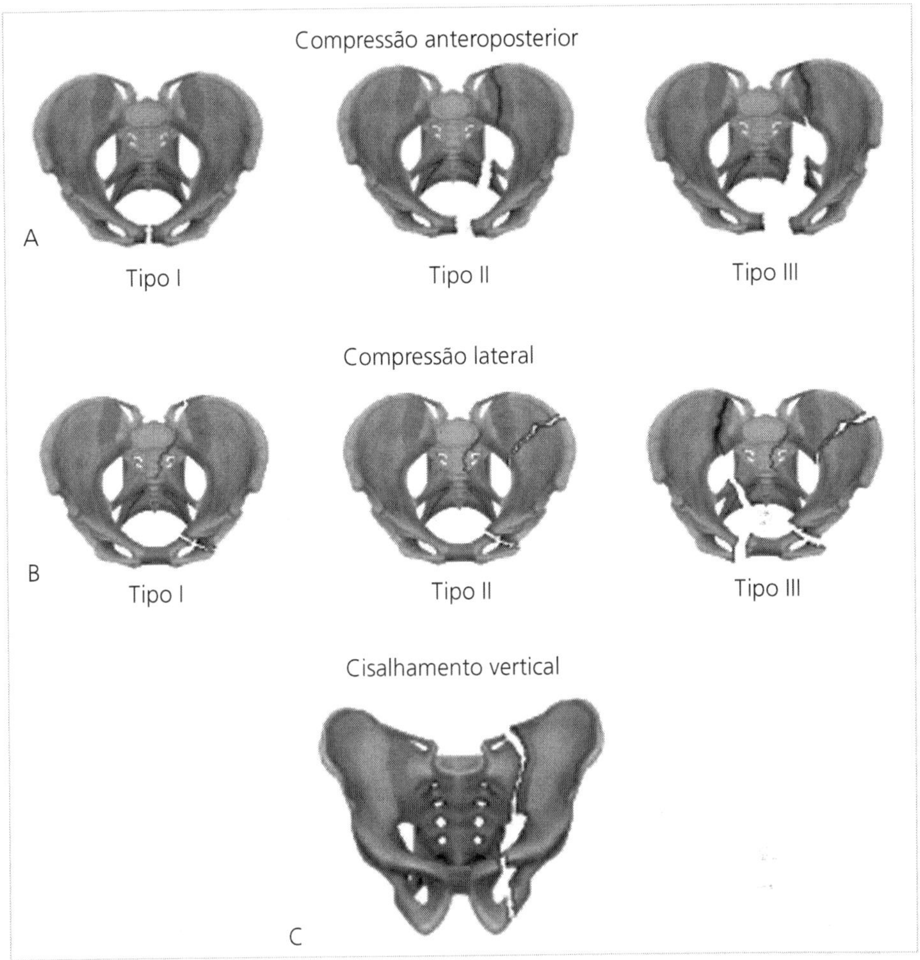

Figura 1 Classificação de Young-Burgess para sistematização das lesões do anel pélvico. A: Compressão anteroposterior; I: separação < 2,5 cm da sínfise púbica ou anterior da articulação sacroilíaca; II: separação > 2,5 cm da sínfise púbica; ruptura anterior dos ligamentos sacroilíaco, sacrotuberal ou sacroespinhoso; ligamentos sacroilíacos posteriores intactos; III: Rompimento completo da sínfise púbica, com deslocamento vertical, anterior ou posterior, geralmente pela articulação sacroilíaca. B: Compressão lateral; I: compressão sacral no lado do impacto; II: fraturas crescentes da asa ilíaca no lado do impacto; III: lesão por compressão lateral I ou II associada a fratura em livro aberto contralateral. C: cisalhamento vertical: diástase da sínfise púbica, com deslocamento vertical, anterior ou posterior.

(Tabela 1), que inclui o tipo de lesão (segundo Young-Burgess), o mecanismo e o estado hemodinâmico

Tabela 1 Classificação de injúria pélvica

	Grau de WSES	Classificação de Young-Burgess	Hemodinâmica	Mecânica
Leve	I	APC I – LC I	Estável	Estável
Moderada	II	APC II/III	Estável	Instável
	III	VS – Mecanismo combinado	Estável	Instável
Severo	IV	Nenhuma	Instável	Nenhuma

Fonte: World Journal of Emergency Surgery (WSES).

Etapa 2

Pacientes com instabilidade hemodinâmica relacionada à fratura pélvica necessitam de estabilização mecânica não invasiva no pronto-socorro. Essa estabilização pode ser feita com lençol, cinta pélvica ou aparelho comercial que exerce uma força de compressão sobre o anel pélvico, diminuindo a movimentação de fragmentos ósseos e permitindo a redução do volume pélvico. Se a fratura for deslocada verticalmente, também deve ser realizada tração longitudinal das extremidades

Etapa 3

Se o paciente estiver hemodinamicamente estável ou responder temporariamente, uma tomografia computadorizada de corpo total (TC-CT) deve ser realizada para determinar a extensão da fratura pélvica e a presença de lesões associadas. Se hemodinamicamente instável, a linha arterial pode ser substituída no guia por um introdutor para colocação de balão de ressuscitação endovascular da aorta (*Resuscitative Balloon Occlusion of the Aorta* - REBOA) na zona 1. O REBOA pode ser colocado nas salas de emergência, ou em salas de cirurgia, simultaneamente com os demais procedimentos.

Etapa 4

Havendo suspeita ou confirmação de associação com lesões intra-abdominais por tomografia de corpo todo, FAST e/ou exame físico, o paciente deve ser imediatamente transferido para o centro cirúrgico para laparotomia exploradora supra umbilical e se o paciente apresentar fratura pélvica instável, um tamponamento pélvico pré-peritoneal (PPP) (Figuras 2 e 3) Ele deve ser avaliado pela equipe ortopédica se ele é candidato à estabilização pélvica invasiva (fixador externo/C-*clamp*) ou continuar com o efeito de compressão externa da cinta pélvica. Em seguida, uma angiografia pélvica com possibilidade de embolização deve ser realizada se houver evidência de sangramento arterial ativo (*blush* na tomografia).

- Abordagem cirúrgica por incisão infraumbilical mediana.
- Tampo pélvico através da incisão infraumbilical mediana.
- Esquema do tamponamento que está controlando o sangramento da lesão da artéria ilíaca interna no contexto de fratura do ílio e ísquio.
- No caso de laparotomia associada, realizá-la supraumbilical para não violar pré-peritônio infraumbilical.

Se não houver suspeita ou confirmação de lesões cirúrgicas intra-abdominais, o REBOA deve ser reposicionado na zona 3, estabilização pélvica

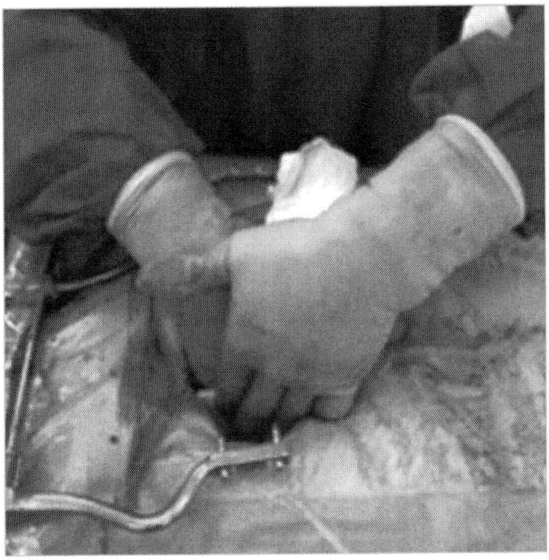

Figura 2 *Packing* pré-peritoneal (empacotamento pélvico).

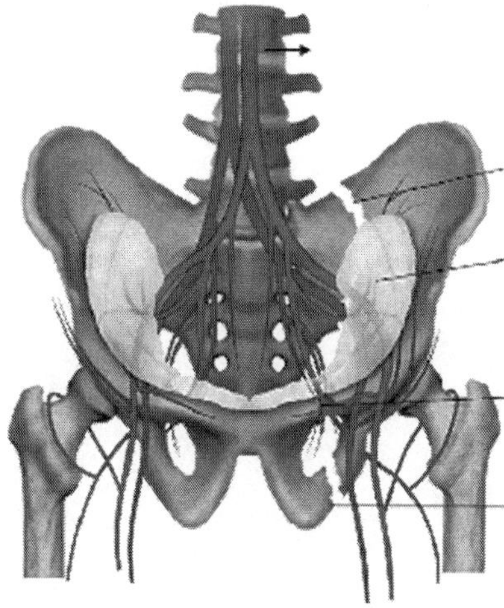

Figura 3 Tamponamento pélvico pré-peritoneal.

invasiva (fixador externo/arco em C) ou continuar com o efeito compressivo externo da cintura pélvica. É realizado tamponamento PPP, seguido de angiografia pélvica com possibilidade de embolização caso seja evidenciado sangramento arterial ativo.

Etapa 5

Após a angiografia pélvica, o paciente deve ser transferido para a unidade de terapia intensiva para correção do losango da morte (acidose, hipotermia, coagulopatia e reposição de cálcio). Uma vez alcançada a ressuscitação adequada, o paciente deve ser levado de volta ao centro cirúrgico para remover o tamponamento pélvico pré-peritoneal e realizar o fechamento definitivo da ferida. No entanto, se o sangramento pélvico persistir, o tamponamento pélvico pré-peritoneal deve ser realizado novamente e a angiografia pélvica repetida considerando possível embolização.

CENTRO HOSPITALAR COM RECURSOS LIMITADOS

Na abordagem inicial ao paciente no centro hospitalar com recursos limitados, deve ser realizada uma estabilização rápida e eficaz de acordo com o ATLS, implementando a estratégia ABCDE, semelhante ao manejo no centro de trauma totalmente equipado.

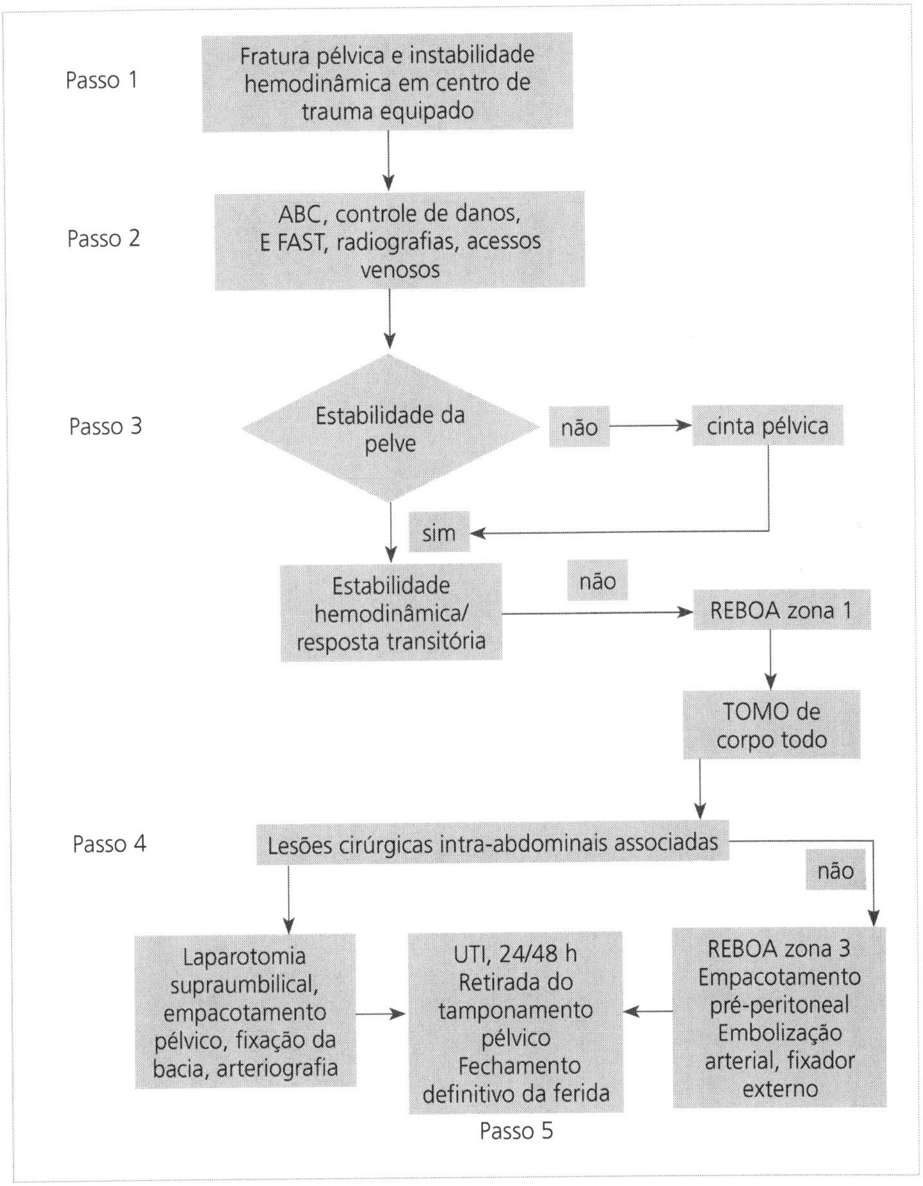

Figura 4 Algoritmo de conduta no controle de sangramento da fratura pélvica em centros de trauma equipados.

O controle de danos deve ser iniciado, seguido de radiografias de tórax e pelve e FAST, se disponível. Da mesma forma, a fratura do anel pélvico deve ser categorizada pela classificação de Young-Burgess (Figura 1).

Etapa 1

Os esforços devem ser direcionados para a identificação de todas as lesões potencialmente fatais seguindo a abordagem ABCDE do ATLS (radiografias torácicas/pélvicas e FAST, se disponível). Uma ressuscitação de controle de danos deve ser iniciada e a fratura pélvica do paciente categorizada de acordo com a classificação WSES (Tabela 1).

Etapa 2

Pacientes com instabilidade hemodinâmica relacionada à fratura pélvica necessitam de estabilização mecânica não invasiva no pronto-socorro. Essa estabilização pode ser feita com lençol, cinta pélvica ou aparelho comercial que exerce uma força de compressão sobre o anel pélvico, diminuindo a movimentação de fragmentos ósseos e permitindo a redução do volume pélvico. Se a fratura for deslocada verticalmente, também deve ser realizada tração longitudinal das extremidades

Etapa 3

Se o paciente estiver hemodinamicamente estável ou responder temporariamente, deve-se realizar uma tomografia de corpo total, desde que o centro hospitalar disponha desse recurso, para determinar a extensão da fratura pélvica e a presença de lesões associadas. Mas se esse recurso não estiver disponível e o paciente permanecer hemodinamicamente instável, ele deve ser transferido para a sala de cirurgia para um tamponamento pélvico pré-peritoneal infraumbilical e avaliar se uma estabilização pélvica invasiva com colocação de fixador externo ou arco é ou não candidato ou não, em C de acordo com as características da fratura, ou continuar com a estabilização externa com cinta pélvica e definir transferência.

Etapa 4

Se houver suspeita ou confirmação de associação com lesões cirúrgicas intra-abdominais, uma laparotomia exploradora supraumbilical deve ser realizada.

Etapa 5

Caso o paciente necessite de tamponamento pélvico pré-peritoneal, estabilização pélvica invasiva e/ou laparotomia exploradora, deve ser encaminhado rapidamente a um centro mais complexo para completar ou não o manejo inicial.

Da mesma forma, pacientes que não necessitaram de nenhum procedimento cirúrgico de controle de danos também devem ser encaminhados para tratamento definitivo.

O algoritmo proposto contém componentes-chave em comum, como ressuscitação de controle de danos, estabilização pélvica, fixação externa para gerenciamento de fraturas em livro aberto ou não invasivas para o restante das lesões, o tamponamento pélvico pré-peritoneal e a laparotomia exploradora; destacando a importância do REBOA e da angioembolização enquanto estiverem disponíveis.

RESSUSCITAÇÃO DE CONTROLE DE DANOS

A ressuscitação de controle de danos reduz a descompensação metabólica em pacientes politraumatizados a partir de três objetivos: hipotensão permissiva, ressuscitação hemostática e cirurgia de controle de danos. A hipotensão permissiva visa manter a pressão arterial o mais baixo possível para evitar a perda ou mobilização de sangue de coágulos, mas alto o suficiente para garantir a perfusão de órgãos vitais.

Método de transfusão de sangue inclui "gatilhos" bem definidos para a transfusão de concentrados de hemácias, plasma fresco e ácido tranexâmico.

A ressuscitação hemostática por si só é a estratégia de restauração volumétrica usando a proporção de 1:1:1:1 de hemocomponentes de hemácias, plasma fresco, plaquetas e crioprecipitados. Por fim, a cirurgia de controle de danos busca preservar a reserva fisiológica do paciente com controle rápido e eficaz do sangramento.

ESTABILIZAÇÃO PÉLVICA

A simples aplicação de um cinto/cintura pélvica (ou lençol) demonstrou reduzir a necessidade de hemoderivados em até 60% na ressuscitação precoce do paciente, melhorando a estabilidade rotacional da pelve. O cinto foi relatado como mais eficaz no controle do sangramento do que a cintura pélvica (ou lençol). No entanto, se não estiver disponível, a cinta (ou lençol) pode ser uma medida barata e de fácil acesso. Todos os dispositivos de fixação pélvica não invasivos devem ser removidos o mais rápido possível para evitar lesões por pressão nos tecidos moles devido ao efeito compressivo por um período prolongado de tempo.

No centro cirúrgico, a pelve deve ser fixada de forma invasiva (fixador externo/arco C) de acordo com o tipo de fratura pélvica pelo serviço de ortopedia, tamponamento pélvico pré-peritoneal para controle de sangramento realizado pelo cirurgião de trauma e angioembolização devido ao procedimento intervencionista no serviço de radiologia. Uma vez que o paciente tenha sido adequadamente reanimado e o sangramento controlado, a reconstrução definitiva do anel pélvico é indicada de acordo com os critérios do serviço de ortopedia. No entanto, deve-se observar que os dispositivos de fixação pélvica não invasivos devem ser removidos o mais rápido possível, quando o manejo adequado do recipiente ósseo e a estabilização do paciente forem alcançados, pois podem causar lesões por pressão nos tecidos moles devido ao efeito compressivo por um longo período de tempo.

EMPACOTAMENTO PÉLVICO PRÉ-PERITONEAL

O tamponamento pélvico pré-peritoneal é considerado a primeira linha de manejo para controlar o sangramento em pacientes hemodinamicamente instáveis com fratura pélvica complicada. Esta técnica ganhou popularidade nos últimos anos, pois têm sido demonstradas a segurança e a redução da mortalidade quando utilizada com outras estratégias de controle de danos. A vantagem dessa técnica é que ela é realizada com o mínimo de equipamento e o treinamento cirúrgico é simples. Por isso, foi incluída como um dos pilares de controle em ambos os algoritmos propostos, sendo realizada em 24 a 48 horas.

O paciente deve ser levado de volta ao centro cirúrgico para retirada das compressas. A parede abdominal pode ser fechada suturando a pele sem fechar a fáscia no primeiro tempo cirúrgico ou com sistema de pressão negativa.

ANGIOEMBOLIZAÇÃO

O controle do sangramento arterial requer a realização de angioembolização arterial, pois nem sempre é controlado apenas com o uso de dispositivos não invasivos de estabilização pélvica, razão pela qual é necessária a realização de angioembolização arterial. As indicações para angioembolização arterial segundo a WSES são:

- Pacientes com fraturas pélvicas instáveis e sangramento arterial pélvico ativo que requerem controle do sangramento.
- Pacientes com instabilidade hemodinâmica persistente ou com evidência angiográfica de sangramento arterial ativo após exclusão de outras fontes de sangramento extrapélvico.
- Pacientes com sangramento ativo e/ou necessidade de transfusão após tamponamento pélvico pré-peritoneal.

A necessidade de angioembolização após tamponamento pélvico pré-peritoneal tem sido relatada entre 13 e 20%. No entanto, Totterman et al. demonstraram que 80% dos pacientes que realizam tamponamento de PPP apresentam achados positivos de lesões arteriais na angiografia e devem ser rapidamente encaminhados após a ressuscitação inicial e tamponamento pélvico pré-peritoneal para um centro mais complexo para tratamento definitivo.

BALÃO DE RESSUSCITAÇÃO ENDOVASCULAR DA AORTA (*RESUSCITATIVE BALLOON OCCLUSION OF THE AORTA* – REBOA)

REBOA é uma técnica adjuvante na ressuscitação do paciente que visa redistribuir o fluxo sanguíneo para órgãos vitais. Em pacientes com fratura pélvica e comprometimento hemodinâmico, a colocação de REBOA pode ser considerada inicialmente com oclusão na zona 1 e posterior reposicionamento na zona 3 se outras lesões cirúrgicas intra-abdominais forem descartadas. O relatório de resultados preliminares do registro de trauma de balão de oclusão aórtica publicado em 2019 demonstrou que o uso de REBOA combinado a outros procedimentos invasivos aumenta significativamente a sobrevida global de todos os pacientes com trauma pélvico.

Trata-se de ferramenta inovadora em centros de trauma totalmente equipados, sabendo-se que muitos hospitais com recursos limitados não possuem essa tecnologia. Apesar de não haver disponibilidade de REBOA, a abordagem sequencial adequada e o controle cirúrgico do sangramento podem ser realizados em qualquer centro hospitalar com posterior encaminhamento a um centro mais complexo para tratamento definitivo.

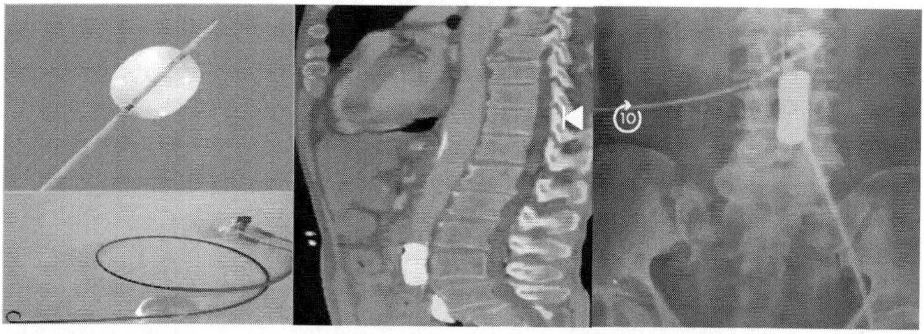

Figura 5 Balão de ressuscitação endovascular da aorta (*resucitative endovascular ballon occlusion of the aorta*).

CONSIDERAÇÕES FINAIS

A abordagem adequada do trauma pélvico em pacientes hemodinamicamente instáveis continua controverso, com mortalidade chegando a aproximadamente 50% dos casos. Acreditamos que esta realidade possa ser modificada com a implementação de estratégias sequenciais, organizadas e de otimização de tempo adaptadas à realidade de cada centro hospitalar.

Por isso, propomos dois algoritmos de condutas que se adaptam às diferentes realidades dos centros hospitalares ao redor do mundo, dependendo de sua disponibilidade de recursos e infraestrutura: um para um centro de trauma totalmente equipado e outro para os hospitais mais comuns com recursos limitados, mas que recebem vítimas de trauma

REFERÊNCIAS BIBLIOGRÁFICAS

1. Coccolini F, Stahel PF, Montori G, Biffl W, Horer TM, Catena F, et al. Pelvic trauma: WSES classification and guidelines. World J Emerg Surg. 2017;12:1-18.
2. Parry JA, Smith WR, Moore EE, Burlew CCC, Mauffrey C. The past, present, and future management of hemodynamic instability in patients with unstable pelvic ring injuries. Injury. 2020;S0020-1383(20)30176-5.
3. Lewis RH, Sharpe JP, Berning B, Fabian TC, Croce MA, Magnotti LJ. Impact of a simplified management algorithm on outcome following exsanguinating pelvic fractures: A 10-year experience. J Trauma Acute Care Surg. 2019;86:658-63.
4. Hernández L, Bru A. Fracturas pélvicas: una visión moderna. Rev Española Cirugía Osteoartic. 2015;50:39-48.
5. Lee HJ, No HK, Choi NJ, Sun HW, Lee JS, Jung YJ, et al. The size of pelvic hematoma can be a predictive factor for angioembolization in hemodynamically unstable pelvic trauma. Ann Surg Treat Res. 2020;98:146-52.
6. Gordon WT, Fleming ME, Johnson AE, Gurney J, Shackelford S, Stockinger ZT. Pelvic fracture care. Mil Med. 2018;183:115-7.

7. Manuel L, Núñez G. Trauma pélvico devastante. Cir Gen. 2013;35:31-3.
8. Hermans E, Biert J, Edwards MJR. Epidemiology of pelvic ring fractures in a level 1 trauma center in the netherlands. Hip Pelvis. 2017;29:253.
9. Burlew CC, Moore EE, Stahel PF, Geddes AE, Wagenaar AE, Pieracci FM, et al. Preperitoneal pelvic packing reduces mortality in patients with life-threatening hemorrhage due to unstable pelvic fractures. J Trauma Acute Care Surg. 2017;82:233-42.
10. Montmany S, Rebasa P, Luna A, Hidalgo JM, Cánovas G, Navarro S. Origen de la hemorragia en pacientes politraumatizados con fractura de pelvis e inestabilidad hemodinámica. Cir Esp. 2015;93:450-4.
11. Guerra J, Posada Upegui JC, Giraldo Salazar OL. Morbimortalidad en trauma ortopédico de alta energía: estudio descriptivo retrospectivo. Rev Fac Nac Salud Pública. 2018;36:28-36.
12. Martínez-Rondanelli A, Uribe JP, Escobar SS, Henao J, Ríos JA, Martínez-Cano JP. Control de daño y estabilización temprana definitiva en el tratamiento del paciente politraumatizado. Rev Colomb Ortop y Traumatol. 2018;32:152-60.
13. American College of Surgeons. Advanced trauma life support (ATLS). 10th Edition. Chicago: American College of Surgeons; 2018.
14. Pape H-C, Peitzman AB, Rotondo MF, Giannoudis PV. Damage control management in the polytrauma patient: an evolving comprehensive team approach. Philadelphia: Springer; 2018.
15. Moore EE, Feliciano DV, Mattox KL. Trauma. McGraw-Hill Education; 2017.
16. Alton TB, Gee AO. Classifications in brief: Young and Burgess classification of pelvic ring injuries. Clin Orthop Relat Res. 2014;472:2338-42.
17. Ordoñez CA, Herrera-Escobar JP, Parra MW, Rodriguez-Ossa PA, Mejia DA, Sanchez AI, et al. Computed tomography in hemodynamically unstable severely injured blunt and penetrating trauma patients. J. Trauma Acute Care Surg. 2016;80:597-603.
18. Burlew CC, Moore EE, Smith WR, Johnson JL, Biffl WL, Barnett CC, et al. Preperitoneal pelvic packing/ external fixation with secondary angioembolization: Optimal care for life-threatening hemorrhage from unstable pelvic fractures. J Am Coll Surg. 2011;212:628-35.
19. Papakostidis C, Kanakaris N, Dimitriou R, Giannoudis PV. The role of arterial embolization in controlling pelvic fracture haemorrhage: A systematic review of the literature. Eur J Radiol. 2012;81:897-904.
20. Croce MA, Magnotti LJ, Savage SA, Wood GW, Fabian TC. Emergent Pelvic fixation in patients with exsanguinating pelvic fractures. J Am Coll Surg. 2007;204:935-9.
21. Fraser J, Cowell WM. Clinical study of blood pressure in wound conditions. Nat Treat Wound Shock Allied Cond. 1917;70:520-35.
22. Cannon JW, Khan MA, Raja AS, Cohen MJ, Como JJ, Cotton BA, et al. Damage control resuscitation in patients with severe traumatic hemorrhage: A practice management guideline from the Eastern Association for the Surgery of Trauma. J. Trauma Acute Care Surg. 2017;82:605-17.
23. Holcomb JB, Tilley BC, Baraniuk S, Fox EE, Wade CE, Podbielski JM, et al. Transfusion of plasma, platelets, and red blood cells in a 1:1:1 vs a 1:1:2 ratio and mortality in patients with severe trauma: The PROPPR randomized clinical trial. JAMA. 2015;313:471-82.
24. Ordoñez CA, Pino LF, Badiel M, Sánchez AI, Loaiza J, Ballestas L, et al. Safety of performing a delayed anastomosis during damage control laparotomy in patients with destructive colon injuries. J. Trauma. 2011;71:1512-8.
25. Egea-Guerrero JJ, Freire-Aragón MD, Serrano-Lázaro A, Quintana-Díaz M. Objetivos y nuevas estrategias de resucitación en el paciente traumatizado grave. Med Intensiva. 2014;38:502-12.
26. Toth L, King KL, McGrath B, Balogh ZJ. Efficacy and safety of emergency non-invasive pelvic ring stabilisation. Injury. 2012;43:1330-4.
27. Jowett AJL, Bowyer GW. Pressure characteristics of pelvic binders. Injury. 2007;38:118-21.
28. Stahel PF, Burlew CC, Moore EE. Current trends in the management of hemodynamically unstable pelvic ring injuries. Curr Opin Crit Care. 2017;23:511-9.

29. Smith WR, Moore EE, Osborn P, Agudelo JF, Morgan SJ, Parekh AA, et al. Retroperitoneal packing as a resuscitation technique for hemodynamically unstable patients with pelvic fractures: Report of two representative cases and a description of technique. J Trauma. 2005;59:1510-4.
30. Abrassart S, Stern R, Peter R. Unstable pelvic ring injury with hemodynamic instability: What seems the best procedure choice and sequence in the initial management? Orthop Traumatol Surg Res. 2013;99:175-82.
31. Li Q, Dong J, Yang Y, Wang G, Wang Y, Liu P, et al. Retroperitoneal packing or angioembolization for haemorrhage control of pelvic fractures - Quasi-randomized clinical trial of 56 haemodynamically unstable patients with Injury Severity Score = 33. Injury. 2016;47:395-401.
32. Chiara O, di Fratta E, Mariani A, Michaela B, Prestini L, Sammartano F, et al. Efficacy of extra-peritoneal pelvic packing in hemodynamically unstable pelvic fractures, a Propensity Score Analysis. World J Emerg Surg. 2016;11:1-8.
33. Monchal T, Hornez E, Coisy M, Bourgouin S, de Roulhac J, Balandraud P. Preperitoneal pelvic packing. J Visc Surg. 2017;154:S57-60.
34. Filiberto DM, Fox AD. Preperitoneal pelvic packing: Technique and outcomes. Int J Surg. 2016;33:222-4.
35. Tang J, Shi Z, Hu J, Wu H, Yang C, Le G, et al. Optimal sequence of surgical procedures for hemodynamically unstable patients with pelvic fracture: A network meta-analysis. Am J Emerg Med. 2019;37:571-8.
36. Suzuki T, Smith WR, Moore EE. Pelvic packing or angiography: competitive or complementary? Injury. 2009;40:343-53.
37. Osborn PM, Smith WR, Moore EE, Cothren CC, Morgan SJ, Williams AE, et al. Direct retroperitoneal pelvic packing versus pelvic angiography: A comparison of two management protocols for haemodynamically unstable pelvic fractures. Injury. 2009;40:54-60.
38. Tai DKC, Li WH, Lee KY, Cheng M, Lee KB, Tang LF, et al. Retroperitoneal pelvic packing in the management of hemodynamically unstable pelvic fractures: A level I trauma center experience. J Trauma. 2011;71:E79-86.
39. Halawi MJ. Pelvic ring injuries: Emergency assessment and management. J Clin Orthop Trauma. 2015;6:252-8.
40. Ordoñez CA, Manzano-Nunez R, del Valle AM, Rodriguez F, Burbano P, Naranjo MP, et al. Uso actual del balón de resucitación aórtico endovascular (REBOA) en trauma. Rev Colomb Anestesiol. 2017;45:30-8.
41. Coccolini F, Ceresoli M, McGreevy DT, Sadeghi M, Pirouzram A, Toivola A, et al. Aortic balloon occlusion (REBOA) in pelvic ring injuries: preliminary results of the ABO Trauma Registry. Updates Surg. 2020;72(2):527-36.
42. Jarvis S, Kelly M, Mains C, Corrigan C, Patel N, Carrick M, et al. A descriptive survey on the use of resuscitative endovascular balloon occlusion of the aorta (REBOA) for pelvic fractures at US level I trauma centers. Patient Saf Surg. 2019;13:1-9.

Laparoscopia no trauma: o caminho para a laparoscopia segura

Sérgio Henrique Bastos Damous
Eric Arcanjo Bringel
Carlos Augusto Metidieri Menegozzo

INTRODUÇÃO

A cirurgia laparoscópica vem evoluindo cada vez mais ao longo dos anos, partindo inicialmente de procedimentos diagnósticos simples para procedimentos terapêuticos de alta complexidade nos dias de hoje, ocupando o espaço que antes era monopolizado pela laparotomia. Existe, neste cenário, a execução de dois módulos de habilidades laparoscópicas, o básico e o avançado, inseridos no atendimento do paciente traumatizado de complexidade variada, em que a tomada de decisão pode ser crítica e difícil.

Embora a maioria dos pacientes traumatizados possam ser tratados por cirurgiões formados no programa de residência em cirurgia geral, oferecer o acesso laparoscópico neste contexto envolve muito mais que avaliar somente o abdômen por meio de uma ótica. O trauma é uma doença multidisciplinar e as responsabilidades e estratégias no seu atendimento devem ser realizadas por um cirurgião de emergência treinado para atender pacientes vítimas de trauma.

A discussão sobre como formar um cirurgião do trauma permanece indefinida. Por vezes, sua atuação não é cirúrgica, atuando em cuidados intensivos no suporte clínico avançado deste doente em virtude da complexidade dos casos[1]. Dessa forma, inserir com segurança a técnica minimante invasiva no trauma envolve uma interação da experiência no atendimento de vítimas de trauma com a qualificação técnica em procedimentos laparoscópicos, que são adquiridos em procedimentos eletivo ou de urgência não traumática.

As habilidades básicas necessárias para realizar laparoscopia no trauma são: posicionamento adequado do paciente, manuseio da câmera com precisão, mobilização cuidadosa dos órgãos na cavidade abdominal e as terapêuticas empregadas como mobilização das alças intestinais, realização de suturas e aplicação de técnicas de hemostasia[2]. Essas habilidades podem ser adquiridas em caixa com câmera, por meio de simuladores de realidade virtual ou manuseando tecidos em modelos animais (suínos).

O cirurgião do trauma moderno está em constante evolução, mantendo-se alinhado com as novas técnicas e tecnologias. Além do domínio da cirurgia de controle de danos, ressuscitação volêmica, técnicas hemostáticas, análise de exames de imagens e manejo seletivo não operatório, o treinamento em laparoscopia deve ser desenvolvido para se alcançar melhores resultados[2].

O uso da laparoscopia no trauma envolve preocupações relacionadas ao método, como a dificuldade na seleção dos pacientes, falta de sistematização do inventário da cavidade, efeito surpresa, múltiplas lesões associadas (frequente no trauma), o ambiente hostil na cavidade abdominal (sangue e contaminação), não visualização adequada do retroperitônio e dificuldades no acesso de equipamentos adequados e disponibilidade de equipe treinada no pronto-socorro.

Estudos recentes mostram a tendência de que laparoscopia no trauma é um método reprodutivo, eficaz e seguro tanto no diagnóstico quanto no tratamento do trauma abdominal, seja ele penetrante ou contuso. Para tanto, é imprescindível que os pacientes sejam adequadamente selecionados. A taxa de lesões perdidas é menor do que 1%, semelhante à da laparotomia[3-5].

INDICAÇÃO

Apesar dos avanços no diagnóstico das lesões no trauma, o diagnóstico preciso das lesões abdominais, tanto no trauma abdominal penetrante como contuso, ainda permanece um desafio. Sendo assim, a laparoscopia no trauma pode ser aplicada em duas situações, com paciente hemodinamicamente estável:

- Suspeita de lesão intracavitária não identificada por exame de imagem.
- Evitar laparotomia não terapêutica desnecessária.

Nos traumas penetrantes, a laparotomia não terapêutica pode ocorrer em até 70% dos casos[6], sendo a laparoscopia capaz de prever a laparotomia em 100% das vezes.

A laparoscopia se estabelece como ótima opção para método de exploração diagnóstica. Estabelecido o diagnóstico, é preciso definir se existe a necessidade de procedimento terapêutico. A conversão para a laparoscopia terapêutica tem demonstrado eficiência em equipes experientes, sendo realizada em 55% dos casos[7]. Essa taxa de sucesso varia com a seleção adequada do paciente e habilidade e experiência do cirurgião.

Os pré-requisitos básicos para a realização da laparoscopia são estabilidade hemodinâmica, ausência de indicação de laparotomia de urgência e trauma intracraniano moderado ou grave. O aumento da pressão intra-abdominal pode levar à elevação da pressão intracraniana e lesões de múltiplos de órgãos tem sido considerado um fator limitante para o acesso laparoscópico. A laparoscopia diagnóstica ou terapêutica tem diversas indicações, tanto no trauma contuso como no penetrante, como:[8]

- Suspeita de lesão de víscera oca.
- Trauma contuso com presença de líquido livre sem evidências de lesões de víscera maciça.
- Trauma penetrante como triagem de violação peritoneal, principalmente em ferimentos tangencias.
- Ferimentos na transição toracoabdominal e trauma contuso com suspeita de lesão diafragmática.
- Discrepância entre o exame físico e estudos de imagem, com sintomas difusos e inespecíficos.

É importante ressaltar a necessidade da realização de tomografia de abdome com contraste endovenoso, previamente ao ato cirúrgico, mesmo que a indicação operatória esteja feita. A tomografia permite avaliar sinais direitos ou indiretos de lesões intracavitárias, alterações do retroperitônio com lesão vascular (local este de visualização limitada pela laparoscopia), além de ser um guia para definir a estratégia operatória. O mapeamento por tomografia ajuda a trabalhar com eficiência e segurança, oferecendo o tratamento preciso ao paciente. Se a lesão foi detectada na tomografia computadorizada ainda no pré-operatório, é possível ajustar e adequar a posição do paciente e dos trocartes de acordo com a localização e o tipo de lesão.[9]

TRAUMA EM TRANSIÇÃO TORACOABDOMINAL (TTA)

O trauma de transição toracoabdominal diz respeito às lesões da região anatômica compreendida entre o quarto espaço intercostal anterior, sexto espaço intercostal lateral, sétimo espaço intercostal posterior e os limites inferiores dos hipocôndrios, ou então, de maneira mais simplificada, a região compreendida entre a linha intermamilar superiormente e a linha que passa no fim do rebordo costal inferiormente. As lesões nessa região podem penetrar tanto na cavidade torácica quanto na cavidade abdominal. O aspecto importante está relacionado com a dificuldade de excluir lesão diafragmática por exame de imagem, principalmente quando a lesão é menor que 2 cm e sem herniação do conteúdo abdominal.[10]

Em decorrência da morbidade elevada dos pacientes que evoluem com hérnia diafragmática traumática tardia, a laparoscopia está indicada no ferimento penetrante da transição toracoabdominal para excluir lesão diafragmática (Figura 1).

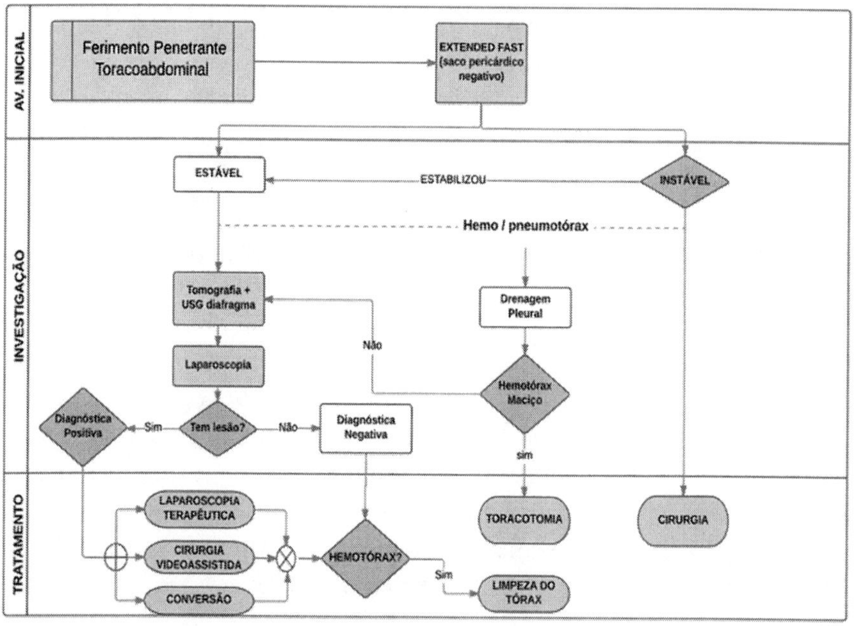

Figura 1 Algoritmo para trauma de transição toracoabdominal.

TRAUMA ABDOMINAL PENETRANTE (TAP)

Classicamente, no trauma abdominal penetrante seria mandatória a realização de laparotomia exploradora, principalmente se o paciente apresentar instabilidade hemodinâmica, peritonite ou evisceração. Contudo, o paciente estável hemodinamicamente pode se beneficiar da laparoscopia como uma ferramenta diagnóstica inicial para avaliar se houve violação da cavidade peritoneal e, posteriormente, tendo havido violação, fazer um inventário à procura de lesões. Esse manejo do TAP possibilitou uma redução de quase metade do número de laparotomias não terapêuticas[7] (Figura 2).

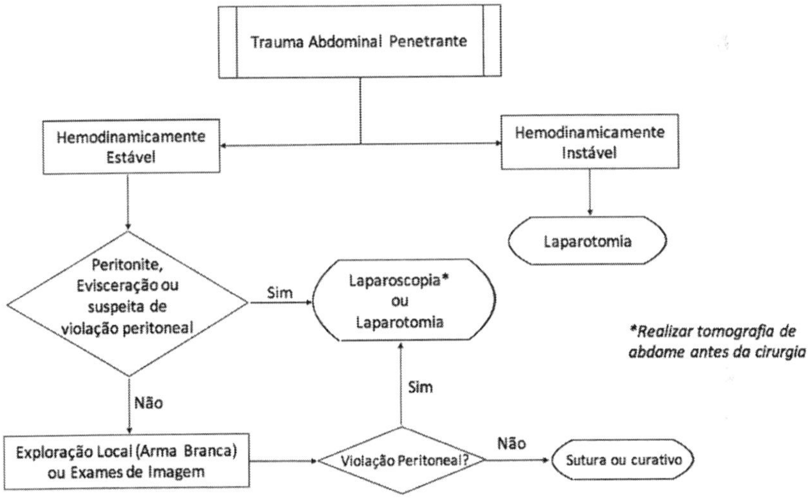

Figura 2 Algoritmo para trauma abdominal penetrante.

TRAUMA ABDOMINAL CONTUSO (TAC)

A exploração diagnóstica via laparoscópica e seu eventual uso como procedimento terapêutico no trauma abdominal contuso, deve estar relacionado aos achados clínicos e tomográficos. Embora no trauma abdominal fechado, a laparoscopia não esteja no algoritmo diagnóstico, sua indicação deverá estar relacionada a um exame físico suspeito, associado a achados sugestivos de lesões na tomografia de abdome. A laparoscopia no trauma contuso de-

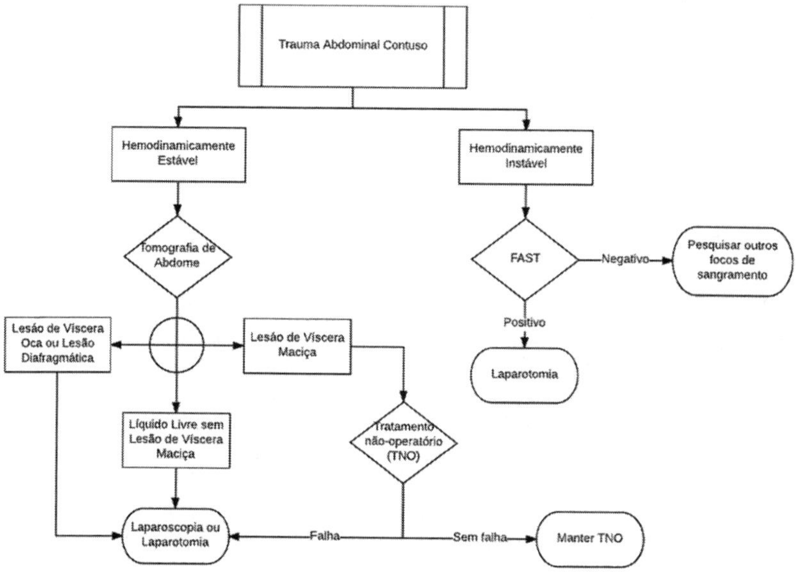

Figura 3 Algoritmo para trauma contuso.

verá ser precedida sistematicamente de método de imagem – tomografia de abdome (Figura 3).

CONSIDERAÇÕES FINAIS

A implementação da laparoscopia no trauma continua sendo um desafio para a equipe cirúrgica. O objetivo é minimizar procedimentos agressivos e morbidades relacionadas à laparotomia, diminuir o tempo de internação e custos com a recuperação mais rápida dos pacientes. Esse método deve ser realizado com treinamento e familiaridade crescentes por parte dos cirurgiões de urgência e, portanto, concluímos que a laparoscopia pode sim, ser um método reprodutivo, eficaz e seguro no diagnóstico e tratamento do trauma, seja ele aberto ou contuso, em pacientes selecionados.

REFERÊNCIAS BIBLIOGRÁFICAS

1. Richardson JD, Miller FB. Will future surgeons be interested in trauma care? Results of a Resident Survey. J Trauma. 1992;32:233-5.
2. Matsevych OY, Koto MZ, Aldous C. Trauma laparoscopy: a prospect of skills training (cohort study). Int J Surg. 2018;55:117-23.

3. Hajibandeh S, Hajibandeh S, Gumber AO, Wong CS, Shih HC, WenYS, et al. Laparoscopy versus laparotomy for the management of penetrating abdominal trauma: a systematic review and meta-analysis. Int J Surg. 2016;34:127-36.
4. Koto MZ, Matsevych OY, Motilall SR. The role of laparoscopy in penetrating abdominal trauma: our initial experience. J Laparoendosc Adv Surg Tech. 2015;25:730-6.
5. Choi YB, Lim KS. Therapeutic laparoscopy for abdominal trauma. Surg Endosc Other Interv Tech. 2003;17:421-7.
6. Biffl WL, Kaups KL, Pham TN, Rowell SE, Jurkovich GJ, Burlew CC, et al. Validating the western trauma association algorithm for managing patients with anterior abdominal stab wounds: a Western Trauma Association Multicenter Trial. J Trauma. 2011;71(6):1494-502.
7. Matsevych OY, Koto M, Balabyeki M, Aldous C. Trauma laparoscopy: when to start and when to convert? Surg Endosc. 2018;32:1344-52.
8. Ozkan OV, Justin V, Fingerhut A. Laparoscopy in abdominal trauma. Curr Trauma Rep. 2016;2:238-46.
9. Di Saverio S, Birindelli A, Podda M, Segalini E, Piccinini A, Coniglio C, et al. Trauma laparoscopy and the six w's: Why, where, who, when, what, and how? J Trauma Acute Care Surg. 2019;86(2):344-67.
10. Menegozzo CAM, Damous SHB, Alves PHF, Rocha MC, Collet E Silva FS, Baraviera T, Wanderley M, Di Saverio S, Utiyama EM. "Pop in a scope": attempt to decrease the rate of unnecessary nontherapeutic laparotomies in hemodynamically stable patients with thoracoabdominal penetrating injuries. Surg Endosc. 2020;34(1):261-267.

29

Atualização no manejo da via aérea: fazemos o melhor para o trauma grave?

Pedro Henrique Ferreira Alves

INTRODUÇÃO

A abordagem da via aérea como primeira prioridade no atendimento inicial ao trauma tem sido a máxima da reanimação por anos. "Aborde o A primeiro, antes de passar para B e C", é o que aprendemos e o que ensinamos a sucessivas gerações de alunos.

Para médicos devidamente treinados, no intra ou pré-hospitalar, o resumo de uma abordagem no "A" pode ser a realização de uma intubação em sequência rápida (RSI).

Porém, os pacientes de trauma grave podem se apresentar no fim ou perto do fim de sua reserva fisiológica – hipovolêmico, acidótico e lutando para se compensar. Eles estão sangrando e/ou têm uma patologia obstrutiva importante (como pneumotórax hipertensivo ou tamponamento) e apresentam alto risco de parada cardíaca traumática por causa desses insultos. Associe isso ao trauma cranioencefálico grave e o esforço em se manter uma pressão de perfusão cerebral adequada diante do aumento da pressão intracraniana e queda da pressão arterial média.

Na prática, existe a preocupação de que, ao expor esses pacientes em choque pronunciado a uma sequência rápida de intubação mal planejada e subsequente ventilação com pressão positiva, podemos incorrer em mais danos do que benefícios.

Os medicamentos sedativos utilizados para induzir a anestesia para facilitar a intubação carregam o risco inerente de causar hipotensão; isso é agravado no estado de choque hemorrágico com risco de parada cardíaca. Os bloqueadores neuromusculares, embora muitas vezes necessários para otimizar as condições de intubação, fazem com que o paciente fique apneico. Eles perdem a compensação por sua acidose metabólica grave até serem ventilados novamente, piorando a acidose, a vasoconstrição e a lesão secundária cerebral.

Várias tentativas de intubação aumentam o risco de hipoxemia e suas implicações no paciente crítico.

Finalmente, a adição de ventilação com pressão positiva reduz o já comprometido retorno venoso ao coração (e por extensão do débito cardíaco), com risco de piora da hipotensão e isquemia cerebral aumentando a área de penumbra.

Devemos considerar seriamente o reordenamento de nossa abordagem de reanimação no paciente grave com trauma, identificando ameaças fisiológicas claras e obscuras antes de prosseguir com a intubação. Quando surge a necessidade de intubação, precisamos otimizar nossa estratégia para garantir o sucesso inicial e o mínimo de insulto hemodinâmico e dano cerebral no paciente politraumatizado grave.

Isso deve levar o médico a sempre considerar o sistema circulatório ao avaliar o estado respiratório do paciente.

ENTENDENDO A HIPOXEMIA NO TRAUMA

O rebaixamento do nível de consciência e a subsequente obstrução da via aérea é a principal causa de bloqueio da passagem de ar para os pulmões, seguidas das obturações por líquidos (sangue ou vômitos). A identificação precoce dessas situações é imperativa para a boa ventilação do paciente.

Adicionalmente, o *shunt* fisiológico é a principal causa de hipoxemia em pacientes com trauma que já recebem oxigênio suplementar e não apresentam obstrução da via aérea superior. A definição de *shunt* fisiológico é ausência de ventilação alveolar com a vascularização íntegra causada por áreas dos alvéolos que estão bloqueadas para conduzir o oxigênio, mas ainda têm vasos sanguíneos intactos ao seu redor. Essa perfusão sem ventilação leva a uma mistura direta de sangue venoso desoxigenado com o sangue arterial.

As causas do *shunt* no trauma agudo incluem atelectasia, edema/contusão pulmonar, obstrução de sangue ou vômito nos alvéolos e até pneumotórax com colapso total do pulmão. Não importa quão alto o FiO_2, essas áreas nunca terão uma oxigenação melhorada porque o gás inalado nunca chega ao sangue. A única maneira de melhorar a oxigenação nessas áreas dos pulmões é consertar o *shunt*.

No paciente em choque hemodinâmico, a taxa de extração de oxigênio da periferia fica aumentada, ou seja, o sangue venoso chega ao pulmão a uma saturação ainda menor, exigindo uma exposição maior da hemoglobina ao oxigênio para chegar a uma saturação de oxigênio de 100%. Essa situação se torna ainda mais deletéria quando associada ao *shunt* fisiológico. Nessa combinação, o sangue venoso de saturação já anormalmente baixa se mistura diretamente com o suprimento arterial.

A relação entre o *status* circulatório e o nível de hipoxemia do paciente deve ser analisada no momento de se optar por estabelecer uma via aérea definitiva. Tentativas de otimizar e prevenir a redução do débito cardíaco na intubação torna-se um método de melhorar a oxigenação. A escolha das medicações e o tempo ideal para a intervenção ajustada ao estado hemodinâmico e lesões associadas como o TCE são fundamentais.

IMPORTÂNCIA DA PRÉ-OXIGENAÇÃO: A CURVA DE DISSOCIAÇÃO DA OXI-HEMOGLOBINA

Infelizmente não é incomum observarmos a tentativa de intubação de um paciente que está com saturação < 90%, abandonando as tentativas de pré-oxigenação do paciente. Nestas situações, devemos lembrar da curva de dissociação da oxi-hemoglobina que mostra se o paciente está saturando menos que 90% antes da intubação; ele pode ter uma dessaturação imediata e profunda quase que imediatamente após a administração dos medicamentos (Figura 1). O paciente nesta circunstância já está na parte íngreme da curva e em breve estará com pressões de oxigênio criticamente baixas. Daí a importância da pré-oxigenação proporcionando tempo para a laringoscopia ideal e evitando a hipoxemia grave com piora importante do prognóstico cerebral e risco aumentado de parada cardíaca com aumento da mortalidade.

O VENTILADOR MECÂNICO É MELHOR QUE O DISPOSITIVO BOLSA VÁLVULA MÁSCARA (BMV)

A cada ventilação com o dispositivo BMV durante a pré-oxigenação ou durante a reoxigenação potencialmente coloca o paciente em risco de insuflação e aspiração gástrica. Idealmente, o paciente receberia o número mínimo de ventilações para atingir a reoxigenação e essas respirações seriam

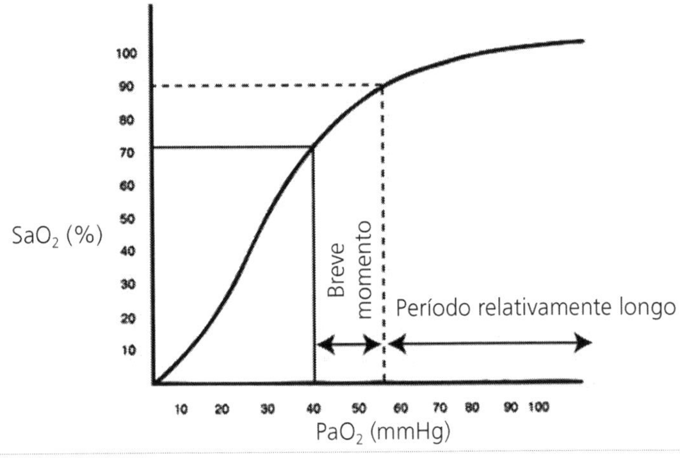

Figura 1 Curva de dissociação da oxi-hemoglobina. A forma da curva demonstra que, com 90% de saturação, o paciente está em risco de níveis de oxigênio criticamente baixos (< 40 mmHg PaO_2) mesmo que um breve período de tempo transcorra sem reoxigenação. Os pacientes levarão muito mais tempo para dessaturar de 100% a 90% do que ir de 90% a 70%.

fornecidas de maneira lenta e suave para evitar superar a pressão de abertura do esfíncter esofágico inferior de 20-25 cmH_2O. No entanto, na prática clínica e diante do estresse do atendimento ao trauma grave, dificilmente o médico consegue atingir essas metas e acaba fornecendo um volume e pressão aumentados na pré-intubação gerando insuflação gástrica e aumento do risco de vômitos. Ventilar o paciente com frequências respiratórias aumentadas não aumentará a saturação de oxigênio mais rapidamente do que com frequência controlada.

Nos pacientes de alto risco, com saturações menores do que 90%, a ventilação não invasiva pode ser uma alternativa para melhorar o *shunt* e, por conseguinte, a oxigenação. A pré-oxigenação através de uma máscara bem acoplada à face do paciente e conectada a um ventilador no modo CPAP é capaz de fornecer uma fonte de quase 100% de oxigênio. Esta estratégia exige que o médico segure a máscara com as duas mãos e não permita vazamento ao redor dela, garantido uma pressão expiratória final positiva (PEEP), frequência respiratória predeterminada, pressão adequada e ainda poupando o médico de comprimir o dispositivo bolsa-máscara (Ambu). O desempenho desta técnica aumenta durante a respiração espontânea, administrando oxigênio de alto fluxo, usando uma válvula PEEP e auxiliando ventilações espontâneas com ventilações de pressão positiva em sincronia com os esforços inspiratórios espontâneos do paciente. A pressão positiva contínua nas vias aéreas melhora a oxigenação, aumentando a capacidade residual funcional, revertendo o *shunt* pulmonar por meio do recrutamento de unidades pulmonares mal ventiladas. O ventilador garante respirações lentas e de baixo volume corrente. A PEEP pode ser adicionada e titulada de acordo com os requisitos do paciente. Um único médico pode segurar a máscara com as duas mãos enquanto o ventilador fornece as respirações.

OXIGENAÇÃO APNEICA: O VELHO NOVO CONCEITO

O conceito de oxigenação apneica descrito por Frumin et al. em 1959 retorna atualmente nos *guidelines* de intubação nos pacientes críticos. A dessaturação de oxigênio abaixo de 70% coloca os pacientes em risco de arritmia, descompensação da hemoglobina, lesão cerebral hipóxica e morte. O desafio para os médicos na sala de trauma é garantir um tubo endotraqueal rapidamente sem hipóxia ou aspiração crítica.

Quando um paciente está paralisado após o bloqueio neuromuscular, os alvéolos pulmonares desse paciente continuam captando o oxigênio mesmo sem movimentos diafragmáticos ou expansibilidade pulmonar. Portanto, no paciente apneico, aproximadamente 250 mL/minuto de oxigênio serão transportados dos alvéolos para a corrente sanguínea. O oposto ocorre com o dióxido de carbono (CO_2): apenas 8 a 20 mL/minuto de CO_2 difundem para dentro dos alvéolos durante a apneia, sendo o restante tamponado na corrente sanguínea. Essa diferença na difusão do oxigênio e do CO_2 através da membrana alveolar é decorrente de diferenças significativas na solubilidade desses gases no sangue e da afinidade da hemoglobina por oxigênio. Isso causa um gradiente de pressão nos alvéolos que se tornam discretamente subatmosféricos, gerando um fluxo de oxigênio da faringe para os alvéolos. Esse fenômeno, conhecido como oxigenação apneica, permite a manutenção da oxigenação sem ventilações espontâneas ou assistidas.

A técnica inicia-se com a pré-oxigenação e a desnitrogenação pulmonar. A desnitrogenação envolve o uso de oxigênio para lavar o nitrogênio contido nos pulmões após a respiração do ar ambiente, resultando em um reservatório de oxigênio alveolar maior. O período de tempo entre tornar-se apneico e oxigenado por intubação é um momento vulnerável no estado de oxigênio do paciente e possivelmente pode ser aliviado com o uso de uma cânula nasal. A cânula nasal a 15 litros por minuto garante um gradiente de pressão nas vias aéreas superiores que se estende a vias aéreas menores, garantindo a troca alveolar de oxigênio durante o período da laringoscopia.

PROCLIVE: AJUDE VOCÊ E SEU PACIENTE

A posição supina não é ideal para atingir a pré-oxigenação ideal, pois o pulmão posterior torna-se propenso a atelectasias e o conteúdo abdominal empurra para cranial, impedindo a excursão diafragmática completa, o que reduz a capacidade vital (CV) e a capacidade residual funcional (CRF).

Uma técnica para melhorar a pré-oxigenação em um paciente em decúbito dorsal é o posicionamento reverso de Trendelenburg (inclinar toda a cama 30 graus com a cabeça da maca mais alta que o pé). Isso afasta o conteúdo abdominal do diafragma e aumenta o VC/FRC.

A posição da cabeça de 20-30° (posição de proclive ou de Trendelenburg reversa) isoladamente deveria, teoricamente, reduzir ainda mais a chance de regurgitação passiva, embora o risco de aspiração pulmonar seja aumentado caso ocorra regurgitação. Diversos trabalhos mostram que uma posição de 20-30° de cabeça para cima durante a pré-oxigenação fornece tensões de oxigênio arterial superiores com uma melhora associada no tempo de apneia em comparação com a posição supina.

Além disso, o proclive melhora o posicionamento para o médico durante a intubação, melhorando a visualização da via aérea. Pode ainda atenuar o aumento da pressão intracraniana melhorando o retorno venoso cerebral.

INTUBAÇÃO SEQUÊNCIA ATRASADA (DSI) NO TRAUMA

A exposição dos pacientes em choque hemodinâmico severo a uma sequência rápida de intubação mal planejada e subsequente ventilação com pressão positiva podem incorrer em mais danos do que benefícios como detalhado anteriormente.

A intubação sequência rápida (RSI) padrão consiste na administração simultânea de um sedativo e de um agente paralisante e a não ventilação inclusive após a intubação endotraqueal.

Essa sequência pode ser quebrada, permitindo a reanimação do paciente chocado ou com hipoxemia grave para permitir pré-oxigenação adequada sem risco de insuflação gástrica ou aspiração.

A DSI consiste na administração de agentes sedativos específicos, que não inibem as ventilações espontâneas ou os reflexos das vias aéreas; seguido de um período de pré-oxigenação antes da administração de um relaxante neuromuscular. Após a realização deste procedimento, o paciente pode ser curarizado e intubado. Deste modo, garantimos tempo suficiente para reanimar o paciente, controlar sangramentos externos e corrigir a hipoxemia permitindo a respiração espontânea quando existente e protegendo suas vias aéreas.

O agente ideal para esse uso é a cetamina. Este medicamento não atenua a respiração do paciente ou os reflexos das vias aéreas e proporciona um estado dissociativo, permitindo a aplicação de uma máscara não reinalante ou, preferencialmente, a ventilação não invasiva (VNI) com o uso do ventilador mecânico.

O uso de cetamina para pacientes críticos tem sido defendida devido à manutenção de estabilidade hemodinâmica mediada centralmente. Isto é de particular importância no contexto do TCE, em que a instabilidade hemodinâmica deve ser evitada. Numerosos estudos têm demonstrado que a hipotensão arterial é um importante preditor de mortalidade em pacientes com TCE. Outro mecanismo potencial de ação das propriedades neuroprotetoras da cetamina são os seus efeitos sobre a resposta inflamatória. Propriedades anti-inflamatórias de cetamina são creditados por atuar através da supressão da ativação da microglia induzidas por lipopolissacarídeo e reduzindo citocinas inflamatórias, como necrose tumoral fator e IL-6. Elevadas concentrações plasmáticas de IL-6 foram investigadas como marcadores de prognóstico e complicações infecciosas em pacientes com lesões cerebrais.

Não há estudos identificados para excluir pacientes com ECG 3 e reflexos de laringe ausentes na indução com agentes venosos como descrito. Porém entende-se que o paciente em Glasgow 3 mantém resposta simpática à estimulação da laringoscopia e intubação, parecendo clara a necessidade de administração de drogas que diminuam esse efeito. Portanto, não se justifica a intubação sem drogas no paciente arresponsivo na avaliação neurológica.

LIDOCAÍNA E FENTANIL COMO PRÉ-MEDICAÇÃO NA DSI: AINDA MUITA DÚVIDA NO SEU USO PARA O TRAUMA

A autorregulação cerebral normal é alterada depois de um traumatismo craniano. Durante o período inicial, o fluxo sanguíneo cerebral pode atingir a metade se comparado com indivíduos normais, aumentando significativamente o risco de isquemia cerebral. A calota craniana pode ser vista de forma simplista como uma caixa fechada contendo tecido cerebral (85%), sangue (5%) e líquido cefalorraquidiano (LCR) (10%). Após uma lesão cerebral traumática, a pressão no interior da calota craniana aumenta por causa do edema do tecido e hemorragia intracraniana. Pequenas mudanças no volume podem ser compensadas pela mudança de LCR e fluxo de sangue, mas isso é limitado e outras alterações resultam em um aumento acentuado na pressão intracraniana (PIC). O aumento da PIC reduz a perfusão cerebral resultando em isquemia cerebral, lesão neuronal e mais edema cerebral. Pressões de perfusão cerebral < 50 mmHg estão associadas a redução do fluxo cerebral e lesões isquêmicas. Alvos exatos são controversos, mas as diretrizes sobre TCE recomendam a manutenção de um PAM > 90 mmHg correlacionando a um PPC > 70 mmHg. Prevenção da lesão cerebral secundária por meio do manejo da pressão arterial e oxigenação mostrou ter um enorme impacto sobre o prognóstico. Lesão cerebral secundária consiste no dano neuronal após o impacto e a lesão inicial, desencadeada pela resposta fisiológica sistêmica e por adaptações visando manter a perfusão cerebral.

Esta situação é agravada pela hipóxia e hipoperfusão de tecidos em decorrência da hipotensão. Cascatas de substâncias inflamatórias, como as citoquinas, o glutamato e os radicais livres são considerados os mediadores de lesão cerebral secundária. O reconhecimento deste fenômeno forneceu a base para as atuais orientações sobre o manejo do paciente com TCE.

Laringoscopia e intubação levam a aumento da FC, PAM e a aumento da secreção de catecolaminas. Esse fato demonstrou ser ainda mais exacerbado quando realizada a sequência rápida de intubação. Os detalhes do mecanismo pelo qual o PIC é aumentado não são conhecidos. Para atenuar a resposta hemodinâmica e os efeitos subsequentes sobre a PIC tem se procurado drogas adjuvantes para serem utilizadas como pré-medicação na intubação no trauma.

O uso de agentes adjuvantes na prevenção de alterações hemodinâmicas em resposta à laringoscopia e intubação foi examinado na literatura, mas não extensivamente no cenário trauma e reanimação. Com relação aos opiáceos de curta duração como o fentanil, estudos demonstram uma atenuação importante na variação hemodinâmica. Mudanças na PIC e o impacto na evolução neurológica não estão devidamente investigados. Os opioides podem ter um efeito simpaticolítico piorando a hipotensão no período peri-intubação.

Embora o mecanismo exato pelo qual a lidocaína funcione não esteja claro, ele está relacionado à sua capacidade de inibir o aumento da FC e pressão arterial associada a laringoscopia e intubação traqueal, o que posteriormente causa um aumento na PIC.

O racional para o uso da lidocaína justifica-se pelo efeito de estabilização da membrana neuronal inibindo a liberação de neuroaminas excitatórias como o glutamato e reduzindo a taxa metabólica cerebral e resistência vascular cerebral. Finalmente, a lidocaína, como um bloqueador de canal de sódio, pode diminuir o metabolismo cerebral e estabilizar as membranas neuronais, o que pode levar a uma diminuição da lesão cerebral secundária à lesão cerebral traumática.

Apesar de haver casos em que este atraso pareça ser imprudente, como para o paciente instável, a experiência mostra que é raro ter um paciente intubado dentro de 2 minutos de chegada na sala de trauma. A administração precoce de lidocaína no paciente com traumatismo craniano parece segura, porém sua eficácia é ainda discutida na literatura.

Estudos de resultados sobre este assunto são provavelmente impossíveis de realizar devido ao número de pacientes necessários e à crescente complexidade dos requisitos de consentimento. Há pouca dúvida de que a lidocaína IV atenua o aumento reflexo da PIC quando a via aérea superior é estimulada. Se isso se traduz em melhor resultado não é conhecido. Os riscos do uso de lidocaína IV são pequenos; se ele fornece benefício suficiente para justificar seu uso pode permanecer permanentemente sem resposta.

Resumindo, no paciente hipotenso e com TCE todas as medidas para evitar a hipotensão e o aumento da PIC devem ser tomadas e o fentanil e a lidocaína devem ser usados com muita cautela e dentro de um protocolo institucional amplamente discutido.

TÓPICOS DE APOIO PARA TOMADA DE DECISÕES

- Reanime o paciente antes da intubação.
- Posição de proclive.
- Utilize o conceito de VNI como técnica de pré-oxigenação.
- Use o ventilador no modo CPAP com PEEP = 5 cmH_2O, FiO_2 = 100%.
- Utilize o conceito de oxigenação apneica.
- Se necessário reoxigenar (após BNM), utilize o ventilador no modo AC volume (ventilação protetora 6-8 mL/kg, FR = 10-12 irm).
- Intubação sequência atrasada ou de reanimação (DSI).
  - Pré-medicações: lidocaína e fentanil em baixas doses.
  - Cetamina dose dissociativa.
  - Após dissociação acople a máscara facial - pré-oxigenação.
  - Dose cetamina para hipnose e analgesia.
  - Bloqueador neuromuscular (BNM) - succinilcolina.

CONSIDERAÇÕES FINAIS

A intubação sequência rápida e a sequência padronizada de atendimento não precisam ser a primeira linha no atendimento ao trauma grave. As técnicas convencionais de pré-oxigenação oferecem condições seguras de intubação para a maioria das vias aéreas de emergência. No entanto, em um subconjunto de pacientes de alto risco, essas técnicas levarão à pré-oxigenação inadequada e não conseguirão evitar a dessaturação/hipotensão e suas consequências ao trauma grave. Para intubar esse grupo com segurança, atenção deve ser dada para otimizar a pré-oxigenação, prevenir a desoxigenação e, se necessário, fornecer reoxigenação de forma controlada.

Novas técnicas como a VNI como técnica de pré-oxigenação, o ventilador utilizado substituindo uma BVM e a quebra da intubação sequência rápida usando os conceitos de sequência atrasada ou sequência de reanimação de intubação podem tornar o período de peri-intubação mais seguro.

Reanime o paciente e posteriormente o intube.

Treine muito, mantenha o procedimento mais simples possível, facilite a intubação e evite a hipóxia e hipotensão.

REFERÊNCIAS BIBLIOGRÁFICAS:

1. De Jong A, Rolle A, Molinari N, Paugam-Burtz C, Constantin JM, Lefrant JY, et al. Cardiac arrest and mortality related to intubation procedure in critically ill adult patients: a multicenter cohort study. Crit Care Med. 2018;46(4):532-9.
2. Weingart SD, Levitan RM. Preoxygenation and prevention of desaturation during emergency airway management. Ann Emerg Med. 2012;59(3):165-75.e1.
3. Baillard C, Fosse JP, Sebbane M, Chanques G, Vincent F, Courouble P, et al. Noninvasive ventilation improves preoxygenation before intubation of hypoxic patients. Am J Respir Crit Care Med. 2006;174(2):171-7.
4. Gleason JM, Christian BR, Barton ED. Nasal cannula apneic oxygenation prevents desaturation during endotracheal intubation: an integrative literature review. West J Emerg Med. 2018;19(2):403-11.
5. Frumin MJ, Epstein RM, Cohen G. Apneic oxygenation in man. Anesthesiology. 1959;20:789-98.
6. von Goedecke A, Voelckel WG, Wenzel V, Hörmann C, Wagner-Berger HG, Dörges V, et al. Mechanical versus manual ventilation via a face mask during the induction of anesthesia: a prospective, randomized, crossover study. Anesth Analg. 2004;98(1):260-263.
7. Dixon BJ, Dixon JB, Carden JR, Burn AJ, Schachter LM, Playfair JM, et al. Preoxygenation is more effective in the 25 degrees head-up position than in the supine position in severely obese patients: a randomized controlled study. Anesthesiology. 2005;102(6):1110-5; discussion 5A.
8. Lane S, Saunders D, Schofield A, Padmanabhan R, Hildreth A, Laws D. A prospective, randomised controlled trial comparing the efficacy of pre-oxygenation in the 20 degrees head-up vs supine position. Anaesthesia. 2005;60(11):1064-7.
9. Kovacs G, Macquarrie K, Campbell S. Pretreatment in rapid sequence intubation: indicated or contraindicated? CJEM. 2006;8(4):243; author reply 243-4.

A visão da mulher na Cirurgia Geral

Maria Isabel T. D. Correia

INTRODUÇÃO

"Que história pode ser criada sem lágrima, sem canto, sem livro e sem reza?" de acordo com Mia Couto, famoso autor moçambicano[1]. Realmente, não há melhor frase para definir a luta das mulheres pela equidade profissional, em especial, na Cirurgia. O sonho de muitas mulheres para exercer a especialidade tem sido marcado por necessidades de ou transformar-se/esconder-se por detrás de um homem, como James Barry ou melhor Margareth Bulkley[2] ou enfrentar vieses, disparidades na formação, na carreira acadêmica, na prática clínica ou ainda receber salários inferiores. É lamentável que em pleno século XXI tais circunstâncias marquem a travessia da cirurgiã para alcançar equidade profissional. Este será o tema abordado neste capítulo, ou seja, "a visão desta mulher na Cirurgia Geral". A primeira parte será essencialmente subjetiva e a segunda baseada em evidências.

ESSENCIALMENTE SUBJETIVA

Ser cirurgiã foi há alguns anos um sonho quase inalcançável para muitas mulheres. Contudo, aquelas que com determinação e garra conseguiram alcançar o objetivo enfrentaram, indubitavelmente, múltiplas barreiras, muito distintas de seus colegas homens. Sou de uma geração que escolher esta especialidade representava ouvir "isso é coisa de homem" ou "não quer ter família?" ou ainda "filhos não farão parte da sua vida?". Mas a pergunta que se faz é: será que na atualidade esse pensamento ainda existe?

Em meados dos anos 1980, quando me formei, havia pouquíssimas mulheres a exercer a Cirurgia Geral, enquanto na Ginecologia a presença era maior, e nas demais especialidades cirúrgicas era quase que raridade. A Dra. Angelita Habr-Gama foi para mim o modelo a ser seguido. Lembro-me, perfeitamente, que ao ouvi-la no primeiro congresso do Colégio Brasileiro de Cirurgiões que assisti, quando ainda estudante, no ano de 1983, me fez pensar "quando crescer, quero ser igual a ela". Nessa data, a Cirurgia já era, para mim, uma grande possibilidade na lista de especialidades a ser escolhida, apenas com indefinição de qual ramo da Cirurgia. No entanto, sempre que mencionava que pensava ser cirurgiã, ouvia os tradicionais questionamentos, para os quais sempre contestava com "simplesmente, porque quero". Afinal, qual foi a razão da escolha?

Ser cirurgiã representava ação imediata, condizente com o espírito da atleta que sempre existiu em mim. Ser cirurgiã era sinônimo de desafios constantes, algo predominante na vida dessa atleta. Ser cirurgiã representava diversidade de doentes e de condutas, sem risco de monotonia, substantivo impensável na mente agitada da jovem mulher. Ser cirurgiã refletia a emoção forte de cada gesto para resolver o problema daquele enfermo. Ser cirurgiã demandava organização perfeita de processos de qualidade e segurança tão presentes na minha diária rotina incutidos por uma treinadora japonesa. Por último, ser cirurgiã significava enfrentar o maior desafio da infância e adolescência – medo de hospital e sangue! Vencer barreiras foi o lema!

Venci! O sonho virou realidade a despeito de todas as dificuldades enfrentadas e, além da Cirurgia, consegui manter a feminilidade à flor da pele, pois não era porque estava num bloco cirúrgico que não podia usar "saltos altos", os quais sem dúvida acabaram por ser causadores de dois neuromas de Morton. Mas a vaidade prevaleceu! Pude também constituir uma família e tive dois filhos, que hoje têm suas próprias famílias. Ambos reconhecem que não foi "quantidade" e sim "qualidade" a minha presença na formação deles. Obviamente, para exercer todas as funções tive que estabelecer rotina espartana com auxílio de várias pessoas, dos quais reconheço a enorme participação dos meus pais, que foram não só grandes apoiadores da minha carreira, como também representaram os meus "braços direito e esquerdo" no acompanhamento e evolução dos netos. Até porque, além da profissão, da família e da casa, o tempo para os *hobbies* precisou ser garantido, proporcionando sanidade mental. Nesse sentido, não mais fui atleta, mas sim desportista e, em associação a hábitos alimentares saudáveis, para a qual a gastronomia salutar integrou o dicionário holístico da minha rotina, alcancei o equilíbrio.

E em pleno século XXI, será que as jovens cirurgiãs enfrentam a mesma realidade? Posso afirmar que com certeza a situação é similar no quesito social, pois no mundo em que vivemos, ainda espera-se que a mulher assuma as funções do lar e muitas das obrigações nos cuidados dos filhos. Porém, ser cirurgiã não é mais raridade, entretanto, talvez, muitas das barreiras enfrentadas por mim ainda existam.

O número de mulheres em busca por especialidades cirúrgicas tem aumentado, a despeito de não haver proporcionalidade com o número de mulheres que se formam nas escolas médicas do país. Isso sugere a existência de algum grau de temor para enfrentar as demandas da especialidade, em particular, da Cirurgia Geral. Além disso, ainda há pequeno número de cirurgiãs com cargos em chefias de departamentos e entidades de classe. Professoras titulares já não são raridade, mas certamente ainda representam número bem inferior aos professores titulares. Há uma luz lá no finzinho do túnel, e é por isso que exemplos (*role models*), como foi o da Dra. Angelita na minha vida, podem ser a força que mudará a discrepância entre sexos/gênero na Cirurgia. Afinal, o que importa é a qualificação e não o sexo/gênero. Ademais, tampouco deverá haver o pensamento de "cotas", ou seja, "por ser mulher deverá ser dada a oportunidade para ser isto ou aquilo". Mulheres não precisam disso, basta que haja equidade e meritocracia.

Em se tratando de equidade, é fundamental entender que o fenótipo mulher é marcado por composição corporal diferente, características fisiológicas distintas (mulheres menstruam e, sabidamente, para algumas isso representa períodos de dores e limitações), além de particularidades, em especial na gravidez, que precisam ser contempladas. Determinar que por tais circunstâncias a mulher não pode exercer esta ou aquela profissão é desconhecer o significado de equidade, o que não tem lugar no mundo moderno contemporâneo.

BASEADA EM EVIDÊNCIAS

Nos Estados Unidos, em 1994, Lillemoe et al. registraram que 96% das jovens estudantes de Medicina *versus* 0% dos homens viam a especialidade Cirurgia como "desfavorável" para as mulheres[3], a despeito de que na época, naquele país, 40% das vagas do primeiro ano em escolas de Medicina eram ocupadas por mulheres. Contudo, em programas de residência de Cirurgia havia apenas 20% de candidatas. Os autores entrevistaram 150 estudantes da escola de Medicina da Universidade de Jonhs Hopkins antes da formatura com o objetivo de avaliar a percepção sobre a escolha de especialidade em relação ao sexo/gênero, por meio das experiências vividas durante os internatos. Entre os homens, 34% escolheram especialidades cirúrgicas *versus* 13% das mulheres e, entre estas, 87% responderam que o ambiente cirúrgico era desfavorável para elas e 92% se sentiram "fora do lugar" em serviços de Cirurgia. Nenhum dos homens percebeu o mundo da Cirurgia como inadequado.

Os estereótipos que marcam as discrepâncias entre homens e mulheres na Medicina e Cirurgia são marcados não somente pelas dificuldades percebidas durante a formação e treinamento, mas também como os profissionais são avaliados tecnicamente pelos pares. Fassiotto et al.[4] estudaram as diferenças em pontuações entre homens e mulheres, de acordo com as especialidades com predominância de homens *versus* aquelas com mais mulheres (ex. Pediatria). Os autores mostraram, entre 3.648 avaliações feitas por 1.066 professores, que como regra, as mulheres receberam notas inferiores aos homens em todas as especialidades. Contudo, usando modelo multivariado, identificaram que essencialmente as notas são muito inferiores em especialidades em que há número menor de mulheres (ex. Cirurgia).

Assédio moral e sexual é outra barreira que muitas mulheres enfrentam na Cirurgia. Trabalho publicado, recentemente, por Santos et al. mostrou que cirurgiãs brasileiras que tiveram percepção de assédio apontaram que tiveram menos oportunidades cirúrgicas[2]. O assédio é também sentido entre profissionais americanas. Duma et al. mostraram como mulheres são apresentadas no congresso anual da Sociedade Americana de Oncologia Clínica[5]. Por meio de análise de 781 vídeos dos congressos de 2017 e 2018, os autores verificaram que 81% dos homens são apresentados com todos os títulos acadêmicos *versus* 62% das mulheres. Em especial, notou-se que quando as apresentações de mulheres são feitas por homens isso ocorreu em 53%, enquanto 80% das mulheres apresentam os homens com títulos completos. Usando análise multivariada, fatores que determinaram e influenciaram este quesito foram: sexo masculino, posição acadêmica, região geográfica da instituição do palestrante e grau de formação. Outros autores também indicaram que ser mulher interferiu no número de operações realizadas durante o treinamento em Cirurgia (residência), o que gerou ter pouca confiança em si mesmo[6].

Ao se avaliar o impacto de líderes/mentores em Cirurgia sobre atos e comportamentos de jovens profissionais, mulheres com percepção de assédio por parte de seus superiores tendem mais ao suicídio e ao *burnout*[6]. Em exames de admissão para residência médica em Cirurgia Otorrrinolaringológica, observou-se que de acordo com a carta de recomendação (padrão *versus* narrativa) houve nítida diferença em favorecimento de candidatos do sexo masculino, uma vez que menor número de mulheres foram recomendadas como "brilhantes"[7]. A diferença entre sexo/gênero no aspecto habilidades cirúrgicas também tem sido reportada. Enquanto os homens são descritos como tendo talento natural e serão naturalmente bem-sucedidos, o sucesso feminino é entendido como fruto de trabalho árduo e apenas com potencial para o sucesso[8-10]. Hoops et al.[8] indicaram a grande disparidade na autonomia entre residentes de Cirurgia Geral homens e mulheres, com significante redução da autonomia entre as mulheres. Bruce et al.[10], em 2015, reportaram que 88% das mulheres perceberam discriminação de sexo/gênero durante o treinamento, o que impactou negativamente no desempenho. Recente trabalho realizado com cirurgiãs da Grã-Bretanha e Irlanda indicou que há a percepção entre as entrevistadas de que a Cirurgia ainda é especialidade dominada por homens, sendo que 50% descreveram ter vivenciado discriminação, enquanto 22% percebeu durante o treinamento que houve "um teto de vidro". A especialidade Ortopedia foi descrita como a mais machista e fatores como falta de exemplos/modelos, inflexibilidade para contemplar particularidades femininas como horários de trabalho e estereótipos foram as barreiras apontadas por essas cirurgiãs[11].

No mundo acadêmico, as diferenças são também notadas. Residentes do último ano de Cirurgia e profissionais em início de carreira, de hospitais universitários, foram entrevistados sobre como percebiam potenciais barreiras para ascender à carreira acadêmica. Houve nítida diferença entre homens e mulheres, em que as últimas apontaram discriminação com comentários negativos sobre o sexo/gênero, o que influenciou suas aspirações acadêmicas. Não houve diferenças entre os sexos/gêneros no tocante a barreiras estruturais e preparação para a carreira[12]. Mueller et al.[13], ao analisarem a literatura médica da especialidade cirúrgica de três departamentos de Cirurgia, apontaram que o fator H de homens foi significativamente maior do que o das mulheres, principalmente entre professores associados, nos quais esse foi três vezes superior. Os professores titulares, por sua vez, tinham duas vezes mais publicações. Esse aspecto pode ser uma das causas limitadoras para a progressão acadêmica entre homens e mulheres. No entanto, mudanças podem ocorrer, quando as mentes se abrem para a disparidade de sexos/gêneros. Estudo realizado na Universidade de Wisconsin-Madison, Estados Unidos, entre 2010 e 2012, envolvendo vários (92) departamentos, analisou aspectos relacionados com a vida acadêmica. Em departamentos que aceitaram participar das sessões de treinamento para promover equidade de sexo/gênero, houve melhorias no tocante à percepção de pertencer ao departamento, à valorização da pesquisa, ao maior conforto entre profissionais e a menos conflitos profissionais[14].

É interessante perceber que as dificuldades vivenciadas por cirurgiãs ultrapassam aquelas da formação e do treinamento. Profissionais médicos tendem a referenciar seus pacientes para cirurgiões, porque entendem que os resultados são melhores quando os pacientes são operados por homens. Na fatalidade de evento adverso, como morte após procedimento cirúrgico, a tendência do médico que referenciou o enfermo é pessimista para as mulheres, enquanto com homens é visto como fatalidade. Os números mostram que quando isso ocorre, há diminuição de recomendação de pacientes para a cirurgiã. Por outro lado, a recomendação de pacientes aumenta significativamente para os homens quando os resultados são positivos, mesmo quando mulheres também têm sucesso[15].

Este tipo de comportamento, aparentemente inócuo e velado, entendido por uns como microagressões, independentemente da comunicação hostil, derrogatória ou insulto afeta imensamente o desempenho profissional de mulheres no mundo cirúrgico. Ademais, a presença de assédio físico ou moral acrescentam peso enorme na decisão de seguir ou interromper a carreira. Santos et al. mostraram, no Brasil, que cirurgiãs que tiveram percepção de assédio tenderam a não indicar a profissão para jovens que irão escolher a especialidade[2]. Há ainda a discrepância de salários entre homens e mulheres que implicam mais uma barreira para a escolha cirúrgica entre as últimas. Nos Estados Unidos, em 2018, cirurgiãs em tempo integral ganhavam aproximadamente menos US$ 75.000 por ano[16]. Esta disparidade salarial tem levado estudiosos a propor mudanças no mundo acadêmico, tal como métricas de atividades, publicações, impacto na produção do departamento, mas sempre levando em consideração as diferenças biológicas e sociais entre homens e mulheres[17]. No Brasil, a diferença de renda no mundo acadêmico, na prática de saúde pública, ou até de convênios, não é até o momento um problema vivenciado por mulheres, uma vez que em todos estes cenários os salários ou honorários são fixados, sem considerar o sexo. Neste quesito, as cirurgiãs brasileiras têm alguma vantagem que pode estimulá-las a escolher a Cirurgia.

Nos Estados Unidos, em 2010, preocupados com a falta de cirurgiões gerais no país, Ahmadiyeh et al.[18] conduziram pesquisa para entender causas relacionadas com satisfação na carreira por parte de mulheres. Tiveram como objetivo avaliar como seria possível realizar melhor recrutamento, manutenção e apoio a essas profissionais. Entrevistaram grupo pequeno de mulheres e de homens com prática cirúrgica entre 2 e 12 anos e que eram absolutamente satisfeitos com a profissão. Os autores apontaram que as estratégias usadas pelas mulheres para se sentirem satisfeitas com a profissão envolviam essencialmente apoio social (88% das mulheres *versus* 12% dos homens), enquanto para os homens variáveis associadas ao treinamento e ao valor ganho eram os determinantes fundamentais.

A escolha pela Cirurgia requer características que não estão associadas a sexo/gênero, apesar de que muitos pensem o contrário. Os requisitos para ser cirurgiã/o, de acordo com o Colégio Americano de Cirurgiões (ACS)[19], devem ser baseados em sentimentos vividos ao longo da formação médica e que contemplem: ter prazer em trabalhar em equipe; gostar de ver os pacientes a cada dia melhorarem após grandes traumas ou procedimentos cirúrgicos; ser responsável e ter a oportunidade de fazer a diferença; conseguir ter sucesso em resolver problemas e a habilidade de "pensar de pé"; sentir-se intrigado pelos desafios de manejar problemas fisiológicos e psicológicos de pacientes cirúrgicos críticos; compartilhar entre os membros da equipe o prazer de um caso "bem-sucedido"; disfrutar dos desafios ao adquirir novas habilidades técnicas e entender novas tecnologias. Similarmente, em recente trabalho, Young et al. ao fazerem revisão dos discursos de posse do ACS[20], ao longo de mais de cem anos, ressaltam que as características do cirurgião comumente citadas são: sincera compaixão pelos pacientes, integridade, envolvimento (desejo de ajudar a modelar a especialidade na instituição ou nacionalmente), garantia de querer aprender por toda a vida, humildade e atributos interpessoais de inclusão e habilidade para trabalhar em equipe e ser líder. De sorte que, é difícil entender por que muitos ainda interpretam que tais características possam somente ser atributos do sexo/gênero masculino, levando a situações que comprometem o exercício da profissão cirúrgica por mulheres.

Em suma, a realidade atual ainda é marcada por vieses, discriminação e abuso contra as mulheres na Cirurgia. As disparidades são marcantes, o que talvez justifique que apesar do número de mulheres em escolas médicas no Brasil ser superior a 50%, o de cirurgiãs ainda é muito inferior[21]. A falta de equidade é predominante.

As cirurgiãs vivenciam inequidade como realidade e não exceção. Isso influencia não só o desempenho profissional, como também o futuro nessa especialidade. Pesquisadores da Universidade de Michigan, nos Estados Unidos, indicaram três grandes fatores que influenciam a vida de cirurgiãs: 1) cultura organizacional e políticas institucionais que interferem em oportunidades de trabalho para avanço na carreira; 2) interações e relações com líderes, mentores e colegas de trabalho que interferem em promoções e geram atrito; 3) características individuais que medeiam a percepção e o sucesso pessoal[22]. Contudo, ressalta-se que estes pontos não são marcantes apenas no ambiente profissional diário, mas também em eventos científicos das especialidades cirúrgicas em que se pode perceber que há menos cirurgiãs como palestrantes.

Em 2018, nos Estados Unidos, a grade de quatro grandes eventos científicos foi avaliada quanto ao número de mulheres nos comitês organizadores e de participantes nas atividades científicas; participaram da pesquisa, os congressos da Eastern Association for the Surgery of Trauma, da Society of American Gastrointestinal and Endoscopic Surgeons, da Academic Surgical Conference, e da American Society of Breast Surgeon. A conclusão foi de que a participação das cirurgiãs foi de 28,0%, havendo associação direta entre o número de mulheres nos comitês organizadores e o de apresentadoras (Eastern Association for the Surgery of Trauma, 15,4% mulheres no comitê *versus* 18,9% palestrantes; Society of American Gastrointestinal and Endoscopic Surgeons, 27,0% *versus* 22,0%; Academic Surgical Conference, 38,5% *versus* 32,0%; e a American Society of Breast Surgeons, 50,0% *versus* 58,0 %; $p < 0,001$). Atividades em que 50,0% de mulheres desempenharam o papel de moderadoras também tiveram mais apresentadoras (23,6% *versus* 14,8%; $p< 0,001$). Por outro lado, as mulheres tiveram maior probabilidade de apresentar prêmios ou fazer introduções em conferências de abertura do que apresentar temas técnicos (54,8% e 36,2%; $p < 0,001$). Além disso, a probabilidade de uma cirurgiã abordar tópicos essencialmente técnicos ou clínicos e moderar uma sessão científica foi menor (25,6% e 26,7%; $p < 0,001$)[23]. No Brasil, Viana et al.[24] mostraram que no último congresso do Colégio Brasileiro de Cirurgiões (CBC), realizado em setembro de 2021, apenas 21% das palestrantes eram mulheres e somente 31% dos espaços da programação científica tinham pelo menos uma mulher como moderadora ou debatedora ou palestrante. Segundo os autores, embora o CBC tenha sido fundado em 1929, a primeira mulher a ocupar cargo diretivo foi a Dra. Helga da Rocha Pitta em 1961, como secretária geral. Entre 1963 e 1991, não houve nenhuma mulher da junta diretiva e, somente em 1992, a Dra. Angelita Habr-Gama assumiu como vice-presidente. Outras mulheres ao longo dos demais anos desempenharam cargos diretivos como secretárias-gerais, mestres de capítulos ou vice-presidentes setoriais, assim como editoras chefes da revista. Além disso, a comissão de mulheres cirurgiãs foi criada em 2018, mas por outro lado, até o momento, nenhuma mulher foi presidente do CBC.

Em suma, a inequidade de sexo/gênero impacta negativamente na escolha da especialidade por parte de jovens médicas e, posteriormente, no desempenho das cirurgiãs. Desta forma, o mundo cirúrgico demanda que se enfrente a inequidade para poder-se alcançar progresso. Estimular a equidade de sexo/gênero em Cirurgia perpassa primeiramente por reconhecer que há desigualdades. Essas, em geral, não são reconhecidas por muitos que são incapazes de entendê-las, pela visão míope que têm da especialidade e do mundo, ainda muito machista. É essencial contemplar tais disparidades. Assumir que a falta de cirugiãs que possam representar a liderança e o exemplo para as mais jovens é a primeira etapa que poderá estimular entidades a dar maior oportunidades a mulheres líderes em Cirurgia. Isso foi o objetivo da comissão das mulheres cirurgiãs do Colégio Brasileiro de Cirurgiões, considerada uma iniciativa positiva para estreitar esse hiato[2]. Tanto, na vida acadêmcia e societária é essencial que as mulheres sejam vistas como parceiras e não "causadoras de problemas". Neste sentido, quando uma cirurgiã "fala mais alto", muitas vezes é interpretada como a "mandona" e quando um cirurgião tem a mesma atitude, este é visto como "persuasivo"[16]; isso é algo absolutamente inaceitável. Além do mais, a maternidade, um potencial "complicador", deverá ser vislumbrada não como problema mas sim como o direito à vida – de outros – ou seja, a perpetuação da vida, para qual a mulher tem enorme disparidade em relação ao homem. Nesse ciclo vital, a mulher assume ainda, nos dias de hoje, o grande papel de cuidadora da família e dos filhos, o que certamente pode ser visto como impróprio para uma cirurgiã. Isso precisa mudar, afinal equidade difere de igualdade! Se há receio de que a realidade social da mulher possa interferir na capacidade técnica em prática cirúrgica, há quem questione, pois segundo Judy Searly "se você quer uma operação bem feita escolha uma mulher"[25]. Várias sociedades cirúrgicas, como o ACS e o CBC têm estimulado a integração da cirurgiã no mercado de trabalho e societário, ainda que somente no primeiro, várias mulheres tenham galgado ao posto mais alto – presidente – e, mais recentemente, Patrícia Turner tenha assumido o posto de diretora executiva do ACS. No Brasil, precisamos, de fato, deixar apenas de querer mudar e devemos passar a praticar a equidade de sexo/gênero. Para isso, os exemplos precisam vir das instituições não no papel, mas na prática. As cirurgiãs são tão capazes como os cirurgiões, não havendo espaço para a "guerra dos sexos".

CONSIDERAÇÕES FINAIS

A visão da mulher na Cirurgia Geral é que, similarmente a qualquer outra especialidade médica, a mulher pode preencher todos os pré-requisitos para essa opção profissional. Ainda que biologicamente diferentes, homens e mulheres, indistintamente podem exercer a profissão, desde que haja equidade e não apenas igualdade. É preciso mudar a visão míope de que Cirurgia Geral é para homens e o exemplo daquelas que alcançaram sucesso na especialidade pode ser um fator que contribuirá para o aumento de mulheres. As instituições de classe e de especialidades devem ter a obrigação moral e ética de estimular esta quebra de paradigmas, dando exemplos, algo ainda incipiente no nosso país.

REFERÊNCIAS BIBLIOGRÁFICAS

1. Couto M. Antes do nascer do mundo. São Paulo: Companhia das Letras; 2009. 280p.
2. Santos EG, Assunção LR, Maya MC, Moreira RC, Lima FL, Correia MITD. Percepção de assédio entre as cirurgiãs. Rev Col Bras Cir. 2021;2021.
3. Lillemoe KD, Ahrendt GM, Yeo CJ, Herlong HF, Cameron JL. Surgery--still an "old boys' club"? Surgery. 1994;116(2):255-9; discussion 9-61
4. Fassiotto M, Li J, Maldonado Y, Kothary N. Female surgeons as counter stereotype: the impact of gender perceptions on trainee evaluations of physician faculty. J Surg Educ. 2018;75(5):1140-8.
5. Duma N, Durani U, Woods CB, Kankeu Fonkoua LA, Cook JM, Wee C, et al. Evaluating unconscious bias: speaker introductions at an international oncology conference. J Clin Oncol. 2019;37(36):3538-45
6. Mocanu V, Kuper TM, Marini W, Assane C, DeGirolamo KM, Fathimani K, et al. Intersectionality of gender and visible minority status among general surgery residents in Canada. J Surg. 2020;155(10):e202828.
7. Friedman R, Fang CH, Hasbun J, Han H, Mady LJ, Eloy JA, et al. Use of standardized letters of recommendation for otolaryngology head and neck surgery residency and the impact of gender. Laryngoscope. 2017;127(12):2738-45.
8. Hoops H, Heston A, Dewey E, Spight D, Brasel K, Kiraly L. Resident autonomy in the operating room: does gender matter? Am J Surg. 2019;217(2):301-5.
9. Gerull KM, Loe M, Seiler K, McAllister J, Salles A. Assessing gender bias in qualitative evaluations of surgical residents. Am J Surg. 2019;217(2):306-13.
10. Bruce AN, Battista A, Plankey MW, Johnson LB, Marshall MB. Perceptions of gender-based discrimination during surgical training and practice. Med Educ Online. 2015;20:25923.
11. Bellini MI, Graham Y, Hayes C, Zakeri R, Parks R, Papalois V. A woman's place is in theatre: women's perceptions and experiences of working in surgery from the Association of Surgeons of Great Britain and Ireland women in surgery working group. BMJ Open. 2019;9(1):e024349.
12. Cochran A, Hauschild T, Elder WB, Neumayer LA, Brasel KJ, Crandall ML. Perceived gender-based barriers to careers in academic surgery. Am J Surg. 2013;206(2):263-8.
13. Mueller C, Wright R, Girod S. The publication gender gap in US academic surgery. BMC Surg. 2017;17(1):16.
14. Carnes M, Devine PG, Baier Manwell L, Byars-Winston A, Fine E, Ford CE, et al. The effect of an intervention to break the gender bias habit for faculty at one institution: a cluster randomized, controlled trial. Acad Med. 2015;90(2):221-30.

15. Sarsons H. Interpreting signals in the labor market: evidence from medical referrals. J M Paper. 2017
16. Stephens EH, Heisler CA, Temkin SM, Miller P. The current status of women in surgery: how to affect the future. JAMA Surgery. 2020;155(9):876-85.
17. Raj A, Kumra T, Darmstadt GL, Freund KM. Achieving gender and social equality: more than gender parity is needed. Acad Med. 2019;94(11):1658-64.
18. Ahmadiyeh N, Cho NL, Kellogg KC, Lipsitz SR, Moore FD Jr., Ashley SW, et al. Career satisfaction of women in surgery: perceptions, factors, and strategies. J Am Coll Surg. 2010;210(1):23-8.
19. Surgeons ACo. Surgical traits. Disponível em https://www.facs.org/education/resources/residency--search/traits.
20. Young KA, Lee SM, Adams MD, Buonpane CL, Hayek SA, Shabahang MM, et al. Have the characteristics for success as a surgeon changed? A century of perspective through the American College of Surgeons. J Am Coll Surg. 2021;232(2):203-9.
21. Paulo CFdMeCRdMdS. Demografia médica - relatório de pesquisa; 2018. Disponível em http://www.cremesp.org.br.
22. Thompson-Burdine JA, Telem DA, Waljee JF, Newman EA, Coleman DM, Stoll HI, et al. Defining barriers and facilitators to advancement for women in academic surgery. JAMA Netw Open. 2019;2(8):e1910228.
23. Zaza N, Ofshteyn A, Martinez-Quinones P, Sakran J, Stein SL. Gender equity at surgical conferences: quantity and quality. J Surg Res. 2021;258:100-4.
24. Viana SF, Campos LN, Mesquita do Nascimento MEF, Ribeiro LS, Morais VMF, Haddad JOD, et al. Representatividade das mulheres nas especialidades cirúrgicas: reflexões sobre equidade de gênero após o 34º Congresso Brasileiro de Cirurgia. Rev Col Bras Cir. 2022;in press.
25. Searle J. If you want the surgery done well, get a woman to do it! Med Educ. 2000;34(8):598-9.

Mulher cirurgiã

Jeammy Andrea Perez Parra

Mesmo com obstáculos na trajetória pela igualdade de oportunidades, as mulheres são predominantes em algumas áreas da educação brasileira. Segundo o Instituto Nacional de Estudos e Pesquisas Educacionais Anísio Teixeira (Inep) e o Conselho Federal de Medicina, as vagas nas escolas de Medicina passaram a ser predominantemente ocupadas por mulheres. Dos ingressantes no curso, 56% do total era do sexo feminino[1]. Entretanto, no exercício da Cirurgia, o espaço é ocupado em sua maioria por homens (Figura 1).

Explicar por que poucas mulheres desejam ser cirurgiãs não tem resposta única. Vários estudos analisam os fatores que cirurgiões e estudantes de Medicina citam como promotores ou dissuasores de seu interesse na especialidade cirúrgica. Tanto homens e mulheres de diversas graduações dizem que escolheram a Cirurgia por ser uma especialidade desafiadora, que oferece resultados imediatos, por ser uma atividade manual e resolutiva. Aqueles que rejeitam a Cirurgia como especialidade seria por motivos que envolvem estilo de vida, longas jornadas de trabalho e tempo prolongado de treinamento[3,4].

Durante séculos, as mulheres conviveram com direitos civis limitados e pouca credibilidade profissional. Entre os obstáculos que fizeram parte da evolução das mulheres na Cirurgia, encontram-se assédios, preconceito, difamação, falta de oportunidade.... "As mulheres não podem, seriamente, seguir a carreira médica, a não ser que deixem de ser mulheres. Devido às leis fisiológicas, mulheres médicas são ambíguas, hermafroditas ou assexuadas, monstros sob todos os pontos de vista", afirmou Lucas Championnaire, cirurgião francês, em 1875[5].

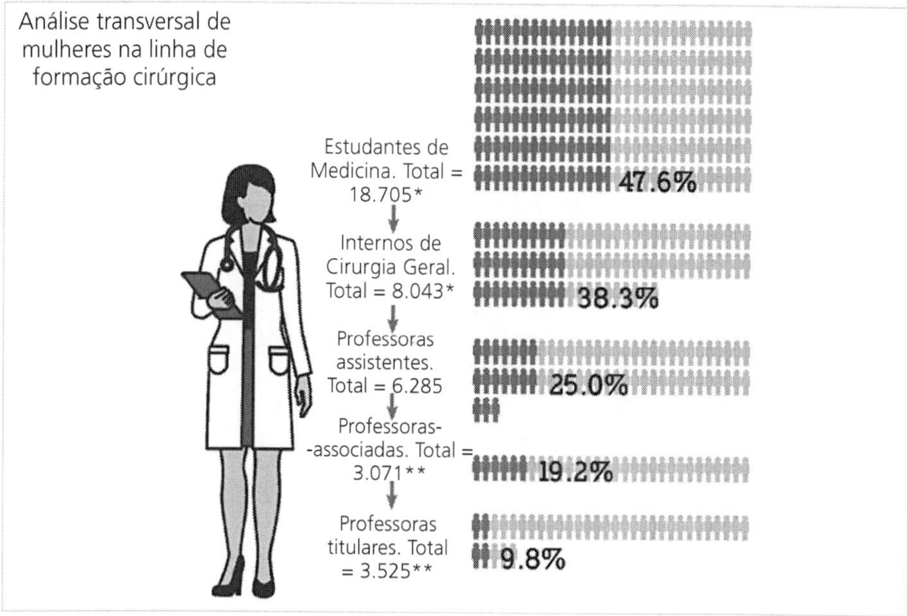

Figura 1 Tendência da evolução de mulher da escola de Medicina para o Treinamento Cirúrgico e Líderes Acadêmicos de 1994 a 2015. *Número atualizado em 2014. **Número atualizado em 2015[2].

Segundo Pringle[6], o fenótipo masculino inspira 25% a mais de confiança do que o feminino. Isso significa que, para qualquer cargo que pleiteia uma mulher, ela precisa mostrar ser pelo menos 25% mais capacitada do que seu concorrente masculino mais próximo, para ter as mesmas chances de sucesso.

Aspectos pessoais considerados favoráveis para os cirurgiões, como personalidade forte, autocontrole, mente questionadora, capacidade de liderança e uma certa agressividade. São vistos como qualidades nos homens e como componentes estranhos à personalidade feminina.

Park et al.[7] concluíram que o interesse feminino pela Cirurgia é igual ao masculino. O que detém as mulheres na escolha pela Cirurgia Geral é a procura de uma especialidade que lhes permitam conciliar uma atividade profissional gratificante com a vida pessoal, além da falta de modelos femininos a serem seguidos[3,7].

A história é marcada pela exclusão das mulheres na Cirurgia.

A Dra. Miranda Stewart é considerada a primeira cirurgiã da Grã-Bretanha e Canadá. Passou mais de 40 anos atuando como homem para praticar a medicina. A Dra. Stewart, "o cirurgião sem barba", seria melhor conhecida como Dr. James Barry por toda a sua carreira antes de sua autópsia revelar que ela era mulher[8].

A Dra. Blackwell se formou em 1849, a primeira de sua turma, embora inicialmente tivesse sido rejeitada por mais de 20 faculdades de Medicina por causa de seu gênero, não conseguiu encontrar um emprego como cirurgiã, porque os pacientes não queriam na época ser atendidos por uma mulher[8]. Modelos femininos até hoje despertam o interesse cirúrgico entre as mulheres[9].

Mary Harris Thompson (1829-1895) foi médica chefe e cirurgiã do Hospital para Mulheres e Crianças de Chicago, nomeado Hospital Mary Harris Thompson após sua morte, em 1895. Na época as mulheres ainda não tinham permissão para fazer parte da equipe do hospital. Então, fundou seu próprio hospital escola, o Woman's Hospital Medical College. Durante anos, ela foi a única mulher a realizar cirurgias pélvicas em Chicago. Também inventou vários instrumentos cirúrgicos utilizados até hoje para grandes cirurgias abdominais[10].

Virginia Apgar, (1909-1974) médica norte-americana, determinada a se tornar cirurgiã, iniciou seus estudos em cirurgia na prestigiosa Universidade de Columbia. No entanto, o Dr. Alan Whipple a desencorajou, porque outras mulheres não conseguiam sucesso na especialidade. Vencendo os obstáculos no campo da ciência, decide então continuar seus estudos na área da anestesiologia e ginecologia, sendo a responsável pela escala ou índice de Apgar. Acreditava que mulheres merecem mais oportunidades na ciência e especialmente na área médica. Virginia também tocava violino e participou de várias orquestras, incluindo a Sociedade Acústica Catgut. Cuidava de um orquidário, gostava de jogar beisebol, pescar, colecionar selos e ter aulas de pilotagem.

Apesar de tantas barreiras impostas no campo da Cirurgia, as mulheres ao longo da história romperam limites impressionantes de progresso. A Dra. Tenley Albright foi uma das primeiras cirurgiãs especializadas. Nina Braunwald foi a primeira mulher eleita para a Associação Americana de Cirurgia Torácica. Implantou com sucesso, em 1960, a primeira valva mitral do mundo. Virginia Frantz foi a primeira mulher presidente da American Thyroid Society[8].

A escolha da especialidade durante a faculdade sempre gera angústia, ansiedade, medos e dúvidas frente ao futuro incerto[11]. No meu caso, a escolha foi imediata. Nasci e cresci em Bogotá, Colômbia, em uma família humilde, sem nenhuma influência médica. Meus pais sempre me empoderaram, acreditavam que eu era capaz de conquistar aquilo que me propunha, e que era necessário ser independente, dedicada, disciplinada, ter empatia e amor pelo trabalho. Esse era o caminho certo para o sucesso. Acredito fortemente que isso fez a maior diferença para vencer, talvez de forma inconsciente, os obstáculos da carreira.

Na minha época de faculdade, as mulheres tinham mínima participação no campo cirúrgico, à exceção de ginecologia que era uma especialidade com o maior número de mulheres. "Cirurgia é uma área masculina!", afirmavam meus companheiros. As justificativas eram carga horária, número de anos de formação, conciliação de vida profissional e maternidade, número de desistências da residência e a imagem de fragilidade feminina culturalmente impregnada.

Até o quarto ano da faculdade, apesar de ter participado em atividades da liga de cirurgia e ser monitora de técnica cirúrgica, não tinha definido uma especialidade. Por um acaso, no quarto ano da faculdade, durante uma greve do sistema público do país, nós alunos fomos obrigados a ajudar nas tarefas do hospital. E digo que fomos obrigados, pois não se aceitava um "não quero" ou "não posso" como resposta.

Na ocasião, fui encaminhada ao setor de cirurgia já que nenhum dos meus companheiros gostavam e eu tinha curiosidade em entender como se realizavam os procedimentos cirúrgicos. A partir daquela semana, senti empatia por esse estilo de vida, tive um sentimento imediato de pertencimento, afinidade instantânea com a liderança cirúrgica, princípios que priorizam eficiência, execução de tarefas árduas, os pacientes, a resolutividade, a técnica cirúrgica, a manualidade, a arte.

Um dos professores percebeu aquele encanto pelo labor e me animou a continuar estimulando esse fervor cirúrgico. Ele afirmava que para a construção bem-sucedida do exercício diário da cirurgia como especialidade. É preciso que o cirurgião seja extremamente dedicado, disciplinado, com grande controle emocional.

Durante o tratamento de emergência de um aneurisma de poplítea rota no internato, conheci a primeira mulher cirurgiã, com quem até hoje compartilho uma grata amizade. A Dra. Fontalvo, renomada cirurgiã de cabeça e pescoço, na época, chefe de residentes, mostrava-se inteligente, corajosa, forte, dedicada, introspectiva, focada. Lembro-me claramente de sua luta em uma residência machista, masculina e preconceituosa.

Pouco a pouco, fui conhecendo outras mulheres cirurgiãs. Devo citar a Dra. Paula Ferrada, pioneira em cirurgia de trauma, membro da Sociedade Panamericana de Trauma e a Dra. Lilian Torregrosa, que recentemente foi a primeira mulher a presidir a Associação Colombiana de Cirurgia.

Durante a residência cirúrgica no Brasil, a primeira impressão foi o maior número de mulheres incluídas na área médica e cirúrgica em comparação com a Colômbia, e a participação ativa da mulher nas subespecialidades, inclusive, como professoras de cirurgia. Cabe citar a Professora Angelita Habr-Gama, exponente da cirurgia não só no Brasil, mas em nível mundial. Nascida na Ilha do Marajó, Pará, filha de imigrantes libaneses, estudou na Universidade de São Paulo, onde conheceu seus mentores Alípio Correa Netto e Arrigo Raia. Entrou na residência médica de cirurgia geral em primeiro lugar e, posteriormente, tornar-se-ia a primeira *fellow* no St. Mark's Hospital em Londres. Retornando ao Brasil, continuaria sua vida acadêmica e profissional no Hospital das Clínicas da FMUSP, onde se tornou chefe do Departamento de Cirurgia em 1999. A Professora Angelita foi pioneira na cirurgia, com mudanças no paradigma do câncer retal.

Afetivamente, estes e muitos outros modelos femininos me inspiraram a continuar e acreditar que eu conseguiria também ser cirurgiã. Durante a residência de cirurgia também enfrentei alguns obstáculos – lidar com o balanço entre a vida pessoal e laboral, o esgotamento, a imagem corporal, a inflexibilidade de horários, aspectos culturais, estruturas hierárquicas, estereótipos de gênero e machismo.

Quando analisamos estes obstáculos, notamos que é comum entre as mulheres o conflito entre a vida pessoal e profissional, propiciado pela estrutura cultural em que a mulher precisa fazer um "sacrifício familiar" para ser bem-sucedida. Acredita-se culturalmente por gerações que a mulher é responsável pelo cuidado da família, o que não lhe permite ter filhos em períodos críticos como a residência[12].

As mulheres enfrentam ainda obstáculos como: a discriminação ou falta de inequidade de gênero; os processos sociais e as relações de poder que incidem sobre as mulheres, que são educadas sobre a função social de esposas e mães, considerado parâmetro da conduta feminina[13]; a carência de mulheres que liderem ou que tenham cargos elevados[12,14,15]; preconceitos implícitos; estereótipos de gênero nas interações interpessoais, aspectos que colocam a mulher como menos competente em campos historicamente dominados por homens e particularmente em posições de liderança, além de preconceito sobre o sucesso, considerado como sorte nas mulheres e o fracasso como carência de habilidade[9,16].

O assédio sexual é mais comum no gênero feminino em diferentes locais do mundo. Porém, a maioria das mulheres não notifica ou evita relatar por sentir-se insegura ou por medo de perder oportunidade no campo laboral[17].

Nós mulheres aceitamos e acreditamos que nossa capacidade é menor, ocupamos menos cargos diretivos, temos mais desgaste laboral, não expressamos nossas ambições profissionais e pessoais, e podemos demonstrar menos autoconfiança[18].

Por último, as microagressões. Denomino assim aqueles constantes, às vezes invisíveis e inconscientes, pequenos comentários negativos baseados no gênero, tacitamente desqualificadores, que usualmente perpetuadores defendem como uma piada, na qual a mulher é tratada como excessivamente sensível[12].

Mulheres cirurgiãs que abriram o caminho e as portas de muitas esferas na cirurgia foram revolucionárias não apenas na medicina. Hoje, um grande número de líderes do sexo feminino é conhecido por suas realizações. A influência de mentores e modelos sobre as aspirações de estudantes de medicina são extremamente importantes. No entanto, como a história nos ensinou, mulheres com aspirações implacáveis procuraram seus próprios mentores e quebraram barreiras colocadas em seu caminho. Mulheres inteligentes abundam na faculdade de Medicina, e muitas daquelas que gostam da resolução de problemas são atraídas pelas ciências cirúrgicas.

Em 2017, a Dra. Suzanne Koven[19] escreveu um ensaio no *New England Journal of Medicine* conhecido como "Letter to female physicians", ensaio-base para futuras gerações de mulheres cirurgiãs. Koven descreve os desafios enfrentados por médicas, incluindo sua própria luta pessoal com a "síndrome do impostor", descrita pela primeira vez por Clance e Imes[20] em 1978, quando foram estudadas 150 mulheres educadas em nível de doutorado. Eles definiram a síndrome como "uma experiência interna de falsidade", em que não se é inteligente ou boa o suficiente para ser uma "verdadeira" ou "boa" médica[21]. Koven conta histórias sobre a gestação durante uma extenuante residência na era da Aids; as doenças do filho e dos pais idosos, durante as quais seus papéis de médica, mãe e filha convergiam e às vezes colidiam; o sexismo, a desigualdade salarial e o assédio que nós mulheres enfrentamos[12].

Na história da cirurgia existem muitas mudanças e revoluções, o que amplia a base de conhecimento e introduz mudanças na prática[22]. As mudanças implicam aceitar e incorporar novos conceitos, assumir novos paradigmas que geram melhores resultados no cuidado do paciente cirúrgico[17]. As mulheres ainda representam a minoria nas especialidades cirúrgicas, exemplos de modelos femininos que lutem pela inclusão igualitária, que desenvolvam talentos e compartilhem valores sociais e profissionais são importantes na influência de cirurgiãs em formação.

A professora Angelita nos ensinou: "nunca aceite 'Não' como resposta".

REFERÊNCIAS BIBLIOGRÁFICAS

1. Ferrari M. Mulheres predominam em estudos de pesquisas e exames institucionais. Assessoria de comunicação Social do INEP. Brasília: Ministério da educação; 2021. Disponível em: https://www.gov.br/inep/pt-br/assuntos/noticias.
2. Miller K, Clark D. "Knife before wife": an exploratory study of gender and the UK medical profession. J Health Organ Manag. 2008;22(3):238-53.
3. Wendel TM, Godellas CV, Prinz RA. Are there gender differences in choosing a surgical career? Surgery. 2003;134(4):591-6; discussion 596-8.
4. Marschall JG, Karimuddin AA. Decline in popularity of general surgery as a career choice in North America: review of postgraduate residency training selection in Canada, 1996-2001. World J Surg. 2003;27(3):249-52.
5. Santos EG, Moreira RCL. Mulher pode ser cirurgia de verdade? Boletim abril/junho 2017. Disponível em: https://cbc.org.br/boletim-do-cbc-ano-de-2017.
6. Pringle R. Sex and medicine. Cambridge: University Press; 1998.
7. Park J, Minor S, Taylor RA, Vikis E, Poenaru D. Why are women deterred from general surgery training? Am J Surg. 2005;190(1):141-6.
8. Wirtzfeld DA. The history of women in surgery. Can J Surg. 2009;52:317-20.
9. Ali AM, McVay CL. Women in surgery: a history of adversity, resilience, and accomplishment. J Am Coll Surg. 2016.
10. Hacker, C. The indomitable lady doctors. 1st ed. Halifax, Nova Scotia; Clarke, Irwin & Company; 1984:3-4.
11. Neumayer L, Kaiser S, Anderson K, Barney L, Curet M, Jacobs D, Lynch T, Gazak C. Perceptions of women medical students and their influence on career choice. Am J Surg. 2002;183(2):146-50.
12. Abelson JS, Chartrand G, Moo TA, Moore M, Yeo H. The climb to break the glass ceiling in surgery: trends in women progressing from medical school to surgical training and academic leadership from 1994 to 2015. Am J Surg. 2016;212(4):566-572.e1.
13. Ahmadiyeh N, Cho NL, Kellogg KC, Lipsitz SR, Moore FD Jr, Ashley SW, et al. Career satisfaction of women in surgery: perceptions, factors, and strategies. J Am Coll Surg. 2010;210(1):23-8.
14. Epstein NE. Discrimination against female surgeons is still alive: Where are the full professorships and chairs of departments? Surg Neurol Int. 2017;8:93.
15. Ceccon RF, Meneghel SN. Iniquidades de gênero: mulheres com HIV/AIDS em situação de violência. Physis. 2017;27(4):1087-103.
16. Stephens EH, Heisler CA, Temkin SM, Miller P. The current status of women in surgery: how to affect the future. JAMA Surg. 2020;155:876e885.
17. Dzau VJ, Johnson PA. Ending sexual harassment in academic medicine. N Engl J Med. 2018;379:1589e1591.
18. Ferris LE, Mackinnon SE, Mizgala CL, McNeill I. Do Canadian female surgeons feel discriminated against as women? CMAJ. 1996;154(1):21-7.
19. Koven S. Letter to a young female physician. N Engl J Med. 2017;376(20):1907-9.
20. Clance PR, Imes SA. The imposter phenomenon in highachieving women: dynamics and therapeutic intervention. Psychother Theory Res Pract. 1978;15:241e247.
21. Bhama AR, Ritz EM, Anand RJ, Auyang ED, Lipman J, Greenberg JA, et al. Imposter syndrome in surgical trainees: clance imposter phenomenon scale assessment in general surgery residents. J Am Coll Surg. 2021;233(5):633-8.
22. Toledo-Pereyra LH. Surgical revolutions. A historical and philosophical view. Danvers: World Scientific Publishing; 2011. p. 194.

Cirurgiã solo: existe vida após a residência e existe cirurgia após a maternidade

Juliana Mynssen da Fonseca Cardoso

Poderia ser um convite para escrever sobre hérnias complexas da parede abdominal, cirurgia de urgência no abdome agudo ou educação continuada no trauma, mas fui convidada para escrever sobre ser cirurgiã e mulher.

Por quê?

Porque em 2022 ainda temos um elefante no meio da sala do centro cirúrgico e porque precisamos falar sobre ele.

> "As mulheres não podem, seriamente, seguir a carreira médica, a não ser que deixem de ser mulheres. Devido às leis fisiológicas, mulheres médicas são ambíguas, hermafroditas ou assexuadas, monstros sob todos os pontos de vista."
> Lucas Championnaire, cirurgião francês, em 1875[1].

> "Você é uma boa médica, você será uma boa médica, mas as mulheres não podem ser cirurgiãs. Cirurgia e mulher não combinam."
> Chefe do serviço de Cirurgia quando a então interna, em 1995, Dra Cândice Vasconcelos, cirurgiã geral e do trauma, informou que trocou seu internato eletivo e iria fazer cirurgia.

O INÍCIO (OU O FIM?)

A residência médica pode ser o melhor ou pior momento da vida de um médico. Independente do tipo de experiência, o período de especialização é um dos mais importantes, principalmente para o cirurgião.

É o período de desenvolver habilidades, imersão na especialidade, realizar procedimentos sob supervisão, participar e atuar diariamente em cirurgias e em contato com pacientes. Ao término dessa etapa entende-se que o médico está apto para ingressar no mercado de trabalho e atuar na sua especialidade, segundo as exigências de conselhos médicos e das sociedades.

Entretanto, esse início, para alguns, é como uma queda em voo livre. O recém-graduado acreditava estar preparado para isso, mas a experiência é inédita, marcante, exigente e faz com que o residente precise de muito apoio para superar os percalços e chegar ao final. Ele conta com muitos paraquedas para não cair no chão.

A matriz de competências estabelecidas para a residência de Cirurgia Geral pelo Colégio Brasileiro de Cirurgiões (CBC) e aprovada pela Comissão Nacional de Residência Médica (CNRM) e Conselho de Federal de Medicina (CFM) é o documento que especifica tudo que se espera que o residente tenha adquirido ao término do programa. Esta matriz não cita, nenhuma vez, o conhecimento em saúde suplementar, remuneração, modelos de contrato e trabalho e medicina privada[2].

Não importa quantos anos o residente treine, é um período totalmente focado no doente, na doença, na anatomia, na técnica, no SUS e responsabilidades médico-legais e quando a residência acaba o residente se pergunta: vou trabalhar aonde? Com o quê? Clínica privada ou só medicina pública?

Em período da residência conversamos sobre isso?

A residência como programa de educação e especialização, também é um programa de profissionalização. Logo, além de focar na doença, no doente, na cirurgia, na técnica, também deveria colocar no programa o cirurgião – como profissional e trabalhador. É necessário abordar o mercado de trabalho, áreas de atuação do cirurgião, relações de trabalho, de contrato, de remuneração, cobranças, tributações, saúde mental e planejamento e equilíbrio profissional. Todos esses assuntos deveriam fazer parte da MC.

Como funciona o credenciamento em um plano de saúde? E se for uma cooperativa? Vale a pena iniciar logo o consultório próprio? Próprio? Deve-se iniciar a carreira só atuando em plantões de urgência? Ou deve-se tentar exclusivamente uma única equipe cirúrgica? Ou várias? Como é um contrato de trabalho com carteira assinada? E concurso público? E de pessoa jurídica? Como se faz a cobrança e tributação de um paciente no setor privado?

Enquanto tenta-se abrir o paraquedas certo com as respostas para cada uma dessas perguntas cai-se em voo livre, torcendo para a queda não ser tão feia e o estrago tão grande.

Às vezes é.

Pesquisas sugerem que cerca de 50% dos médicos residentes brasileiros já vivenciaram uma experiência de *burnout* ou síndrome de esgotamento[3]. Além do cansaço da jornada de trabalho e responsabilidades, a pressão é crescente, pode ocorrer assédio moral e humilhações e sofrem também com as incertezas da profissão e inseguranças do mercado de trabalho.

Gifford et al., em 2014, publicaram no *JAMA Surgery* um estudo sobre os motivos e conflitos que motivam residentes de cirurgia nos Estados Unidos a abandonar o programa, que afirma que 58% dos residentes em algum momento da residência consideraram fortemente desistir da especialidade[4].

A taxa de desistência e abandono de vagas nos programas de residência de cirurgia americanos estimada é de 20%[5].

Se o residente conseguiu concluir o programa de residência e não desistiu, ainda há o grupo que, mesmo com o certificado de especialista, desiste de atuar como cirurgião. Não há dados estatísticos, mas observamos cirurgiões que optam por atuar e se especializar em outras áreas, como procedimentos endoscópicos, métodos de imagem, medicina legal e estética. Os motivos são multifatoriais, pessoais, mas muitos relatam a busca por uma remuneração melhor, menor jornada de trabalho e qualidade de vida.

O início da vida profissional após a residência é um período de transição difícil, no qual o cirurgião sai de um modelo de trabalho de aprendizado e prestação de serviço, sob supervisão, dentro de uma área de conforto controlada que ele, ao término, após 2 até 5 anos dentro do mesmo hospital, já conhece todos os fluxos e pessoas para iniciar o trabalho em terreno desconhecido.

E quando o cirurgião em questão é do sexo feminino?

Nesse contexto, temos ainda mais paraquedas que não abrem com as respostas.

POR QUE PARA A MULHER O INÍCIO É AINDA MAIS DIFÍCIL?

> "Você já procurou a palavra "cirurgiã" no dicionário? Não vai encontrar porque ela não existe." – Preceptor para a Dra. Claudia Joaquim em 2006, na primeira semana de residência, coloproctologista.

Se quando o residente se forma a pergunta mais comum é "onde você vai trabalhar", quando a cirurgiã residente termina a especialização o que mais escuta é: quando você vai casar e quando terá filhos?

Quando uma médica recém-formada opta por uma especialidade ela tomou uma decisão. Marca um "x" na inscrição para se tornar cirurgiã. Ela está decidida sobre isso.

Sobre casamento, formar uma família, filhos e o número dos filhos não é perguntado no formulário. Saber isso não é pré-requisito, essa decisão não precisa ser tomada nesse momento da vida. Porém, essa pergunta ainda é feita em entrevistas, análises e arguições de currículos. Um médico pode casar e ter filhos durante sua formação e a vida profissional segue normal. Para as mulheres ainda não é tão simples assim.

O Levantamento da Demografia Médica 2020 do CFM mostra que nos últimos 20 anos dobrou o número de mulheres que exercem a medicina no Brasil, com as mulheres representando cerca de 46,6% dos médicos brasileiros[6].

Mas ainda se ouve coisas como: estamos com um problema, uma residente está grávida.

Porque a gravidez da cirurgiã ainda é um problema?

Enquanto a cirurgiã recém-formada tem as mesmas dúvidas e inseguranças dos colegas do sexo masculino sobre mercado de trabalho, remuneração, atuação, ela ainda lida com mais uma questão cultural da "pressão" do casamento, da maternidade e experiências negativas de assédio moral, físico e até sexual.

O reflexo disso foi observado no trabalho de Santos et al., publicado na *Revista do CBC* em 2021 sobre percepção de assédio entre as cirurgiãs brasileiras: 40,1% das profissionais do estudo responderam que em algum momento pensou que não conseguiria chegar ao final do treinamento em cirurgia. As autoras se surpreenderam que, apesar desse lado negativo, 81,9% das mulheres disseram que escolheriam novamente a Cirurgia como especialidade e, apesar das dificuldades, 88,4% disseram estar felizes em ser cirurgiã[7].

Esse número não deveria ser tão surpreendente assim. A área cirúrgica encanta. A atuação é completa e complexa. As doenças diversas, os tratamentos desafiadores, a relação médico-paciente sólida e ao longo da carreira a possibilidade de uma curva de desenvolvimento emocional, de liderança, de habilidade e tecnologia que poucas áreas da medicina proporcionam. É esperado que a cirurgia seja atrativa e traga realização profissional. Apenas não é esperado mais tantas dificuldades na prática profissional impostas pelas diferenças de gênero.

A PRIMEIRA MENSAGEM DO CAPÍTULO É QUE O PROBLEMA NÃO É A ESCOLHA DA CIRURGIA COMO ESPECIALIDADE

Os desafios e as barreiras são colocados e impostos muito mais pelas pessoas dos locais de trabalho, com crenças e preconceitos que vão da equipe administrativa, multidisciplinar, médicos, chefias, lideranças e até dos próprios pacientes e familiares que recebem a assistência.

Um grupo multi-institucional que incluiu o American College of Surgeons, liderado por Hu, publicou em 2019 no *The New England Journal of Medicine* um estudo com 7.409 residentes de ambos os gêneros analisando a ocorrência de discriminação, assédio, *burnout* e suicídio durante o programa de residência. Os autores reportaram uma percepção maior de discriminação por parte de residentes do gênero feminino, principalmente por pacientes e familiares (49,2% nas mulheres *vs.* 19,7% nos homens) e por equipe de enfermagem (23,6% nas mulheres *vs.* 11,3% nos homens)[8].

A resistência na recepção e entrada da mulher no centro cirúrgico começa na porta. Quando um homem adentra o centro cirúrgico ele é recebido como "o cirurgião principal". A mulher é recebida com "você é de qual equipe"?

É rotina ser confundida com instrumentadora, anestesista, representante de material médico. Nenhum demérito nisso, mas todo indivíduo deseja ser reconhecido por quem ele realmente é, incluindo seu gênero e ofício.

Margareth Ann Bulky, conhecida como James Barry, foi o principal cirurgião da Armada Britânica por 40 anos. Viveu toda sua vida pública e privada, como homem. Foi reconhecida como tendo "grande habilidade cirúrgica, maneiras agressivas e pontaria perfeita". Margareth morreu em 1865 e somente após sua autópsia é que foi revelado que era uma mulher e até evidências de uma gravidez prévia.

De até 1865 até os dias de hoje muitas coisas mudaram. Outras nem tanto. Em 2009 ouvi de um cirurgião assistente: "até que para uma mulher você trabalha como um homem". Era um elogio. Estamos em uma época em que as mulheres já são permitidas na medicina, permitidas em todas as especialidades, permitidas como astronautas ou militares. Mas quando ela se destaca, quando é reconhecida, é com elogios como "cirurgiã-macho", "cirurgiã-menino" que é agraciada.

Quantas de nós tivemos que deixar nossa feminilidade, nossa marca seja qual for em detrimento de repetir atitudes e palavras ditas por homens porque esse é estereótipo esperado, pior, reconhecido e valorizado do cirurgião dito "de sucesso" ou "exemplo"?

As dificuldades impostas para a cirurgiã, principalmente no início da carreira são inúmeras e complexas. Parece muitas vezes imperceptíveis aos olhos de gestores, lideranças e até das empresas de fabricante de produtos médicos. Nicole Meredyth, cirurgiã no New York-Presbyterian/Weill Cornell Medical Center, escreveu no *Annals of Surgery*, em 2019 o editorial "*Cutte Little Hands*" onde ressalta que não apenas as mulheres cirurgiãs precisam agir como homens para sem reconhecidas, precisam, literalmente, operar como os homens operam[9]. Isso porque não apenas as mulheres têm dificuldades em encontrar luvas de tamanhos menores (6,5; 6,0), compatíveis com suas mãos, assim como o material de laparoscopia, principalmente grampeadores, pinças de energia, que tem um design padrão único – para mãos grandes.

Esse tema parece um pormenor, porém o trabalho de Berguer et al. evidenciou que 87% dos cirurgiões que usam luvas de número 6,5 ou menores relatam mais dificuldade de usar o material de videolaparoscopia do que 22% dos cirurgiões que usam luvas maiores[10].

Como competir em um mercado que os instrumentos de trabalho são maiores que as nossas mãos?

São exemplos como esses que reforçam a necessidade de equidade no mercado de trabalho das áreas cirúrgicas. Homens e mulheres não são iguais e não é igualdade que é almejada para um ambiente de trabalho mais saudável, com profissionais de saúde felizes e respeitados, e sim equidade nas oportunidades e competição no trabalho.

Sempre me perguntam se há diferença salarial entre cirurgiões homens e mulheres. Todas as pesquisas e evidências apontam para a mesma resposta: não, não existe. Nenhum contrato de trabalho, concurso público, prestação de serviço na saúde suplementar diferencia a remuneração entre os gêneros. Porém, as mesmas pesquisas deixam bem claro que mulheres cirurgiãs têm mais dificuldade de manter seu próprio consultório, ter espaço como líder da sua própria equipe, alcançar cargos de chefia e posições acadêmicas. E muitos desses cargos têm adicional de salários e agregam maior remuneração.

O levantamento realizado por de Costa et al. evidenciou o número de cirurgiãs nos Estados Unidos e sua distribuição no mercado de trabalho acadêmico: 8% são Professores, 13% Professores Associados e 26% são Professores Assistentes de Cirurgia. No geral, apenas 19,2% dos cirurgiões americanos são mulheres. No Reino Unido, as estatísticas do Royal College of Surgeons em 2016 mostram uma porcentagem ainda menor de cirurgiões do sexo feminino (11,1%)[11]. No Brasil, de forma observacional, também encontramos esse padrão, com homens ocupando a maioria dos cargos de chefia, liderança e coordenação, inclusive no CBC, que se denomina "a casa do cirurgião brasileiro".

Se nessa "casa" não vemos tantas mulheres, em outro habitat, mais natural para as mulheres, o centro cirúrgico, vemos cada vez mulheres cirurgiãs. Em muitos programas atuais e em curso, as mulheres são maioria. E espera-se que algumas delas um dia engravidem.

PAREM DE TRATAR A MATERNIDADE COMO UMA COMPLICAÇÃO CIRÚRGICA

Desde a minha formatura eu não havia parado de estudar, aprender, me aperfeiçoar. Eu já havia completado dois de residência em Cirurgia Geral, dois de aperfeiçoamento no Programa Avançado da CG, um ano de preceptoria em Cirurgia Oncológica, quatro anos de doutorado em uma das mais renomadas instituições de ensino no país. Prestei concurso para professor na universidade e fui aprovada. Sete meses após o concurso, quando fui convocada para me apresentar, eu estava grávida. Quando me apresentei a um dos chefes e informei que estava grávida ele disse: "isso é ruim, muito ruim. Você tem um período de probatório para ser avaliada".

A SEGUNDA MENSAGEM É QUE A MATERNIDADE NÃO DEVE SER UM PROBLEMA PARA A CIRURGIÃ, OS OUTROS É QUE FAZEM DISSO UM PROBLEMA

Novamente, as dificuldades são colocadas e impostas pelo sistema ao redor. Hoje, a maternidade é uma opção para muitas mulheres – já foi obrigação – e precisa ser vivenciada de forma mais produtiva e eficiente dentro do mercado de trabalho contemporâneo.

Apesar de receberem menos de 10% dos rendimentos, as mulheres realizam mais de 60% do trabalho do mundo, inclusive metade da produção de comida. Cerca de 40% das mulheres dominam os empregos formais. E essas mulheres engravidarão, caso seja seu desejo. Isso não deveria ser mais discutido, perguntado ou questionado por empregadores e chefes, mas sim ser debatido em busca de soluções e ações eficientes e produtivas.

Quais, por exemplo?

Quantos hospitais fornecem creche e locais de apoio para os filhos de funcionários? Quantos hospitais e espaços de trabalho oferecem lactário, espaço para amamentação para funcionárias? As empresas de alto valor hoje, com propostas ESG – a sigla em inglês para *"environmental, social and governance"* (ambiental, social e governança) apresentam uma visão mais focada na equidade de gênero e práticas mais sustentáveis.

É preciso entender as individualidades de cada membro do time, para obter de cada um o melhor. Tendemos a atribuir os "melhores cirurgiões" como os mais presentes no serviço e mulheres que exercem múltiplas tarefas e jornadas como mais "ausentes". Eu mesma já ouvi "você é muito ocupada, você tem filho pequeno, tem menos tempo".

Entretanto, como medimos eficiência na profissão cirúrgica?

De fato, quantas "horas trabalhadas" o cirurgião "presente" executa? Quantos pacientes atende no seu ambulatório? Quantos alunos ou residentes ele assiste? Quantas cirurgias ele realizada? Quais são os indicadores individuais de tempo de permanência, de complicações, de reoperações? Quantos artigos ele publica, de quantos projetos e protocolos ele participa?

Tem muito cirurgião no cafezinho enquanto a mulher executa uma tripla jornada. Esse é um dos elefantes dentro do centro cirúrgico que resistimos em encarar.

A pandemia evidenciou mais esses contrastes. Com inúmeras reuniões *online* em horários diversos, mulheres estão no trabalho em casa, com filhos, afazeres e sendo solicitadas a participar de reuniões e encontros. "Posso marcar em qualquer horário, eu não tenho filho pequeno", ouvi de um colega. O respeito e o equilíbrio entre a jornada de trabalho domiciliar e familiar é um direito de todos, não apenas de quem tem filhos pequenos. Acreditar que mulheres ou homens "sem família" são obrigados a estar sempre presentes e ocupar os horários mais insalubres da jornada de trabalho é um erro de gestão que corrobora a criação de uma equipe insatisfeita, esgotada e que se sente não respeitada.

AO INVÉS DE DESAFIOS, TRAGO CONSELHOS

A maternidade e o puerpério são experiências únicas e individuais que cada mulher vivenciará na história. Cada amiga, cada colega cirurgiã que já conheci ao longo desses anos tem uma situação, um desafio e uma vitória particular.

Trago aqui conselhos que reuni ao longo desses últimos 3 anos desde que meu filho nasceu, meus erros e acertos e de colegas cirurgiãs.

Escute muito, fale pouco e absorva apenas o que você quiser.

Quando nasce um filho, nasce uma mãe. Não escolhemos nossos filhos, mas podemos escolher que tipo de mãe desejamos ser – e não modelos impostos por livros *best-seller*, especialistas, mentores, blogueiras, nossas mães e sogras.

Dica de uma colega da clínica médica: aceite toda ajuda que te oferecerem e pague quando não tem oferecerem ajuda. Crie a sua rede de apoio.

Se possível, faça um planejamento financeiro. Organize seus custos para o tempo de afastamento sem remuneração e para os custos com cuidadores quando retornar ao trabalho.

Trabalhar como "pessoa jurídica" implica ausência de licença maternidade – tenha isso em mente e se planeje.

Procure concluir projetos e metas importantes até o fim da gravidez, priorize isso mais do que viagens e eventos para o enxoval do bebê – você não conseguirá ler nenhum artigo durante a licença maternidade, acredite.

Cada fase do desenvolvimento da criança é única e algumas muito rápidas e sem volta, fique confortável se você quiser participar mais e trabalhar menos.

Algumas oportunidades de trabalho e sonhos profissionais são únicos, fique confortável se você tiver e conseguir trabalhar mais nesse período e se ausentar.

O seu consultório não vai desaparecer se você interrompê-lo por um período. A construção de um consultório sólido e rentável é um trabalho a longo prazo, mensurado muito mais pela construção de uma carreira de qualidade e capacitação e não por alguns meses fechado.

Aprenda a dizer "não". A maternidade só te deixa mais forte para isso, mas devemos aprender a dizer "não" sempre. Não para empregos ruins, chefes abusivos, contratantes que não remuneram honestamente, condutas antiéticas e ilegais. Em tudo na vida.

Mães cirurgiãs podem construir horários muito mais alternativos e flexíveis que muitas outras profissionais liberais com jornadas de trabalho fixas e rígidas.

Mães felizes criam filhos felizes. O contrário pode acontecer também. Tente trabalhar sem culpa e "maternar" sem culpa também.

> "Ser mãe me tornou uma cirurgiã ainda melhor. Entendo mais as fragilidades dos meus alunos e residentes, suas inseguranças. Sou mais forte, mais resiliente, as noites mal dormidas e em claro são mais constantes e aos poucos você não sofre

mais com elas. Quando tenho cirurgias complexas ou demoradas eu peço ajuda à noite e priorizo o meu sono. Entendo mais as adversidades do dia-dia e faço uma gestão de várias tarefas de forma mais eficiente. Organizo melhor o meu tempo, crio 'áreas verdes' para mim e para a família e o tempo trabalhado é muito mais produtivo. Tomo menos 'cafezinhos' e conversas do corredor, mas procuro ficar próxima de profissionais que me inspiram, são modelos e contribuem para processos mais positivos e eficientes. Meus pacientes sabem que tenho filho, escutam sua voz ao meu lado em uma conversa telefônica e o tratam com carinho e até presentes.

Nesse momento que escrevo ele está entre os meus pés, me chamando para brincar. Eu poderia até não ser mãe, mas sempre me senti cirurgiã. Ser mãe me completou e me tornou uma profissional ainda melhor. Lucinha Araújo, mãe de Cazuza, disse que 'só as mães são felizes'.

Independente de suas escolhas, é possível ser cirurgiã e feliz. Não permita tirarem isso de você."

A mulher grávida tem mais força do que um punhado de homens moles – Profa. Ana Terezinha Giullaumon, Professora Titular da Disciplina de Moléstias Vasculares, do Departamento de Cirurgia da UNICAMP e chefe do mesmo serviço.

REFERÊNCIAS BIBLIOGRÁFICAS

1. Santos E, Moreira RCL. Mulher pode ser cirurgiã de verdade? Boletim CBC. 2017; abr/mai/jun:8-9.
2. Colégio Brasileiro de Cirurgiões. Matriz de competências com as modificações aprovadas pelo CNRM e CFM, aguardando publicação [internet] 2021. Disponível em: https://cbc.org.br/wp-content/uploads/2021/06/MCCG-revisada-vermelho-CNRM-21-5-2021-1-1.pdf
3. Leandro IDM, Oliveira RJ, Barbosa FF, Junqueira ACS, Cruz MMC, Barbosa PTA, et al. Síndrome de burnout em residentes médicos: uma revisão bibliográfica. Braz J Hea Rev. 2020;3(4):10528-42.
4. Gifford E, Galante J, Kaji AH, Nguyen V, Nelson MT, Sidwell RA, et al. Factors associated with general surgery residents' desire to leave residency programs: a multi-institutional study. JAMA Surg. 2014;149(9):948-53.
5. Dodson TF, Webb ALB. Why do residents leave general surgery? The hidden problem in today's programs. Current Surgery. 2005;62(1):128-31.
6. Conselho Federal de Medicina. Em 20 anos, dobra o número de mulheres que exercem a medicina no Brasil [internet]; 2020. Disponível em: https://portal.cfm.org.br/noticias/em-20-anos-dobra-o-numero-de-mulheres-que-exercem-a-medicina-no-brasil/?lang=en.
7. Santo EG, Roque L, Maya MC, Moreira RC, Lima FL, Correira ISTD. Percepção de assédio entre as cirurgiãs. Perception of harassment among female surgeons. Rev Col Bras Cir. 2021;48(1):20213123.
8. Hu YY, Ellis RJ, Hewitt DB, Yang AD, Cheung EO, Moskowitz JT, et al. Discrimination, abuse, harassment, and burnout in surgical residency training. NEJM. 2019;381:1741-52.
9. Meredyth N. Cute little hands. Ann Surg. 2019;270(6):964-5.
10. Berguer R, Hreljac A. The relationship between hand size and difficulty using surgical instruments: a survey of 726 laparoscopic surgeons. Surg Endosc. 2004;18(3):508-12.
11. Costa J, Chen-Xu JBS, Bentounsi Z, Vervoot D. Women in surgery: challenges and oportunities. 2018;1(1):2.

33

Assédio: percepção e soluções. Como os pacientes recebem uma cirurgiã geral?

Elizabeth G. Santos

"Mulheres bem comportadas, raramente fazem história".
Laurel Tatcher Ulrich.

"Somente um homem que esteja familiarizado com a arte e a ciência do passado é competente para ajudar o progresso no futuro".
Theodore Billroth

"Mas nós - mulheres cirurgiãs - somos sobreviventes. Somos resilientes, somos guerreiras... nosso futuro surgirá do mármore, bem diante de nós*".
Sharon Stein

Escolhi começar com essas três citações porque refletem muito bem o que é ser mulher e ao mesmo tempo, cirurgiã.

As mulheres sofreram – e ainda sofrem – inúmeras barreiras quando querem se tornar cirurgiãs. A maior delas, a discriminação, ainda presente no mundo desenvolvido, ocidental e oriental, contra aquelas que querem escolher essa maravilhosa especialidade.

Equidade é definida como: respeito a igualdade de direitos[1,2]. Oferecer iguais oportunidades, sem levar em conta o gênero, mas considerando as diferenças entre homens e mulheres, principalmente no terreno da Cirurgia,

* Referência da autora da frase à escultura de Michelangelo – *David*.

ainda é um desafio[3]. O assunto é sensível e volátil[4], e é o que vimos buscando há muito tempo.

Desde sempre nos interessamos pela Cirurgia.

Séculos se passaram. Os homens e a Medicina, dentro desta, a Cirurgia, evoluíram, talvez mais a Medicina que a humanidade. A pergunta foi atualizada para o século XXI: as mulheres podem ser cirurgiãs? De verdade? A falta de equidade persiste, o sexismo também. Os desafios não acabam, a carência de modelos femininos é fato, mas muitas mulheres, com muito suor e lágrimas, já construíram o pavimento de uma estrada longa e sem fim para as futuras cirurgiãs[5].

Na pré-história, enquanto os bravos homens saíam para a caça, provendo a subsistência para o clã, as mulheres ficavam nas aldeias cuidando de idosos, doentes e crianças. Foi assim que surgiu a sociedade machista e o domínio masculino. Era compreensível naquele tempo, mas não agora, nos tempos modernos, nos quais muitas mulheres são as provedoras. Naquela época as mulheres aproveitaram o tempo fazendo observações sobre as plantas, seus efeitos e usos. Observaram também que furando, com um graveto fino, uma ferida entumecida com pus esta melhorava mais rapidamente[6].

Desde a Babilônia há relatos de mulheres médicas e cirurgiãs.

No Egito Antigo, aquelas que lidavam com a doença e a saúde eram muito bem relacionadas e tratadas como deusas. Eram respeitadas e valorizadas. Gozavam de muito prestígio com o Faraó. Algumas ficaram bem famosas como Merit Ptah e Peseshet e deixaram como herança tratados de ginecologia e algumas outras afecções cirúrgicas[7].

O mesmo não aconteceu na Grécia Antiga, o cultuado berço da civilização, onde as mulheres eram proibidas de estudar e exercer Medicina, o que levou algumas a medidas complexas, como Agnódice, que travestida de homem para trabalhar foi acusada de seduzir suas pacientes. Em seu julgamento despiu-se no tribunal para provar que era mulher. Escapou da morte por sedução das pacientes, mas pagou uma enorme multa por praticar Medicina sem autorização[6,7].

A Medicina, e a Cirurgia, foram evoluindo através dos tempos. A história mostra seus avanços, mas por alguma razão as mulheres foram progressivamente deixando de ser mencionadas.

A Idade Média, que ficou mais conhecida como idade das trevas, representou uma catástrofe para a Medicina, para as artes, para a cultura e para as mulheres, principalmente, já que muitas foram queimadas vivas como bruxas. Tudo estava sob influência da igreja, o ensino, a ciência... O Papa detinha todo o poder. Nesta época, as mulheres eram menos que nada. Eram as diabólicas representantes da futilidade e da sexualidade herdadas de Eva. Sempre vistas como seres da pior espécie. Sob o domínio da Igreja católica, e a falta de explicações científicas para inúmeras doenças, houve um longo período no qual predominaram as crendices e superstições. E a caça às bruxas dominou o período[6,7].

As mulheres sempre foram vistas como elemento frágil, deveriam ser protegidas e restritas ao lar. Sofreram preconceitos, insultos e depreciações. No entanto, algumas marcaram sua presença, aproveitando-se das brechas encontradas em diferentes momentos históricos[8]. Com a passagem do tempo percebe-se um enorme vácuo no que diz respeito ao registro da presença de mulheres na Medicina e na Cirurgia. A sociedade egípcia do passado que antes cultuava as mulheres foi aos poucos desaparecendo e se transformando em masculina, totalmente dominada pelos homens, machista, preconceituosa, e as mulheres passaram a ser vistas apenas como necessárias para perpetuação da espécie[8], havendo apenas uma ou outra referência a mulheres praticando Medicina.

Algumas, entretanto, ficaram famosas, como Trotula de Ruggiero, na Renascença Médica, que ficou conhecida como "La Prima Dona di Salerno" com seu livro *Sobre as doenças das mulheres*, um tratado de ginecologia, famoso e utilizado durante muito tempo, mas que entre os séculos XII e XIII teve a autoria renegada e publicado como se escrito por um homem. Anos se passaram até que a autoria lhe fosse devolvida[9].

A partir do século XIII até o século XIX a presença das mulheres na Medicina e na Cirurgia será em sua maior parte clandestina e controversa. Muitas desistiram, poucas seguiram em frente, uma delas foi Dorothea Erxleben, que conseguiu o certificado de médica depois de muita luta. Teve de fazer seu exame 17 vezes[10].

Outras mulheres foram vítimas de variados preconceitos que as impediram de se tornar cirurgiãs. O caso mais bizzarro de "mulher cirurgiã" talvez seja o de James Barry, cirurgião da armada britânica por 40 anos. Ficou sempre conhecido como "Doctor Barry", mas, na verdade, era nascida Margareth Bulkley[11].

O final do século XIX ficou conhecido como "O século dos cirurgiões"[12]. Mas nada disso tornou mais fácil a entrada das mulheres nas escolas de Medicina e na Cirurgia. Eram vistas como seres de segunda classe, comparadas a crianças e silvícolas. Não geriam seu dinheiro, não podiam fazer curso superior e não tinham direito a voto. No Brasil, isso só aconteceu em 1932[13].

No Brasil, D. João VI, em 1808, fundou a primeira escola de Medicina do país, a Escola de Cirurgia da Bahia. A história da Faculdade de Medicina criada naquele mesmo ano no Rio de Janeiro remonta à Escola de Anatomia, Medicina e Cirurgia do Rio de Janeiro. Entretanto, somente em 1826 foi autorizada, pelo imperador Pedro I, a emissão de diplomas e certificados para quem fazia o curso médico[10].

Em 1879, D. Pedro I abriu as escolas de Medicina para as mulheres. Em 1900 somente cinco haviam completado o ensino médico e exerceram a profissão: Rita Lobato Lopes, gaúcha, em 1887, Emelinda Lopes de Vasconcelos, gaúcha, em 1888, Antonieta Cesar Dias, gaúcha, em 1889, Maria Amélia Cavalcante, pernambucana, em 1889 e Judith Adelaide Maurity Santos, fluminense, em 1900. Algumas foram ginecologistas e as outras clínicas[13]. Não havia cirurgiãs entre elas.

Lentamente, a entrada de mulheres nas escolas de Medicina foi aumentando. A que sempre foi vista como uma profissão para homens teve esse conceito mudado progressivamente. Tal mudança constituirá modificação evolutiva na profissão, atingindo a prática médica, a assistência e a formação dos serviços de saúde[14]. Entretanto, a *Demografia médica* publicada pelo CFM em 2018[15] mostrou que o aumento percentual de cirurgiãs não acompanhou o crescimento acelerado das mulheres médicas. O sexo feminino já é maioria entre médicos jovens, 57,4%, mas isso não alterou o fato de que a Cirurgia ainda é vista como reduto masculino.

Mesmo em países desenvolvidos como o Reino Unido, a Cirurgia conta com pequeno número de mulheres. Lá, como em outros países, a falta de modelos femininos fortes e inspiradores, tutoras, mentoras, e uma cultura de hostilidade contra as cirurgiãs são as maiores barreiras contra aquelas que escolhem esta especialidade. Similarmente, lá também, a maternidade é vista como merecedora de punição[16].

Em pesquisa realizada pelo ACS em 2017-2018, apenas 16,35% de seus membros eram do sexo feminino. Em relação a reconhecer que o problema existe, apenas 11% dos homens respondeu positivamente[3].

Para as mulheres, o caminho foi sempre mais árduo. A Cirurgia é especialidade que demanda muito esforço e dedicação. Quando se compara a jornada de trabalho de um cirurgião e a de uma cirurgiã, fica claro desde o início que ela perde. A do homem em geral é única – ele opera – e conta com várias auxiliares: a mãe, a esposa, a secretária, a madrinha, a instrumentadora... As mulheres por serem *multitask* dominam várias atividades – maternidade, cirurgiã, esposa, dona de casa – com muito pouca ajuda, algumas vezes nem a de seu parceiro.

Quais são as qualidades que fazem um grande cirurgião? Destreza manual, precisão, resistência física e mental, capacidade de tomar decisões em curto tempo, controle emocional, autoconfiança, atenção, reflexão, tenacidade, paciência e humanidade[17]. Todas passíveis de serem encontradas nas mulheres, e também de serem desenvolvidas.

A equidade de gêneros no campo da Cirurgia é uma preocupação crescente em vários países e tem sido bastante discutida[18].

O PRECONCEITO, O ASSÉDIO

Desde tempos imemoriais ouvimos a mesma cantilena: "seu lugar é na cozinha, vá lavar um tanque de roupas, olhe que vai perder o marido logo". Não recebemos esse "incentivo brincalhão" tranquilamente, mas aos poucos e após muito esforço tomamos consciência de que além de todas as tarefas inerentes às mulheres, podemos ser (e somos) cirurgiãs de verdade (existe cirurgiã de mentira?). Nosso caminho foi lento, muito difícil e na maior parte das vezes sem apoio. Chantagens, assédio, ridicularizações ainda estão presentes nos dias atuais das cirurgiãs que mesmo assim enfrentam os preconceitos e seguem adiante.

Talvez esse seja um dos motivos que fazem com que apesar do grande número de mulheres nas escolas de Medicina, elas não mostrem preferência pela Cirurgia. Neumayer et al. apontaram que somente 15% das estudantes escolhem a área cirúrgica[19].

Apesar das mudanças observadas, ainda no século XXI se discute se mulher pode ser cirurgiã. O preconceito ainda existe, e muitas vezes é ostensivo. Do androcentrismo, da inferiorização e da desvalorização da mulher se originam o preconceito, o assédio e afastam as mulheres da Cirurgia[14].

No momento em que a mulher reconhece e aceita o chamado da Cirurgia, assim que ela manifesta seu desejo, é-lhe dito inúmeras vezes que ela não é boa o bastante, que não tem força suficiente, que não serve como líder. Algumas, acho que aquelas nas quais o chamado não era, de fato, um chamado, sentem-se intimidadas e desistem. As que persistem acreditam na equidade, na diversidade. Ser mulher e Cirurgiã significa para elas que em um mesmo dia, muitas vezes em intervalos curtos, ela terá de ser dura, decidida, e em outros, será como manteiga derretida[20].

O assédio começou há muito tempo, mas algumas cirurgiãs, no passado, reuniam-se em grupos no sentido de lutar contra o aforisma que dizia que "mulher não foi feita para Cirurgia". Em 1873, em Harvard, um professor afirmou que o resultado final da educação médica para a mulher resultaria em um "ser de cérebro monstruoso e corpo fraco", e Hoaratio Storer na mesma escola "inventou" uma teoria de que a menstruação causa insanidade temporária, não podendo, portanto, as mulheres serem médicas, muito menos cirurgiãs[21].

Na faculdade o assédio começa logo que a aluna mostra algum interesse pela Cirurgia. "Você vai fazer Cirurgia? Mas é um moedor de carne, você é tão bonita! Vai embagulhar logo". "Cirurgia Geral? Escolha outra coisa, *minha filha*, Cirurgia não é para mulher".

Nas provas para residência, há três décadas, era muito fácil se eliminar uma candidata. Era só dizer que "ela não sabe nada". A prova não era filmada, não tinha registro, o examinador escolhia sempre um de seus *protégé*. Atualmente, nas provas em que há entrevistas, estas legalmente devem ser filmadas, então as mulheres são aprovadas, mas o assédio piora: "Você não é *mulherzinha* não, é? Já sei, quando eu falar um palavrão você vai sair para chorar escondida, certo"? "Não, não, mulher no meu plantão? De jeito nenhum"! "Você é muito baixinha, como vai afastar e dar campo"? "O quê? Além de tudo canhota? Desista, garota! Você não será cirurgiã".

E persiste entre nossa contraparte: "Aquela residente da Cirurgia? Não chama não, porque ela é delicada demais". Ou pior: "Aquela residente marrenta? Não chama não, acho que ela joga no outro time. Não quis sair comigo". "Ela só consegue operar porque é *mulherzinha*". Mas está entre as mulheres também: "Não confio em mulher cirurgiã, sei lá, não passa segurança, ou é dondoca ou machona[22]".

As microagressões são mais frequentes atualmente, mas igualmente desagradáveis como quando um colega do sexo masculino entra em uma sala onde uma cirurgiã está operando e se dirige a qualquer pessoa perguntando pelo cirurgião, ou quando passa por uma cirurgiã acompanhada por um colega em um corredor e cumprimenta o colega, e não os dois, como se a mulher ali presente não existisse[23].

No universo cirúrgico em geral, o assédio é muito forte. A circulante da sala pergunta: "Você é a instrumentadora? Ah, não? É a anestesista, então?" Ou um colega chega na porta da sua sala e você está calmamente sentada lendo algo, ele olha para você e pergunta: "Você é a enfermeira da sala? Preciso de um material, pode ver para mim?". Ou "Onde está o cirurgião? Estou com um problema e queria falar com ele". Quando você responde: "Pode falar, eu sou o cirurgião", ele fica tão embasbacado que sua única reação é controlar a raiva e rir.

E chega nos pacientes. Se você chegar ao paciente insegura, a relação entre vocês acaba ali, e ele a esmagará perguntando: "Onde está o cirurgião que vai me operar? Você é a ajudante, é isso? Ele vai me operar, correto"? O "ele" é um residente do primeiro ano que está ao lado de uma grande cirurgiã. Também acontece assim: o paciente entra no seu ambulatório e diz: "meu amor, onde está o cara que vai me operar?" Ou na seguinte situação, quando na alta o paciente diz a você: "Eu fui muito bem tratado, a operação correu bem, pena que nunca vi o cirurgião". E foi você quem o operou e o tratou muito bem, da internação à alta.

Os pacientes aceitam melhor o rigor e mesmo a "falta de educação" ou a "intimidade excessiva" quando parte de um cirurgião, que então é visto como sério e competente ou mesmo "gente boa" do que o mesmo tipo de comportamento de uma cirurgiã, que então é rotulada de "grossa e sem paciência, porque está naqueles dias" ou pior de "vulgar"[23].

Estas questões conduzem a uma percepção de incompetência e falta de confiança na habilidade técnica e no conhecimento de uma cirurgiã. Todos esses motivos levam a um nível de exigência muito maior sobre elas, que devem mostrar um grau excepcional de excelência comparado a sua contraparte masculina, para obter a metade do respeito e crédito por parte da população, seja ela médica ou leiga.

As mulheres também recebem muito menos oportunidades acadêmicas, de chefias, tutorias, diretorias por que se acredita que "não foram feitas para liderar", não têm autoridade para dirigir"[8]. Os vieses implícitos e os estereótipos criados sobre a figura da cirurgiã fazem com que muitas desistam, sem nem mesmo tentar[24].

Engravidar é visto como motivo de punição. E a cirurgiã também é punida[25]: "Quis engravidar, agora aguente", "Você não terá moleza porque está grávida". E acontece até mesmo quando o chefe é uma mulher: "Não aguento mais essas mulheres grávidas". Esse aspecto feminino, a maternidade, ainda é, muitas vezes, infelizmente, fator determinante da contratação, ou aprovação de mulheres em concursos[8].

Em recente trabalho publicado na *Revista do Colégio Brasileiro de Cirurgiões*, das entrevistadas, 49,1% revelaram que sofreram algum tipo de assédio durante o treinamento ou já em sua vida professional. Em paralelo, essas cirurgiãs reportaram de maneira estatisticamente significante que receberam treinamento cirúrgico inferior e que isso ocorreu por serem mulheres (77,2%). Entre essas, 19,3% revelaram que ser mulher teve impacto negativo nos pacientes. E embora 53,5% dessas profissionais tivessem em algum momento dúvidas se chegariam ao final do treinamento ou continuariam como cirurgiãs, de todas as entrevistadas 86,8% se disseram felizes por terem feito Cirurgia e 83,3% sentem mais gratificação do que tristeza por serem cirurgiãs[11], o que nos deixa a esperança de que um dia esse problema desaparecerá.

O QUE FAZER PARA MUDAR?

Mudanças sociais não se fazem estalando os dedos ou por determinação superior, especialmente em se tratando de um processo cultural que se originou no início dos tempos[8].

Embora a Cirurgia tenha sofrido muitas modificações com o passar do tempo, quando se fala em um cirurgião a imagem que vem à cabeça é a de um homem forte, indiferente, distante, muitas vezes agressivo[25]. Não parece ter emoções e trata a todos, pacientes inclusive, com frieza e distanciamento[26]. Na língua inglesa diz-se somente "*the surgeon*", não se sabendo de antemão o sexo de quem virá; já a língua portuguesa dificulta pela flexão do gênero, o que requer clarificação da cirurgiã quando ela vai atender o paciente. A população leiga não tem uma imagem formada da personalidade de uma cirurgiã.

Acredita-se que a falta de modelos impactantes para as jovens seria um dos principais motivos para a deserção da Cirurgia Geral, então, é preciso que as cirurgiãs atuais desenvolvam seus talentos como líderes e se preparem para exercer chefias, tutorias para ajudarem as cirurgiãs do futuro. Aceitar as diferenças entre os gêneros e oferecer igual treinamento para todos é fundamental[25]. Isso é equidade, não igualdade, porque homens e mulheres não são iguais.

O primeiro passo para mudar o paradigma de que mulher não pode ser cirurgiã foi dado: já se reconhece o problema do estereótipo. Aproveitar a luta apaixonada das que persistem na especialidade, valorizar e difundir suas conquistas é outro passo importante. É preciso que as mulheres se reúnam e galvanizem suas energias para quebrar esses tabus antológicos[8].

A criação de associações, grupos de discussões são muito importantes também, porque reunidas as cirurgiãs são mais fortes, podem se apoiar e servir de apoio para as que começam. Não apenas para tomar conhecimento sobre as dificuldades, mas porque juntas podem ativamente trabalhar para eliminar os problemas e criar soluções individuais.

Apresentações e discussões sobre o tema em congressos, simpósios, seminários e webinares também são formas consistentes para mudanças, esclarecimentos e combate ao preconceito de gênero[27].

As mulheres possuem todos os atributos necessários para ensinar, operar e liderar. É preciso acabar com a minimização da mulher na Cirurgia e com o preconceito criado em uma época tão diferente da atual que já é quase uma anedota quando se ouve aquele velho *bullying* que já causa quase mais riso do que raiva: "Cirurgia não é coisa para mulher".

Cabe também às mulheres tornarem-se cada vez mais competentes profissionalmente, aproveitando a rivalidade da competição, já que o cirurgião tem personalidade muito competitiva. Cabe a elas não aceitar mais serem tratadas como aquele cirurgião que disse: "uma Cirurgia nunca é elegante quando uma mulher está no campo".

Instituições, associações, conselhos, sociedades de especialidades e hospitais devem discutir e encorajar a equidade, assim como os cirurgiões devem estar atentos para esses deslizes quando acontecem e eliminá-los.

Wirtzfeld et al. concluíram que a maioria das jovens cirurgiãs que seguiram sua estrada o fizeram por terem tido modelos de cirurgiãs fortes e bem-sucedidas, e porque queriam uma especialidade que oferecesse desafios[28]. É preciso que as mulheres deixem sua zona de conforto e se lancem em sua carreira tal como sonharam, mas também é preciso formar uma rede de apoio sem a qual será muito difícil ser cirurgiã, mãe e esposa.

E nós, mulheres cirurgiãs, fortes e muito bem-sucedidas, mães, avós, com vida familiar muito boa e feliz, Dra. Isabel Correia, Dra. Juliana Mynssen, Dra. Cristina Maya, Dra. Lia Roque, Dra. Reni Cecília. Dra. Jeammy Andrea Parra, Dra. Elizabeth Santos, para citar algumas, fazemos parte daquele grupo que colocou um tanto de asfalto de ótima qualidade na estrada, esperando e desejando que o futuro seja mais fácil para as que vierem depois de nós, até que as cirurgiãs sejam tão respeitadas quanto os cirurgiões[23], e que sua liderança e habilidades sejam acreditadas. O *glass ceiling*** foi rachado, esperamos quebrá-lo para sempre[23]. Embora muito já se tenha conseguido, muito ainda há a ser feito.

** Telhado de vidro

"Life is note easy for any of fus. But what of that? We musta have perseverance and above all selfconfidence. We must believe we are gifted for something and that thing must be attained".

Madame Mariée Curie

REFERÊNCIAS BIBLIOGRÁFICAS

1. Ferreira ABH. Dicionário da língua portuguesa. Mini Aurélio: o dicionário da língua portuguesa, 8.ed. Curitiba: Positivo, 2010. 856p.
2. Mergulhão MFD. O princípio da equidade: por uma nova exegese; 2017. Disponível em http://genjuridico.com.br/2017/07/21/o-principio-da-equidade-por-uma-nova-exegese/. Acessado em dezembro de 2021.
3. Aziz HÁ, Ducoin C, Welsh DJ, Paramo JC, Andreone P, Butsch DW, et al. 2018 ACS Governors Survey: Gender inequality and harassment remain a challenge in surgery. Disponível em bulletin.facs.org/2019/09/2018. Acessado em novembro de 2021.
4. Buyske J. Women in surgery: the same, yet diferente. Arch Surg. 2005;140:241-4.
5. Ludi EK, Zalles MV, Antenzana LFV, Swaroop M, Gutierrez JEF. International Female Surgeon Pioneers: Paving the way for genetations to come. JACS. 2020;231(2):294-8.
6. Castiglioni A. História da medicina, v.1 São Paulo: Companhia Editora Nacional; 1947.
7. Porter R. Cambridge História da medicina. Rio de Janeiro: Revinter; 2008.
8. Dall'Ava-Santutucci J. Mulheres e médicas: as pioneiras da medicina, 1.ed. Rio de Janeiro: Ediouro; 2005.
9. Brochado C. Trotula de Salerno. Disponível em: https://www.jornalopcao.com.br/opcao-cultural/livro-de-trotula-di-ruggiero-a-mae-da-ginecologia-sai-em-portugues-134067/ Acesso em março de 2021.
10. Dantas FLL, Santos EG. Mulheres na cirurgia. In: Colégio Brasileiro de Cirurgiões. PROACI Programa de Atualização em Cirurgia. Ciclo 17. Porto Alegre: Artmed Panamericana; 2020. p. 9-32.
11. Santos EG, Roque L, Maya MC, Moreira RC, Lima FL, Correia ITD. Percepção de assédio entre as cirurgiãs. Rev Col Bras Cir. 2021;48:e13123.
12. Thorwald J. O século dos cirurgiões. São Paulo: Hemus; 2002.
13. Franco T, Santos EG. Mulheres e cirurgiãs. Rev Col Bra Cir. 2010;37(1):72-7.
14. Schei MC. A feminização da medicina no Brasil. Ver Bioet. 2013;21(2):268-77.
15. Demografia médica. Conselho Federal de Medicina & Conselho Regional de Medicina de São Paulo – Demografia Médica – Relatório de Pesquisa – 2018. Disponível em: http://www.cremesp.org.br. Acesso em março de 2021.
16. Marks IH, Diaz A, Keem M, Ladi-Seyedian SS, Philipo GS, Munir H, et al. Barriers to woman entering surgical carreers: a global study into medical student perceptions.
17. Férnandez-Cruz L. Challenging times for general surgeons. Ann Surg. 2004;240(6):932-8.
18. Wallis CJD, Ravi B, Coburn N, Nam RK, Detsky AS, Satkunasiavam R, et al. Comparison of postoperative outcomes among patients treated by male and female surgeons: a population based matched cohort study. BMJ. 2017;359:j4366.
19. Neumayer L, Kaise S, Anderson K, Barney L, Curet M, Jacobs D, et al. Perceptions of woman medica students and their influence on career choice. Am J Surg. 2002;183(2):146-50.
20. Reid S. Being a woman surgeon in: being a woman surgeon: sixty women share their stories. Preeti JR, editor. Los Angeles: Gordian Knot; 2015.
21. Wynn R. Siants and sinners: women and the practice of medicine throughout the ages. JAMA. 2000;283(5). Disponível em: https://jamanetwork.com/05/25/2020. Acesso em dezembro de 2021.

22. de Costa J, Chen-Xu J, Zineb B, Vervoot D. Women in surgery: challenges and opportunities. IJS Global Health. 2018;1(1):e02
23. Roman S, Jimenez M, Odubu F, Hereau N, Henne-Bruns D, Yip CH, et al. Symposium Celebrating Woman Surgeons Around the World. World J Surg. 2018;42(12):3825-40.
24. DiBritto SR, Lopez CM, Jones C, Marthur A. Reducing implicibias: Association of Women Surgeons #HeforShe# task force best practice recommendations. Disponível em: http://doi.org/10.1016/j.amcollsurg.2018.12.011. Acesso em novembro de 2021.
25. Dossa F, Baxter NN. Reducing gender bias in surgery. BJS. 2018;105:1707-9.
26. Astbury-Ward. Surgery & emotion: have we moved on form Sir Lancelot Spratt?. Disponível em: http://www.medscape.com/viewarticle/925352. Acesso em novembro de 2021.
27. Babchenlo O, Gast K. Shoul we train female and male residentes slightly differently? Jama Surg. 2020;155(5):373-6.
28. Wirtzfeld D. The history of women in surgery. Can J Surg. 2009;52(4):317-20.

Perfuração esofágica: observar, operar ou prótese endoscópica

Celso de Oliveira Bernini
Marcio Roberto Facanali Junior

INTRODUÇÃO

A perda da contiguidade da mucosa, da camada muscular e da adventícia do esôfago leva a quadros clínicos variados, entretanto, no contexto da perfuração e contaminação do mediastino, pode levar a infecção com mediastinite aguda, empiema pleural e sepse grave. Esta condição faz com que a perfuração do esôfago seja uma das lesões mais rapidamente fatais do tubo digestivo. Como dado histórico, a literatura descreve mortalidade de 90% antes da era dos antibióticos[1]. Corrobora também para este fato a pequena prevalência da perfuração do esôfago que traz como consequência o menor conhecimento do quadro clínico inicial. Outra situação que favorece o retardo do diagnóstico é que a sintomatologia pode mimetizar outras doenças torácicas e abdominais.

Como acontece em doenças de baixa prevalência com manifestação aguda e de tratamento complexo, é prudente que os pacientes devam ser encaminhados o mais rápido possível aos centros hospitalares onde existem equipes multidisciplinares[2]. Com o avanço do suporte à vida e com a maior disponibilidade dos recursos de imagem e endoscopia digestiva alta (EDA) nos últimos 20 anos, ocorreram reduções significativas nas mortalidades de 30 dias (37% para 25%) e de 90 dias (45% para 35%)[3]. Se isolarmos as lesões traumáticas do esôfago não iatrogênicas, um estudo do banco de registro de trauma norte-americano (NTDB) com 944 pacientes com trauma de esôfago, a mortalidade de 24 horas, de 30 dias e a global foram 14%, 9,3% e 13,5% respectivamente. As lesões no segmento cervical apresentaram as menores taxas de mortalidade (7,9%) e de complicações (19,8%) globais. Por outro lado, as lesões no segmento torácico e os danos mais extensos no esôfago foram os maiores fatores de risco independentes para mortalidade. Neste sentido, a abordagem cirúrgica precoce nas primeiras 24 horas da admissão resultou em melhor sobrevida[4,5].

Se levarmos em consideração todas as causas de perfuração de esôfago, o avanço do diagnóstico por imagem, especialmente com a tomografia computadorizada, tornou mais precisa a localização. O achado inicial de ar no mediastino - pneumomediastino - e o infiltrado mediastinal periesofágico nos orientam a prosseguir, em caráter de urgência, com a investigação diagnóstica para afastar ou comprovar a perfuração esofágica que pode ocorrer na sua porção cervical, torácica e abdominal[6]. A identificação correta vai também orientar o tipo de abordagem e o tratamento adequados.

ETIOPATOGENIA DA PERFURAÇÃO DO ESÔFAGO

A importância da causa etiológica da perfuração está intimamente relacionada com o agente e a extensão da lesão. Para isso se faz necessário classificar as perfurações do esôfago conforme a etiologia[7,8]:

- Espontânea
  - Síndrome de Boerhaave: ruptura da transição esofagogástrica em decorrência de grande esforço para vomitar, mas há também relatos de ocorrência durante levantamento de pesos e parto.
- Ingestão de corpos estranhos
  - Espinhas de peixe, ossos de frango, próteses dentárias, alfinetes, palitos de dente e outros objetos pontiagudos que ocasionam perfuração por úlcera de pressão.
  - Baterias em formato de botão em decorrência de corrente elétrica gerada no local de impactação desenvolvem a formação de substâncias alcalinas que levam a necrose e perfuração do esôfago[6] em até 2 horas.
- Ingestão de substâncias químicas[9]
  - A soda cáustica (hidróxido de sódio) é a substância mais ingerida acidentalmente ou com propósito suicida. A necrose por liquefação e perfuração do esôfago ocorre nas lesões com grau extremo de gravidade logo após a ingestão. Vale lembrar que na fase aguda, a atenção às possíveis complicações dentre as quais a perfuração limita sobremaneira

a conduta médica por endoscopia. O tratamento das estenoses cicatriciais na fase tardia pode dar origem a perfurações iatrogênicas nos pacientes com graus intermediários de comprometimento esofágico.

- Causas iatrogênicas
  - A EDA diagnóstica e os procedimentos terapêuticos endoscópicos respondem por aproximadamente 70% dos casos de perfuração do esôfago: dilatações forçadas, tratamento de varizes de esôfago, colocação de *stent* esofágico.
  - Passagem de sondas nasogástricas.
  - Intubação esofágica inadvertida durante intubação traqueal.
  - Traqueostomia.
  - Ecocardiografia transesofágica.
  - Procedimentos cirúrgicos cervicais, torácicos e na coluna vertebral.
- Traumas penetrantes e fechados.
- Perfuração por tumores malignos do esôfago, pulmão e outros tumores mediastinais.

FATORES INDICATIVOS PARA A ESCOLHA DO TRATAMENTO

Como exposto anteriormente, o extravasamento do conteúdo do esôfago vai determinar a contaminação dos tecidos ao seu redor e desencadear todo o processo que pode resultar em infecção dos espaços cervical, mediastinal e peritoneal. Como atualmente temos disponíveis métodos diagnósticos seguros, torna-se essencial que a conduta a ser adotada seja baseada em fatores prognósticos. A análise desses fatores, levando-se em conta a experiência acumulada com os novos métodos diagnósticos e as modalidades de tratamento, tem como objetivo final reduzir o índice de infecção, manter a viabilidade do esôfago e consequentemente uma menor morbiletalidade. Comentaremos a seguir os principais fatores e suas influências na escolha do tratamento.

Etiologia da perfuração

Os procedimentos endoscópicos diagnósticos e terapêuticos são a principal causa na atualidade de perfuração do esôfago. Podem ocorrer em esôfago sem aparente anormalidade, mas o mais comum é a lesão acontecer durante a realização de procedimento terapêutico como dilatação forçada, exérese de lesões, retirada de corpos estranhos e hemostasia de varizes de esôfago entre outros mais. Os tipos de lesão podem ser classificados como puntiforme, cisalhamento, laceração e adelgaçamento[8] (Figura 1). Pelo fato de a perfuração ocorrer durante a endoscopia, a identificação da lesão pode ser feita no mesmo momento do exame.

A ruptura espontânea do esôfago (síndrome de Boerhaave) está associada geralmente a esforço intenso durante o vômito por causas como intoxicações alimentares e alcoolismo. Nesta situação pode ocorrer retardo na procura ao atendimento médico ou induzir a erros diagnósticos pela sintomatologia da dor torácica e abdominal do paciente. A contaminação da transição esofagogástrica ocorre muito intensamente, o que exige geralmente abordagem cirúrgica por laparotomia ou videolaparoscopia.

Ferimentos penetrantes ou trauma contuso são atualmente causas menos frequentes[6] (< 15%), mas não raras de perfuração do esôfago. Geralmente o ferimento do esôfago está associado a lesões de outros órgãos e que agravam o prognóstico da lesão esofágica. A instabilidade hemodinâmica da vítima de trauma vai orientar o encaminhamento rápido ao centro cirúrgico sem a necessidade de exames auxiliares pré-operatórios. Se a condição clínica do paciente permitir, a investigação diagnóstica por endoscopia (EDA e broncoscopia) e tomografia computadorizada em ferimentos cervicais e transfixantes do mediastino vão orientar a abordagem adequada, na maioria das vezes por tratamento cirúrgico[5,6].

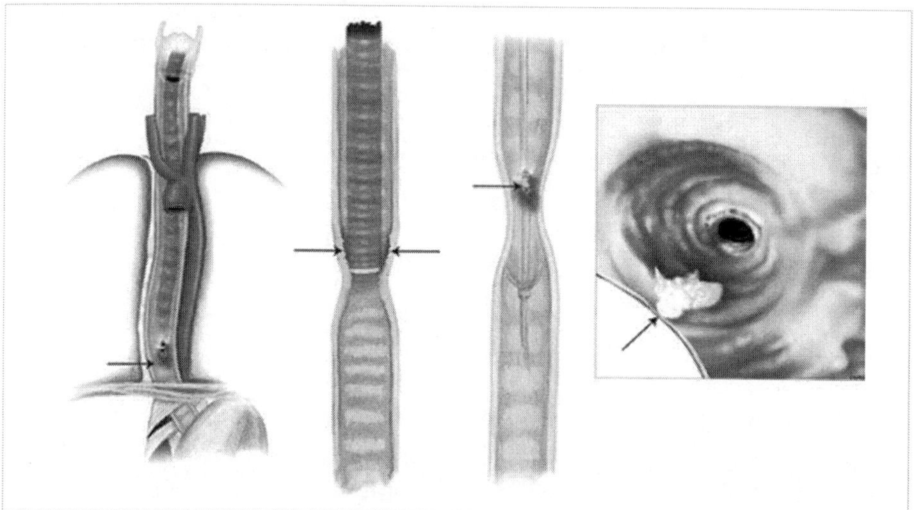

Figura 1 Tipos de lesão endoscópica do esôfago. A. Puntiforme; B: cisalhamento; C: laceração; D: adelgaçamento.

Fonte: Plott et al., 2007[8].

Procedimentos cirúrgicos para tratamento da doença do refluxo gastroesofagiano e da hérnia hiatal podem dar origem a lesão inadvertida sobre o esôfago. A esofagectomia com reconstrução do trânsito alimentar por esofagoplastias também pode evoluir com deiscência nas linhas de sutura. O tratamento destas complicações pode ser a simples observação da evolução da fístula pelo dreno cirúrgico, reabordagem cirúrgica, drenagem de coleção pós-operatória guiada por imagem ou o uso de terapia a vácuo transluminal posicionada por endoscopia. A traqueostomia também é procedimento que quando realizado em condições de urgência e com anatomia local alterada pode levar a lesão iatrogênica[7,8].

O segmento do esôfago acometido

O segmento do esôfago acometido também tem influência no prognóstico da perfuração. O esôfago torácico e abdominal, por estar em planos profundos do mediastino e do hiato diafragmático, a dor decorrente do extravasamento do conteúdo esofágico e contaminação destes espaços se mostra inespecífica, o que leva ao retardo diagnóstico. Nesta situação, as perfurações no segmento torácico e abdominal se mostram de pior prognóstico evolutivo com altas taxas de morbiletalidade.

O esôfago cervical, por ser o segmento mais exposto ao trauma e o aparecimento de dor e crepitação por enfisema subcutâneo, favorece a suspeita diagnóstica e abordagem cirúrgica em espaço de tempo menor do que 24 horas.

Grau da lesão

O grau da lesão está intimamente relacionado com o potencial de extravasamento do conteúdo esofagiano. Lesões iatrogênicas induzidas geralmente por endoscopia causam lesões menores do que 2 cm, o que favorece o uso de clipes endoscópicos para limitar a contaminação do espaço periesofagiano. O tratamento conservador com jejum oral, antibioticoterapia endovenosa e observação geralmente é o proposto para este tipo de lesão. A perfuração durante manobras de dilatação em estenose por substâncias químicas, na dependência da extensão e do grau de extravasamento do conteúdo intraluminal, pode ser indicação para esofagectomia. Os tipos de lesão podem ser classificados como puntiforme, cisalhamento, laceração e adelgaçamento[8] (Figura 1).

Lesões traumáticas por ferimentos penetrantes ou trauma fechado são classificadas pelo grau de lesão pela American Association for the Surgery of Trauma (AAST)[10] em graus I a V conforme a Tabela 1, sendo um dos parâmetros que orientam o tratamento. As lesões de grau I, quando diagnosticadas por exames auxiliares (TC e EDA), são passíveis de tratamento conservador se outras lesões associadas não indicarem abordagem cirúrgica. Os graus II a V exigem abordagem cirúrgica pelo risco de ocorrer contaminação e sepse grave.

Tabela 1 Classificação de trauma do esôfago (AAST)

Grau I	Contusão, hematoma ou laceração com espessura parcial
Grau II	Laceração em espessura total em menos de 50% da circunferência
Grau III	Laceração em espessura total em mais de 50% da circunferência
Grau IV	Perda de segmento ou desvascularização em menos de 2 cm
Grau V	Perda de segmento ou desvascularização em mais de 2 cm

AAST: American Association for the Surgery of Trauma.

Perfuração por corpos estranhos (CE) apresentam variados graus de lesão na dependência do agente ingerido (objetos pontiagudos, alimentos impactados, bateria em botão) e do tempo de permanência do CE impactado no esôfago. O local de impactação geralmente está relacionado aos pontos de constrição natural do esôfago: região cricofaríngea, arco aórtico e esfíncter inferior do esôfago. Odinofagia, disfagia e salivação são sintomas que induzem ao diagnóstico e abordagem por EDA ainda nas primeiras 24 horas. Crianças, idosos ou pessoas com distúrbios mentais ou psiquiátricos são os mais vulneráveis e de risco de ter o diagnóstico tardio[6,7].

Doenças preexistentes do esôfago

Doenças preexistentes do esôfago são condições que podem, no caso de perfurações iatrogênicas, ser investigadas quanto ao grau de disfunção que levou ao tratamento endoscópico.

A perfuração bloqueada identificada por exame contrastado por iodo hidrossolúvel, com esôfago ainda com possibilidade de recuperação funcional, pode ter o tratamento conservador. Condições desfavoráveis para esta conduta, como na estenose extensa por substâncias químicas, perfurações em megaesôfago ou neoplasia de esôfago são indicativas para o tratamento cirúrgico mais radical como a esofagectomia ou exclusão do esôfago do trato alimentar. As neoplasias avançadas de esôfago, pelo mau prognóstico, podem receber inicialmente tratamento endoscópico com próteses.

Fator tempo no diagnóstico da perfuração

O fator tempo no diagnóstico da perfuração tem influência direta com a taxa de morbidade e letalidade. A mortalidade relatada por perfuração esofágica tratada é de 10 a 25%, quando a terapia é iniciada dentro de 24 horas após a perfuração, mas pode aumentar de 40% para 60% quando o tratamento é atrasado além de 48 horas. Portanto, o retardo no diagnóstico da perfuração é um dos fatores prognósticos de maior relevância na escolha do tratamento adequado, com repercussão inclusive em se manter a viabilidade do esôfago. Torna-se evidente que, na dependência da extensão da perfuração e do desencadeamento de processo inflamatório que limite e bloqueie a contaminação do espaço periesofagiano, a infecção subsequente seja importante fator determinante prognóstico. No caso de não ocorrer o bloqueio da perfuração, acentua-se ainda mais a corrida contra o tempo para evitar a elevação das taxas de morbiletalidade[1-8].

QUAIS PACIENTES SE BENEFICIARIAM COM AS CONDUTAS DE OBSERVAÇÃO, TRATAMENTO ENDOSCÓPICO OU ABORDAGEM CIRÚRGICA?

Pelo exposto anteriormente, torna-se evidente que vários fatores vão nos guiar para adotar inicialmente uma destas condutas. Mas nota-se em estudos de revisão sobre o assunto que o manejo da perfuração do esôfago é ainda fonte de controvérsia. Pela própria condição do risco de se adotar conduta não eficiente logo de início, os trabalhos até o momento se baseiam em estudos de séries com estratégia simples de tratamento, trabalhos retrospectivos e metanálises. Mas podemos inferir que algumas orientações já se delineiam como condutas para cada caso específico.

Observação/conservador

Entende-se como conservador o tratamento que não use procedimentos invasivos de médio e grande porte como abordagens aos espaços periesofagianos para sutura ou procedimentos mais radicais como esofagectomia. O tratamento conservador é baseado nos seguintes critérios[6-8]:

- *Nisi per os* (nada por boca) e suporte hidroeletrolítico por acesso venoso.
- Antibioticoterapia endovenosa de amplo espectro.
- Analgésicos e antieméticos adequados para não mascarar a evolução ou levar a quadro hipotensivo.
- Sondagem nasogástrica ou nasoenteral orientada por EDA.
- Suporte nutricional enteral ou parenteral.
- Gastrostomia percutânea, se necessário.
- Presença de cirurgião habilitado para procedimentos complexos.

Essas orientações estão indicadas quando o diagnóstico se faz dentro das 24 horas e o quadro clínico do paciente não se mostra instável após as medidas iniciais. A premissa inicial para indicação do tratamento conservador é de que a perfuração se mostre bloqueada e com pouca contaminação no mediastino ou no espaço pleural. Para isto, a tomografia computadorizada se mostra exame essencial e de preferência, realizado neste momento com contraste iodado hidrossolúvel deglutido ou injetado por sonda em posição esofágica ainda na sala do exame (Figura 2). Além do bloqueio periesofagiano, outra característica da lesão para que não ocorra extravasamento de conteúdo do esôfago é de que a lesão seja intramural, ou seja, a perda da continuidade da mucosa não deve estar em continuidade direta com a lesão na camada muscular.

Algumas situações especiais como pacientes com diagnóstico tardio e coleções bloqueadas e/ou com empiema pleural acessíveis por drenagem guiada por métodos de imagem podem se beneficiar também inicialmente da conduta conservadora. Se considerarmos as lesões iatrogênicas endoscópicas em que o diagnóstico de perfuração é feito durante o exame, a colocação de clipes tem propiciado também a conduta conservadora inicial. O mesmo raciocínio é válido para o diagnóstico precoce da síndrome de Boerhaave em que a endoscopia identifica lesões menores do que 2 cm e passíveis de aproximação da mucosa com clipes endoscópicos. Mas ressaltamos que esta conduta é exceção visto que o mais frequente achado no Boerhaave é grande laceração, diagnóstico tardio e contaminação grosseira.

A Tabela 2 resume alguns critérios importantes para o tratamento conservador.

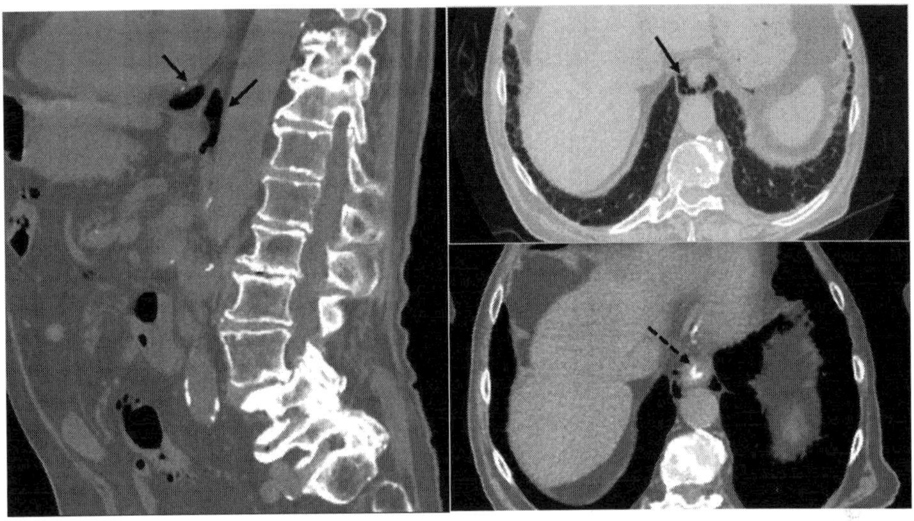

Figura 2 Tomografia computadorizada de transição toracoabdominal que mostra enfisema periesofagiano (setas cheias) e contraste na luz do esôfago (seta tracejada) sem extravasamento em lesão espontânea da transição esofagogástrica bloqueada.

Tabela 2 Critérios para o tratamento conservador das perfurações do esôfago

Tempo de diagnóstico	Precoce: menos de 24 h
Quadro clínico	Ausência de sintomas e sinais de sepse
Critérios radiológicos	Localização cervical ou torácica do esôfago
	Perfuração contida pelos tecidos circundantes
	Intramural
	Extravasamento mínimo periesofágico de contraste
	Ausência de contaminação pleural maciça
Características do esôfago	Sem doença esofágica preexistente
Outros requisitos	Equipe multidisciplinar disponível
	Vigilância por médico habilitado

Tratamento endoscópico

Em geral, principalmente quando as perfurações são detectadas precocemente e os pacientes encontram-se estáveis, as chances de sucesso com tratamento endoscópico são maiores[11]. Dentre os tratamentos endoscópicos, destacam-se os *stents* esofágicos, clipes endoscópicos, sutura endoscópica e, mais recentemente, a terapia com esponja a vácuo.

Stents esofágicos

Desde o início dos anos 1980, as próteses endoscópicas foram utilizadas para tratamento paliativo em pacientes com neoplasia de esôfago. No Brasil foram mais difundidos os tubos de Celestin e de Malafaia para este fim. Mas o desenvolvimento de tubos de malha autoexpansíveis, denominados *stents*, desenvolvidos no fim do século XX, trouxeram a alternativa de tratamento de perfurações do esôfago de modo menos invasivo, ocorrendo aumento do uso de *stents* nos Estados Unidos para perfurações não malignas, de 7% em 2007 para 30% em 2014[12]. Para ter a função de selar a perfuração, há a necessidade de ser revestido por material não poroso, tipo silicone.

A implantação da prótese se faz principalmente no terço médio e inferior do esôfago em perfurações maiores do que 2 cm. Está indicada em perfurações tumorais primárias ou secundárias e em deiscências de anastomoses cirúrgicas do esôfago. Há vários tipos de *stents* disponíveis, dentre eles pode-se citar os *stents* metálicos autoexpansíveis (SEMS), os *stents* plásticos autoexpansíveis (SEPS) e, mais recentemente, os *stents* biodegradáveis.

Existem poucos ensaios clínicos randomizados comparando os vários tipos de *stents* na perfuração esofágica. No entanto, Conio et al.[13] evidenciaram eficácia semelhante entre os *stents* de plástico e metal, porém com uma taxa significativamente maior de migração do *stent* plástico. Outro estudo, uma pequena série, mostrou que o tratamento com *stent* biodegradável para fístulas e perfurações esofágicas foi bem-sucedido em 4 de 5 pacientes, podendo ser uma opção potencialmente eficaz[14].

Como nas demais alternativas de tratamento, quanto mais precoce a utilização da prótese, melhores serão os resultados. A taxa de sucesso está entre 80% e 90%, sendo as piores taxas (65%) nos casos tumorais. A mortalidade varia de 7,5% a 13%.

Stents *metálicos autoexpansíveis (SEMS)*

Os SEMS podem ser parcial ou totalmente cobertos de nitinol, que os tornam mais elásticos e com capacidade de se acomodar mantendo a resistência e a força radial[15]. SEMS totalmente recobertos (Figura 3) não apresentam nenhum metal exposto, tendo um risco maior de migração, a complicação mais comum desta prótese e que pode ocorrer em até 20% dos casos.

Já o SEMS parcialmente coberto apresenta uma pequena porção de metal exposto nas duas extremidades, que facilita a ancoragem na parede esofágica, reduzindo o risco de migração.

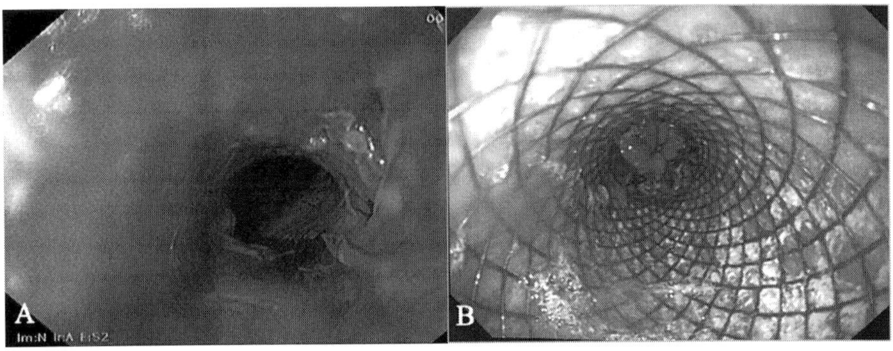

Figura 3 A: Perfuração esofágica após dilatação com balão hidrostático em paciente com estenose benigna. B: Passagem de *stent* metálico totalmente recoberto para tratamento da perfuração esofágica.

Stents *plásticos autoexpansíveis (SEPS)*

Os SEPS são mais recentes que os metálicos, apresentando menor custo quando comparados aos SEMS, porém apresentam maiores taxas de complicações, como: migração, impactação alimentar e perfuração, podendo chegar a 10% dos casos, conforme publicado por Park et al.[16].

Stents *biodegradáveis*

Os *stents* biodegradáveis oferecem outra opção temporária[17]. Como eles proporcionam proteção semelhante aos *stents* tradicionais, não requerem novo procedimento para sua remoção, pois são totalmente absorvidos após 11 a 12 semanas. Os *stents* biodegradáveis foram usados pela primeira vez para o tratamento de doenças esofágicas benignas, dentre elas a estenose esofágica.

Clipe endoscópico

O clipe endoscópico foi introduzido em 1975 por Hayashi, modificado e melhorado por Soehendra, e utilizado pela primeira vez para tratamento de perfuração esofágica em 1995[18]. Existem vários tipos de clipes endoscópicos, com diferentes tamanhos e formas e geralmente permanecem aderidos à mucosa esofágica por cerca de 2 a 4 semanas[19]. Os clipes podem ser utilizados pelo canal de trabalho, chamados clipes TTS (*through-the-scope*) ou podem ser acoplados na ponta do endoscópio, chamados clipes OTS (*over-the-scope*).

Os clipes OTS possuem maior força de apreensão tecidual (2-3 cm de tecido), sendo sua capacidade de sutura semelhante à dos grampeadores cirúrgicos[20]. Ao contrário do clipe TTS, os clipes OTS exigem a remoção do endoscópio para recarregar um novo clipe. Kobara et al.[21], em revisão envolvendo 1.527 pacientes, sendo 351 perfurações, evidenciaram taxa de sucesso clínico com clipe OTS de 85% e apenas 9 pacientes necessitaram de cirurgia tradicional.

Para perfurações iguais ou menores a 1 cm, os clipes TTS podem ser utilizados geralmente em forma de zíper, utilizando-se a sucção para aproximar e facilitar a aposição das bordas do tecido.

Sutura endoscópica

Atualmente o OverStitch® (Apollo Endosurgery) é o único dispositivo de sutura endoscópica aprovado pela FDA e comercialmente disponível, sendo de uso único, descartável, acoplado a endoscópio de duplo canal, formado por âncora de tecido, braço de sutura curvo e uma pinça que permite a aplicação de sutura intermitente ou contínua. Pode-se utilizar fio de sutura absorvível (polidioxanona 2-0 e 3-0) ou não absorvível (polipropileno 2-0 e 3-0).

Existem vários relatos de casos e séries disponíveis na literatura sobre o papel da sutura endoscópica na perfuração esofágica, a maioria relatando o sucesso da fixação de *stents* esofágicos com sutura endoscópica[22].

Terapia com esponja a vácuo

A terapia com esponja a vácuo, conhecido como E-Vac (*endoluminal vacuum*) foi introduzido em 2007, com a primeira série de 6 casos mostrando seu sucesso na perfuração esofágica, em 2015[23]. A inserção do dispositivo E-Vac é feita com um endoscópio padrão, no qual a sonda nasogástrica com esponja (VAC®) é introduzida no esôfago até atingir a cavidade extraluminal devido à perfuração. Após, conecta-se esta sonda com sistema a vácuo com pressão negativa de 125 mmHg. Este procedimento é repetido a cada 48 ou 72 horas até que o resultado almejado seja alcançado com o fechamento da perfuração.

Foram estudados mais de 200 pacientes com defeitos do trato gastrointestinal superior tratados com E-Vac, evidenciando-se taxas de sucesso de 80 a 100%[24].

A terapia endoscópica a vácuo (EVT – *endoscopic vacuum therapy*) é inovadora técnica, que vem se consolidando como tratamento de escolha das fístulas e perfurações do trato gastrointestinal[25]. Também chamada de terapia endoscópica de pressão negativa, age diminuindo a presença de fluidos na área do defeito, levando a menor proliferação bacteriana e gerando ambiente favorável a cicatrização, o que permite a produção de tecido de granulação saudável[26]. A Tabela 3 descreve as principais indicações da EVT[27].

Tabela 3 Principais indicações da terapia a vácuo endoscópica (EVT)

Esôfago	Perfurações (traumáticas, espontâneas ou iatrogênicas) e fístulas anastomóticas
Estômago	Fístulas após cirurgias, principalmente bariátricas
Cólon e reto	Fístulas anastomóticas

O procedimento não necessita ser realizado em centro cirúrgico ou sob anestesia geral. Geralmente sedação moderada é suficiente. A confecção da sonda pode ser feita pelo próprio endoscopista e envolve o uso de sonda nasogástrica, esponja (ou gaze), filme plástico e fio para sutura. A sonda é então introduzida por via nasal e locada sob visão direta no sítio do defeito (Figura 4). Após locada, será fixada no nariz do paciente e conectada ao vácuo, em pressão negativa contínua, geralmente a 125 mmHg[27]. O sistema deve ser trocado a cada 3-5 dias e geralmente algumas sessões são necessárias para o fechamento do defeito. EVT é hoje tratamento consolidado e deve sempre ser considerado em casos de perfuração ou fístula do trato gastrointestinal.

Como qualquer procedimento invasivo, existem pontos negativos e eventos adversos. Os pacientes se queixam do desconforto da presença da sonda e ocasionalmente de duas sondas (SNE e EVT), além de ser necessária a troca com maior frequência. As complicações relatadas são: deslocamento da esponja, pequenas hemorragias por causa do tecido de granulação e estenose de anastomoses. Outro evento menos frequente é a hemorragia volumosa decorrente da lesão de ramos ou da própria aorta[27].

TRATAMENTO CIRÚRGICO

Primariamente, toda perfuração do esôfago tem o potencial de ter o procedimento cirúrgico como tratamento inicial ou como alternativa se as outras opções de tratamento não estiverem disponíveis ou não apresentaram o sucesso esperado. A técnica utilizada varia da simples sutura da perfuração ou lesão traumática, complementada ou não com cobertura protetora de algum tecido (músculos, pleura ou epiplon), até a esofagectomia associada

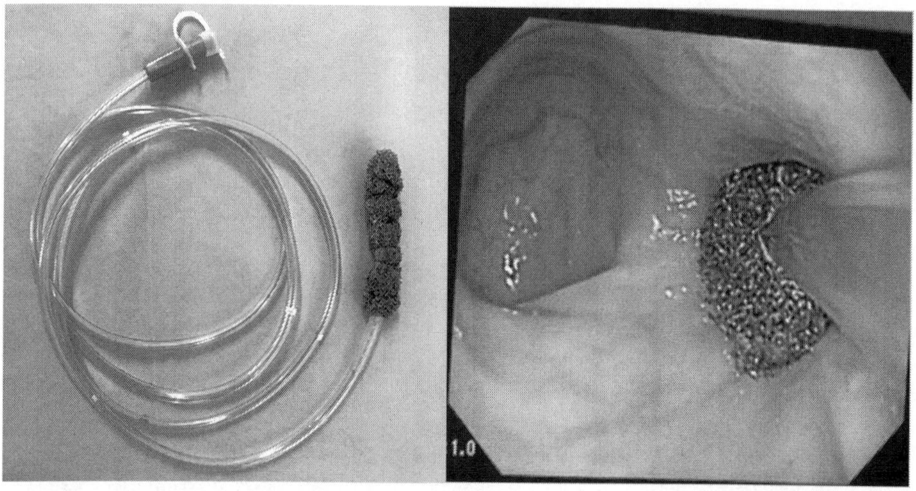

Figura 4 Terapia endoscópica a vácuo para tratamento de fístula de anastomose após reconstrução do trânsito. A: Observa-se sonda nasogástrica de Levine adaptada com esponja fixada na ponta. B: Observa-se sonda locada, posicionada no local da fístula.

a esofagostomia cervical e gastrostomia ou jejunostomia. As vias de acesso variam conforme o segmento do esôfago afetado: cervicotomia, toracotomia/videotoracoscopia, laparotomia/videolaparoscopia.

As principais indicações são:

- Síndrome de Boerhaave: a perfuração espontânea próximo da transição esofagogástrica é na maioria em extensão maior do que 3 cm, com grande contaminação da região e por conta disto, o acesso abdominal se faz mais frequentemente. A sutura primária com cobertura realizada por esofagofundogastroplicatura e a limpeza do espaço periesofagiano são tempos importantes nesta situação.
- Trauma penetrante ou contuso: o grau da lesão (Figura 1) vai interferir no tipo de técnica a ser empregada. Em decorrência da relativa falta de proteção, o segmento cervical é o mais afetado (> 50% das vezes). A cervicotomia com sutura primária e a drenagem local se mostram de grande eficiência, mas os graus mais avançados (> grau II) podem exigir medidas mais radicais como esofagostomia cervical e esofagectomia.

  As lesões traumáticas no segmento torácico são acompanhadas de lesões associadas mais graves e com alta taxa de mortalidade. O princípio de controle de danos nos casos de instabilidade hemodinâmica pode ser indicação somente de controle da contaminação do mediastino e espaço pleural com suturas temporárias, drenos tubulares pleural e mediastinal e sonda nasoesofágica com aspiração contínua.

Em pacientes com estabilidade hemodinâmica intraoperatória, a preferência é de se realizar a sutura por planos do esôfago com reforço por retalhos da pleura ou muscular pediculados (músculos esternocleidomastóideo, pré-tireoidianos, intercostais, grande dorsal)[5,8,10].

- Necrose transmural por substâncias químicas: é condição pouco frequente com alta mortalidade (> 50%). A esofagectomia no primeiro tempo se faz necessária, para posterior reconstrução do trânsito alimentar após vários meses (> 6 meses)[9].

Diante da complexidade do tema, em 2018 durante o *5th Congress World Society Emergency Surgery* (WSES) realizado em Bertinoro, Itália, com base em trabalhos atualizados e com a participação de especialistas no assunto, foi elaborado consenso envolvendo todas as principais questões relacionadas a lesões esofágicas. A Tabela 4 destaca os principais princípios do manejo de lesões perfurativas ou que podem evoluir para perfuração do esôfago[6].

CONSIDERAÇÕES FINAIS

Nas últimas 2 décadas, tem-se verificado maior sucesso no tratamento das perfurações do esôfago em decorrência dos avanços de diagnóstico e tratamento das perfurações do esôfago. Como consequência a taxa de mortalidade imediata global reduziu-se para próximo de 10%. Torna-se ainda imperativo que o diagnóstico da perfuração ocorra nas primeiras 24 horas.

A perfuração espontânea, pela condição de manifestação clínica não característica, é a mais sujeita ao retardo do diagnóstico, o que eleva a taxa de letalidade. As perfurações iatrogênicas estão relacionadas com a EDA, o que favorece a identificação imediata da lesão durante o exame e a indicação de tratamento não operatório.

As perfurações com diagnóstico precoce ou tardio, mas com evidências clínicas e imagenológicas de bloqueio, podem ser tratadas inicialmente com observação ou tratamento não operatório. Associadamente, medidas de suporte nutricional, antibioticoterapia e drenagens guiadas de coleções mediastinais ou pleurais devem ser efetuadas.

Tabela 4 Princípios no manejo de lesões esofágicas

Ingestão de corpo estranho (CE)
A tomografia computadorizada (TC) é o exame-chave em pacientes com suspeita de perfuração ou com outras complicações relacionadas ao CE.
A endoscopia de emergência (< 6 h) é recomendada para objetos pontiagudos, baterias, ímãs e para obstrução esofágica completa
As indicações para cirurgia incluem perfuração por CE ou dificuldade em retirar por EDA e pela proximidade a estruturas vitais.
Esofagotomia com extração de CE e fechamento primário é a abordagem preferencial.
Ingestão cáustica
Avaliação com segurança na emergência por tomografia computadorizada somente.
A endoscopia continua sendo a principal ferramenta diagnóstica e terapêutica para estenoses cáusticas.
Em pacientes que não apresentam necrose de espessura total do esôfago, o tratamento não operatório (TNO) pode ser indicado sob vigilância clínica.
A ressecção de emergência da necrose cáustica pode ser salvadora.
Perfuração esofágica (PE)
TC com contraste é o exame de imagem de escolha.
O TNO pode ser oferecido a pacientes estáveis com apresentação precoce, pequena ruptura bloqueada e contaminação mínima do espaço periesofagiano.
Tratamento endoscópico (clipes, *stents*) e técnicas de radiologia intervencionista são adjuvantes úteis para o TNO.
A cirurgia de emergência deve ser realizada em pacientes que não atendem aos critérios do TNO.
Sutura primária e drenagem adequada é o tratamento de escolha; se o reparo não for viável (grande defeito, atraso da intervenção, doença esofágica preexistente) estão indicados drenagem externa, exclusão esofágica ou esofagectomia.
Trauma esofágico
O exame físico e os exames laboratoriais não são úteis para diagnóstico de lesões traumáticas do esôfago (LTE).
TC com contraste e esofagografia devem ser realizadas em pacientes estáveis hemodinamicamente.
A EDA é útil para o diagnóstico de LTE em pacientes instáveis na sala de operação.
Pacientes com LTE devem ser submetidos a tratamento cirúrgico imediato se instabilidade hemodinâmica, extravasamento não contido e sinais de sepse grave.
O reparo cirúrgico é o tratamento de escolha da PE desde que exista controle adequado de lesões associadas e estabilidade.

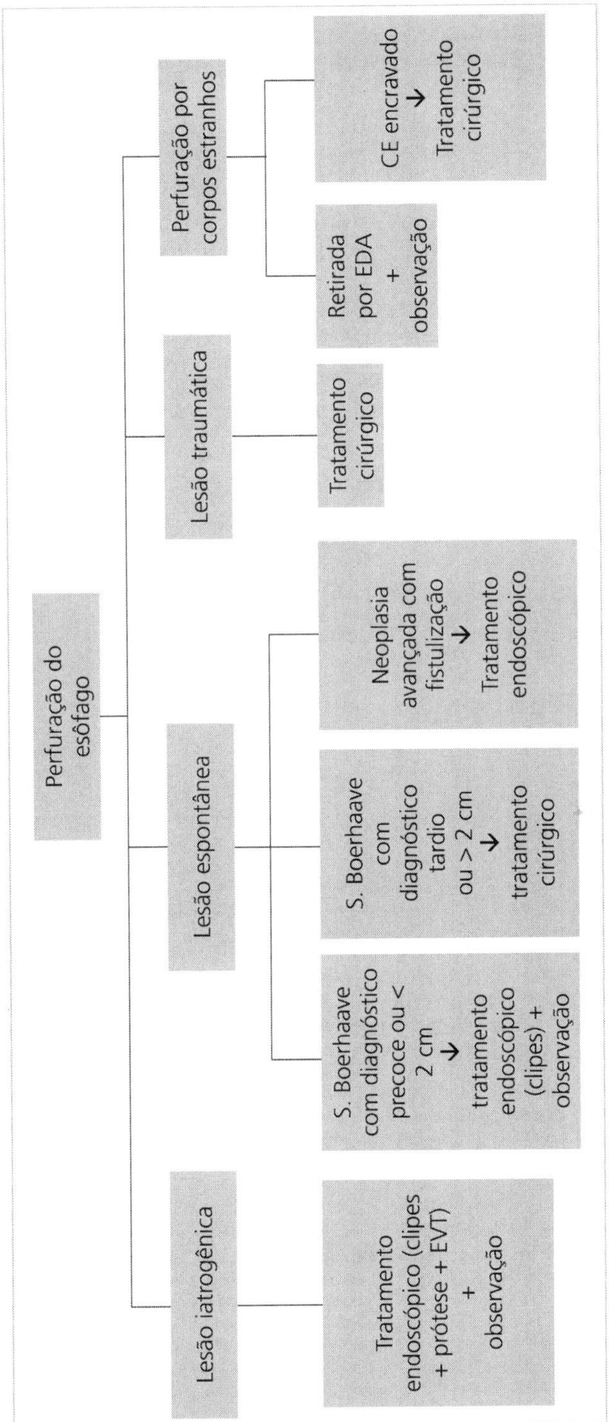

Figura 5 Algoritmo para perfuração do esôfago.

As lesões provocadas por procedimentos endoscópicos menores do que 2 cm são passíveis de bloqueio com clipes. Já as maiores do que 2-3 cm geralmente admitem o uso de próteses/*stents* para o tamponamento da lesão. Os *stents* são também indicados em pacientes com neoplasia avançada do esôfago com perfuração bloqueada ou fistulizada ao mediastino. Em todas estas situações é imperioso que se mantenha o paciente com antibioticoterapia e sem alimentação via oral. O suporte nutricional deve ser ofertado na fase inicial por sonda nasoenteral ou por via parenteral.

Os ferimentos por trauma penetrante ou contuso são as perfurações que ainda permanecem com a maior taxa de indicação de tratamento cirúrgico. A associação com lesões em outros órgãos nas proximidades reforça a indicação cirúrgica. O tipo de procedimento cirúrgico a ser realizado vai depender da condição hemodinâmica do paciente e do grau de lesão traumática do esôfago.

A perfuração do esôfago é evento desafiador, exigindo uma equipe multidisciplinar comprometida em estabelecer o diagnóstico o mais breve possível haja vista que o fator tempo é diferencial importante no sucesso do tratamento conservador, endoscópico ou cirúrgico do paciente. Finalmente, o diagnóstico precoce (antes de 2 horas), equipe multidisciplinar integrada de modo horizontal e instituição bem estruturada no suporte constituem preditores pertinentes ao sucesso do tratamento dessa afecção. O fluxograma a seguir resume a proposta na abordagem das perfurações do esôfago.

REFERÊNCIAS BIBLIOGRÁFICAS

1. Hasimoto CN, Cataneo C, Eldib R, Thomazi R, Pereira RSC, Minossi JG, et al. Efficacy of surgical versus conservative treatment in esophageal perforation: a systematic review of case series studies. Acta Cir Bras. 2013;28:266-71.
2. Markar SR, Mackenzie H, Wiggins T, Askari A, Faiz O, Zaninotto G, et al. Management and outcomes of esophageal perforation: a national study of 2,564 patients in England. Am J Gastroenterol. 2015;110:1559-66.
3. Deng Y, Hou L, Qin D, Huang T, Yuan T. Current treatment and outcome of esophageal perforation: a single-center experience and a pooled analysis. Medicine. 2021;100:16(e25600).
4. Aiolfi A, Inaba K, Recinos G, Khor D, Benjamin ER, Lam L, et al. Non-iatrogenic esophageal injury: a retrospective analysis from the National Trauma Data Bank. World J Emerg Surg. 2017;12:19.
5. Asensio JA, Chahwan S, Forno W, MacKersie R, Wall M, Lake J, et al. Penetrating esophageal injuries: multicenter study of the American Association for the Surgery of Trauma. J Trauma. 2001;50(2):289.
6. Chirica M, Kelly MD, Siboni S, Aiolfi A, Riva CG, Asti E, et al. Esophageal emergencies: WSES guidelines. World J Emerg Surg. 2019;14:26.
7. Kaman L, Iqbal J, Kundil B, Kochhar R. Management of esophageal perforation in adults. Gastroenterol Research. 2010;3(6):235-44.

8. Plott E, Jones M, McDermott M, Levoyer T. A state-of-the-art review of esophageal trauma: where do we stand? Diseases of the Esophagus. 2007;20:279-89.
9. Corsi PR, Hoyos MBL, Rasslan S, Viana AT, Gagliardi D. Lesão aguda esôfago-gástrica causada por agente químico. Rev Ass Med Brasil. 2000;46(2):98-105.
10. Mubang RN, Sigmon DF, Stawicki SP. Esophageal trauma. In: StatPearls. Treasure Island: StatPearls; 2022.
11. Siddiqi S, Schraufnagel DP, Siddiqui HU, Javorski MJ, Mace A, Elnaggar AS, et al. Recent advancements in the minimally invasive management of esophageal perforation, leaks, and fistulae. Expert Rev Med Devices. 2019;16(3):197-209.
12. Thornblade LW, Cheng AM, Wood DE, Mulligan MS, Saunders MD, He H, et al. A nationwide rise in the use of stents for benign esophageal perforation. Ann Thorac Surg. 2017;104(1):227-33.
13. Conio M, Repici A, Battaglia G, De Pretis G, Ghezzo L, Bittinger M, et al. A randomized prospective comparison of self-expandable plastic stents and partially covered self-expandable metal stents in the palliation of malignant esophageal dysphagia. Am J Gastroenterol. 2007;102(12):2667-77.
14. Černá M, Köcher M, Válek V, Aujeský R, Neoral Č, Andrašina T, et al. Covered biodegradable stent: New therapeutic option for the management of esophageal perforation or anastomotic leak. Cardiovasc Intervent Radiol. 2011;34(6):1267-71.
15. Irani S, Kozarek R. Esophageal stents: past, present, and future. Tech Gastrointest Endosc. 2010;12(4):178-90.
16. Park J-S, Jeong S, Lee DH. Recent advances in gastrointestinal stent development. Clin Endosc. 2015;48(3):209.
17. Spaander M, Baron T, Siersema P, Fuccio L, Schumacher B, Escorsell A, et al. Esophageal stenting for benign and malignant disease: European Society of Gastrointestinal Endoscopy (ESGE) Clinical Guideline. Endoscopy. 2016;48(10):939-48.
18. Lázár G, Paszt A, Mán E. Role of endoscopic clipping in the treatment of oesophageal perforations. World J Gastrointest Endosc. 2016;8(1):13-22.
19. Rogalski P. Endoscopic management of gastrointestinal perforations, leaks and fistulas. World J Gastroenterol. 2015;21(37):10542.
20. Voermans R, Worm A, van Berge Henegouwen M, Breedveld P, Bemelman W, Fockens P. In vitro comparison and evaluation of seven gastric closure modalities for natural orifice transluminal endoscopic surgery (NOTES). Endoscopy. 2008;40(07):595-601.
21. Kobara H, Mori H, Nishiyama N, Fujihara S, Okano K, Suzuki Y, et al. Over-the-scope clip system: A review of 1517 cases over 9 years. J Gastroenterol Hepatol. 2019;34(1):22-30.
22. Kantsevoy SV, Bitner M. Esophageal stent fixation with endoscopic suturing device (with video). Gastrointest Endosc. 2012;76(6):1251-5.
23. Smallwood NR, Fleshman JW, Leeds SG, Burdick JS. The use of endoluminal vacuum (E-Vac) therapy in the management of upper gastrointestinal leaks and perforations. Surg Endosc. 2016;30(6):2473-80.
24. Pournaras DJ, Hardwick RH, Safranek PM, Sujendran V, Bennett J, Macaulay GD, et al. Endoluminal cacuum therapy (E-Vac): a treatment option in oesophagogastric surgery. world J Surg. 2018;42(8):2507-11.
25. Kuehn F, Schiffmann L, Janisch F, Schwandner F, Alsfasser G, Gock M, et al. Surgical endoscopic vacuum therapy for defects of the upper gastrointestinal tract. J Gastrointest Surg. 2016;20(2):237-43.
26. Newton NJ, Sharrock A, Rickard R, Mughal M. Systematic review of the use of endo-luminal topical negative pressure in oesophageal leaks and perforations. Dis Esophagus. 2017;30(3):1-5.
27. de Moura DTH, de Moura BFBH, Manfredi MA, Hathorn KE, Bazarbashi AN, Ribeiro IB, et al. Role of endoscopic vacuum therapy in the management of gastrointestinal transmural defects. World J Gastrointest Endosc. 2019;11(5):329-44.

35

Laparoscopia na colecistite aguda complicada: truques de mestre

Paulo Roberto Savassi Rocha

A colecistite aguda (CA) corresponde ao processo inflamatório agudo da vesícula biliar (VB) e costuma ocorrer na vigência de obstrução do ducto cístico. Quando não tratada em tempo hábil alguns achados são frequentes, incluindo evolução para fibrose, aderências, abscesso perivesicular, distensão, congestão, edema, isquemia e necrose da parede visceral. Nessas circunstâncias, costuma ocorrer importante subversão da anatomia locorregional, dificultando ou impedindo a identificação de estruturas importantes e imprescindíveis para a realização de uma colecistectomia segura o que implica risco iminente de lesão da via biliar principal (LVBP) que constitui a complicação mais temida das colecistectomias[1].

A chamada "vesícula difícil" exige estrita aderência à chamada "cultura da colecistectomia segura" que contempla a segurança em primeiro lugar, orientando o cirurgião no manejo dessa complexa situação.

Merece destaque mencionar a colecistite aguda alitiásica estimada entre 2,0 e 15,0% de todos os casos de CA e que evolui com altas taxas de mortalidade que oscilam entre 10,0 e 67,0%[2]. Isquemia, sepse e estase biliar costumam estar envolvidas.

FATORES PRÉ-OPERATÓRIOS PREDITORES DE VESÍCULA DIFÍCIL

Além de fatores não relacionados com a CA como, por exemplo, dificuldades inerentes ao acesso à cavidade abdominal (cirurgias abertas prévias interessando a região abdominal supraumbilical) e obesidade, entre outros, merecem destaques parâmetros como presença de massa palpável, alterações ultrassonográficas (parede vesicular espessada, vesícula contraída e fibrótica, vesícula em porcelana, síndrome de Mirizzi, coleção perivesicular), alteração das provas de função hepática e das enzimas pancreáticas. Outros fatores incluem a dilatação da via biliar principal (VBP) à ultrassonografia (US) e a realização prévia de colangiopancreatografia endoscópica retrógrada (CPER).

Nassar et al.[3], em estudo envolvendo 12.844 pacientes e utilizando análise de regressão logística multivariada, identificaram vários fatores independentes associados com "colecistectomia difícil" (definidos como dificuldades 3 a 5 numa escala de 5), a saber: idade avançada (> 70 anos), classificação ASA (American Society of Anesthesiologists), gênero masculino, diagnóstico de cálculo em via biliar principal (VBP), colecistite aguda, espessamento da parede da VB, dilatação da VBP, CPER prévia. Para eles, o escore, além de otimizar o planejamento cirúrgico, sugere encaminhar o paciente para um cirurgião experiente em cirurgia das vias biliares.

Gupta et al.[4], estudando 210 pacientes, validaram um sistema de escores pré-operatórios para predizer dificuldades durante a colecistectomia. A presença de vesícula palpável, cálculo infundibular impactado, espessamento de parede da VB, coleção perivesicular, história de hospitalização prévia por CA, vesícula contraída e fibrótica foram os fatores mais importantes com sensibilidade de 95,7%, especificidade de 73,6%, VPP de 90% (casos fáceis) e de 88% (casos difíceis). O índice de conversão foi de 4,28% nos casos difíceis.

PROTEÍNA C-REATIVA COMO PREDITOR DE DIFICULDADE

Os estudos relacionando a proteína C-reativa (PCR) como marcador de dificuldade técnica durante a colecistectomia laparoscópica (CL) são escassos.

Ng et al.[5] realizaram estudo para verificar a existência de associação entre a PCR pré-operatória com dificuldades técnicas em pacientes submetidos a CL, portadores de CA, no período de 2012 a 2017. O grau de dificuldade foi baseado na escala de Nassar. Foram incluídos 804 pacientes nos quais a média pré-operatória do PCR foi de 64,7 mg/L para os casos com dificuldade grau I; 69,6 mg/L para grau II; 98,2 mg/L para grau III; 217,5 mg/L para grau IV e 193,1 mg/L para grau V, indicando associação significativa entre a concentração de PCR com a escala de Nassar ($p < 0,001$). Análise da curva ROC evidenciou valor de corte do PCR de 90 mg/L com sensibilidade de 71,5% e especificidade de 70,5% na predição de dificuldade operatória para os graus

IV e V. Análise de regressão logística demonstrou que o PCR pré-operatório pode ser utilizado como fator preditivo do grau de dificuldade de acordo com a escala de Nassar.

A Tabela 1 demonstra os fatores intraoperatórios de risco de tempo cirúrgico prolongado e de conversão em casos de CA.

Tabela 1 Escores de dificuldade da colecistectomia laparoscópica de acordo com os achados intraoperatórios (fatores relacionados com a colecistite aguda)

Achados intraoperatórios	Escore
Aspecto da região perivesicular	
Aderências fibróticas/inflamatórias	2
Aderências cicatriciais parciais	2
Aderências cicatriciais difusas	4
Aspecto da área do triângulo de Calot	
Alterações fibróticas esparsas	2
Alterações fibróticas densas	3
Cicatrizes parciais	4
Cicatrizes difusas	5
Aspecto do leito vesicular	
Fibrose esparsa	1
Fibrose densa sem cicatriz	2
Cicatriz parcial	3
Cicatriz difusa	4
Achados adicionais na vesícula biliar e vizinhança	
Edema	1
Sangramento fácil na dissecção	3
Alterações necróticas	4
Perfuração da vesícula/abscesso	3
Abscesso em direção ao parênquima hepático	4
Fístula colecistoentérica	5
Fístula colecistocoledociana (incluindo Mirizzi)	6
Cálculo impactado na confluência dos ductos cístico, hepático comum e colédoco	5

Fonte: adaptada de Wakabayashi et al., 2018[8].

FATORES INTRAOPERATÓRIOS PREDITORES DE "VESÍCULA DIFÍCIL"

Uma das primeiras publicações sobre escalas de dificuldade na CL que levaram em consideração apenas os aspectos intraoperatórios teve, como autores, Cuschieri e Berci, datada de 1992, em livro sobre cirurgia laparoscópica biliar[6]. Segundo eles, a inflamação intensa da VB e tecidos circunvizinhos aumentam as dificuldades da CL, bem como a frequência de complicações pós-operatórias. No intuito de reduzir essas complicações é mister fazer avaliação correta das alterações apresentadas e padronizar as estratégias cirúrgicas sempre levando em conta a experiência e as habilidades dos diferentes cirurgiões. O método Delphi[7] presta-se para esta avaliação. Nesse método, escore 0 considera a CL de fácil realização enquanto escores ≥ 6 consideram o procedimento de difícil realização. A Tabela 2 expressa dificuldades inerentes a outros fatores não relacionados com a CA.

Tabela 2 Escores de dificuldade da colecistectomia laparoscópica de acordo com achados intraoperatórios relacionados com outros fatores intra-abdominais

Achados intraoperatórios	Escore
Gordura abdominal excessiva	2
Inversão da VB no leito vesicular (cirrose hepática)	4
Formação de veia colateral (cirrose hepática)	4
Aderências não inflamatórias em torno da VB	1
Ducto biliar anômalo	4
Colo vesicular cavalgando a VBP	3

VBP: via biliar principal; VB: vesícula biliar. Fonte: adaptada de Wakabayashi et al., 2018[8].

Outra escala de escores menos abrangente, mas igualmente eficiente, foi descrita por Sugrue et al.[9] (Figura 1).

Nessa escala, a pontuação é dada da seguinte forma:

- Aderências acometendo < 50% da VB: 1 ponto.
- VB sepultada no fígado (*buried gallbladder*): 3 pontos.
- Distensão da VB: 1 ponto.
- Impossibilidade de pinçar VB distendida: 1 ponto.
- Cálculo > 1,0 cm impactado no infundíbulo: 1 ponto.
- IMC > 30 (acesso à cavidade abdominal): 1 ponto.
- Aderências por cirurgias prévias: 1 ponto.
- Complicações sépticas (bile ou pus fora da VB): 1 ponto.
- Tempo para identificar o ducto cístico e a artéria cística > 90 minutos: 1 ponto.

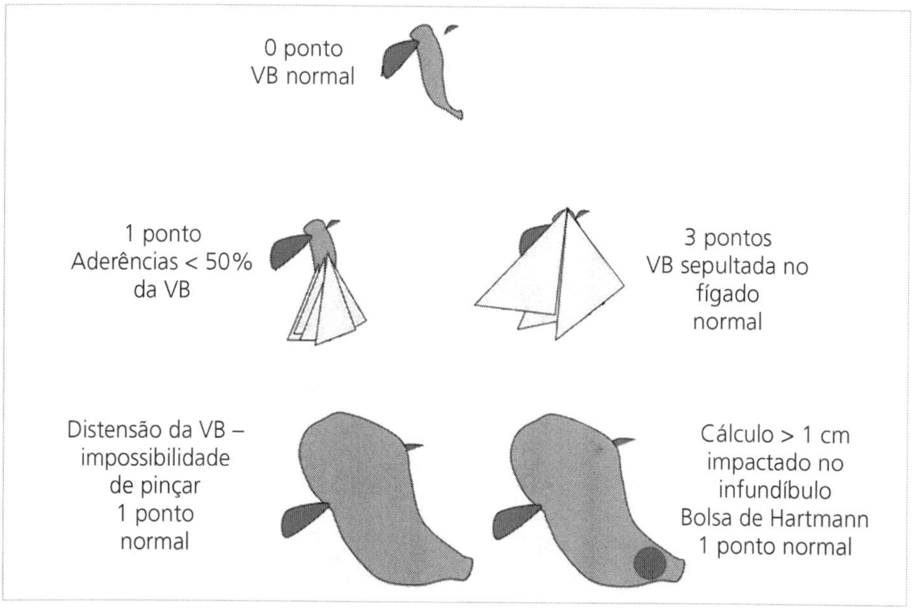

Figura 1 Escala de escores proposta por Sugrue et al.[9].

Nessa escala, considera-se grau de dificuldade leve (< 2 pontos), moderado (2 a 4 pontos), intenso (5 a 7 pontos) e extremo (8 a 10 pontos). As Figuras 2 e 3 demonstram algumas situações de CA com suas respectivas pontuações.

MARCOS ANATÔMICOS IMPORTANTES PARA CL SEGURA

Os principais marcos anatômicos a serem identificados durante a realização de uma CL incluem:

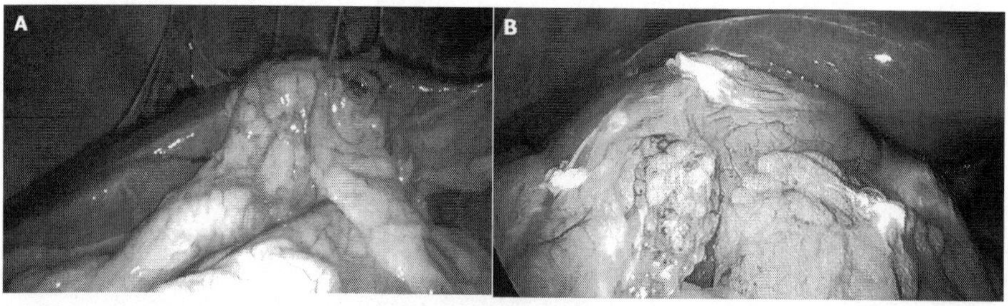

Figura 2 Imagem intraoperatória demonstrando vesícula biliar completamente envolta por aderências (3 pontos).
Fonte: Gupta e Jain, 2019[10].

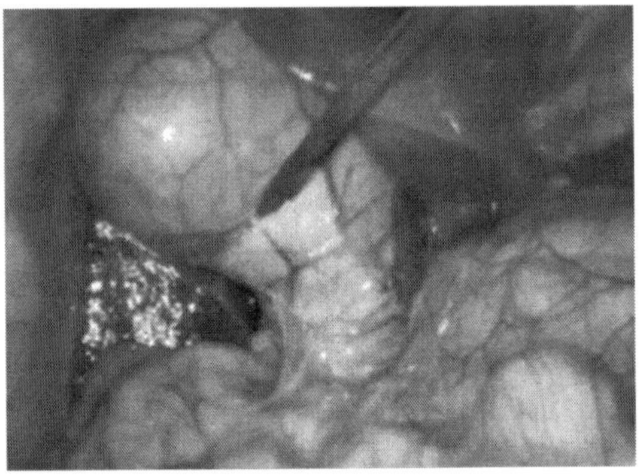

Figura 3 Imagem intraoperatória demonstrando vesícula biliar distendida (1 ponto) com menos de 50% da sua superfície coberta por aderências (1 ponto).
Fonte: Sugrue et al., 2015[9].

- Triângulo hepatocístico e de Calot.
- Placa cística.
- Fissura umbilical.
- Segmento 4.
- Sulco de Rouviere.

Embora a identificação dessas estruturas nem sempre seja possível é desejável que o cirurgião procure identificá-las, durante o procedimento, para diminuir os riscos de lesão da via biliar (LVB).

O triângulo hepatocístico tem, como limites, a borda inferior do fígado, o ducto cístico e o ducto hepático comum enquanto o triângulo de Calot é delimitado pelo ducto cístico, o ducto hepático comum e a artéria cística, não considerando a borda inferior do fígado como hoje se propõe para o triângulo hepatocístico (Figura 4). O reconhecimento dessas estruturas é imperioso para uma CL segura e isenta de riscos de lesão da LVB.

O triângulo hepatocístico contém, entre seus componentes, a artéria cística, um segmento variável da artéria hepática D, o linfonodo cístico, linfáticos, além de tecido fibrogorduroso. Ele representa a área alvo para dissecção durante a CL. Ele difere do triângulo de Calot no qual a artéria cística constitui seu limite cefálico no lugar da superfície hepática. O linfonodo cístico localiza-se superficialmente à artéria cística e constitui um marco anatômico para localização da artéria. Nos casos de CA com intenso processo inflamatório esta área pode apresentar-se espessada, fibrótica ou com retração cicatricial importante, criando dificuldade não só na identificação anatômica dessas estruturas como na sua dissecção.

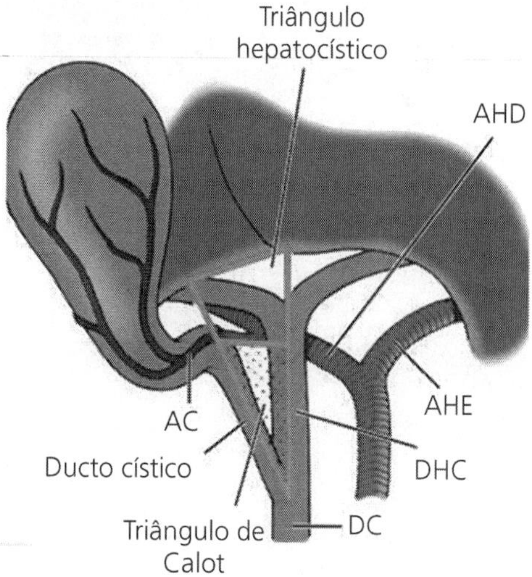

Figura 4 Triângulos hepatocístico e de Calot. AC: Artéria cística; AHD: artéria hepática direita; AHE: artéria hepática esquerda; DC: ducto colédoco; DHC: ducto hepático comum.

Fonte: Singh e Prasad, 2017[11].

A placa cística (Figura 5) é constituída por um tecido fibrogorduroso localizado no leito vesicular e faz parte da bainha do fígado[10]. Ela faz continuidade com a cápsula hepática dos segmentos 4 (medialmente) e 5 (lateralmente). Com a VB *in situ*, a placa cística não é visível uma vez que é recoberta pelo órgão. A visão crítica de segurança é considerada incompleta sem a exposi-

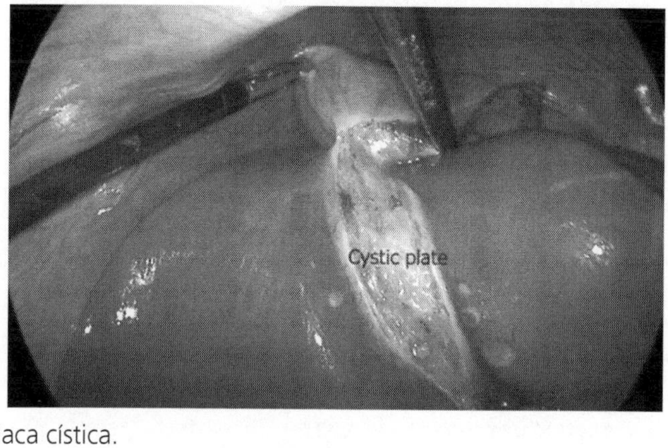

Figura 5 Placa cística.

Fonte: Gupta e Jain, 2019[10].

ção adequada desta área, uma vez que pode ocorrer lesão de ducto hepático D anômalo. A dissecção próxima à VB durante a dissecção pode evitar este contratempo.

A fissura umbilical posiciona-se entre os segmentos 2 e 3 e a parte medial do segmento 4 onde coexiste com os ligamentos falciforme e redondo. Esta estrutura atua como um marco anatômico fixo e ajuda o cirurgião em situações delicadas.

O segmento 4 localiza-se entre a fissura umbilical e a VB[10]. Sua base representa um marco anatômico fixo. A dissecção do triângulo hepatocístico deve ser realizada, acima de uma linha imaginária, passando através da base do segmento 4, a partir da fissura umbilical.

O sulco de Rouviere (incisura destra de Ganz) costuma ser identificado em mais de 90,0% dos casos durante a CL. Na verdade, ele representa uma fissura posicionada entre os lobos direito e caudado do fígado. Sua identificação deve ser perseguida durante a CL uma vez que esse sulco representa importante marco anatômico para iniciar a dissecção da VB. Ao evitar dissecção abaixo da região do sulco, o risco de LVB diminui sobremaneira.

Singh e Prasad[11] realizaram importante estudo anatômico acerca dessa estrutura e identificaram, em 100 pacientes, quatro tipos de sulco: tipo cicatriz (variando de 1,0 a 16,0 cm), tipo fenda (variando de 1,0 a 4,0 cm) e tipo sulco profundo. Este último foi dividido em dois tipos: aberto (2,0 a 3,0 cm de extensão por 1,0 cm de largura e 1,0 cm de profundidade) e fechado (1,0 a 4,0 cm de extensão por 0,5 a 1,0 cm de largura e 0,5 a 1,0 cm de profundidade). O tipo sulco profundo é o mais frequente, sendo observado em 60,0% (tipo aberto) e 11,0% (tipo fechado) dos casos. O tipo fenda ocorre em segundo lugar (23,0%) enquanto o tipo cicatriz é o menos frequente, acometendo apenas 6,0% dos indivíduos (Figuras 6 a 9).

As estruturas do pedículo hepático direito podem ser observadas, no leito do sulco de Rouviere, em 75% dos casos do tipo aberto e, em 11,9%, dos casos do tipo fechado. Eventualmente, a veia para o segmento VI, ramo do pedículo anterior, pode ser encontrada no piso do sulco.

Vários autores[10,11] têm assinalado a importância de se identificar este sulco e de iniciar a dissecção da VB, após sua identificação, uma vez que ele representa o plano da via biliar principal (VBP)[1] e demais estruturas do pedículo hepático. Assim sendo, uma dissecção acima deste plano elimina, praticamente, o risco de lesão dessas estruturas (Figuras 10 e 11).

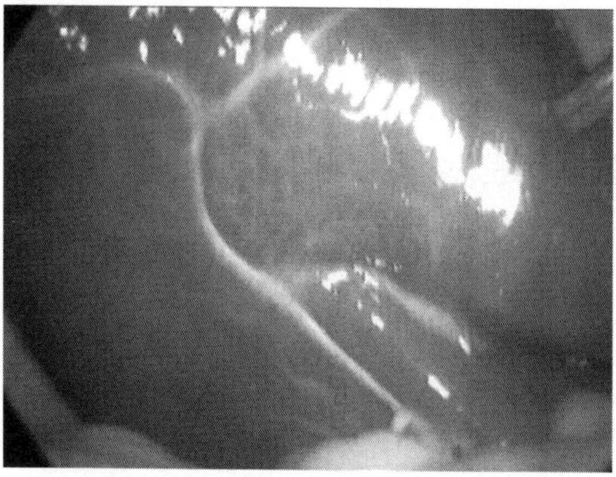

Figura 6 Sulco de Rouviere tipo cicatriz.
Fonte: Singh e Prasad, 2017[11].

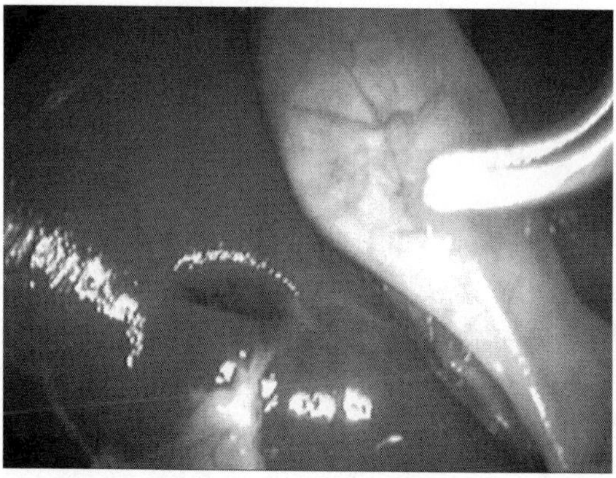

Figura 7 Sulco de Rouviere tipo fenda.
Fonte: Singh e Prasad, 2017[11].

Assim sendo, toda dissecção durante a CL deve ser realizada nos sentidos ventral e cefálico à linha R4U que une a cobertura do sulco com a base do segmento 4 e fissura umbilical.

VARIAÇÕES ANATÔMICAS VASCULARES E BILIARES

Variações anatômicas vasculares

As artérias cística e hepática direita constituem dois importantes vasos a serem considerados durante a CL. A artéria cística é usualmente única

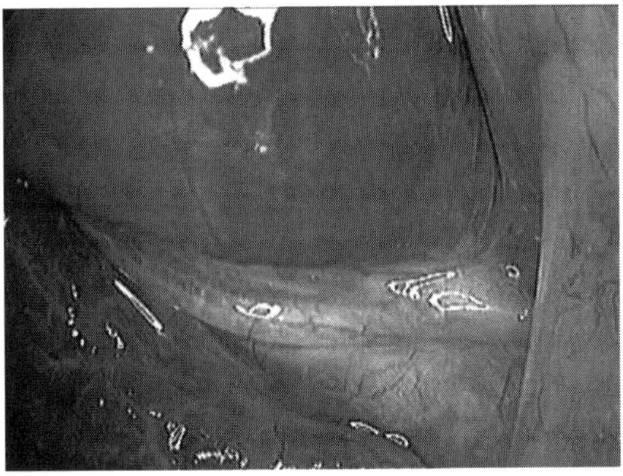

Figura 8 Sulco de Rouviere tipo sulco aberto.
Fonte: Singh e Prasad, 2017[11].

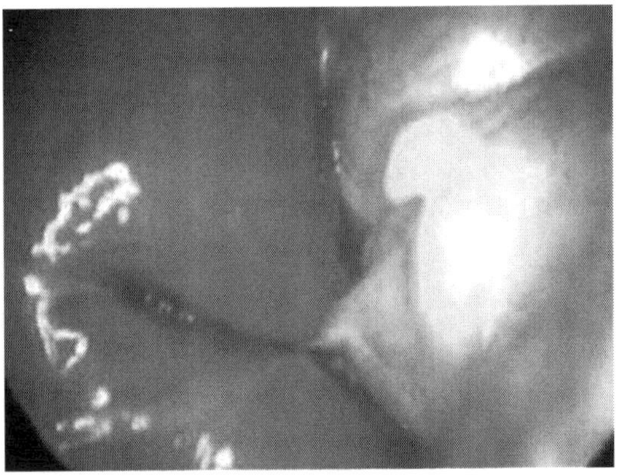

Figura 9 Sulco de Rouviere tipo sulco fechado.
Fonte: Singh e Prasad, 2017[11].

(79,0%), origina-se da artéria hepática D e, na maioria das vezes (81,5%) atravessa o triângulo hepatocístico onde se divide em dois ramos (superficial e profundo).

As variações não são infrequentes, destacando-se:

- Localizada anteriormente à VBP (17,9%).
- Curta (< 1,0 cm) (9,5%).
- Múltiplas (8,9%).
- Localizada inferiormente ao ducto cístico (4,9%).

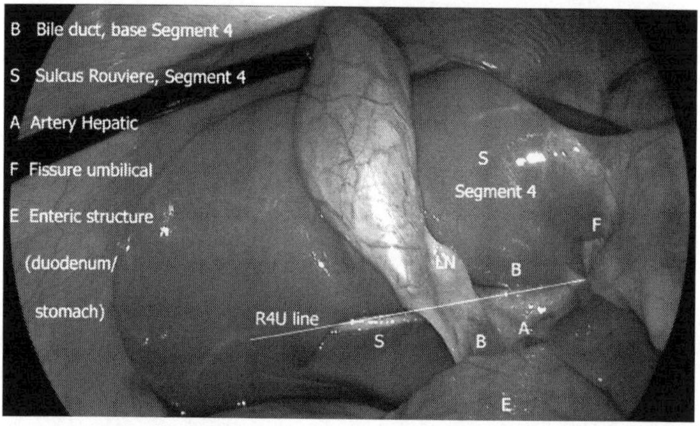

Figura 10 Linha de dissecção de segurança (R4U) que se estende da fissura umbilical ao sulco de Rouviere passando pela base do segmento 4. A dissecção segura deve ser realizada acima desta linha.

Fonte: Gupta e Jain, 2019[10].

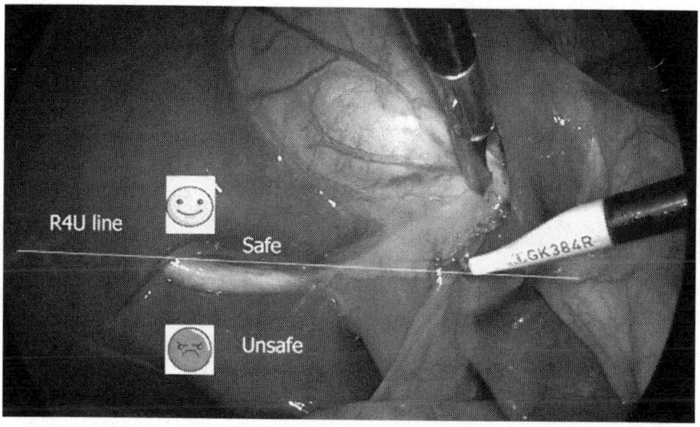

Figura 11 Campo cirúrgico de interesse na colecistectomia laparoscópica. Identificação das zonas segura e perigosa localizadas, respectivamente, acima e abaixo da linha R4U.

Fonte: Gupta e Jain, 2019[10].

A importância clínica do conhecimento dessas variações anatômicas estriba-se no fato da possibilidade de ligadura inadvertida da artéria hepática D nos casos de artéria cística curta. Manter a dissecção da artéria próxima à VB, à direita do linfonodo cístico, pode prevenir esta ligadura inadvertida. Nos casos pouco frequentes da artéria cística originar-se da gastroduodenal ou da artéria hepática esquerda, ela não atravessa o triângulo hepatocístico de modo que não é identificada durante a dissecção deste triângulo. Nesse caso, ela costuma passar inferiormente ao ducto cístico[10,11].

As variações anatômicas da artéria hepática D não são incomuns. Usualmente ela passa por trás da VBP (87,0%) antes de entrar no triângulo hepatocístico[10]. Durante a dissecção desse triângulo, uma artéria hepática D anômala pode ser interpretada como artéria cística calibrosa, podendo ser ligada de forma inadvertida. Eventualmente, ela pode ter um trajeto tortuoso no interior do triângulo hepatocístico, localizando-se muito próxima à VB e ducto cístico antes de fornecer um ramo cístico curto. Também, nesses casos, aumentam os riscos de lesão durante a CL.

Anomalias dos ductos biliares

O ducto cístico mede, usualmente, de 2,0 a 4,0 cm com 2,0 a 3,0 mm de calibre. Pode não existir (muito raro) ou ser muito longo (≥ 5,0cm)[10,12]. Usualmente ele desemboca na VBP de forma angulada (75,0%), mas seu curso pode ser paralelo (20,0%) ou espiral (5,0%). Eventualmente, ele pode desembocar no ducto hepático D (0,6 a 2,3%) ou no colédoco próximo à papila. A duplicação da VBP é muito rara. É importante salientar que a dissecção do curso completo do ducto cístico, durante a CL, não necessita ser realizada para minimizar o risco de lesão da VBP. Nos casos de Mirizzi, a opção por uma técnica de resgate (*bailout*) deve ser aventada. Nos casos de cístico duplo ou de outras variações, a realização da colangiografia intraoperatória pode ser muito útil. A inserção baixa de um ducto segmentar D, usualmente posterior, especialmente quando o ducto cístico insere nele, aumenta, sobremaneira, o risco de lesão dele. As principais variações anatômicas do ducto cístico estão demonstradas na Figura 12.

COLECISTECTOMIA TOTAL E VESÍCULA DIFÍCIL

Quando se opta por realizar colecistectomia total, nos casos de vesícula difícil, alguns cuidados têm que ser tomados (Figura 13). Lembrar sempre que a prevenção de lesões é a melhor estratégia e o conceito de colecistectomia segura deve nortear os procedimentos. Os principais cuidados se baseiam no recente consenso Delphi e devem obedecer aos seguintes passos[7]:

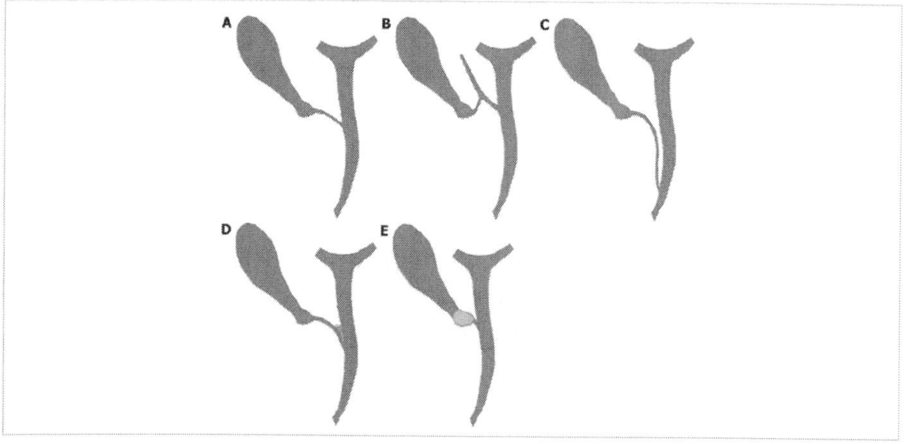

Figura 12 Variações anatômicas do ducto cístico. A: padrão normal; B: inserção em ducto hepático D aberrante; C: curso paralelo; D: via biliar principal (VBP) (inflamação); E: impactação por cálculo.

Fonte: Gupta e Jain, 2019[10].

Colecistectomia total e vesícula difícil (passos técnicos)

1. Aspiração, com agulha, na região fúndica, nos casos de distensão (esvaziar a VB).
2. Retração da VB para expor o Calot.
3. Iniciar dissecção pelo folheto posterior do peritônio, na região do colo vesicular, acima do sulco de Rouviere.
4. Manutenção do plano de dissecção na superfície da VB.
5. Dissecção da parte inferior do leito da VB até que se obtenha a visão crítica de segurança.

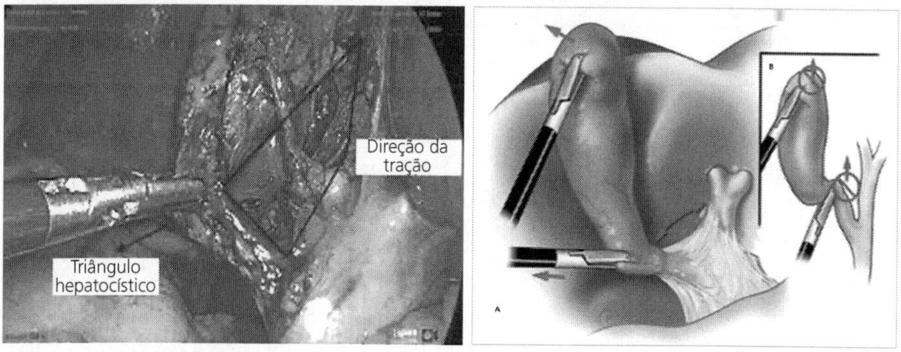

Figura 13 Colecistectomia total: passos técnicos.

Fonte: Savassi-Rocha, 2020[1].

- Passo 1 – aspiração, com agulha, na região fúndica da VB, quando coexistir distensão importante, para esvaziá-la.
- Passo 2 – retração efetiva da região infundibular, no sentido caudal e para a direita, para expor os triângulos hepatocístico e de Calot e identificar sua vizinhança.
- Passo 3 – iniciar dissecção pelo folheto posterior do peritônio, na região do colo vesicular, expondo a superfície da VB acima do sulco de Rouviere.
- Passo 4 – manutenção do plano de dissecção na superfície da VB.
- Passo 5 – dissecção posterior da parte distal do leito da VB (pelo menos um terço) até que se obtenha a visão crítica de segurança.
- Passo 6 – criação e manutenção da visão crítica de segurança.

É desnecessário lembrar que o conhecimento minucioso da anatomia da região incluindo os marcos e variações anatômicas é imprescindível. Estratégias como identificação dos preditores de dificuldade, utilização adequada e segura dos dispositivos de energia (cuidado na utilização do eletrocautério), estratégias de resgate, métodos de imagem (colangiografia e ultrassonografia intraoperatórias), retração adequada da VB e compreensão do conceito de tempo esgotado são fundamentais. A cultura de segurança nunca deve ser olvidada.

Nos casos de sangramento persistente, ou mais vultuoso, procurar controlá-lo, inicialmente, por meio de compressão com gaze evitando, sempre que possível, uso excessivo de eletrocautério ou de clipes.

O uso da fluoresceinoscopia com verde indocianina pode ser útil.

Nos casos de fibrose intensa e cicatrizes na região do Calot, secundárias à inflamação e/ou impactação por cálculos, ou se uma visão crítica de segurança (pela não identificação de marcos anatômicos importantes) não puder ser obtida, um procedimento de resgate deve ser considerado[8,13].

OPÇÕES CIRÚRGICAS NOS CASOS DE "COLECISTECTOMIA DIFÍCIL"

As principais opções cirúrgicas nos casos de "colecistectomia difícil", quando a opção pela colecistectomia total for descartada, incluem:

- Aspiração da VB.
- Técnica fundo-cística.
- Colecistectomia subtotal.
- Conversão para cirurgia aberta.
- Colecistostomia percutânea ou cirúrgica.

Antes de mencionar as diferentes opções terapêuticas é importante comentar alguns conceitos, a saber:

- *Time-out.*
- Uso judicioso de fontes de energia.
- Conceito de colecistectomia segura.

O conceito de *time-out* (tempo esgotado) diz respeito à desorientação do cirurgião nos casos de dificuldades técnicas extremas. Nessas situações, o cirurgião deve fazer uma pausa até que consiga tomar pé da situação para, então, prosseguir com o procedimento. A identificação dos marcos anatômicos pode auxiliar em alguns casos. A segunda opinião, de um cirurgião mais experiente, quando disponível, pode ser importante. A decisão pelo *time-out* pode ser tomada em três ocasiões:

- Imediatamente após entrar na cavidade abdominal.
- Antes da dissecção do triângulo de Calot.
- Após identificação de variações anatômicas e/ou em casos de dúvidas técnicas.

Para uma operação segura é importante que a equipe cirúrgica seja conhecedora e familiarizada com este conceito para aderir aos seus princípios básicos.

O uso judicioso de fontes de energia é outro aspecto fundamental. Normalmente são utilizados o eletrocautério monopolar, bipolar ou dispositivos ultrassônicos. O uso da energia monopolar (*hook* geralmente) implica alguns cuidados, a saber: baixa energia (≤ 30 W) para evitar dano à VBP; apreender e tracionar pequena quantidade de tecido, de cada vez, antes de cauterizar, para evitar lesão de estruturas mais profundas; uso intermitente de pequenas rajadas de corrente com intervalos de 2 a 3 segundos e, principalmente, evitar uso às cegas nos casos de sangramento. A energia bipolar pode ser útil para controlar sangramento no triângulo hepatocístico e/ou no leito hepático.

O conceito de colecistectomia segura (CCS) implica a visão final obtida após dissecção minuciosa do triângulo hepatocístico com o objetivo de identificar o ducto e a artéria cística antes de serem clipados e seccionados. Neste contexto, três componentes devem ser considerados antes do cirurgião considerar que o CCS foi alcançado. Eles incluem o clareamento do triângulo hepatocístico, exposição da placa cística inferior (a VB deve ser separada do seu leito para expor pelo menos o terço inferior da placa cística) e a identificação de apenas duas estruturas tubulares penetrando na VB (ducto cístico e artéria cística)[1].

Aspiração da vesícula biliar

Este procedimento deve ser aventado nas situações em que a colecistectomia é considerada "impossível" ou de realização tecnicamente muito insegura, constituindo alternativa à conversão ou à colecistectomia subtotal (CST), especialmente em pacientes muito graves ou quando o cirurgião tem experiência limitada em cirurgia aberta. Essa opção minimiza a morbidade, permitindo que a cirurgia definitiva seja realizada, em um segundo tempo, em condições adequadas e/ou por cirurgiões com experiência em cirurgia biliar.

Kharytaniuk et al.[14] descreveram 40 casos de pacientes submetidos à aspiração da VB. A CL de intervalo foi realizada, com sucesso, em 34 desses 40 pacientes (85,0%). Não foram relatadas complicações relacionadas com o procedimento. Quando foram comparados os dados em relação à permanência hospitalar pós-operatória, os casos submetidos à aspiração evoluíram com alta hospitalar muito mais precocemente (3,12 dias) do que os casos convertidos para cirurgia aberta (9,38 dias) o que implicou, também, a diminuição dos custos hospitalares.

Técnica fundo-cística

Nesta técnica, a separação da VB do leito hepático inicia-se na região fúndica[8,15]. Ela está indicada nos casos de inflamação intensa na região dos triângulos hepatocístico e de Calot impedindo a visualização das estruturas do pedículo. Ela constitui boa alternativa a ser tentada antes de se decidir pela conversão. Casos bem-sucedidos têm sido relatados[15]. Outros estudos descrevem uma combinação de técnica (fundo-cística e colecistectomia subtotal) iniciando a dissecção da VB de forma retrógrada[16]. Recomenda-se que o plano de dissecção deve ser justa-vesicular para evitar LVBP (principal objetivo da técnica)[17].

Colecistectomia subtotal

A CST está incluída entre os procedimentos chamados de resgate (*bailout*) e está indicada nos casos extremos de dificuldade técnica nos quais o risco de

LVBP é iminente. Ela pode ser realizada de duas maneiras: tipo fenestração e tipo reconstituição ou reconstrução (Figura 14).

O tipo reconstituição é aquele no qual o coto da VB remanescente é suturado, enquanto o tipo fenestração é aquele no qual o coto vesicular permanece aberto realizando-se ou não sutura do orifício do ducto cístico.

O tipo reconstituição reduz a incidência de fístula pós-operatória, mas cria uma vesícula residual que pode evoluir com a formação de cálculo (colecistolitíase residual).

O tipo fenestração não oclui a VB, mas permite suturar o orifício do ducto cístico internamente. Ele costuma evoluir com maior incidência de fístula biliar, mas não está associado com recorrência da colecistolitíase.

Estudo de revisão sistemática e metanálise demonstrou maior incidência de fístula biliar após CST quando comparada com conversão para cirurgia aberta, mas com menores índices de LVBP, complicações pós-operatórias, necessidade de reoperação e mortalidade[18]. Nesse estudo, a incidência de fístula biliar foi de 18,0%, enquanto a LVB ocorreu em 0,08% dos casos. A reoperação foi necessária em 1,8% dos casos, e a mortalidade foi de 0,4%. As

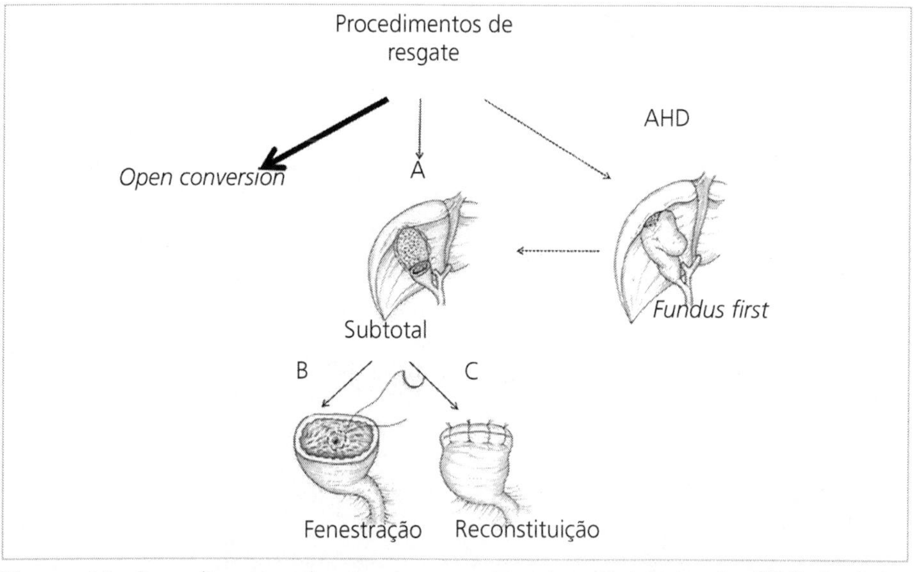

Figura 14 Procedimentos de resgate nos casos de colecistectomia difícil. A: Colecistectomia subtotal; B: tipo fenestração; C: tipo reconstituição ou reconstrução; D: técnica retrógrada.

Fonte: Savassi-Rocha, 2020[1].

principais indicações foram colecistite aguda grave (72,1%), colecistolitíase associada a hipertensão porta por cirrose hepática (18,2%) e empiema ou perfuração da VB (6,1%). Acompanhamento de longo prazo revelou, em estudo de revisão, 5,0% de recorrência da colecistolitíase após CST tipo reconstituição. Em ambas as técnicas, deve-se tentar retirar a maior parte da parede anterior da VB, deixando a parte de infundíbulo intacta. A sutura do orifício do ducto cístico (tipo fenestração) não é compulsória, uma vez que, em grande número de casos, o ducto cístico está obliterado. Nos casos em que se constata a drenagem de bile, o orifício ductal deve ser suturado. A drenagem da loja deve ser compulsória nessas circunstâncias. A CPER com esfinterotomia não necessita ser realizada rotineiramente, reservando-se para os casos de fístula biliar persistente. Para muitos, a CST tipo fenestração constitui a melhor alternativa[18]. Deve-se ter sempre em mente que a segurança deve ser prioridade em detrimento de se tentar procedimento considerado mais efetivo sob condições perigosas. Estudo realizado por Purzner et al.[19] envolvendo dois grupos de pacientes submetidos a CL total (n = 105) e CST laparoscópica (n = 46), em casos de inflamação importante envolvendo a região do triângulo hepatocístico, demonstrou maior incidência de LVB na CL total (4 casos em 105). Não foi registrado nenhum caso na CST. A maioria dos casos deste grupo evoluiu com resolução espontânea ou após esfinterotomia por CPER. A morbidade foi semelhante em ambos os grupos.

Pucci et al.[20] analisaram proposição de Dissanaike[21] de realizar CST, ao invés de colecistectomia total nos casos de colecistite aguda evoluindo com processo inflamatório intenso, que obscurece a anatomia na região do triângulo hepatocístico favorecendo e aumentando o risco de LVB (segurança primeiro, colecistectomia depois). Os autores enfatizaram que a CST, principalmente do tipo fenestrada, constitui excelente opção nos casos em que o cirurgião constata dificuldades técnicas apontando para o risco de LVBP. Para eles, o procedimento é mais do que um controle do dano, conforme proposto por Dissanaike[21], mas representa excelente opção por fornecer segurança e efetividade.

Strasberg[22] recomenda obedecer três metas para uma CL segura: identificar as estruturas-chaves (marcos anatômicos), tomar a decisão correta de não realizar colecistectomia total (dificuldade na identificação das estruturas) e optar por cirurgia de resgate na ausência de condições mínimas sempre levando em conta a visão crítica de segurança.

Conversão para cirurgia aberta

Estudo de metanálise demonstrou que a conversão não interfere no índice de complicações locais[23]. Estudos recentes demonstraram que cirurgiões mais jovens têm pouca ou nenhuma experiência com cirurgia aberta. Assim sendo, a conversão pode não ser, nesses casos, a opção mais segura. Questionário interessando cirurgiões japoneses, sul coreanos e de Taiwan demonstrou que apenas 17,5% dos cirurgiões responderam que a conversão pode tornar a operação mais fácil[24]. Desse modo, a decisão necessita ser respaldada pela experiência em cirurgia aberta do cirurgião.

Colecistostomia percutânea ou cirúrgica

A colecistostomia percutânea realizada por meio da introdução, sob controle ultrassonográfico, de um dreno tipo *pigtail* no interior da VB é uma alternativa indicada em casos muito graves de pacientes instáveis e sem condições de se submeterem à intervenção cirúrgica de maior porte[12]. Nesses casos, a colecistectomia poderá ser considerada 2 a 3 meses após. A técnica transepática (Figura 15) constitui a melhor opção por evitar derrame de secreção (bile na cavidade abdominal).

Outra opção, nos casos em que a CST for considerada difícil e arriscada durante avaliação peroperatória, é realizar colecistostomia laparoscópica. Nesses casos, realiza-se sutura em bolsa, na região fúndica, esvazia-se a VB por meio de punção, seguida de colecistotomia e introdução de um cateter

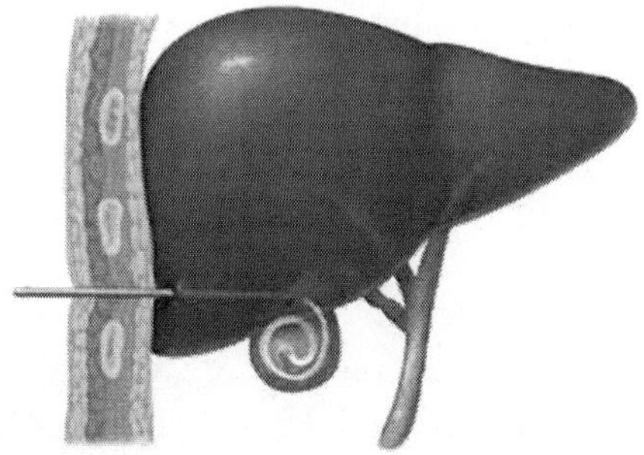

Figura 15 Colecistostomia percutânea transepática (desenho esquemático).
Fonte: Szejnfeld, 2022[28].

(tipo *Foley*) no lume vesicular. A medida é paliativa e a CL deverá ser realizada 2 a 3 meses após.

COMENTÁRIOS FINAIS

O que fazer diante de uma colecistectomia difícil? Quais são as estratégias para lidar com as dificuldades?

- Reconhecer quando a dissecção é insegura e com alto potencial de lesão vascular/biliar. Interromper o procedimento e procurar alternativas menos arriscadas (cirurgias de resgate, por exemplo).
- Chamar por ajuda/segunda opinião. O cirurgião, em caso de dúvida, não deve hesitar em obter outra opinião, de cirurgião mais experiente, de preferência. Esta conduta deve ser considerada como sinal de boa prática clínica mais do que de incapacidade[10].
- Uso de imagens no intraoperatório. Esta conduta pode minimizar o risco de lesões. A colangiografia intraoperatória permite identificar a anatomia das vias biliares extra-hepáticas. Constitui técnica pouco invasiva com índice de sucesso elevado e que tem ainda, como vantagem, identificar litíase da VBP. Dificuldades técnicas, entretanto, na vigência de processo inflamatório intenso, costumam estar presentes inviabilizando o procedimento.
- A ultrassonografia laparoscópica, por sua vez, pode ser útil para identificar a VBP e ramos vasculares. Trata-se de método seguro e não invasivo com índice de sucesso superior ao da colangiografia, mas com curva de aprendizado mais prolongada. Questiona-se se seu uso está relacionado com diminuição de lesão da VBP[25]. A colangiografia por fluorescência infravermelha constitui o mais recente armamentário para estudo do trato biliar. Sua eficácia e segurança são inquestionáveis. Por ser uma técnica nova, sua utilização ainda carece de maiores estudos[26].
- O uso de estratégias de resgate, em situações de grande dificuldade técnica, constitui boa alternativa no intuito de evitar danos indesejados ao paciente como LVBP e/ou lesões vasculares[24]. Nessas circunstâncias, cinco opções são recomendadas:
  - Abortar o procedimento.
  - Converter para cirurgia aberta.
  - Realizar colecistostomia.

- Colecistectomia subtotal.
- Colecistectomia retrógrada.

A escolha do procedimento de resgate vai depender do julgamento do cirurgião. A melhor escolha guarda relação com a situação clínica e a experiência do cirurgião.

A decisão de abortar o procedimento implica a manutenção de antibioticoterapia e realização da colecistostomia laparoscópica ou percutânea. Nesses casos, a colecistectomia deve ser realizada 2 a 3 meses após.

A conversão para cirurgia aberta é outra opção, mas não serve de salvaguarda para evitar LVBP/lesão vascular. Um procedimento difícil costuma permanecer difícil mesmo após a conversão[10].

A CST representa o principal procedimento de resgate em situações complexas com subversão importante da anatomia pela intensidade do processo inflamatório. Nesse caso, é importante remover o(s) cálculo(s) usualmente presente(s), bem como realizar ablação da mucosa (diatermia ou coagulação por *laser* de argônio) eventualmente presente no leito hepático ou no coto da VB que deve ser o mais curto possível. Ambas as técnicas (reconstrução e fenestração) são seguras e constituem excelente alternativa à colecistectomia total. As condições intraoperatórias (grau de inflamação, friabilidade tecidual, extensão do processo cicatricial, ausência do plano de clivagem, etc.) vão ditar a melhor opção.

A colecistectomia retrógrada tem sido considerada procedimento de resgate. Sua segurança não está totalmente comprovada. Strasberg[22] a considera uma armadilha em determinadas circunstâncias. Para ele, o cirurgião só deve recorrer a esta técnica quando tiver uma clara compreensão da anatomia locorregional e das alterações decorrentes do processo inflamatório envolvendo o triângulo hepatocístico e/ou a VB. Nessa opção, a dissecção deve ser a mais próxima possível da parede da VB.

Uma vez que não existem evidências científicas que sugiram superioridade dos diferentes procedimentos de resgate, o cirurgião deve se valer da sua experiência e julgamento para definir sua escolha na dependência dos achados intraoperatórios. A colecistostomia permanece sempre como uma opção.

A Tabela 3 identifica situações de risco (bandeira vermelha) durante a CL.

Tabela 3 Identificação de "bandeira vermelha" durante colecistectomia laparoscópica

Mais de duas estruturas tubulares penetrando na VB
Artéria cística muito calibrosa (artéria hepática?)
Pulsações de artérias calibrosas atrás do ducto cístico presumido (ducto hepático comum?)
Tecido fibrogorduroso/linfático excessivo ao redor do ducto cístico presumido (hepatocolédoco?)
Escape de bile com VB intacta
Sangramento requerendo transfusão sanguínea
Clipes de médio calibre incapazes de ocluir o lúmen ductal (hepatocolédoco?)

VB: vesícula biliar. Fonte: modificada de Sugrue et al., 2015[9].

REFERÊNCIAS BIBLIOGRÁFICAS

1. Savassi-Rocha PR. Colecistectomia insegura: quando e como contornar. In: Utiyama EM, Rasslan S, Birolini D. Atualização em cirurgia geral, emergência e trauma. Ano 11. Barueri: Manole; 2020. p.74-98.
2. Siqueira VX, Ambrósio AVA, Cunha PF, Furtado VM, Souza TO, Almeida MTT, et al. Colecistite alitiásica aguda: revisão da literatura. Rev Med Minas Gerais. 2012;22:59-68.
3. Nassar AHM, Hodson J, Ng HJ, Vohra RS, Katbeh T, Zino S, et al. Predicting the difficult laparoscopic cholecystectomy: development and validation of a preoperative risk score using an objective operative difficulty grading system. Surg Endosc. 2020;34:4549-61.
4. Gupta N, Ranjan G, Arora MP, Goswami B, Chaudhary P, Kapur A, et al. Validation of a scoring system to predict difficult laparoscopic cholecystectomy. Int J Surg. 2013;11(9):1002-6.
5. Ng HJ, Ahmed Z, Khan KS, Katbeh T, Nassar AHM. C-reative protein level as a predictor of difficult emergency laparoscopic cholecystectomy. BJS Open. 2019;3(5):641-5.
6. Cuschieri A, Berci G. Laparoscopic biliary surgery. Eddinburgh: Blackwell; 1992.
7. Iwashita Y, Hibi T, Ohyama T, Honda G, Yoshida M, Miura F, et al. An opportunity in difficulty Japan-Korea-Taiwan expert delphi-consensus on surgical difficulty during laparoscopic cholecystectomy. J Hepatobiliary Pancreat Sci. 2017;24(4):191-8.
8. Wakabayashi GO, Iwashita Y, Hibi T, Takada T, Strasbug SM, Asbun HJ, et al. Tokyo Guidelines 2018: Surgical management of acute cholecystitis: safe steps in laparoscopic cholecystectomy for acute cholecystitis. J Hepatobiliary Pancreat Sci. 2018;25(1):73-86.
9. Sugrue M, Sahebally SM, Ansaloni L, Zielinski MD. Grading operative findings at laparoscopic cholecystectomy: a new scoring system. World J Emerg Surg. 2015;10:14-22.
10. Gupta V, Jain G. Safe laparoscopic cholecystectomy: Adaption of universal culture of safety in cholecystectomy. World J Gastroin Surg. 2019;11(2):62-84.
11. Singh M, Prasad N. The anatomy of Rouviere's sulcus as seen during laparoscopic cholecystectomy: a proposed classification. J Minim Access Surg. 2017;13:89-95.
12. Santos FB, Brunt LM, Pucci MJ. The difficult gallbladder: a safe approach to a dangerous problem. J Laparoendosc Adv Surg Tech. 2017;27:571-8.
13. Abdalla S, Pierre S, Ellis H. Calot's triangle. Clin Anat. 2013;26:493-501.

14. Kharytaniuk N, Bass GA, Dumbrava BD, Healy PP, Viani-Walsh D, Tiwary TN, et al. The impossible gallbladder: aspiration as an alternative to conversion. Surg Endosc 2020; 34:1868-75.
15. Kelly MD. Laparoscopic retrograde (fundus first) cholecystectomy. BMC Surg. 2009;9:2482-9.
16. Harilingam MR, Shrestha AK, Basu S. Laparoscopic modified subtotal cholecystectomy for difficult gallbladders: a single-centre experience. J Minim Access Surg. 2016;13:325-9.
17. Callery MP. Avoiding biliary injury during laparoscopic cholecystectomy: technical considerations. Surg Endosc. 2006;20:1654-8.
18. Elshaer M, Gravante GG, Thomas K, Sorge R, Al-Hamali S, Ebdewi H. Subtotal cholecystectomy for "difficult gallbladders": Systematic review and meta-analysis. JAMA Surg. 2015;150(2):159-68.
19. Purzner RH, Ho KB, Sukhni E, Jayaraman S. Safe laparoscopic subtotal cholecystectomy in the face of severe inflammation in the cystohepatic triangle: a retrospective review and proposed management strategy for the difficult gallbladder. J Can Chir. 2019;62:402-11.
20. Pucci MJ, Brunt LM, Deziel DJ. Safety first, total cholecystectomy second. J Am Coll Surg. 2016;223:543-4;
21. Dissanaike S. A step by step guide to laparoscopic subtotal fenestrating cholecystectomy: A damage control approach to the difficult gallbladder. J Am Coll Surg. 2016;223:15-8.
22. Strasberg SM. A three-step conceptual roadmap for avoiding bile duct injury in laparoscopic cholecystectomy: an invited perspective review. J Hepatobiliary Pancreat Sci. 2019;26:123-7.
23. Borzellino G, Sauerland S, Minicozzi AM, Verlato G, Di Pietrantonj C, de Manzoni G, et al. Laparoscopic cholecystectomy for severe acute cholecystitis: A meta-analysis of results. Surg Endosc. 2008;22(1):8-15.
24. Hibi T, Iwashita Y, Ohyama T, Honda G, Yoshida M, Takada T, et al. The "right" way is not popular: comparison of surgeons perception during laparoscopic cholecystectomy for acute colecystitits among experts from Japan, Korea and Taiwan. J Hepatobiliary Pancreat Sci. 2017;24(1):24-32.
25. Machi J, Johnson JO, Deziel DJ, Sopei NJ, Berber E, Siperstein A, et al. The routine use of laparoscopic ultrasound decrease bile duct injury: a multicenter study. Surg Endosc. 2009;23:384-8.
26. Osayi SN, Wendling MR, Drordeck JM, Chaudhry UI, Perry KA, Noria SF, et al. Near-infrared fluorescent cholangiography facilitates identification of biliary anatomy during laparoscopic cholecystectomy. Surg Endosc. 2015;29:368-75.
27. Szejnfeld D. Colecistostomia percutânea. Infectologia Paulista, 2022.

Diverticulite aguda com pneumoperitônio

Raul Cutait

INTRODUÇÃO

Nas últimas décadas, tem se constatado um aumento expressivo no número de casos de diverticulite aguda em todo o mundo ocidental. Estima-se que este evento ocorre em 1 a 4% dos portadores de moléstia diverticular, observando-se uma incidência maior em pessoas na faixa dos 40 anos de idade e comprometendo em especial o cólon sigmoide[1,2]. De acordo com as características do quadro clínico e de imagens, pode-se classificar a diverticulite aguda em formas complicadas e não complicadas. Uma classificação também bastante empregada é a de Hinchey[3]. Nas formas ditas complicadas, as complicações mais frequentes estão relacionadas com a perfuração de um divertículo, que pode levar à formação de flegmão peridiverticular, abscesso bloqueado peridiverticular ou a distância e à peritonite purulenta (Hinchey III) ou estercorácea (Hinchey IV). Menos comuns são a obstrução cólica ou de intestino delgado por compressão decorrente do abscesso ou, então, de aderências envolvendo alças delgadas, bem como a obstrução cólica por intenso processo inflamatório/fibrótico do segmento comprometido.

Embora a literatura médica sobre diverticulite complicada seja ampla, em especial nas últimas duas décadas, são poucas as publicações que analisam especificamente o impacto especificamente do pneumoperitônio em relação a condutas terapêuticas. A seguir, serão feitas considerações quanto ao diagnóstico, prognóstico e tratamento quando da presença desse evento.

DIAGNÓSTICO DE PNEUMOPERITÔNIO

Quando da suspeita de diverticulite aguda, o exame de eleição é a tomografia computadorizada, que permite identificar desde o processo inflamatório que acompanha os casos de diverticulite aguda não complicada, até as complicações relacionadas com a forma dita complicada, que são abscesso, pneumoperitônio, pus ou material fecal na cavidade[4].

O pneumoperitônio pode ser identificado em duas condições distintas:

- Bloqueado, sendo identificado ao redor do cólon ou à distância (inclui retroperitônio), com volumes variados de ar, associado ou não a abscesso bloqueado.
- Em peritônio livre, podendo ser encontrado em toda a cavidade abdominal (o que não exclui a presença de ar bloqueado).

PNEUMOPERITÔNIO BLOQUEADO

Tratamento clínico

Não existem até o presente *guidelines* que definam condutas baseadas na presença de pneumoperitônio bloqueado. Poucos são os estudos que analisam essa condição, em geral retrospectivos e com séries limitadas de casos. Portanto, muitas das condutas são baseadas em experiências relacionadas com séries institucionais ou, eventualmente, pessoais. De modo geral, pacientes que apresentam apenas pneumoperitônio bloqueado encontram-se bem clinicamente e podem ser tratados em um primeiro momento de forma conservadora, que consiste em medidas de suporte geral e administração de antimicrobianos por via endovenosa. Os esquemas empregados devem cobrir germes Gram-negativos e anaeróbios, sendo que no nosso meio as associações mais comumente empregadas são ceftriaxona + metronidazol ou ciprofloxacino + metronidazol. Em várias séries, os resultados são bastante favoráveis para essa conduta, com resolução do quadro infeccioso em 84 a 94% dos casos[5,6]. Coleções pericólicas apresentam índice de sucesso com o tratamento clínico de 90 a 99%, superiores à média de 60% quando as coleções estão à distância (> 4 cm do cólon)[5-8].

Conduta pós-evolução clínica favorável

Uma vez que o quadro clínico se resolve, como rotina indica-se a cirurgia de ressecção em caráter eletivo, pelo risco de novos episódios ao longo do tempo[5,9]. Titos-Garcia et al.[5] relataram recidiva do quadro infeccioso em 20% dos casos resolvidos inicialmente, em período de tempo não relatado.

Conduta pós-evolução clínica desfavorável

Punção de abscesso guiada por imagem

Esta é uma alternativa a ser considerada caso o pneumoperitônio esteja associado a abscesso pericólico que evolui desfavoravelmente com o tratamento clínico.

Tratamento cirúrgico

Existem situações em que o tratamento clínico não surte o efeito desejado ou, então, que o cirurgião julga, pelo quadro séptico, mais prudente intervir como primeiro passo. Em recente revisão da literatura, van Djik et al.[6] relataram que apenas 6% dos pacientes com pneumoperitônio bloqueado requiseram cirurgia de urgência como primeira opção terapêutica, contudo sem padronização dos critérios para indicação cirúrgica. Em geral, a indicação de cirurgia é definida após alguns dias, em função da evolução do paciente e pelas imagens de tomografia de controle. As alternativas serão discutidas mais adiante.

PNEUMOPERITÔNIO LIVRE

Quando no surto de diverticulite identifica-se na tomografia computadorizada a presença de pneumoperitônio livre na cavidade, impõe-se a indicação de cirurgia de urgência, uma vez que neste caso pode-se encontrar líquido entérico, pus ou material fecal na cavidade abdominal. Concomitantemente à indicação de cirurgia, deve-se administrar antimicrobianos de largo espectro e oferecer as medidas de suporte geral para o paciente, que variam de acordo com suas condições clínicas atuais e possíveis comorbidades.

OPÇÕES CIRÚRGICAS

Quando se faz necessária a cirurgia, seja por evolução desfavorável em pacientes com pneumoperitônio bloqueado, seja em casos de penumoperitônio livre, as opções factíveis são:

- Ressecção do segmento cólico afetado com colostomia terminal e sepultamento do coto reto retal (cirurgia de Hartmann).
- Ressecção com anastomose primária, com ou sem stomia de proteção.
- Lavagem e drenagem da cavidade por via laparoscópica.

Cada uma dessas condutas tem suas vantagens e desvantagens, como será exposto a seguir. De qualquer maneira, a decisão sobre qual cirurgia realizar está sujeita às condições clínicas do paciente, à experiência e preferência do cirurgião, às condições locais de atendimento e à eventual opção do paciente.

Via de acesso

Atualmente, a via laparoscópica é a preferencial para cirurgias de diverticulite, tanto as eletivas, quanto as de urgência, exceto em casos selecionados de peritonite fecal, onde a via aberta pode ser mais segura[9,10].

Ressecção

A vantagem principal de se realizar a colectomia é de se retirar o foco infeccioso.

Cirurgia de Hartmann

Esse procedimento é seguro, pois evita o risco de eventual deiscência de anastomose colorretal. Porém, tem como principal desvantagem a necessidade de uma segunda cirurgia para se reconstruir o trânsito intestinal, sendo que em várias séries, 30 a 40% dos pacientes acabam não se submetendo à cirurgia de reconstrução intestinal[11]. Até a década passada, cerca de 90% dos pacientes operados nos Estados Unidos eram submetidos a essa cirurgia[12], apesar de revisões sistemáticas da primeira década deste século mostrarem o dobro da mortalidade pós-operatória para cirurgia de Hartmann quando comparada a cirurgias de ressecção com anastomose primária[13], não se podendo afastar o viés de que os piores casos pudessem ter sido selecionados para a cirurgia de Hartmann.

Ressecção primária

Na última década aumentou o número de casos operados com reconstrução imediata, em geral com stomias de proteção. No estudo DIVERTI, comparando cirurgia de Hartmann com anastomose primária e stomia derivativa, os resultados quanto a morbidade e mortalidade forma equivalentes, embora muito inferiores para fechamento das stomias após a cirurgia de Hartmann[14]. No estudo LADIES, os resultados comparando a cirurgia de Hartmann com anastomose primária (com ou sem stomia) mostraram-se semelhantes em relação a mortalidade, morbidade e fechamento de stomias[15].

Dreifuss et al.[16], por sua vez, mostraram que stomia de proteção não é necessária ao constatar índices de deiscência de anastomose semelhantes em pacientes submetidos a anastomose primária por diverticulite de forma eletiva ou de urgência.

Lavagem e drenagem por via laparoscópica

Nas últimas décadas, introduziu-se a técnica de lavagem e drenagem da cavidade abdominal por via laparoscópica para pacientes Hinchey III e para casos selecionados de Hinchey IV como alternativa às ressecções intestinais. Como rotina, a melhor conduta para Hinchey IV é a ressecção, uma vez que a perfuração cólica costuma ser ampla, não permitindo suturas seguras[9,17]. A principal vantagem da laparoscopia com lavagem e drenagem é ser um procedimento cirúrgico mais simples, no sentido de menor agressão para o paciente, além de requerer menos experiência por parte do cirurgião do que uma cirurgia de ressecção. Mais ainda, esta técnica pode ser empregada dentro do conceito de "*damage control*", ou seja, tirar o paciente do quadro séptico com o mínimo de agressão cirúrgica.

Os resultados das primeiras séries publicadas nas décadas de 1990 e 2000 eram bastante promissores, com algumas delas mostrando resolução do problema, com grande parte dos pacientes sendo posteriormente operados em caráter eletivo[18,19]. No entanto, estudos randomizados, mesmo realizados com metodologias diferentes e com seguimento a curto e médio prazos[20-23] mostraram como principais vantagens: simplicidade do método; controle do quadro agudo ao redor de 70% dos pacientes, menor índice de stomias (atentar que na maioria dos casos a cirurgia de ressecção foi a Hartmann); em um dos estudos 50% dos pacientes não requereram cirurgia de ressecção num período de dois anos de seguimento. Como desvantagens: ao redor de 10 a 20% dos pacientes precisaram ser reoperados de urgência por peritonite; 20 a 25% apresentaram novos episódios de diverticulite aguda; em um dos estudos 20% dos pacientes evoluíram com abscesso intracavitário. Em resumo, a lavagem e a drenagem pode ser uma boa alternativa, em especial como procedimento de "*damage control*", além do que pode eventualmente evitar cirurgia futura de ressecção, mas suas complicações infecciosas não são desprezíveis. Quando possível, o paciente deve opinar sobre qual tratamento deve receber.

SUMÁRIO

Em relação ao pneumoperitônio bloqueado

Poucos são os trabalhos publicados que procuram analisar essa condição específica na diverticulite aguda, sendo que nenhum deles é randomizado.

- Como rotina, a abordagem inicial deve ser clínica, com antimicrobianos e medidas de suporte geral. A chance de sucesso dessa conduta varia de 60 a 90%, dependendo das características do pneumoperitônio.
- A tendência da maioria dos cirurgiões, entre os quais nos incluímos, é a de indicar a cirurgia após a resolução clínica do quadro agudo, uma vez que considerável percentagem dos pacientes irá, em sua evolução, desenvolver quadro clínico que irá requerer tratamento cirúrgico, em geral de urgência. De qualquer maneira, a indicação de cirurgia eletiva deve ser ponderada com o paciente, com quem a decisão deve ser compartilhada. Nossa opção é a de colectomia com anastomose primária sem stomia de proteção.
- Nos casos de insucesso, cabe a cirurgia preferencialmente por via laparoscópica, ressecando-se o segmento afetado, com restabelecimento do trânsito e, se o cirurgião se sentir seguro, sem stomia de proteção. A cirurgia de lavagem e drenagem caberia numa situação de "*damage control*".

Em relação ao pneumoperitônio livre

- Nesses casos, impõe-se a cirurgia.
- A cirurgia deve ser realizada preferencialmente por via laparoscópica, com baixos índices de conversão em mãos experientes.
- A cirurgia de Hartmann tem sido gradativamente substituída por ressecções com anastomoses primárias, embora tenha suas indicações precípuas, em especial quando da vigência de quadro séptico grave, instabilidade hemodinâmica, desnutrição ou comorbidades graves, em especial cardiopatias.

- Quando da reconstrução primária do trânsito, é cada vez mais aceita a cirurgia de ressecção sem se confeccionar stomia de proteção, em função de dados recentes de literatura. Esta tem sido nossa conduta de rotina há várias décadas, exceto nos casos com situações clínicas acima mencionadas.
- A técnica de lavagem e drenagem por via laparoscópica pode ser uma alternativa atraente, em especial em situações de "*damage control*". Contudo, em decorrência do percentual de casos que requerem cirurgias de urgência com peritonites instaladas, é nossa preferência realizar a ressecção primária do segmento comprometido, sem stomia de proteção, reservando a cirurgia de Hartmann para os casos de exceção acima mencionados.

REFERÊNCIAS BIBLIOGRÁFICAS

1. Shahedi K, Fuller G, Bolus R, Cohen E, Vu M, Shah R, et al. Long-term risk of acute diverticulitis among patients with incidental diverticulosis found during colonoscopy. Clin Gastroenterol Hepatol. 2013;11:1609-39.
2. Bharucha AE, Parthasarathy G, Ditah L, Fletcher JG, Ewelukwa O, Pendlimari R, et al. Temporal trends in the incidence and natural history of diverticulitis: a population-based study. Am J Gastroenterol. 2015;110:1589-96.
3. Hinchey EJ, Schaal PG, Richards GK. Treatment of perforated diverticular disease of the colon. Adv Surg. 1978;12:85-109.
4. Minordi LM, Larosa L, Berte G, Pecere S, Manfredi R. CT of the acute colonic diverticulitis: a pictorial essay. Diagn Interv Radiol. 2020;26:546-51.
5. Titos-Garcia A, Aranda-Narvaez JM, Romacho-Lopez L, Gonzalez-Sanchez AJ, Cabrera-Serna I, Santoyo-Santoyo J. Nonoperative management of perforated acute diverticulitis with extraluminal air: results and risk factors of failure. Int J Colorectal Dis. 2017;32:1503-7.
6. van Djik ST, Doclare SAN, van Geloven AAW, Boermeester MA. A systematic review of pericolic extraluminal air in left-sided acute colonic diverticulitis. Surg Infections. 2018;19:1-7.
7. Sallinen VJ, Mentula PJ, Leppaniemi AK. Nonoperative management of perforated diverticulitis with extraluminal air is safe and effective in selected patients. Dis Colon Rectum. 2014;57:875-81.
8. Martin-Roman L, Fernandez-Martinez M, Kayer Mata S, Colombari R, Pascual-Espinosa P, Valcarcel CR, et al. Relevance of the pneumoperitoneum in the conservative approach to complicated acute diverticulitis. A retrospective study identifying risk factors associated with treatment failure. Minerva Surg. 2021;2.
9. Hall J, Hardiman K, Lee S, Lightner A, Stocchi L, Paquette IM, et al. The ASCRS clinical practice guidelines for the treatment of left-sided colonic diverticulitis. Dis Colon Rectum. 2020;63:728-47.
10. Cirocchi R, Afshar S, Shaban F, Nascimbeni R, Vettoretto N, Di Saverio S, et al. Perforated sigmoid diverticulitis: Hartmann's procedure or resection with primary anastomosis-a systematic review and meta-analysis of randomised control trials. Tech Coloproctology. 2018;22:743-53.
11. Acuna AS, Wood T, Chesney TR, Dossa F, Wexner SD, Quereshy FA, et al. Operative strategies for perforated diverticulitis: a systematic review and meta-analysis. Dis Colon Rectum. 2018;61:1442-53.
12. Cauley CE, Patel R, Bordeianou. Use of primary anastomosis with diverting ileostomy in patients with acute diverticulitis requiring urgent operative intervention. Dis Colon Rectum. 2018;61:586-92.
13. Abbas S. Resection and primary anastomosis in acute complicated diverticulitis, a systematic review of the literature. Int J Colorectal Dis. 2007;22:351-7.

14. Bridoux V, Regimbeau JM, Ouassi M, Mathonnet M, Mauvai F, Houivet E, et al. Hartmann's procedure or primary anastomosis for generalized peritonitis due to perforated diverticulitis: a prospective multicenter randomized trial (DIVERTI). J Am Coll Surg. 2017;225:798-805.
15. Edomskis PP, Hoek VT, Stark PW, Lambrichts DPV, Draaisma WA, Consten ECJ, et al. Hartmann's procedure versus sigmoidectomy with primary anastomosis for perforated diverticulitis with purulent or fecal peritonitis: three-year follow-up of a randomized controlled trial. Int J Surg. 2022;98:106221.
16. Dreifuss NH, Bras Harriot C, Schottmann F, Bun ME, Rotholtz NA. Laparoscopic resection and primary anastomosis for perforated diverticulitis: with or without loop ileostomy? Updates Surg. 2021;73:555-60.
17. Shultz JK, Azhar N, Binda GA, Barbara G, Biondo S, Boermeester MA, et al. European Society of Coloproctology: guidelines for the management of diverticular disease of the colon. Colorectal Dis. 2020;22(Suppl2):5-28.
18. Myers E, Hurley M, O'Sullivan GC, Kavanagh D, Wilson I, Winter DC. Laparoscopic peritoneal lavage for generalized peritonitis due to perforated diverticulitis. Br J Surg. 2008;95:97-101.
19. Karoui M, Champault A, Pautrat K, Valleur P, Cherqui D, Champault G, et al. Laparoscopic peritoneal lavage or primary anastomosis with defunctioning stoma for Hinchey 3 complicated diverticulitis: results of a comparative study. Dis Colon Rectum. 2009;52:609-15.
20. Vennix S, Musters GD, Mulder IM, Swank HA, Consten EC, Belgers EH, et al. Laparoscopic peritoneal lavage or sigmoidectomy for perforated diverticulitis with purulent peritonitis: a multicentre, parallel-group, randomised, open-label trial. Lancet. 2015;386(10000):1269-77.
21. Kohl A, Rosenberg J, Bock D, Bisgaard T, Skullman S, Thornell A, et al. Two-year results of the randomized clinical trial DILALA comparing laparoscopic lavage with resection as treatment for perforated diverticulitis. Br J Surg. 2018;105:1128-34.
22. Binda GA, Bonino MA, Siri G, Di Saverio S, Rossi G, Nascimbeni R, et al. Multicentre intenational trial of laparoscopic lavage fort Hinchey III acute diverticulitis (LLO Study). Brit J Surg. 2018;105:1835-43.
23. Azhar N, Johanssen A, Sundstrom T, Folkesson J, Wallon C, Korner H, et al. Laparoscopic lavage vs primary resection for acute perforated diverticulitis. Long-term outcomes from the Scandinavian Diverticulitis (SCANDIV) randomized clinical trial. JAMA Surg. 2021;156:121-7.

37

Tratamento do abdome agudo na pandemia de Covid-19: o que aprendemos?

Marcelo Cristiano Rocha
Vitor Marcondes Ramos

INTRODUÇÃO

No início de 2020 foi declarado pela Organização Mundial da Saúde a situação de pandemia de Covid-19, que se revelava como doença complexa, naquele momento com mortalidade próximo a 5% e que rapidamente avançava por todos os países com alta taxa de disseminação.

Esse fenômeno foi responsável por uma grande pressão sobre os sistemas de saúde, públicos ou privados, com alta demanda por cuidados, muitas vezes acima da capacidade de atendimento.

Nesse cenário, com cidades e países em *lockdown*, sobrecarga na cadeia de produção e de suprimentos, racionamento de recursos humanos e materiais, foi necessária revisão de diversos protocolos de atendimento médico, com adaptações nas diversas áreas de atuação, incluindo especialidades cirúrgicas.

As cirurgias eletivas foram adiadas e as cirurgias de urgência e emergência foram adaptadas às condições locais de restrição de recursos e riscos de contaminação, com equipe reduzida em sala cirúrgica e testagem de pacientes.

Frente à restrição de recursos e pior desfecho dos pacientes operados, muitas sociedades cirúrgicas publicaram diretrizes com condutas alternativas para o período pandêmico.

Após 2 anos, apresentamos o desfecho esperado comparado com o desfecho real para avaliar o impacto da pandemia nos pacientes com indicação cirúrgica de urgência.

CENÁRIO DA PANDEMIA

A nova realidade impôs uma necessidade de preservação e adequação de recursos:

- Humanos: médicos, enfermagem e fisioterapia.
- Equipamentos: bombas de infusão, diálise e ventiladores.
- Medicamentos: sedativos, bloqueadores neuromusculares e analgésicos.
- Materiais: cânulas, equipos e cateteres.
- Equipamento de proteção individual (EPI).
- Leitos de internação e UTI: necessidade de leitos de UTI para pacientes com indicação de ventilação mecânica, sendo preciso ampliar leitos e, em alguns serviços, transformar centros cirúrgicos em leitos de UTI, descrito por Carmona[1].

Com risco de ruptura na cadeia de suprimentos associado à alta transmissibilidade e gravidade dos casos, governos estimularam a população ao isolamento social, com a suspensão de expedientes de trabalho e escolares. Países como a Áustria adotaram o *lockdown*.

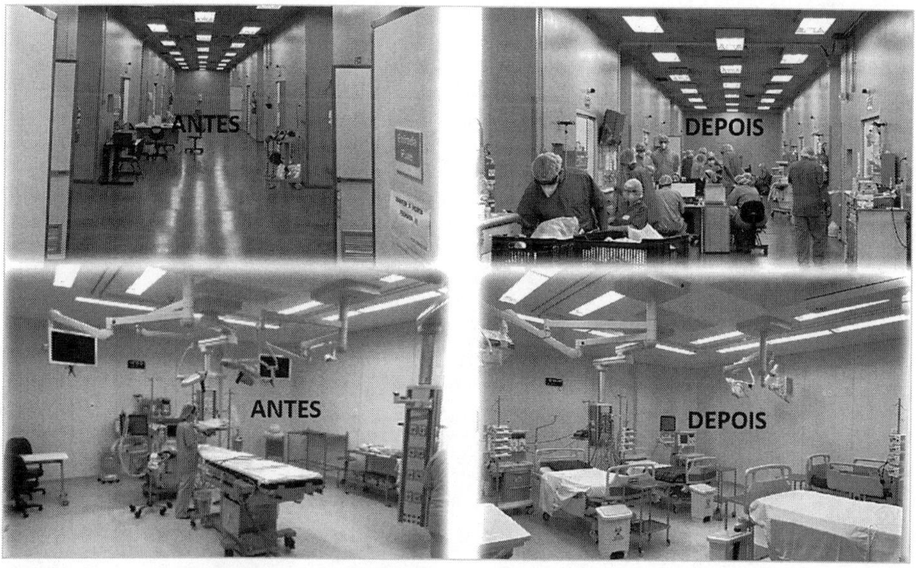

Figura 1. Centro cirúrgico do Hospital das Clínicas (antes) transformado em unidades de terapia intensiva (depois).

Fonte: imagens cedidas Comitê de Crise do HCFMUSP – reprodução não autorizada.

Estudos surgiram com resultados referentes ao desfecho de pacientes cirúrgicos infectados por SARS-CoV-2 no pós-operatório, com morbidade e mortalidade elevadas. Estudo retrospectivo[2] com 34 pacientes operados e que desenvolveram Covid-19 no pós-operatório mostrou que 44,1% dos pacientes necessitaram de UTI, com óbito em 7 pacientes, representando 20,6% dos casos. A análise desses casos identificou como fatores de risco para a mortalidade perioperatória idade avançada, tempo cirúrgico prolongado, presença de comorbidades e dificuldades técnicas. A conclusão dos autores foi que a operação realizada no período de incubação da doença exacerba a progressão e a gravidade da doença.

Estudo multicêntrico internacional[3] com 1.128 pacientes submetidos a procedimentos cirúrgicos e que desenvolveram Covid-19 no período pós-operatório encontrou mortalidade de 23,8%, com mortalidade em procedimentos eletivos de 18,9%, sendo os fatores de riscos idoso, sexo masculino, ASA 3-5, cirurgia de grande porte e emergência.

Frente aos achados acima e à situação pandêmica, cirurgias eletivas foram suspensas e houve uma série de considerações em relação ao tratamento de pacientes com indicação de tratamento cirúrgico de urgência ou emergência.

Neste capítulo focaremos as mudanças na prática terapêutica dos pacientes cirúrgicos, deixando em segundo plano as adaptações físicas e estruturais ao atendimento médico.

Revisão de tratamento cirúrgico em situações de urgência

Stahel[4] propôs, no início da pandemia, uma classificação da indicação cirúrgica que acabou sendo popularizada e adotada pelas principais sociedades cirúrgicas, resumida na Tabela 1.

Durante a pandemia foram priorizados os casos de emergência, urgência e urgência eletiva, com restrição parcial aos casos de eletiva essencial e total nos casos de eletiva não essencial.

Além disso, na emergência e urgência, algumas situações que eram de tratamento cirúrgico foram adaptadas para tratamento não operatório ou com resolução cirúrgica postergada a depender do momento da pandemia, condições clínicas ou infecção do paciente por Covid-19. É importante ressaltar que há casos de doenças abdominais de tratamento cirúrgico que se não tratadas podem evoluir com complicações graves e óbito. Nestas situações, independente da infecção por Covid-19, o caso deve ser tratado de forma operatória.

Casos de pneumoperitônio livre, peritonite difusa, sepse de origem abdominal, isquemia ou necrose intestinal, obstrução intestinal refratária ao tratamento clínico, sangramento abdominal com instabilidade hemodinâmica são consenso de tratamento operatório em caráter emergencial, independente de qualquer situação pandêmica.

Em outras situações em que não há indicação clara de cirurgia, procedimentos ou métodos menos invasivos ou possibilidade de postergar o procedimento cirúrgico houve orientação de algumas sociedades e serviços para evitar procedimento cirúrgico.

Tabela 1 Classificação de urgência cirúrgica na Covid-19

Indicação	Tempo para abordagem	Exemplos
Emergência	< 1 hora	Traumas com choque Dissecção aguda de aorta Perfuração de víscera oca
Urgência	< 24 horas	Apendicite aguda Colecistite aguda Fraturas expostas
Urgência eletiva	< 2 semanas	Cesáreas agendadas Fraturas fechadas Enxertos vasculares
Eletivas (essenciais)	1-3 meses	Cirurgias oncológicas Valvoplastias
Eletivas (não essenciais)	> 3 meses	Hérnias não encarceradas Gastroplastias redutoras

Citamos as principais sugestões de tratamento frente às seguintes urgências abdominais.

Obstrução intestinal

Pacientes com obstrução em alça fechada ou lesões estenosantes devem ser submetidos a tratamento cirúrgico. Pacientes com volvo sem sinais de complicação podem ser submetidos à colonoscopia descompressiva e tratamento cirúrgico em momento oportuno. Da mesma forma, optou-se por postergar tratamento em casos de hérnia encarcerada, sem sinais de estrangulamento, com menos de 6 horas, indicando a redução manual, principalmente em pacientes graves e fragilizados pela infecção concomitante por coronavírus. Em casos com sinais de sofrimento ou irredutíveis, o tratamento cirúrgico deveria ser imediato.

Abdome agudo inflamatório

- Apendicite aguda: os quadros complicados, com tempo de duração maior, coleção bloqueada mantinha a indicação de drenagem percutânea e antibioticoterapia endovenosa por 48 horas, com posterior apendicectomia de intervalo após algumas semanas como indicado na literatura. Para casos não complicados de apendicite aguda houve grande discussão na literatura, com defensores de tratamento não operatório com antibiótico exclusivo versus apendicectomia. Em relação a via de acesso houve também divergência entre os cirurgiões, visto que alguns defendiam realizar o procedimento aberto, mitigando risco de contaminação da equipe pelo SARS-CoV-2 pelos gases utilizados na videolaparoscopia.
- Colecistite aguda também teve revisão em tratamento, sendo reservado a colecistectomia para casos de colecistite aguda não complicada (Tokyo 1 - leucócitos < 18.000, tempo de sintomas < 72 horas, ausência de massa palpável ou disfunção orgânica) que fossem refratárias analgésico e antibiótico. Nos casos moderados ou graves (Tokyo 2 ou 3) o tratamento de escolha durante a pandemia era colecistostomia percutânea e antibioticoterapia, sendo reservado os procedimentos cirúrgicos para casos de falha terapêutica.
- Pancreatite aguda na forma leve, de causa biliar deve ser tratada com analgesia e hidratação, e a colecistectomia postergada. Casos graves mantêm tratamento habitual, dando preferência para drenagem minimamente invasiva quando indicada.
- Diverticulite aguda Hinchey 1 e 2 devem ser tratadas preferencialmente com antibioticoterapia e drenagem percutânea, em preferência a videolaparoscopia indicada por alguns serviços. Os casos de Hinchey 3 e 4 mantêm indicação cirúrgica

Como regra geral, pacientes do grupo de risco para formas graves de Covid-19, ou seja, idosos e com comorbidades, com doenças passíveis de tratamento não operatório do quadro de urgência devem ter a correção cirúrgica adiada sempre que possível.

Rasslan et al. em publicação feita pelo grupo do Hospital das Clínicas da Faculdade de Medicina da Universidade de São Paulo (HCFMUSP)[5] estudando pacientes com Covid-19 que necessitaram de intervenção cirúrgica na por abdome agudo foi encontrado mortalidade de 31,8%, reforçando a gravidade da infecção pelo SARS-CoV-2 no período perioperatório.

SITUAÇÃO ESPERADA *VS.* SITUAÇÃO ENCONTRADA

As principais dúvidas da comunidade cirúrgica no início da pandemia podem ser resumidas em três perguntas:

- Mudaremos a forma de tratamento das doenças cirúrgicas?
- Haverá aumento de casos graves de doenças já prevalentes nos departamentos de emergência?
- Haverá aumento de condições cirúrgicas por causa da infecção por coronavírus?

A expectativa era de que, a priorização – e saturação – dos serviços de saúde a pacientes com formas graves de infecção por coronavírus, as políticas de promoção do isolamento social, o medo de pacientes de se contaminarem pelo novo vírus ao procurar atendimento médico e restrições impostas pela nova realidade levasse à apresentação de formas mais graves de algumas condições.

Um grande estudo retrospectivo multicêntrico europeu[6] analisou como a pandemia influenciou tanto a apresentação dos pacientes quanto seu manejo no início da pandemia. Comparando dados do mesmo período (março e abril) de 2019 e 2020, notou-se uma redução significativa nas admissões nos departamentos de emergência cirúrgicos (35,6%). Algumas condições, como dor anal, hérnias e perda ponderal apresentaram uma redução ainda maior, enquanto queixas como obstrução intestinal, hemorragia digestiva e disfagia apresentaram aumento relativo nas admissões de urgência. Quando comparados os diagnósticos de alta, houve redução de pacientes com apendicite aguda e diverticulite, aumento relativo (definido como redução menor que a de admissões globais, ou seja, 35,6%) de diagnósticos de isquemia intestinal, doença hemorroidária e prolapso retal. Quando comparado com os dados pré-pandêmicos, houve um aumento absoluto dos diagnósticos de doença inflamatória intestinal, complicações de estomas, fístulas entéricas e estenoses esofagogástricas. O estudo identificou também um aumento relativo na gravidade dos pacientes, definidos como ASA II a V.

Quanto à forma de tratamento, não houve diferença significativa, via de acesso e tempo de internação para a maioria dos diagnósticos, com um aumento relativo no tratamento cirúrgico de câncer colorretal e diverticulite aguda e uma redução na indicação cirúrgica em quadros de suboclusão intestinal. Os autores questionaram se a automedicação não foi em parte responsável pela redução das admissões de algumas condições como abdome agudo inflamatório, ao mesmo tempo em que o aumento da fragilidade dos pacientes e das taxas de tratamento cirúrgico de urgência no diagnóstico de diverticulite aguda ou câncer colorretal possa indicar que os pacientes se apresentaram aos departamentos de emergência em fases mais evoluídas das doenças.

Um viés importante desse estudo é que, dos 45 hospitais europeus estudados, 39 se localizavam na Itália. Além de ter sido um dos países europeus mais afligidos pela primeira onda de Covid-19, com alta taxa de mortalidade no primeiro semestre de 2020, desde antes do período da pandemia há uma tendência à maior indicação de tratamento cirúrgico, inclusive baseada em diretrizes que não foram modificadas significativamente durante a pandemia.

O caráter mais grave das condições médicas foi também apontado em um estudo retrospectivo americano[7] que, comparando os períodos entre março e junho de 2019 e 2020 para pacientes com diagnóstico de colelitíase e apendicite aguda no departamento de emergência, identificaram aumento dos diagnósticos de colecistite aguda, bem como uma classificação de Tokyo mais alta, sem diferença na forma de tratamento indicado. Embora não tenha havido alteração na taxa de pacientes com apendicite aguda, no período pandêmico notou-se a presença de casos mais graves, traduzidas inclusive no número de pacientes que foram submetidos à drenagem de cavidade no intraoperatório e alta com antibioticoterapia via oral. Esse resultado é ecoado em dados de outro trabalho americano[8] que analisou, em um único centro, pacientes adultos e pediátricos com diagnóstico de apendicite aguda, identificando redução importante nas formas não complicadas (45,5%) enquanto houve aumento bastante significativo dos casos de apêndice cecal perfurado (21%) ou com gangrena (29%).

Ainda sobre a apendicite aguda, estudo retrospectivo alemão[9] identificou que, apesar da redução das taxas de apendicectomia em comparação a 2019, houve aumento da porcentagem de processos infecciosos complicados (58,2% para 64,4%). Achado interessante foi em relação ao tempo de início dos sintomas antes da apresentação ao departamento de emergência. Embora não tenha havido diferença global nesse período, quando analisados apenas os pacientes considerados de risco para Covid-19 (pacientes > 70 anos, diabéticos, imunodeprimidos, com doença pulmonar obstrutiva crônica ou índice de comorbidade de Charlson > 3), o tempo de doença antes da apresentação à emergência foi significativamente maior.

O tratamento não operatório da apendicite aguda não complicada durante a pandemia de Covid-19 teve incremento em alguns locais, como o Reino Unido, onde a apendicectomia videolaparoscópica como primeira opção de tratamento foi substituída pelo tratamento exclusivo com antibiótico. Javanmard-Emamghissi et al.[10] identificaram 10% falha terapêutica nos casos tratados com antibiótico, ou seja, necessidade de procedimento cirúrgico para tratamento da apendicite durante admissão ou internação posterior, comparado com valores entre 28 e 37% para essa forma de tratamento em período pré-pandemia. Esses mesmos autores identificaram aumento da indicação cirúrgica por via aberta, por receio de contaminação da equipe na videolaparoscopia.

A aplicação do tratamento não operatório para a apendicite aguda foi alvo de revisão sistemática e metanálise publicada no início de 2021. Emile et al.[11] identificaram 14 estudos, totalizando 2.140 pacientes, dos quais 44% tiveram um *trial* de tratamento não operatório, uma taxa quase sete vezes maior que antes da pandemia. As taxas de falha terapêutica (16,4%) e complicações (4,5%) são semelhantes ao estudo britânico, abrindo espaço para a alternativa terapêutica em cenários de restrição de recursos médico-hospitalares.

A realidade brasileira foi analisada em publicação de 2021[12]. Por meio de formulários eletrônicos, 382 cirurgiões brasileiros responderam sobre as escolhas terapêuticas em pacientes com apendicite aguda, formas leves e complicadas, com e sem coronavírus. Para efeito comparativo, a apendicectomia videolaparoscópica foi apontada pelos entrevistados como o tratamento mais realizado tanto nos casos de apendicite aguda não complicada (75%) quanto complicada (66%). Durante a pandemia, houve tendência à menor indicação de acesso laparoscópico nas formas não complicadas, tanto em pacientes sem suspeita para infecção concomitante por coronavírus (60% dos entrevistados indicaram laparoscopia) mas principalmente naqueles com infecção (suspeita ou confirmada) por coronavírus, seja nas formas leve (29%) ou grave (18%). Essa tendência foi também observada nos pacientes com apendicite aguda complicada com abscesso, nos quais os índices de tratamento laparoscópico foram menores que a época pré-pandêmica, seja nos pacientes sem Covid-19 (54%), com suspeita ou confirmação de formas leves (29%) ou graves (17%) da infecção viral. Chama a atenção também a adoção maior do tratamento não operatório; no período pré-pandêmico, não foi a modalidade de escolha de nenhum dos cirurgiões entrevistados para a forma leve de apendicite aguda, é de apenas 2,6% dos pacientes com apendicite aguda e abscesso. Durante a pandemia, porém, houve indicação de tratamento não operatório em todos os cenários apresentados (ou seja, apendicite aguda complicada ou não, presença ou não de infecção concomitante por coronavírus e sua gravidade), com taxas variando de 1,3% (paciente com apendicite aguda não complicada e sem suspeita para coronavírus) até 25% (apendicite aguda complicada e infecção grave por coronavírus). A tendência maior à indicação de via aberta para as apendicectomias, bem como o tratamento não operatório, pode ser explicada pelos receios dos entrevistados em provocarem agravamento das condições dos pacientes por meio da realização da cirurgia minimamente invasiva, bem como a possibilidade de transmissão à equipe cirúrgica. Apesar de limitações técnicas deste estudo, surge como documento importante para a analisar as escolhas dos cirurgiões brasileiros frente às infecções por coronavírus.

A preocupação com a abordagem minimamente invasiva diz respeito principalmente à transmissão do vírus pela aerossolização viral provocada pelo pneumoperitônio. Relatos e estudos produzidos com outras infecções virais – como hepatite B[13] e HPV[14] – detectaram a presença de vírus em fumaças geradas por procedimentos cirúrgicos. A detecção de coronavírus já é descrita em amostras sanguíneas, fecais e, em pelo menos um único caso registrado[15], no líquido peritoneal. Revisão sistemática de 2020[16] também não identificou a transmissão de coronavírus através da inalação de fumaça, seja em abordagens cirúrgicas ou videolaparoscópicas. Deste modo, a laparoscopia não é contraindicada na suspeita ou confirmação de infecção por coronavírus, devendo apenas cuidados específicos serem tomados (como utilizar pressões mais baixas, esvaziar o pneumoperitônio antes da retirada de trocateres ou peças e cuidados com instrumentais).

Respondidas as duas primeiras perguntas deste tópico, surge o terceiro questionamento: houve aumento de alguma condição cirúrgica provocada pelo coronavírus?

A grande preocupação, neste quesito, foi o desenvolvimento de casos de isquemia mesentérica. Pacientes acamados, fragilizados pela internação prolongada, com diversos dispositivos invasivos e condições hemodinâmicas graves são de alto risco para o desenvolvimento de isquemia mesentérica, tanto das formas oclusivas (trombose venosa, trombose arterial e, principalmente, embolia arterial) quanto pela etiologia não oclusiva. Somados a esses fatores de risco, estudos consistentes indicaram o caráter trombogênico da infecção por coronavírus[17]. De fato, a base fisiopatológica para esta complicação é bem estabelecida e alguns estudos observaram quadros graves de pacientes com isquemia intestinal em pacientes críticos com Covid-19[5,18-20]. Da mesma forma, revisão de literatura[21] também apontou o perfil dos pacientes com isquemia mesentérica bem como a infecção por coronavírus como fator de risco para o desenvolvimento desta condição. Porém, até pela raridade da situação, não há grandes estudos capazes de estabelecer bem essa relação e nem sua magnitude.

CONSIDERAÇÕES FINAIS

A pandemia da Covid-19 forçou os serviços médicos à adaptação para que pudessem, em um cenário de limitações humanas, materiais e físicas, manter o atendimento de patologias cirúrgicas. O período inicial da pandemia foi marcado pelo desconhecimento em relação não só aos efeitos estruturais (como adaptação à limitação de recursos) mas também patológicos do coronavírus, como o risco de transmissão às equipes assistenciais e os efeitos clínicos da nova infecção em pacientes cirúrgicos. Neste momento, as publicações científicas foram marcadas pela busca de alternativas terapêuticas aos tratamentos convencionais; chama a atenção principalmente à possibilidade de tratamento não operatório de afecções das vias biliares e apendicite aguda. Foi neste contexto também que sociedades cirúrgicas apresentaram ressalvas ou adaptações à cirurgia minimamente invasiva.

A progressão da pandemia foi também acompanhada de um ritmo acelerado de publicações científicas e adaptações de condutas, alterando também parte das previsões feitas inicialmente. Chama a atenção que, excetuando-se protocolos específicos de tratamento (em especial grandes estudos com tratamento não operatório de apendicite aguda), houve pouca mudança prática nas modalidades terapêuticas oferecidas aos pacientes no período pandêmico. A literatura reunida neste capítulo, porém, deixa claro que houve mudanças importantes na apresentação dos pacientes aos departamentos de emergência. As restrições sociais, o medo de contaminação pelo novo coronavírus e a escassez de recursos determinou que pacientes procurassem mais tardiamente o atendimento médico, repercutindo em quadros mais graves.

Devemos lembrar que a maior parte da literatura mundial disponível sobre o tema trata do período entre o início de 2020 e metade de 2021. Após este período, o conhecimento desenvolvido sobre os cuidados aos pacientes com Covid-19, as adaptações dos sistemas de saúde e, principalmente, a vacinação em larga escala alteraram de forma fundamental o manejo e os desfechos da infecção; parte significativa dos pacientes com coronavírus hoje se apresenta oligo ou assintomática. O quanto essa mudança será refletida nos tópicos abordados neste capítulo será alvo de debates futuros.

REFERÊNCIAS BIBLIOGRÁFICAS

1. Carmona MJC, Quintão VC, de Melo BF, André RG, Kayano RP, Malbouisson LMS, et al. Transforming operating rooms into intensive care units and the versatility of the physician anesthesiologist during the covid-19 crisis. Clinics. 2020;75:1-2.
2. Lei S. Clinical characteristics and outcomes of patients undergoing surgeries during the incubation period of COVID-19 infection. EClinicalMedicine. 2020.
3. COVID Surg Collaborative. Mortality and pulmonary complications in patients undergoing surgery with perioperative SARS-CoV-2 infection: an international cohort study. Lancet. 2020;396(10243):27-38.
4. Stahel PF. How to risk-stratify elective surgery during the COVID-19 pandemic?. Patient Saf Surg. 2020;14:8.
5. Rasslan R, Pessoa J, Augusto C, Menegozzo M. Outcomes after emergency abdominal surgery in COVID-19 patients at a referral center in Brazil. Updates Surg. 2021;(0123456789):1-6.
6. Tebala GD, Milani MS, Bignell M, Bond-Smith G, Lewis C, Cirocchi R, et al. Emergency surgery admissions and the COVID-19 pandemic: did the first wave really change our practice? Results of an ACOI/WSES international retrospective cohort audit on 6263 patients. World J Emerg Surg. 2022;17:8.
7. Farber ON, Gomez GI, Titan AL, Fisher AT, Puntasecca CJ, Arana VT, et al. Impact of COVID-19 on presentation, management, and outcomes of acute care surgery for gallbladder disease and acute appendicitis. World J Gastrointest Surg. 2021;13(8):859-70.
8. Orthopoulos G, Santone E, Izzo F, Tirabassi M, Pérez-Caraballo AM, Corriveau N, et al. Increasing incidence of complicated appendicitis during COVID-19 pandemic. Am J Surg. 2021;221(5):1056-60.
9. Willms AG, Oldhafer KJ, Conze S, Thasler WE, von Schassen C, Hauer T, Huber T, et al.; CAMIN Study Group. Appendicitis during the COVID-19 lockdown: results of a multicenter analysis in Germany. Langenbecks Arch Surg. 2021;406(2):367-375.
10. Javanmard-Emamghissi, Boyd-Carson H, Hollyman M, Doleman B, Adiamah A, Lund JN, et al. The management of adult appendicitis during the COVID-19 pandemic: an interim analysis of a UK cohort study. Tech Coloproctol. 2021;25(4):401-11.
11. Emile SH, Hamid HKS, Khan SM, Davis GN. Rate of application and outcome of non-operative management of acute appendicitis in the setting of COVID-19: systematic review and meta-analysis. J Gastrointest Surg. 2021;25(7):1905-15.
12. Parreira JG, De-Godoy LGL, De-Campos T, Lucarelli-Antunes PS, De Oliveira e Silva LG, Santos HG, et al. Management of acute appendicitis during the COVID-19 pandemic: Views of two Brazilian surgical societies. Revista do Colégio Brasileiro de Cirurgiões. 2021;48:e20202717.
13. Kwak HD, Kim SH, Seo YS, Song KJ. Detecting hepatitis B virus in surgical smoke emitted during laparoscopic surgery. Occup Environ Med. 2016;73(12):857-63.
14. Gloster HM Jr, Roenigk RK. Risk of acquiring human papillomavirus from the plume produced by the carbon dioxide laser in the treatment of warts. J Am Acad Dermatol. 1995;32(3):436-41.
15. Coccolini F, Tartaglia D, Puglisi A, Giordano C, Pistello M, Lodato M, et al. SARS-CoV-2 Is Present in peritoneal fluid in COVID-19 patients. Ann Surg. 2020;272(3):e240-e242.
16. Pavan N, Crestani A, Abrate A, De Nunzio C, Esperto F, Giannarini G, et al; Research Urology Network (RUN). Risk of virus contamination through surgical smoke during minimally invasive surgery: a systematic review of the literature on a neglected issue revived in the COVID-19 Pandemic Era. Eur Urol Focus. 2020;6(5):1058-69.

17. Connors JM, Levy JH (2020) COVID-19 and its implications for thrombosis and anticoagulation. Blood 135(23):2033-40.
18. Ignat M, Philouze G, Aussenac-Belle L, Faucher V, Collange O, Mutter D, et al. Small bowel ischemia and SARS-CoV-2 infection: an underdiagnosed distinct clinical entity. Surgery. 2020;168(1):14-6.
19. Kaafarani HMA, El Moheb M, Hwabejire JO, Naar L, Christensen MA, Breen K, et al. Gastrointestinal complications in critically ill patients with COVID-19. Ann Surg. 2020;272(2):e61-e62.
20. El Moheb M, Naar L, Christensen MA, Kapoen C, Maurer LR, Frahat M, et al. Gastrointestinal complications in critically Ill patients with and without COVID-19. JAMA. 2020;324(18):1899-901.
21. Can Chen, Yi-Wei Li, Peng-Fei Shi, Shen-Xian Qian. Acute mesenteric ischemia in patients with COVID-19: Review of the literature. J National Medical Association, 2021.

Síndrome da artéria mesentérica superior

Rodrigo Vaz Ferreira
Nélcia de Castro Tavares

INTRODUÇÃO

A síndrome da artéria mesentérica superior (AMS) é uma condição clínica rara provocada pela compressão da terceira porção do duodeno (porção horizontal), entre a artéria mesentérica superior e a aorta abdominal, determinando obstrução intestinal alta.

Seu diagnóstico é geralmente tardio, dada a baixa conscientização gerada pela sua baixa incidência na população. Há diversos relatos na literatura, em torno de 450, mas revisão da literatura não revela diretrizes (*guidelines*) para o tratamento. A seguir apresentamos um caso atendido em 2022, em Manaus, Amazonas.

CASO CLÍNICO

Paciente do sexo masculino, 48 anos, foi transferido a partir do município no interior do Amazonas com transporte por lancha e rodoviário, com quadro de dor abdominal, internado há 3 dias. No pronto-socorro, queixava-se de dor abdominal em andar superior, de início incipiente e piora gradual, iniciada há pelo menos 1 semana. Dor tipo queimação, que se irradiava para o quadrante inferior direito. A dor estava associada a náuseas, vômito e acentuada perda ponderal (aproximadamente 20 kg). Acentuava-se após a alimentação, com gradual piora da aceitação, não aceitando líquidos no momento da transferência. Melhora parcial após os vômitos, sem alteração com o decúbito. Intensidade 4/10, com picos pós-alimentares 8/10.

Na chegada ao pronto-socorro, apresentava-se prostrado, vomitando frequentemente, desidratado e emagrecido. Sem alterações hemodinâmicas ou febre. Sinais de perda de peso recente. Sem linfonodomegalias cervicais ou supraclaviculares. Aparelho circulatório e respiratório normais. Abdômen com distensão abdominal assimétrica, maior em andar superior, acima da cicatriz umbilical. Ausculta com ruídos aumentados, predominantemente em andar superior. Percusssão com timpanismo aumentado em andar superior e palpação sem massas ou visceromegalias. Sem nódulos palpáveis ou hérnias da parede abdominal.

A abordagem inicial pela equipe de plantão incluiu a introdução de jejum, hidratação, solicitação de exames laboratoriais, que não apresentavam alterações, exceto K^+ = 3,1 mEq/L, e uma tomografia computadorizada (TC) de abdômen sem contraste (Figuras 1 e 2), com achados sugestivos de obstrução duodenal. Após os achados iniciais, foi solicitada introdução de sonda nasogástrica com saída imediata de 2.000 mL de líquido de estase. Alívio dos sintomas dolorosos foi atingido com tal medida. Uma endoscopia digestiva alta (EDA) foi solicitada e o paciente foi encaminhado para internação para elucidação diagnóstica. A EDA revelou grande quantidade de líquido de estase, com esofagite erosiva leve. Não foram identificados fatores obstrutivos ao exame. Havia distensão até a topografia do bulbo duodenal. No acompanhamento, para esclarecimento diagnóstico foi solicitada TC de abdômen com contraste (Figuras 3 e 4). A hipótese de SMA foi proposta e a reconstrução das imagens mostrou a obliteração da terceira porção do duodeno, medindo 7,7 mm entre a AMS e a aorta, e a emergência da AMS em ângulo de 18°. A abordagem inicial com oferta de dieta líquida não foi bem tolerada e não teve adesão do paciente. Após um período de dieta parenteral, foi submetido a conduta cirúrgica por laparotomia, com a confecção de uma anastomose duodenojejunal em dois planos, retrocólica (Figuras 5 e 6). No intraoperatório, realizou-se inserção de sonda alimentar através da anastomose. Teve evolução pós-operatória satisfatória, inicialmente alimentado por via enteral com retirada da parenteral, com subsequente introdução de dieta oral. Recebeu alta no 8º PO, sem intercorrências. Acompanhamento pós-operatório sem alterações, tem consulta programada para reavaliação clínica e exames.

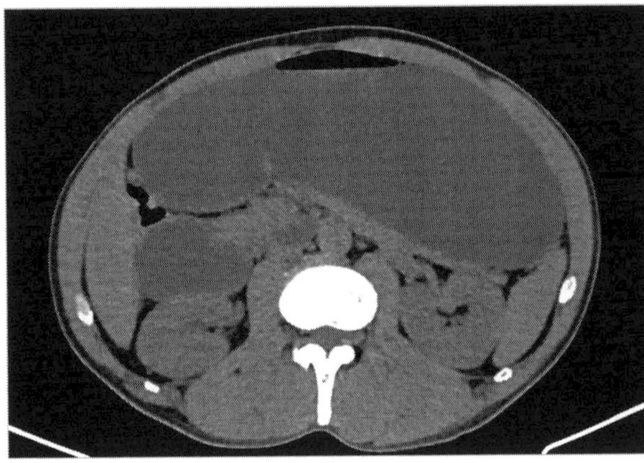

Figura 1 Corte axial de tomografia computadorizada sem contraste, demonstrando volumosa distensão do estômago e segunda porção do duodeno.

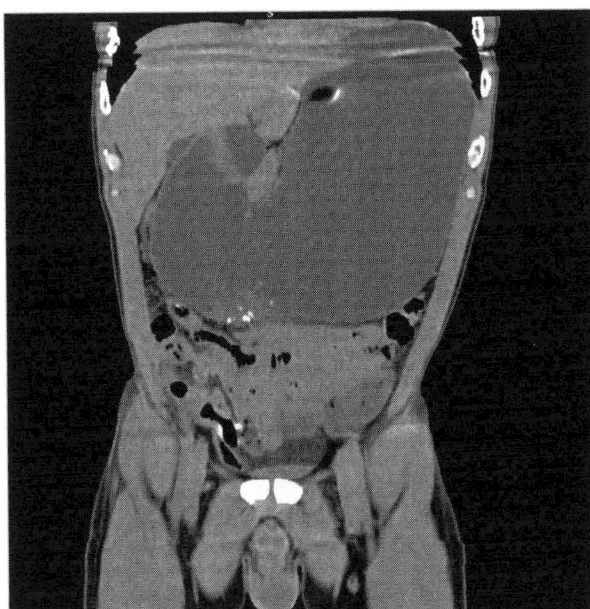

Figura 2 Corte coronal de tomografia computadorizada sem contraste, demonstrando volumosa distensão do estômago, compreendendo grande proporção da cavidade peritoneal.

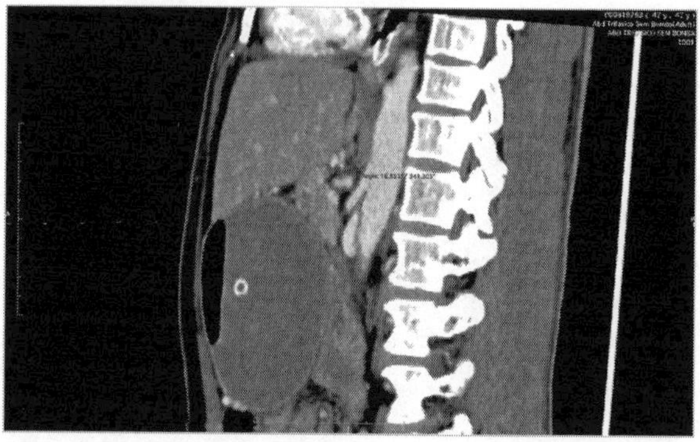

Figura 3 Medida do ângulo aortomesentérico, com medida estimada de 18°.

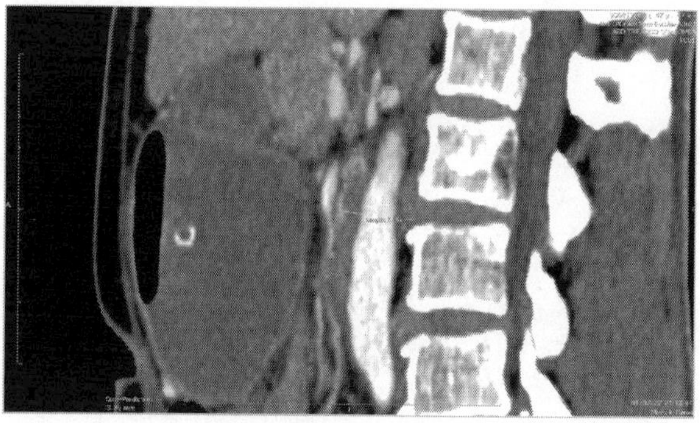

Figura 4 Medida da distância em milimetros da artéria mesentérica superior (AMS) à aorta abdominal, na altura do pinçamento da terceira porção duodenal.

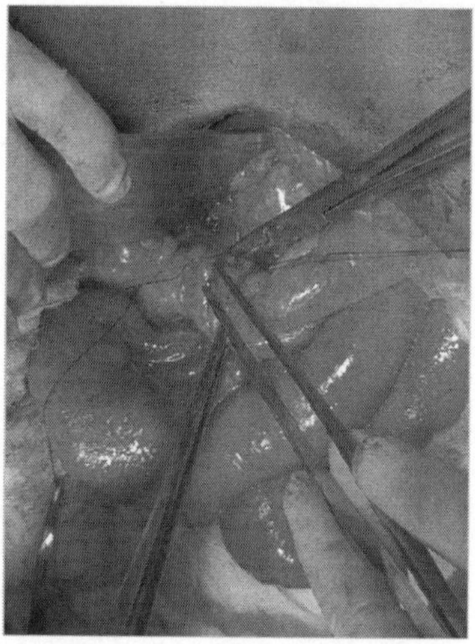

Figura 5 Confecção da anastomose duodenojejunal laterolateral.

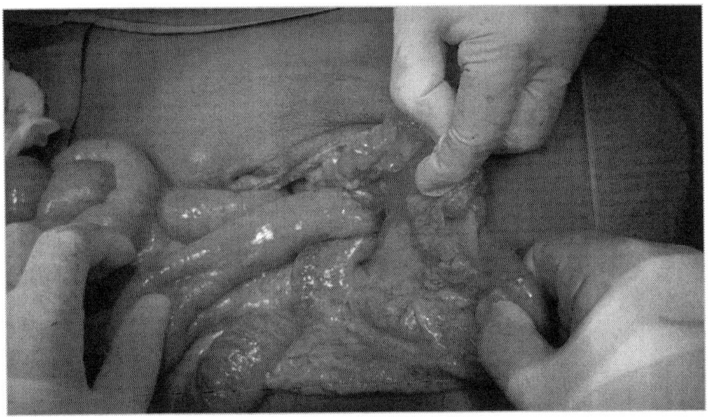

Figura 6 Aspecto final após a anastomose. Notar a abertura através do mesocólon.

SÍNDROME DA ARTÉRIA MESENTÉRICA SUPERIOR

A síndrome da AMS manifesta-se por meio de um quadro de náuseas, vômitos, dor pós-prandial, saciedade precoce, anorexia e perda ponderal. Foi inicialmente descrita por Carl von Rokitansky no século XIX e definida pelo cirurgião escocês David Wilkie em 1921, que a nomeia (síndrome de Wilkie). Em 1960, chamou-se pela primeira vez síndrome da artéria mesentérica superior, em trabalho de Kaiser et al. É mais frequente em mulheres (3:2), entre 10 e 39 anos de idade, mas há relatos em outras faixas etárias. A etiologia da doença não é completamente esclarecida, mas a perda de peso recente parece ser fator decisivo. Há frequência mais elevada em pacientes queimados e após cirurgia para correção de escoliose.

A investigação inicial dá-se por meio da realização de radiografias do abdômen, com ou sem contraste, EDA e TC de abdômen, com contraste. A EDA tem valor mais evidente na exclusão de patologias com obstrução luminal que necessitam de outra abordagem terapêutica. A TC com contraste pode determinar de forma mais clara o ponto de obstrução, além de permitir o estudo do ângulo da emergência da AMS através de cortes no plano sagital. A TC com reconstrução em 3D é considerada padrão-ouro. Exames contrastados com radiografia de abdômen podem apontar a obstrução, mas não permitem concluir sua relação com a vasculatura. Um ângulo aortomesentérico de 25 a 60° e uma distância de 10 a 28 mm entre a AMS e a aorta na altura da terceira porção do duodeno são reportados como normais. Um diâmetro de 8 mm da luz duodenal também parece ser indicativo da síndrome. A abordagem terapêutica inicial inclui oferta de dieta hipercalórica líquida, na tentativa de promover ganho de peso e modificação da gordura retroperitoneal, o que modificaria o ângulo da AMS junto a topografia duodenal. Índice alto de falência nessa proposta são reportados. A conduta cirúrgica proposta nas publicações mais recentes sugere a anastomose duodenojejunal e a via laparoscópica predomina. A cirurgia robótica já foi utilizada como via de acesso desde 2008, também com anastomose duodenojejunal. Outras modalidades cirúrgicas incluem a reconstrução em Y-de-Roux, gastrojejunoanastomose e cirurgia de Strong (mobilização/reposicionamento duodenal que inclui a liberação da primeira alça jejunal no ângulo de Treitz).

Hemorragia gastrointestinal obscura e hemorragia digestiva do intestino delgado: qual o limite propedêutico?

Leonardo Emílio da Silva
Ernesto Quaresma Mendonça

"Quem não sabe o que procura, não sabe interpretar o que encontra"
Claude Bernard

INTRODUÇÃO

A hemorragia digestiva baixa representa 20 a 25% de todos os pacientes com sangramento do trato digestório. Embora represente uma incidência até 10 vezes menor que a hemorragia digestiva alta, determina uma elevada taxa de internação, além de maior morbidade em especial pelo fato da sua incidência aumentar com a idade dos pacientes[1].

A hemorragia digestiva baixa é definida como sendo aquela cuja causa situa-se distal ao ângulo de Treitz. Na prática, cerca de 80 a 85% dos casos de hemorragia digestiva baixa tem origem distal à válvula ileocecal. Apenas 0,7 a 9% dos casos têm origem no intestino delgado, ficando os 10 a 15% restantes dos casos hemorragias digestivas de foco proximal ao ângulo de Treitz (hemorragia digestiva alta) com volumoso sangramento que se exterioriza sob a forma de enterorragia[2-4].

Felizmente (ou não, pois pode ser um grande problema em sangramentos intermitentes), cerca de 80 a 85% dos casos de hemorragia digestiva baixa param espontaneamente. A mortalidade global varia entre 2 e 4%.

Em todos os casos de hemorragia digestiva, tanto alta quanto baixa, a origem do sangramento pode ser identificada em cerca de 95% dos casos com a endoscopia digestiva alta ou baixa. No entanto, em aproximadamente 5% dos casos não é possível identificar a origem do sangramento, após uma endoscopia digestiva alta ou baixa. Este tipo de sangramento é denominado hemorragia gastrointestinal obscura (HGIO) e é definido como sangramento gastrointestinal de origem desconhecida que persiste ou se repete após endoscopia digestiva alta e baixa. Em razão da HGIO ser frequentemente decorrente de uma lesão no intestino delgado, foi também conhecida como sangramento do intestino médio primitivo[5-9].

No entanto, o Colégio Americano de Gastroenterologia (ACG) propôs que o termo sangramento do intestino delgado deva ser usado quando há a identificação da fonte do sangramento no intestino delgado e que o termo HGIO seja reservado para pacientes em que a fonte não pode ser identificada em nenhum lugar do trato gastrointestinal, mesmo com as mais recentes modalidades de métodos de imagem e endoscopia do intestino delgado[10].

Passaremos a descrever um caso em que o paciente foi admitido no pronto atendimento de nosso serviço com quadro de hemorragia digestiva que em sua evolução e condução clínica, já internado, passou para um quadro de hemorragia gastrointestinal obscura e finalmente foi concluído e tratado como hemorragia do intestino delgado, com sucesso.

RELATO DE CASO

Paciente M.R.C. sexo masculino, branco, 80 anos, admitido às 3 horas da manhã, no pronto atendimento após dois episódios de enterorragia seguida de síncope há poucas horas. Refere que há oito anos vem apresentando quadros repetidos de enterorragia. Ao longo desse período já foi internado por cinco ocasiões onde recebeu transfusão sanguínea em três internações. Já foi submetido a 11 colonoscopias com o diagnóstico de doença diverticular difusa dos cólons e hemorroidas internas volumosas. Há 2 anos foi submetido à clipagem de um divertículo de cólon transverso que não estava mais sangrando no momento do exame. Porém, ao longo destes 13 anos vem cursando com anemia constante e sangramentos intermitentes exteriorizados como enterorragia ou hematoquezia.

Tem como comorbidades obesidade grau III com IMC de 42 $kg.m^{-2}$, dislipidemia e hipertensão arterial em uso de betabloqueador.

Ao exame da admissão apresentava-se consciente, CGS = 15, eupneico, anictérico, afebril e com enchimento capilar normal. Pulmões limpos com FR = 14 inc/min. RCR FC = 78 bpm, pulsos cheios e simétricos. PA = 110/70 Torr.

Abdome globoso, sem dor. RHA (+). Ausência de visceromegalias.

MMII sem edema e com panturrilhas livres. Refere que urinou antes de sair de casa, urina clara (SIC).

Na admissão seus exames mostraram Hb = 11,9 g/dL, Ht = 35,5%; Hemácias = 3,75 (x 10^6) Plaquetas = 158.000, Leucograma = 8.000 leucócitos sem desvio. Ureia = 57, creatinina = 1,4, TTPA = 0,87 (0,90-1,25) e TAP = 81%.

Foi admitido em regime de terapia intensiva e iniciado preparo de cólon conforme protocolo da instituição. No início da tarde do dia seguinte submeteu-se à endoscopia digestiva alta que evidenciou gastrite leve e colonoscopia que diagnosticou doença diverticular difusa dos cólons, hemorroidas internas volumosas estando o cólon limpo e sem nenhuma evidência de sangramento (Figura 1).

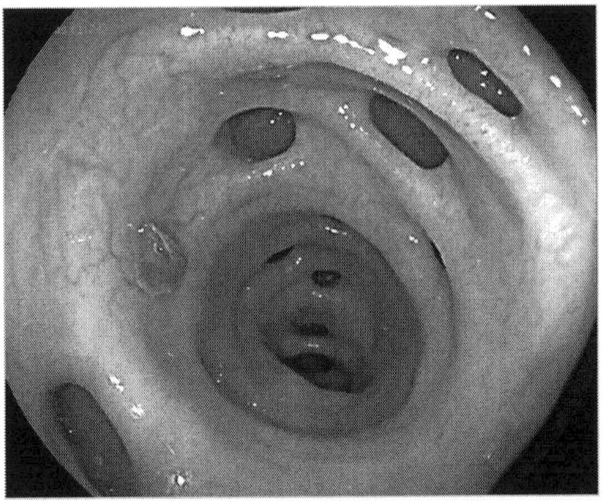

Figura 1 Primeira colonoscopia sem evidência de sangramento (cólon sigmoide com divertículos).

Durante sua anamnese o paciente lembrou que antecedendo os episódios de enterorragia sempre apresentava uma cólica na região do mesogastro que durava poucos minutos e era de média intensidade (SIC).

Assim, indicamos uma angioenterotomografia que não evidenciou nenhum foco de hemorragia ou mesmo alteração na parede dos intestinos, exceto a doença diverticular difusa dos cólons (Figura 2).

Na noite do mesmo dia da internação, cerca de 15 horas da admissão, apresentou outros dois episódios de enterorragia em menor volume que o dia anterior. Foi então indicado repetição da colonoscopia que foi completa até o ceco, porém com grande volume de lagos de sangue ao longo de todo o cólon, não sendo possível penetrar no íleo terminal (Figura 3). A hemoglo-

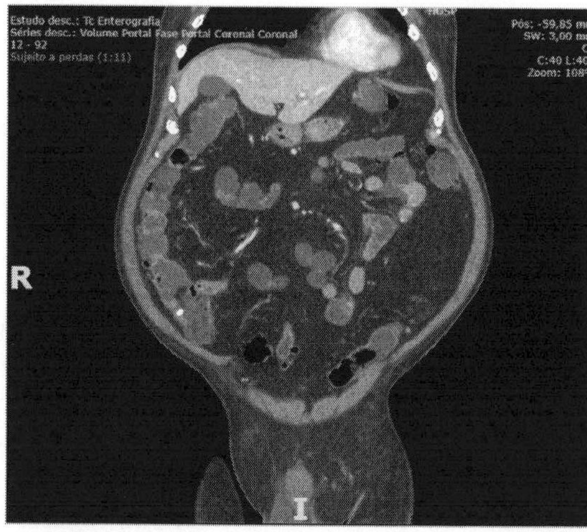

Figura 2 Enteroangiografia sem evidência de foco de sangramento ou lesão em intestino delgado.

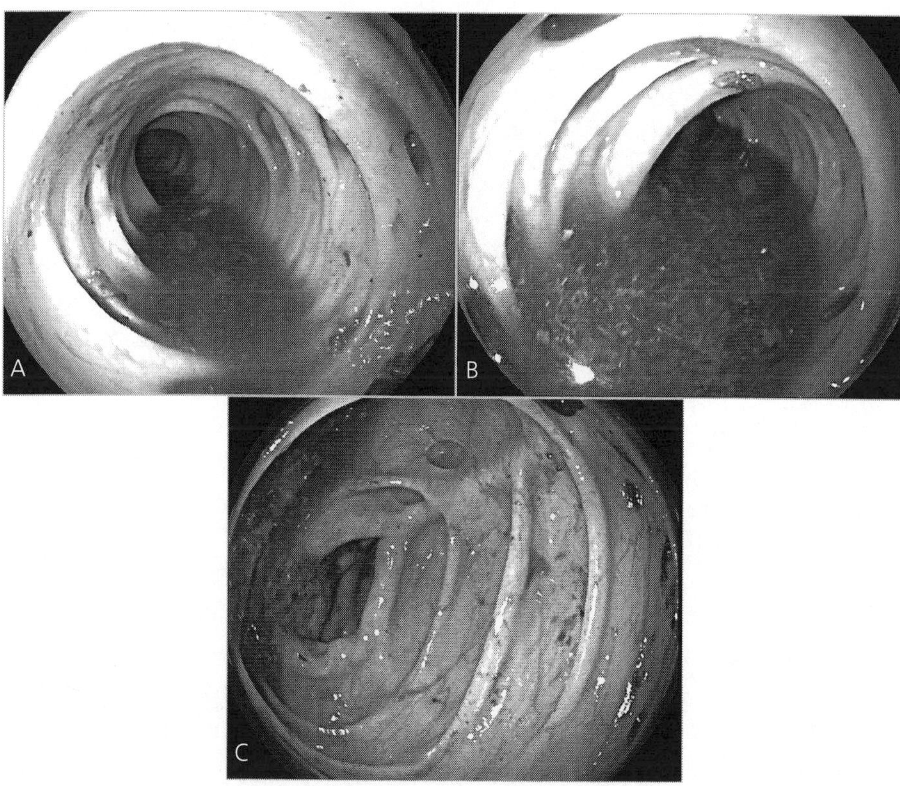

Figura 3 A, B e C: Segunda colonoscopia na vigência do sangramento com lagos de sangue, doença diverticular difusa e sem identificação do foco da hemorragia.

bina nesse momento estava 8 g/dL com hematócrito de 23,9%. Não houve alteração hemodinâmica.

De volta à terapia intensiva, solicitamos mapeamento com hemácias marcadas com tecnécio-99m. O exame teve a seguinte conclusão: estudo positivo para sangramento intestinal, com provável origem em alças intestinais delgadas (Figura 4).

Nesse momento apresentava-se com hemoglobina = 7,5 g/dL, Ht = 21,9 %, PA = 110/70Torr, FC = 82 bpm, $SatO_2$ (ar ambiente) = 92%, pulsos cheios e simétricos. Após transfusão de duas unidades de concentrado de hemácias e obter o consentimento do paciente e de sua família, indicamos o tratamento cirúrgico.

A propositura cirúrgica foi uma videolaparoscopia para inventário de todo o segmento de intestino delgado e caso não fosse encontrado o sítio de sangramento faríamos uma enteroscopia intraoperatória. Todo o planejamento foi previamente acordado e discutido entre a equipe cirúrgica e endoscópica.

E assim foi feito. Realizamos a videolaparoscopia com óptica de 5 mm 30° e mais dois portais sendo um de 5 mm e outro de 12 mm. Após o resultado negativo de lesão visível ao inventário do intestino delgado, um portal descartável de 12 mm adicional no ponto de Palmer foi posicionado sob visão direta e ali foi introduzido o aparelho de endoscopia digestiva alta convencional (Figura 5). Cerca de 40 cm do ângulo de Treitz foi realizada uma enterotomia transversal com uma sutura em bolsa contornando a abertura por

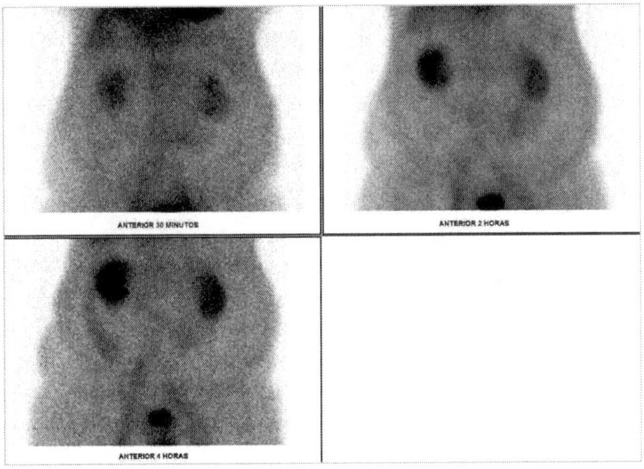

Figura 4 Cintilografia com tecnécio-99m. A: Evidência de perda sanguínea no mesogastro. B: Sangue extravasado na luz do delgado seguindo a peristalse sem mais sangramento ativo. C: Sangue no cólon direito sem sangramento ativo.

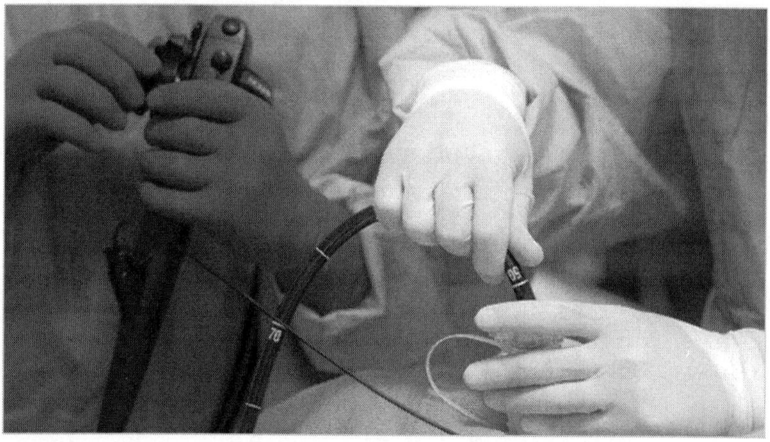

Figura 5 Endoscópio convencional sendo introduzido pelo trocarte de 12 mm no ponto de Palmer.

onde se introduziu o aparelho de endoscopia para proceder a enteroscopia. Com uma perfeita harmonia entre os movimentos das pinças do cirurgião com os movimentos do endoscopista, atingimos o ceco (Figura 6) cerca de 50 minutos após o início. O exame foi então feito de forma bastante minuciosa com ao auxílio das pinças de laparoscopia e de ambas as transiluminações tanto do laparoscópio quanto do endoscópio. Na porção média do intestino delgado, cerca de 310 cm da válvula ileocecal identificamos uma ectasia vas-

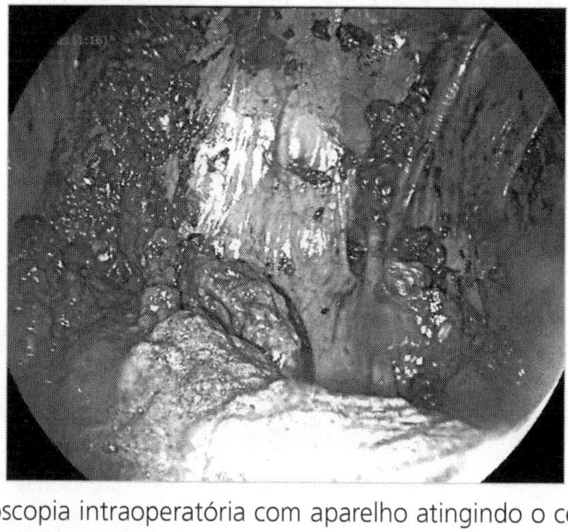

Figura 6 Enteroscopia intraoperatória com aparelho atingindo o ceco. Grande volume de fezes normais e com melena.

cular de ± 5 mm sem sangramento ativo, mas com coágulo aderido (Figuras 7 e 8). Optamos por aplicação de um clipe hemostático que cobriu toda a lesão com sobra (Figura 9). Não observamos nenhuma outra lesão ao longo da retirada do aparelho.

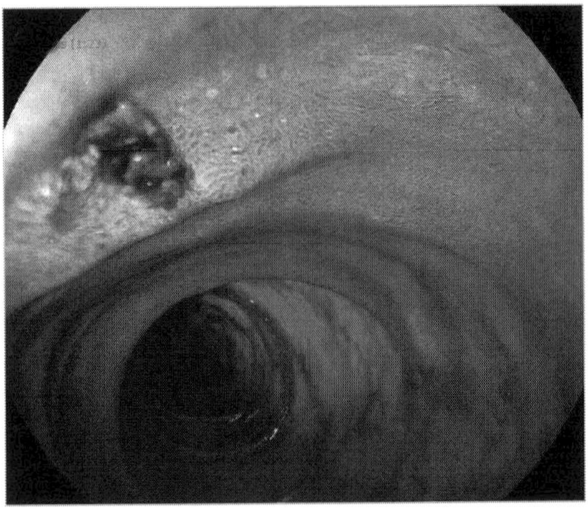

Figura 7 Enteroscopia intraoperatória identificando coágulo aderido à angiectasia na transição jejunoileal, 320 cm da válvula ileocecal.

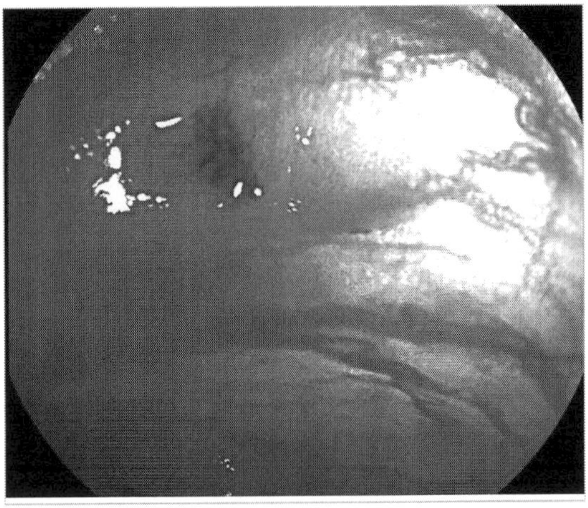

Figura 8 Enteroscopia intraoperatória identificando a angiectasia na transição jejunoileal, 320 cm da válvula ileocecal, após remoção do coágulo. Repare a transiluminação do laparoscópio possibilitando a identificação exata da lesão.

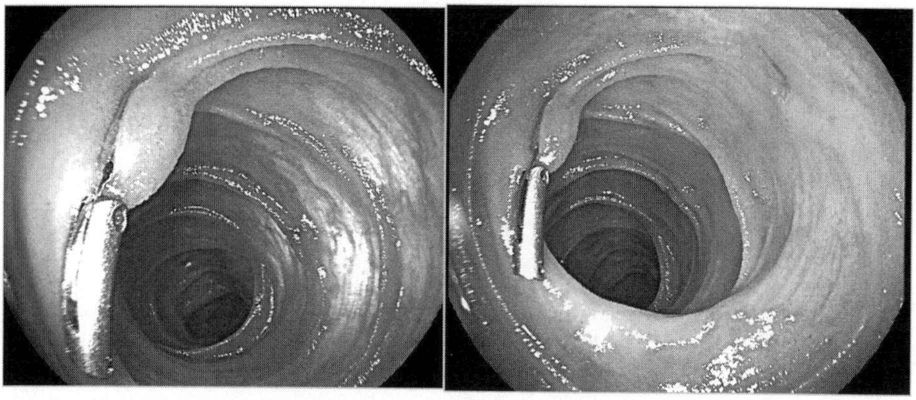

Figura 9 A e B: Clipe hemostático aplicado sobre a angiectasia do intestino delgado via enteroscopia intraoperatória.

A enterotomia foi fechada com grampeador endoscópico de 45 mm sem intercorrências.

Encaminhado à terapia intensiva o paciente permaneceu estável tanto hematimetrica quanto hemodinamicamente. Evacuou no dia seguinte ao procedimento, quando foi realimentado. Permaneceu por 48 horas na UTI, sendo encaminhado ao apartamento quando recebeu alta no sétimo dia pós-operatório.

Encontra-se no nono mês de pós-operatório sem nenhuma evidência de hemorragia digestiva e mantendo-se hematimetricamente estável com 11,2 g/dL no momento da alta.

DISCUSSÃO

A terminologia da hemorragia digestiva mudou ao longo dos anos e pode ser uma fonte de confusão para os médicos. Existem três termos principais com os quais devemos nos familiarizar: hemorragia digestiva evidente (visível), hemorragia digestiva oculta (não visível) e hemorragia digestiva obscura – HGIO (evidência de hemorragia digestiva contínua sem identificação da fonte após endoscopia digestiva alta e baixa). Embora todos os três termos ainda sejam usados, o termo HGIO foi amplamente substituído pelo termo sangramento do intestino delgado porque os avanços na endoscopia, videocápsula endoscópica e imagens tomográficas permitiram uma melhor identificação do sangramento do intestino delgado que anteriormente era difícil de detectar[10,11].

Com a introdução da videocápsula endoscópica (VCE) em 2001 e da enteroscopia profunda em 2004, a maioria (aproximadamente 75%) dos pacientes previamente classificados como tendo sangramento obscuro foram diagnosticados com fontes de sangramento identificadas no intestino delgado[12]. O diagnóstico incluiu qualquer causa de sangramento detectada distal à ampola de Vater ou proximal à válvula ileocecal por qualquer modalidade de exame, incluindo enteroscopia de introdução, ileoscopia, enteroscopia profunda, VCE, angiografia ou enterografia. Assim, os pacientes diagnosticados com sangramento no intestino delgado devem ser classificados como tendo sangramento de intestino delgado, reservando o termo anterior de HGIO para pacientes sem fonte de sangramento identificada após avaliação abrangente do intestino delgado conforme descrito nas seções a seguir.

Ainda que o objeto deste capítulo seja a hemorragia do intestino delgado evidente, na emergência, vale ressaltar que a VCE é o primeiro exame na avaliação do intestino delgado em decorrência de sua não invasividade e elevada acurácia diagnóstica[11]. A Sociedade Europeia de Endoscopia Gastrointestinal (ESGE) recomenda VCE o mais rápido possível após um episódio de hemorragia obscura, idealmente dentro de 14 dias[11]. Em pacientes com suspeita de sangramento do intestino delgado, as taxas de detecção do sítio do sangramento variam de 53 a 73%. Não há contraindicações estritas à VCE, mas o principal risco está relacionado à retenção da cápsula. Os pacientes considerados de maior risco para retenção de cápsulas incluem aqueles com doença de Crohn estabelecida, com taxas de retenção de cápsulas de 3 a 13%[13].

O sangramento do intestino delgado corresponde a 1,2 a 5% de todos os casos de hemorragia gastrointestinal[14,15]. O conceito de sangramento do intestino delgado normalmente se sobrepõe com hemorragia gastrointestinal obscura (HGIO). Nesse sentido, quase sempre, um paciente com sangramento de intestino delgado é admitido com o diagnóstico inicial de hemorragia digestiva baixa. A preocupação com uma história clínica detalhada assim como os resultados da endoscopia digestiva alta e baixa são mandatórios e determinantes na boa condução do caso.

Na avaliação inicial do paciente com hemorragia digestiva, independentemente de sua origem (alta, baixa ou mesmo obscura), a estabilidade hemodinâmica é essencial para a manutenção da vida, assim como para a definição da conduta e deve ser o objetivo principal na admissão. Em geral, o limiar de hemoglobina para transfusão sanguínea deve ser de 7 g/dL para a maioria dos pacientes e 8 g/dL para aqueles com doença arterial coronariana[16]. Além disso, os pacientes em terapia antitrombótica devem ser tratados de acordo com as diretrizes específicas. A hemorragia digestiva pode ocorrer em 1-3% dos pacientes em uso de terapia anticoagulante. Os fatores de risco para o sangramento em pacientes anticoagulados incluem idade, número de comorbidades, uso de anti-inflamatórios não hormonais ou antiplaquetários e sangramento digestório prévio[17,18].

O momento e a definição de endoscopia digestiva alta e/ou baixa serão definidos juntos com a história clínica e a propedêutica do paciente. No entanto, é recomendado que as endoscopias digestivas sejam realizadas nas primeiras 24 horas após a admissão[10,19]. Em razão de serem exames feitos em caráter de emergência, nem sempre são realizados em condições ideais. Nesse contexto, 15 a 20% dos pacientes com suspeita de hemorragia do intestino delgado podem ter uma fonte de sangramento no trato digestório, superior ou inferior, despercebida na endoscopia inicial. Assim, os exames podem e devem ser repetidos nos pacientes nos quais foram inconclusivos[20]. Além do que, uma forte evidência para esta recomendação vem de estudos com VCE, que encontraram uma fonte de sangramento que não era do intestino delgado em até 30% dos pacientes[21].

A Sociedade Americana de Endoscopia Gastrointestinal (ASGE) estimou a taxa de diagnóstico do sítio de sangramento após a repetição da endoscopia digestiva ("*second look*") em 29% na endoscopia digestiva alta e até 6% na colonoscopia[22]. A Associação Americana de Gastroenterologia (AGA) preconiza, portanto, a repetição das endoscopias digestivas em pacientes nos quais uma causa do sangramento não foi encontrada no primeiro exame[18].

Após a reavaliação endoscópica, alta e/ou baixa, mantendo-se indeterminada a origem do sangramento, por definição, estamos diante de um caso de HGIO e assim o intestino delgado deve ser avaliado[20].

De todas as fontes de hemorragia digestiva, apenas uma pequena porcentagem (5%) é atribuída ao intestino delgado. As angiectasias do intestino delgado são responsáveis por 20 a 30% das causas. Os fatores de risco para angiectasias incluem idade avançada (> 70anos), presença de estenose aórtica, insuficiência renal crônica, dispositivos de assistência ventricular esquerda e outros distúrbios hereditários. Os fatores de risco para sangramento recorrente do intestino delgado por angiectasia incluem número de lesões, idade avançada, presença de comorbidades e terapia anticoagulante.

Os tumores do intestino delgado (tumores estromais gastrointestinais, tumores carcinoides, linfomas e adenocarcinomas) podem ser fonte de sangramento em pacientes mais jovens e idosos. Outras etiologias benignas incluem erosões e úlceras relacionadas ao uso de anti-inflamatórios não esteroides e doença de Crohn. Causas raras de sangramento do intestino delgado incluem ulceração associada ao divertículo de Meckel (especialmente em pacientes mais jovens), enteropatia por radiação, lesões de Dieulafoy, varizes do intestino delgado e fístulas aortoentéricas (20). O Colégio Americano de Gastroenterologia (ACG) listou as causas encontradas em cerca de 75% dos pacientes suspeitos de hemorragia de delgado[10] (Tabela 1).

Tabela 1 Causas de sangramento em intestino delgado – Colégio Americano de Gastroenterologia (ACG)[10]

Causas comuns		Causas raras
< 40 anos	> 40 anos	Púrpura de Henoch-Schoenlein
Doença inflamatória intestinal	Angiectasia	Varizes e/ou enteropatia hipertensiva portal
Dieulafoy	Dieulafoy	Amiloidose
Neoplasia	Neoplasia	Síndrome de "nevo em bolha de borracha azul"
Divertículo de Meckel	Anti-inflamatório não hormonal	Pseudoxanthoma
Síndromes polipoides		Síndrome de Osler-Weber-Rendu
		Sarcoma de Kaposi (AIDS)
		Síndromede Plummer-Vinson
		Síndrome de Ehlers-Danlos
		Poliposes familiares (PAF, Peutz-Jeghers)
		Papulose maligna atrófica
		Hemobilia
		Fístula aortoentérica
		Hemosuccus entericus

No caso clínico em questão, o detalhamento da história clínica arrastada de hemorragia digestiva, até então baixa, favoreceu-nos na condução e consequente diagnóstico. O fato de o paciente estar apresentando quadros recorrentes e frequentes de hemorragia digestiva exteriorizada ora como hematoquezia, ora como enterorragia e mantendo um quadro persistente de anemia ferropriva gerou uma enorme dúvida quanto à origem do sangramento ou mesmo sobre a efetividade e objetividade dos diagnósticos e tratamentos anteriormente realizados ao longo de mais de 13 anos.

A Diretriz Japonesa Clínica e Prática de 2017 para enteroscopia propõe que a causa e o local do sangramento no intestino delgado podem ser estimados perguntando aos pacientes sobre: (i) presença de hematêmese; (ii) cor, consistência e frequência das fezes; (iii) sintomas abdominais; (iv) presença de epistaxe; (v) histórico e passado médico, comorbidades ou medicamentos; e (vi) história familiar[23].

Ainda no pronto atendimento, já na admissão do paciente, resolvemos começar tudo do zero, ou seja, nos desvencilhamos dos diagnósticos prévios assim como dos tratamentos realizados. Em situações como essa, de excessiva recorrência de um sinal e/ou sintoma, acreditamos ser essencial recomeçar tudo, no sentido de abrir possibilidades de novos diagnósticos, entre eles a hemorragia do intestino delgado. O detalhe clínico referido pelo paciente durante uma cuidadosa anamnese, de que sempre que havia o sangramento na forma de enterorragia, alguns minutos antes precedia um quadro de dor em cólica na região do mesogastro, foi fundamental para o diagnóstico. A dor visceral em mesogastro tem forte indício de uma afecção originária do intestino primitivo médio: intestino delgado, ceco e cólon direito. Nesse sentido, estando o doente estável, optamos pela realização de uma angioenterotomografia.

O Colégio Americano de Gastroenterologia sugere que nos casos em que haja estabilidade hemodinâmica, e mantenha-se a indefinição diagnóstica após as endoscopias digestivas bidirecionais (incluindo o "*second-look*" com o cólon melhor preparado), deve-se considerar a realização de mapeamento com hemácias marcadas ou angioenterotomografia (tomografia multifásica)[10].

O mapeamento com hemácias marcadas com tecnécio-99m vem sendo usado na avaliação de sangramento gastrointestinal há vários anos. Entre suas principais vantagens incluem a capacidade de detectar taxas mais baixas de sangramento na ordem de 0,1 mL/min, o que representa 1/10 do fluxo necessário para detecção do sítio do sangramento em uma angiografia. Além do mais, a cintilografia possibilita a realização de imagens tardias que podem melhorar a detecção de sangramento intermitente ou tardio[24].

As limitações da cintilografia incluem a variabilidade na localização do sangramento, que pode ser mais difícil no intestino anterior e no intestino delgado e a incapacidade de caracterizar a causa do sangramento. Existe na literatura uma ampla variação quanto à sensibilidade da cintilografia (33-93%) assim como de sua especificidade (30-95%) e a precisão da localização (19-100%) para cintilografia em todo o trato digestório. Como o sangramento é intermitente, a cintilografia pode ser útil para identificar o local do sangramento quando outros testes diagnósticos forem negativos. A cintilografia negativa também pode ser um indicador de melhor prognóstico; em alguns estudos, muitos pacientes com exames negativos podem parar de sangrar espontaneamente e não necessitar de tratamento adicional, enquanto aqueles com exames positivos podem precisar de intervenção[10,25].

A tomografia multifásica (TM) é aquela que é realizada sem contraste via oral, mas com contraste endovenoso para avaliar as múltiplas fases determinadas pelo contraste e em especial durante a fase arterial de realce. A TM geralmente é realizada para detectar o local do sítio ativo de sangramento agudo, no contexto de sangramento do intestino delgado. A TM demonstrou ser capaz de detectar taxas de sangramento tão lentas quanto 0,3 mL/min em comparação com 0,5 a 1,0 mL/min para angiografia convencional e 0,1 mL/min para cintilografia. Apresenta uma taxa de sensibilidade na ordem de 79-94% e especificidade de 95-100% na detecção de sangramento ativo gastrointestinal[10,26]. A tomografia tem também a vantagem de poder diagnosticar tumores no intestino delgado, em especiais as intramurais[18].

No entanto, TM tem algumas limitações. Para detectar extravasamento de contraste, o paciente deve estar sangrando ativamente no momento do exame. Os achados de sangue no lúmen ou coágulo sentinela podem ajudar a localizar a fonte se o sangramento for sutil ou ausente. Se não for identificada nenhuma fonte ou sangramento ativo no momento da TM, pode ser necessária investigação adicional. Em pacientes idosos com função renal diminuída, a administração de contraste intravenoso para TM pode aumentar o risco de complicações renais se for necessária angiografia convencional subsequente[20,26].

Analisando o caso clínico aqui discutido, foi crucial termos duas colonoscopias inconclusivas, sendo uma na vigência do sangramento. No intervalo entre uma colonoscopia e outra, uma TM foi realizada e também foi inconclusiva. Assim, após atingir a estabilidade hemodinâmica, mas não hematimétrica (níveis de hemoglobina oscilante mesmo após transfusão sanguínea em regime de terapia intensiva), indicamos a cintilografia com tecnécio-99m em face da elevada possibilidade de sangramento de intestino delgado intermitente.

A cintilografia foi extremamente elucidativa. Nas primeiras imagens detectamos de um foco de sangramento na topografia do mesogastro que não se manteve nas próximas séries. Com isso, foi possível acompanhar o caminho do sangue extravasado na luz intestinal até o cólon direito, quanto então fechamos o diagnóstico de se tratar de um sítio de sangramento no intestino delgado, possivelmente na transição jejunoileal. Nesse momento, teríamos três opções: arteriografia, enteroscopia ou operaríamos o paciente.

A angiografia tem a vantagem de ser potencialmente diagnóstica e terapêutica. O sucesso da angiografia é amplamente dependente da taxa de sangramento, sendo maior imediatamente após uma cintilografia positiva[27]. No geral, o diagnóstico varia entre 27 e 77%, com uma melhor taxa de 61 a 72% na vigência de sangramento ativo ou evidente em comparação com < 20% naqueles com sangramento oculto inativo ou suspeito. De acordo com isso, outros preditores de angiografia positiva incluem instabilidade hemodinâmica e a necessidade de ≥ 5 unidades de transfusão de hemácias.

Espera-se que a angiografia terapêutica esteja associada a um aumento nas complicações hemorrágicas, com alguns estudos relatando sangramento no local do cateter em até 17%. Embora poucos estudos pareçam relatar eventos catastróficos de sangramento após angiografia terapêutica, é aconselhável o prudente envolvimento precoce da equipe cirúrgica se for realizado em caso de hemorragia digestiva.

A complicação de necrose intestinal após angiografia caiu de 15 a 30% nos seus primórdios na década de 1970, para 0-22% após a introdução de técnicas superseletivas[18,28].

Existem quatro possibilidades técnicas de enteroscopia. A enteroscopia por empurrar ou de introdução (EE) é uma endoscopia superior estendida realizada com um endoscópio longo, como um colonoscópio pediátrico ou com um enteroscópio de introdução disponível comercialmente, que geralmente tem 250 cm de comprimento. A EE permite apenas avaliação limitada do intestino delgado proximal, cerca de 70 cm distal ao ligamento de Treitz. A EE usando um colonoscópio normalmente pode ser passada 45 a 60 cm além do ligamento de Treitz. O rendimento diagnóstico desta técnica varia de 3 a 70%, com a maioria dos achados de lesões vasculares. Curiosamente, a maioria das lesões diagnosticadas na EE foram encontradas em locais acessíveis à esofagogastroduodenoscopia padrão, enfatizando a importância da endoscopia em "*second look*"[10].

As outras três possibilidades de enteroscopia são chamadas de profundas, todas capazes de atingir uma distância substancial do intestino delgado por via oral ou retal. As enteroscopias profundas (EP) são: enteroscopia de duplo balão (introduzida no início da década de 2000), enteroscopia de balão único e enteroscopia espiral[29].

As EP podem atingir aproximadamente de 240-360 cm distal ao piloro via oral e 102-140 cm proximal à válvula ileocecal via retal. Isso se compara a uma distância de 90-150 cm com o enteroscópio de introdução e 50-80 cm com ileoscopia possível na colonoscopia. Além do que, permitem procedimentos diagnósticos com biópsias e terapêuticos com as variadas possibilidades de terapêuticas hemostáticas endoscópicas. Nas melhores séries da literatura especializada, a enteroscopia total (na qual todo o intestino delgado foi examinado) pode não ser viável em todos os pacientes, com uma taxa de sucesso relatada variando de 16 a 86%[10].

No geral, o diagnóstico das enteroscopias profundas varia de 60 a 80% em pacientes com suspeita de sangramento do intestino delgado. Quanto ao índice de sucesso das intervenções terapêuticas endoscópicas varia entre 40 e 73%[10].

As principais limitações da EP incluem sua natureza invasiva, tempo prolongado de procedimento e necessidade de treinamento específico em razão da complexidade do exame. A taxa de complicação relatada para procedimentos diagnósticos é de 0,8% e até 4% se forem realizadas terapêuticas como eletrocoagulação, polipectomia ou dilatação. As principais complicações relatadas com esta técnica são íleo prolongado, pancreatite e perfuração, geralmente associadas à grandes polipectomias[10].

Em razão da instabilidade hematimétrica, da idade do paciente, do fato de já realizada a TM com contraste endovenoso, além do fato do sangramento ser intermitente, descartamos a angiografia.

A possibilidade da enteroscopia, em qualquer de suas modalidades, foi aventada. Porém, a dificuldade técnica aliada ao grande volume de ar infundido no interior do trato digestório em razão do tempo prolongado que muitas vezes nos deparamos nessa situação, indicamos tratamento operatório com o inventário videolaparoscópico de todo o intestino delgado a fim de identificar eventual sítio de sangramento pelo método. Após cuidadoso e repetido inventário de todo o intestino delgado, optamos por realizar uma enteroscopia intraoperatória.

A enteroscopia intraoperatória pode ser o método mais confiável para obter uma avaliação completa do intestino delgado, mas é altamente invasivo. Assim, fica restrita a casos em que os métodos diagnósticos possíveis ao médico não consigam identificar a fonte e persistindo recorrente quadro de sangramento[10]. As principais complicações da enteroscopia intraoperatória incluem rupturas serosas, avulsão de vasos mesentéricos e íleo prolongado. No geral, permite identificar a fonte do sangramento em 73% de todos os casos. A acurácia é de 100% para pacientes com sangramento evidente em curso, 70% em sangramento prévio evidente e 50% em sangramento oculto com uma taxa de mortalidade geral de 2%[30].

Para tanto, contamos com um colega endoscopista de grande experiência e muito alinhado com a equipe cirúrgica. Utilizamos um aparelho de endoscopia alta convencional com o objetivo de melhorar o controle distal do aparelho pelo colega endoscopista. A introdução do endoscópico na cavidade abdominal por meio de um trocarte de 12 mm descartável foi essencial para garantir a manutenção do pneumoperitônio e consequentemente aumentando a segurança do procedimento que foi todo feito sob visão direta.

Optamos por abrir transversalmente o jejuno proximal, 40 cm do Treitz pelo fato de ser uma área isenta de tensão e facilitadora para o fechamento ao final do procedimento.

Avaliamos inicialmente o jejuno proximal e duodeno e só então iniciamos a enteroscopia profunda. Nosso objetivo inicial foi progredir o aparelho o mais distal possível com harmonia entre os movimentos do cirurgião e do endoscopista.

A manipulação delicada das pinças de laparoscopia, "vestindo" o aparelho com intestino delgado à medida que o aparelho foi introduzido com pouca insuflação, foram ações essenciais para o sucesso do procedimento.

Conseguimos transpor a válvula ileocecal e atingimos o ceco. Assim o exame minucioso foi feito. A transiluminação determinada tanto pela laparoscopia e principalmente pela endoscopia foram importantes na confirmação de possíveis lesões vasculares.

Angiectasias são vasos sanguíneos ectásicos com ou sem revestimento endotelial que têm uma propensão a sangrar[31]. Assim, optamos por realizar o tratamento eminentemente endoscópico com aplicação de clipe hemostático sobre a lesão, porque esta não era vista na subserosa com a transiluminação durante o procedimento. Tal fato nos assegurou quanto à possibilidade do clipe englobar toda a lesão, ainda mais com o auxílio de uma contrapressão suave de uma pinça de laparoscopia.

As evidências de ensaios clínicos controlados randomizados sobre a melhor forma de tratar o sangramento do intestino delgado tem sido muito limitada. Dados da era pré-cápsula sobre angiectasias encontradas no estômago e cólon demonstraram que apenas as lesões com sangramento ativo foram tratadas endoscopicamente. A maioria dos trabalhos não relata resultados específicos ou descrevem a terapia adotada para angiectasias. Apesar da terapia endoscópica, a taxa de recorrência após o tratamento de lesões vasculares variou de 20 a quase 50%, com mais da metade das recorrências serem devidas à outras lesões não diagnosticadas no momento do primeiro tratamento[10].

Assim, a taxa de ressangramento nesse confuso número de publicações varia de 20 a quase 50%, incluindo lesões de cólon e intestino delgado[10].

Em razão da enteroscopia ter sido total e identificarmos uma lesão única restrita à submucosa, estando a serosa completamente normal, optamos por não ressecar e procedemos o tratamento único endoscópico. Seguramente a ressecção intestinal, ainda que por videolaparoscopia, poderia aumentar a morbidade em uma paciente com IMC de 41 $kg.m^{-2}$ e grande volume de gordura visceral.

Em 2008 Yano et al. classificaram essas lesões em seis grupos, conforme a Figura 10.

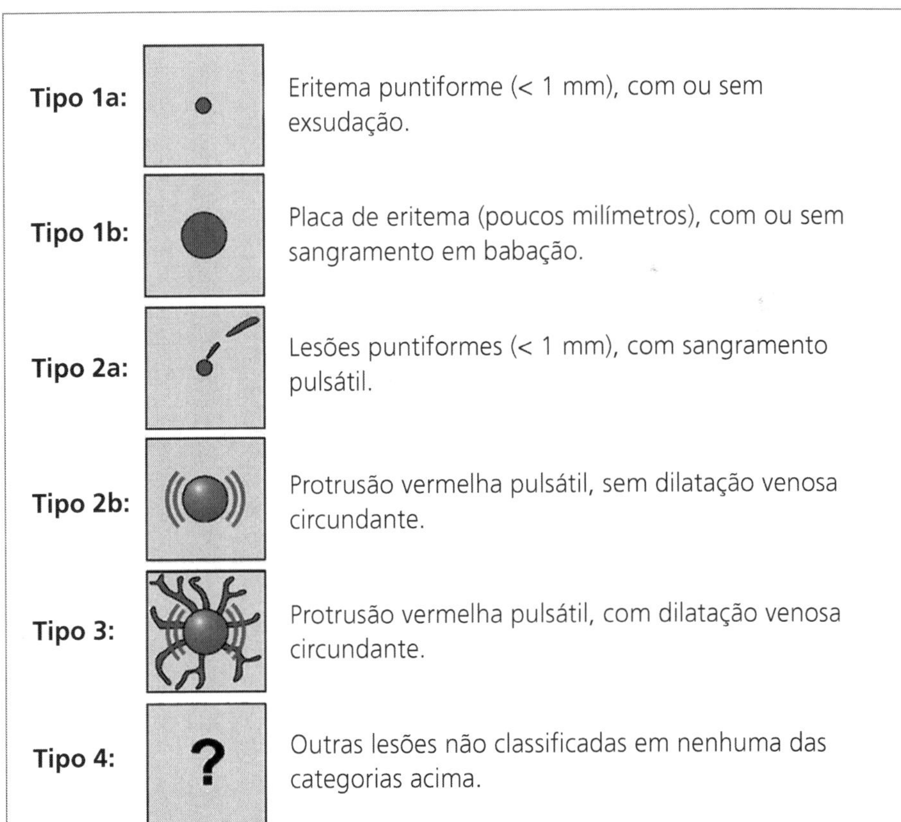

Figura 10 Classificação de Yano et al.[32] para lesões vasculares do intestino delgado.

Os tipos 1a e 1b são considerados angiectasias. Os tipos 2a e 2b são lesões de Dieulafoy. O tipo 3 representa uma malformação arteriovenosa. O tipo 4 é inclassificável[32]. Assim, classificamos a angiectasia encontrada durante a enteroscopia intraoperatória como sendo do tipo 1b e a clipagem foi o tratamento indicado.

A boa evolução clínica ainda no hospital com eliminação de gases e fezes, sem qualquer evidência de sangramento, e estabilização da taxa de hemoglobina em 11,2 g/dL nos permitiu a alta no sétimo dia de pós-operatório.

Hoje, encontra-se no nono mês após o tratamento, seguindo sua vida normal sem nenhuma exteriorização de sangramento mantendo estáveis os níveis hematimétricos, ferro, ferritina e transferrina, avaliados a cada 3 meses.

CONSIDERAÇÕES FINAIS

A hemorragia digestiva do intestino delgado e o termo hemorragia de causa obscura se confundem na literatura em especial quando avaliamos os primeiros relatos quando ainda não dispúnhamos de métodos específicos de avaliação do intestino delgado como a VCE, angioenterotomografia e a enteroscopia. O caso apresentado demonstra a importância de uma minuciosa avaliação clínica e propedêutica frente a um paciente com hemorragia digestiva por vezes obscura. Os detalhes de dados clínicos são essenciais na condução e tratamento desses pacientes que sempre representam um desafio ao cirurgião e ao endoscopista. Nesse sentido uma equipe médica comprometida, trabalhando de forma harmoniosa é essencial no bom resultado. Da mesma forma, a capacitação profissional tanto da equipe cirúrgica com a videocirurgia quanto da equipe de endoscopistas com as técnicas de enteroscopia culminaram no resultado alcançado, tudo em benefício de uma menor morbidade e da segurança paciente. É importante a avaliação da capacidade diagnóstica e terapêutica de cada local afim de proporcionar o tratamento de menor invasão ao paciente.

AGRADECIMENTOS

Aos colegas Dra. Ana Beatriz M. de Jesus Teixeira, Dra. Fernanda Sanches Assi médicas do Centro de Diagnóstico por Imagem (CDI - Goiânia); Dr. Hélio Moreira Júnior e Dr. José Paulo Moreira médicos do Serviço de Endoscopia do Hospital Israelita Albert Einstein unidade Goiânia.

REFERÊNCIAS BIBLIOGRÁFICAS

1. Frost J, Sheldon F, Kurup A, Disney BR, Latif S, Ishaq S. An approach to acute lower gastrointestinal bleeding. Frontline Gastroenterol. 2017;8(3):174-82.
2. Farrell JJ , Friedman LS. Review article: the management of lower gastrointestinal bleeding. Aliment Pharmacol Ther. 2005;21(11):1281-98.
3. Scottish Intercollegiate Guidelines Network – SIGN. Management of acute upper and lower gastrointestinal bleeding. Edinburgh; 2008. Disponível em: http://sign.ac.uk.
4. Jensen DM , Machicado GA. Diagnosis and treatment of severe hematochezia. The role of urgent colonoscopy after purge. Gastroenterology. 1998;95(6):1569-74.
5. Zuckerman GR, Prakash C, Askin MP, Lewis BS. AGA technical review on the evaluation and management of occult and obscure gastrointestinal bleeding. Gastroenterology. 2000;118(1):201-21.
6. Lewis BS. Small intestinal bleeding. Gastroenterol Clin North Am. 1994;23(1):67-91.
7. Szold A, Katz LB, Lewis BS. Surgical approach to occult gastrointestinal bleeding. Am J Surg. 1992;163(1):90-3.
8. Ohmiya N. Management of obscure gastrointestinal bleeding: Comparison of guidelines between Japan and other countries. Dig Endosc. 2020;32(2):204-18.
9. Monsanto P, Almeida N, Lérias C, Figueiredo P, Gouveia H, Sofia C. Is there still a role for intraoperative enteroscopy in patients with obscure gastrointestinal bleeding? Rev Esp Enferm Dig. 2012;104(4):190-6.
10. Gerson LB, Fidler JL, Cave DR, Leighton JA. ACG Clinical guideline: diagnosis and management of small bowel bleeding. Am J Gastroenterol. 2015;110(9):1265-87.
11. Pennazio M, Spada C, Eliakim R, Keuchel M, May A, Mulder C, et al. Small-bowel capsule endoscopy and device-assisted enteroscopy for diagnosis and treatment of small-bowel disorders: European Society of Gastrointestinal Endoscopy (ESGE) Clinical Guideline. Endoscopy. 2015;47(4):352-76.
12. Pasha S, Leighton J, Das A, Harrison M, Decker G, Fleischer D, et al. Double-balloon enteroscopy and capsule endoscopy have comparable diagnostic yield in small-bowel disease: a meta-analysis. Clin Gastroenterol Hepatol. 2008;6(6):671-6.
13. Havlichek D, Kamboj A, Leggett C. A practical guide to the evaluation of small bowel bleeding. Mayo Clin Proc. 2022;97(1):146-53.
14. Gralnek. Obscure-overt gastrointestinal bleeding. Gastroenterology. 2005;128(5):1424-30.
15. Longstreth G. Epidemiology and outcome of patients hospitalized with acute lower gastrointestinal hemorrhage: a population-based study. Am J Gastroenterol. 1997;92(3):419-24.
16. Carson J, Grossman B, Kleinman S, Tinmouth A, Marques M, Fung M, et al. Clinical Transfusion Medicine Committee of the AABB. Red blood cell transfusion: a clinical practice guideline from the AABB*. Ann Intern Med. 2012;157(1):49-58.
17. Guerrouij M, Uppal C, Alklabi A, Douketis J. The clinical impact of bleeding during oral anticoagulant therapy: assessment of morbidity, mortality and post-bleed anticoagulant management. J Thromb Thrombolysis. 2011;31(4):419-23.
18. Murphy B, Winter D, Kavanagh D. Small bowel gastrointestinal bleeding diagnosis and management-a narrative review. Front Surg. 2019;6(25).
19. Green B, Rockey D, Portwood G, Tarnasky P, Guarisco S, Branch M, et al. Urgent colonoscopy for evaluation and management of acute lower gastrointestinal hemorrhage: a randomized controlled trial. Am J Gastroenterol. 2005;100(11):2395-402.
20. ASGE Standards of Practice Committee , Gurudu S, Bruining D, Acosta R, Eloubeidi M, Faulx A, et al. The role of endoscopy in the management of suspected small-bowel bleeding. Gastrointest Endosc. 2017;85(1):22-31.
21. Innocenti T, Dragoni G, Roselli J, Macrì G, Mello T, Milani S, et al. Non-small-bowel lesions identification by capsule endoscopy: A single centre retrospective study. Clin Res Hepatol Gastroenterol. 2021;45(1):101409.

22. Pasha S, Hara A, Leighton J. Diagnostic evaluation and management of obscure gastrointestinal bleeding: a changing paradigm. Gastroenterol Hepatol (NY). 2009;5(12):839-50.
23. Yamamoto H, Ogata H, Matsumoto T, Ohmiya N, Ohtsuka K, Watanabe K, et al. Clinical practice guideline for enteroscopy. Dig Endosc. 2017;29(5):519-46.
24. Howarth D, Tang K, Lees W. The clinical utility of nuclear medicine imaging for the detection of occult gastrointestinal haemorrhage. Nucl Med Commun. 2002;23(6):591-4.
25. Brunnler T, Klebl F, Mundorff S, Eilles C, Reng M, von Korn H, et al. Significance of scintigraphy for the localisation of obscure gastrointestinal bleedings. World J Gastroenterol. 2008;14(32):5015-9.
26. Yoon W, Jeong Y, Shin S, Lim H, Song S, Jang N, et al. Acute massive gastrointestinal bleeding: detection and localization with arterial phase multi-detector row helical CT. Radiology. 2006; 239(1):160-7.
27. Ng D, Opelka F, Beck D, Milburn J, Witherspoon L, Hicks T, et al. Predictive value of technetium Tc 99m-labeled red blood cell scintigraphy for positive angiogram in massive lower gastrointestinal hemorrhage. Dis Colon Rectum. 1997;40(4):471-7.
28. Patel T, Cordts P, Abcarian P, Sawyer M. Will transcatheter embolotherapy replace surgery in the treatment of gastrointestinal bleeding? Curr Surg. 2001;58(3):323-7.
29. Lo S, Yamamoto H. How we do deep enteroscopy. Gastrointest Endosc. 2021;94(3):452-6.
30. Hartmann D, Schmidt H, Bolz G, Schilling D, Kinzel F, Eickhoff A, et al. A prospective two-center study comparing wireless capsule endoscopy with intraoperative enteroscopy in patients with obscure GI bleeding. Gastrointest Endosc. 2005;61(7):826-32.
31. Zammit SC, Koulaouzidis A, Sanders D, McAlindon M, Rondonotti E, Yung D, et al. Overview of small bowel angioectasias: clinical presentation and treatment options. Expert Rev Gastroenterol Hepatol. 2018;12(2):125-39.
32. Yano T, Yamamoto H, Sunada K, Miyata T, Iwamoto M, Hayashi Y, et al. Endoscopic classification of vascular lesions of the small intestine (with videos). Gastrointest Endosc. 2008;67(1):169-72.

Hemorragia espontânea idiopática intraperitoneal ou apoplexia abdominal

Hamilton B. F. Costa
Gabrielle D. F. Costa
Izabelle D. F. Costa

INTRODUÇÃO

Apoplexia é uma palavra de origem grega e refere-se à paralisia que ocorre após a ruptura ou a obstrução de um vaso no cérebro. A natureza espontânea e catastrófica dessa doença induziu alguns autores a aplicar o termo na hemorragia intra-abdominal espontânea, em analogia à apoplexia cerebral. A hemorragia intraperitoneal espontânea idiopática (HIEI) foi relatada pela primeira vez por Barber em 1909. Descreveu o caso de uma mulher grávida que sofreu hemorragia intraperitoneal na ausência de trauma e a origem do sangramento não foi identificada. Green e Powersusaram usaram pela primeira vez o termo apoplexia abdominal em 1931 para descrever uma série de casos de hemoperitônio espontâneo resultante da ruptura espontânea de um vaso intra-abdominal. Foram descritos cerca de 200 casos na literatura inglesa. O paciente geralmente apresenta dor abdominal simulando pancreatite ou úlcera péptica perfurada e instabilidade hemodinâmica. Hemoperitônios maciços de mais de 5 litros foram encontrados em laparotomia ou autópsia. Os pacientes geralmente apresentam boa evolução após a cirurgia e ligadura do vaso sangrante, embora em 20 a 30% dos casos a fonte não seja localizada.

A apoplexia abdominal, também conhecida como hemorragia espontânea idiopática intraperitoneal (HEII), é uma condição rara que se apresenta como um dilema diagnóstico e está associada a alta mortalidade. HEII é aquela que não tem como causa o trauma, de apresentação clínica inespecífica, não suspeitada pelo médico de emergência, com diagnóstico geralmente feito por meio de exames de imagem, que pode detectar a presença de sangue intra-abdominal, localizar a fonte de sangramento e determinar a presença ou ausência de extravasamento arterial ativo.

As causas do hemoperitônio não traumático são diversas e podem ser classificadas de acordo com o órgão de origem, fígado, baço, pâncreas, adrenal, rim, útero e anexos, vasos e tecidos moles (peritônio e músculos) (Tabela 1).

Tabela1 Causas da hemorragia abdominal espontânea segundo o órgão de origem

Origem	Causas
Hepática-adenomas	Hepatocarcinoma (HCC)
	Outras: metástases, hemangioma ou angiossarcoma
	Síndrome HELLP – hemólise (H), elevação de enzimas hepáticas (*elevated liver enzimes*) e plaquetopenia (*low platelets*)
Esplênica	Rotura espontânea infecciosa: ccitomegalovírus e mononucleose
	Rotura espontânea linfoproliferativa: linfomaeleucemia
	Rotura de tumores focais
Renal	Angiomiolipoma
	Carcinoma de células renais
	Sangramento espontâneo (coagulopatias e vasculites)
Adrenal	sangramento espontâneo
	Tumores
Pancreático	Pancreatite necro-hemorrágica
	Rotura de pseudoaneurisma peripancreático
Ginecológico	Rotura de cisto hemorrágico
	Rotura de endometrioma
Obstétrico	Rotura de gravidez ectópica
	Síndrome HELLP
Vascular	Rotura de aneurisma arterial
	Dissecção
	Hematomas parietais
Partes moles	Hematoma nos psoas
	Hematoma navagina e dosretos
	Hematomamesentérico

A hemorragia intra-abdominal pode ocorrer por muitas causas diferentes, incluindo trauma, iatrogênica, aneurisma roto, condições ginecológicas, malignidade e doenças inflamatórias ou processos autoimunes. Causas espontâneas ou idiopáticas são muito mais raras. Casos de apoplexia abdominal são geralmente descritos no contexto de doença vascular subjacente, mais comumente doença aterosclerótica e hipertensão. A coagulopatia parece ser outro fator de risco com vários casos relatados de apoplexia abdominal ocorrendo na doença hepática cirrótica, hemofilia e deficiência do fator V de Leiden. Casos também foram relatados no contexto de condições autoimunes, como alfa-1-antitripsina, poliarterite nodosa e artrite reumatoide.

INCIDÊNCIA

Incide mais no sexo masculino de 2 a 3:1, apresentando-se tipicamente entre 50 e 70 anos de idade.

QUADRO CLÍNICO

O principal sintoma é a dor abdominal cuja intensidade e localização dependem da causa da hemorragia que pode se manifestar com hipovolemia e choque. No início pode ser leve, tipo desconforto, instalar-se subitamente e permanecer inalterada, ou aumentar gradativamente com surgimento de náuseas e vômitos. A progressão dos sintomas está relacionada à taxa de sangramento com piora da dor e desenvolvimento de comprometimento hemodinâmico.

Nos pacientes com sangramento contínuo, a dor súbita, intensa, torna-se difusa, e acompanhada de taquicardia e hipotensão arterial. Em sua forma mais exuberante, a hemorragia intra-abdominal é súbita, maciça e contínua, traduzida pelo choque hemorrágico, em que o paciente se apresenta letárgico ou comatoso, com pele pálida e lívida, de aspecto céreo. O pulso é rápido, fino, às vezes só perceptível no nível das artérias femorais ou carótidas. A respiração se apresenta superficial, irregular, às vezes mesmo entrecortada, indicando grave deterioração do estado neurológico. A pressão arterial é inaudível. Nessa situação, as medidas de reanimação têm prioridade com relação aos procedimentos diagnósticos e a intervenção cirúrgica de urgência se faz necessária para interromper imediatamente o sangramento. No exame físico do abdome, deve-se buscar sinais de irritação peritoneal, assim como a presença de visceromegalias, de massas palpáveis pulsáteis ou não, de sopros tanto na face anterior do abdome como no dorso. Os sinais e sintomas variam conforme o volume e a velocidade da perda sanguínea e as condições físicas do paciente.

DIAGNÓSTICO

O diagnóstico imediato e a ligadura do vaso sangrante geralmente resultam em um bom resultado. A maioria dos casos descritos são tratados com laparotomia ou diagnosticados em autópsia. Quando descrito inicialmente, o diagnóstico foi feito durante a laparotomia. O acesso mais fácil à imagem com desenvolvimento explosivo dos métodos de diagnóstico, como a ultrassonografia, a tomografia computadorizada (TC) e a ressonância magnética, tem permitido o diagnóstico na maioria dos casos, com a vantagem de não serem invasivos. A TC abdominal é considerada a técnica de imagem mais importante, com a angiotomografia mostrando-se útil para identificar os locais de sangramento ativo. A avaliação focalizada por ultrassonografia no trauma (FAST) também pode ser útil no paciente hemodinamicamente instável. Os vasos sangrantes são normalmente encontrados nos ramos secundários ou terciários da aorta. As fontes mais comuns de sangramento são a cólica média, gástrica esquerda e os vasos mesentéricos, embora um vaso sangrante tenha sido encontrado em apenas 62% das explorações. Normalmente, a identificação e a ligadura do vaso sangrante são realizadas por laparotomia exploradora; apenas um outro caso relatado foi concluído por laparoscopia. Com o manejo não cirúrgico, a mortalidade por apoplexia abdominal foi relatada em quase 100%. As explorações que não identificam uma fonte de sangramento estão associadas a uma mortalidade de 40%, que é reduzida para 8,6% se a fonte de sangramento for ligada. A angiografia pós-operatória é frequentemente realizada em explorações não terapêuticas devido ao alto risco de mortalidade por ressangramento.

TRATAMENTO

O interesse atual pela cirurgia minimamente invasiva tem estimulado a videolaparoscopia, tanto diagnóstica como terapêutica, nos quadros abdominais agudos. A videolaparoscopia encontra sua indicação nos doentes com dor abdominal aguda cuja indicação cirúrgica é duvidosa e nas afecções cuja correção cirúrgica é viável por esse método de acesso. Na dúvida diagnóstica, a videolaparoscopia pode reduzir a realização de laparotomia desnecessária de 19% para 0%. Nas doenças ginecológicas agudas, a videolaparoscopia é capaz de confirmar o diagnóstico em 82% dos casos com cisto de ovário e em 80% das doentes com hemorragia do corpo lúteo. As contraindicações de videolaparoscopia são insuficiência respiratória grave, choque hipovolêmico, obesidade mórbida, múltiplas intervenções abdominais prévias e coagulopatias.

Dentre as causas raras de HIEI ou de apoplexia abdominal temos a ruptura espontânea do fígado que é uma entidade clínica rara e que resulta em taxas de morbidade e mortalidade muito elevadas. Em mais de 50% dos casos, deve-se a tumores benignos (hemangiomas, adenomas) ou malignos e, entre esses, a tumores primários (carcinoma hepatocelular, angiossarcoma) ou secundários. O cisto hidático também pode romper-se e resultar tanto em hemorragia como na disseminação secundária da infecção. A amiloidose hepática é outra causa de ruptura espontânea do fígado devido à fragilidade vascular, agravada pelas alterações da coagulação que acompanham esses doentes. Além dos tumores primitivos do fígado, metástases hepáticas das mais diferentes origens podem romper-se ocasionando hemorragia intraperitoneal. O tumor primário pode estar localizado em colo, estômago, pâncreas, vesícula biliar, ovário, mama, rins, testículo, próstata, pulmão. Além disso, metástases de melanoma, coriocarcinoma e de carcinomas de origem desconhecida podem resultar em ruptura e hemorragia.

O angiossarcoma, um raro sarcoma de partes moles, é um tumor maligno agressivo das células endoteliais que revestem os vasos sanguíneos ou linfáticos. O angiossarcoma hepático primário (AHP) é o terceiro câncer primário mais comum de fígado, após carcinoma hepatocelular (CHC) e colangiocarcinoma, responsável apenas por 0,1 a 2,0% de todas as malignidades hepáticas primárias. O AHP representa menos de 5% de todos angiossarcomas e estão associados a pior prognóstico, em comparação com outros subtipos de angiossarcoma. Ocorre predominantemente em homens, 60-80 anos de idade, com uma proporção homem/mulher de 3-4:1. Anteriormente, 25% dos casos de AHP estavam associados a exposição medicinal ou a agentes químicos cancerígenos, no entanto, a maioria dos casos é agora considerada idiopática. A confirmação pré-operatória do diagnóstico é desafiadora, pois os achados clínicos e radiológicos são geralmente inespecíficos. Raramente, pode ocorrer hemoperitônio devido à ruptura espontânea de AHP não diagnosticada previamente. AHP carrega um prognóstico ruim devido à sua rápida progressão, alta taxa de recorrência e natureza metastática precoce.

Os pacientes geralmente apresentam sintomas vagos como dor abdominal, distensão, perda de peso, fadiga e anorexia, mas muitos casos podem ser assintomáticos. Como resultado, o diagnóstico inicial geralmente é feito em estágio avançado e incluem hepatomegalia, icterícia e ascite. Dos pacientes com AHP 9% apresentarão sintomas secundários a doença metastática, sendo os locais mais comuns pulmão e baço. Elevações inespecíficas das enzimas hepáticas e leve hiperbilirrubinemia são comuns. A trombocitopenia é comum, secundária ao sequestro de plaquetas dentro do tumor, e isso aumenta a probabilidade de ruptura espontânea do tumor e sangramento. A anemia pode resultar da ruptura do AHP e subsequente sangramento intraperitoneal. Até o momento não há marcador tumoral específico para AHP. Investigações radiológicas em nosso caso revelaram achados inespecíficos mimetizando hemangioma hepático. O AHP está associado a vários padrões de realce na imagem, devido à sua hipervascularização e histologia de tumor pleomórfico e muitas vezes é difícil diferenciar de outros tumores hepáticos, como HCC e hemangioma. Sangramento intra-abdominal agudo pode ocorrer secundário à ruptura do AHP. Ocorre hemoperitônio decorrente da ruptura espontânea do tumor em 15-27% dos casos de AHP e coagulação intravascular disseminada (CID) pode se desenvolver posteriormente. Isso deve ser considerado um indicador de tumor maligno, pois tumores benignos como o hemangioma hepático raramente sofrem ruptura. A embolização arterial transcateter (EAT) é geralmente a primeira escolha para controle de hemorragia de emergência porque isso elimina a necessidade de cirurgia hepática de emergência se bem-sucedida e fornece tempo suficiente para planejar para ressecção hepática eletiva. O diagnóstico anatomopatológico é essencial na AHP. Na análise imuno-histoquímica, o angiossarcoma geralmente expressa marcadores vasculares típicos, como CD 31, CD 34, fator antígeno relacionado ao VIII e ERG. Outros marcadores foram encontrados variavelmente positivo em AHP, como pancitoqueratina (CK), vimentina, GPC-3, desmina, Ki-67.

AHPcarrega um prognóstico sombrio e não há tratamento estabelecido. A sobrevida média relatada é de aproximadamente 5 meses, com apenas 3% dos pacientes vivendo por mais de 2 anos, mesmo após tratamento. As causas mais comuns de morte incluem insuficiência hepática, CID e choque hemorrágico. Ressecção cirúrgica completa com margens claras continua a ser a pedra angular do tratamento definitivo até a data, no entanto, a maioria dos casos de AHP é irressecável ao diagnóstico e recorrência é comum mesmo após ressecção completa. Transplantação não tem papel no manejo da AHP por causa de sua alta taxa de recorrência e mau prognóstico e a evidência sobre quimioterapia adjuvante é limitada.

APRESENTAÇÃO DO CASO

Médica, 67 anos, apresentou quadro de dor epigástrica intensa ao chegar num plantão de cidade do interior da Paraíba. Foi atendida por unidade do Samu e com a suspeita de infarto agudo do miocárdio, foi prontamente medicada com protocolo de IAM (AAS 100 mg, 3 comp. + clopidogrel 75 mg 5 comp. via oral), transferida e internada em Campina Grande, onde chegou com dor abdominal difusa, mais no abdome superior. Estava alerta e orientada, com pressão arterial de 120/80 mmHg, frequência cardíaca (FC) de 92 batimentos/min e saturações de oxigênio de 95% em ar ambiente. Temperatura 37,5°C. Ao exame, seu abdome estava flácido, depressível, com sensibilidade leve no quadrante superior direito, sem sinais de irritação peritoneal. TC abdome total mostrou fígado com volumosas imagens hipoatenuantes (sólidas), com realce heterogêneo pelo meio de contraste, destacando-se algumas estruturas vasculares ectasiadas e tortuosa de permeio, localizadas nos segmentos VII e VIII e V e VI, medindo respectivamente 9,1 × 7,0 × 8,8 cm e 6,3 × 6,7 × 9,0 cm nos maiores diâmetros, com limites parcialmente nítidos no nódulo acima descrito nos segmentos V/VI. Imagens císticas com dimensões variadas, distribuídas de maneira esparsa no parênquima hepático, maiores no segmento VIII medindo 1,8 x 1,6 cm e no segmento VI medindo 2,1 × 1,4 cm. Pequena quantidade de líquido livre na cavidade peritoneal notadamente nos espaços subfrênico e escavação pélvica (Figura 1). Havia a suspeita de hemangioma; não se podia afastar a hipótese de neoplasia metastática secundária.

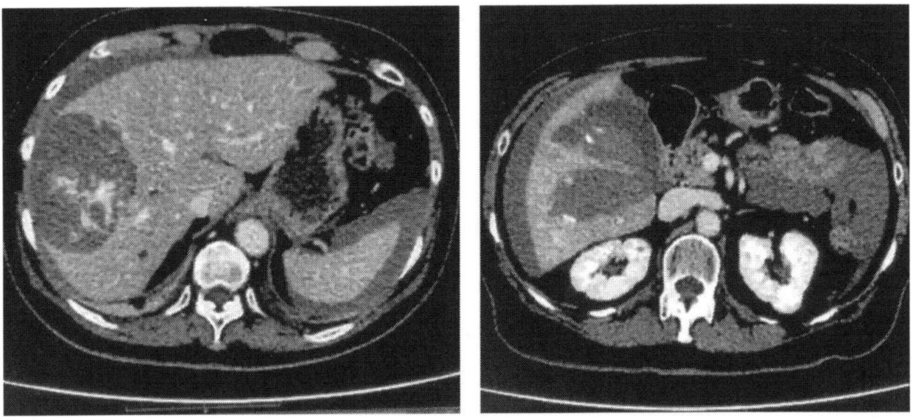

Figura 1 Tomografia computadorizada abdominal total (admissão).

Como se encontrava bem, optou-se por hidratar e reavaliar no dia seguinte, quando evoluiu com grande distensão abdominal; hipotensão arterial e anemia aguda (Figura 2).

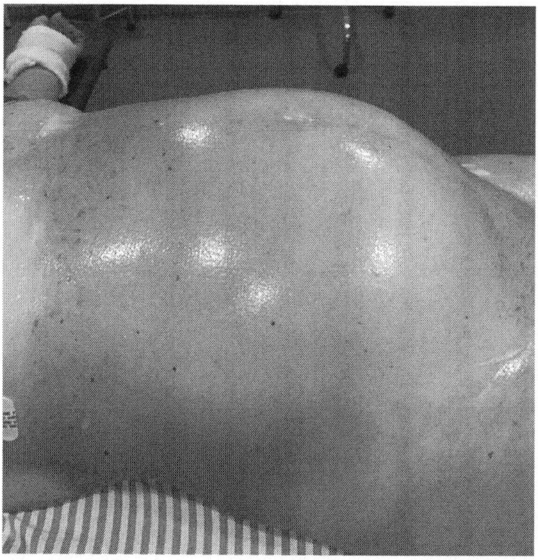

Figura 2 Aspecto do abdome – pré-operatório.

Indicamos e realizamos laparotomia exploradora de urgência com acesso subcostal bilateral (Figura 3).

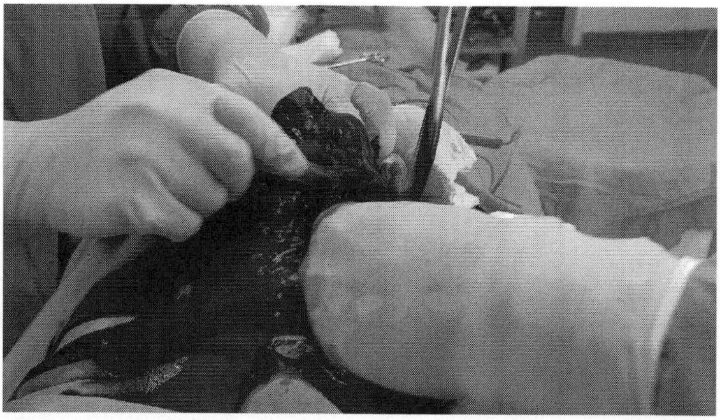

Figura 3 Laparotomia subcostal bilateral – abertura da cavidade abdominal.

Exames laboratoriais no momento da abordagem cirúrgica: leucócitos = 8.200/mm^3, bastões = 4%, segmentados = 87%, hemácias = 1,72 milhões/mm^3, hemácias (H) = 1,72 milhões/mm^3, hemoglobina (Hb) = 4,8 g/dL, Hto = 15% e plaquetas = 70.000/mm^3. Ureia = 37 mg%, creatinina = 0,97 mg%, proteína C-reativa = (PCR) 5,2 mg/L, creatina fosfoquinase (CPK) = 21 U/l. Testes de função hepática: gamaglutamiltransferase (GGT) = 59 unidades/L, fosfatase alcalina (FA) = 90 unidades/L, alanina transaminase (ALT) = 45 unidades/L, aspartato transaminase (AST) = 36 unidades/L, lactato = 6,2 mmol/L.

Após laparotomia constataram-se extenso hemoperitônio, volumosa tumoração no segmento VIII do fígado, sangrante e fígado desnudo de sua cápsula com sangramento difuso (Figura 4).

Foi realizada rafia da tumoração hepática e eletrocauterização da superfície hepática com revestimento do fígado com manta hemostática (Figura 5) e colocação de dois drenos de Blake, um no espaço subfrênico e outro sub-hepático (Figura 6).

A paciente tomou seis concentrados de hemácias no centro cirúrgico. Foi encaminhada à unidade de terapia intensiva onde recebeu mais quatro concentrados de hemácias.

No 1º dia de pós-operatório (1º DPO) encontrava-se com leucócitos = 13.000/mm^3, bastões = 5%, segmentados = 85%, H = 3,65 milhões/mm^3, Hb

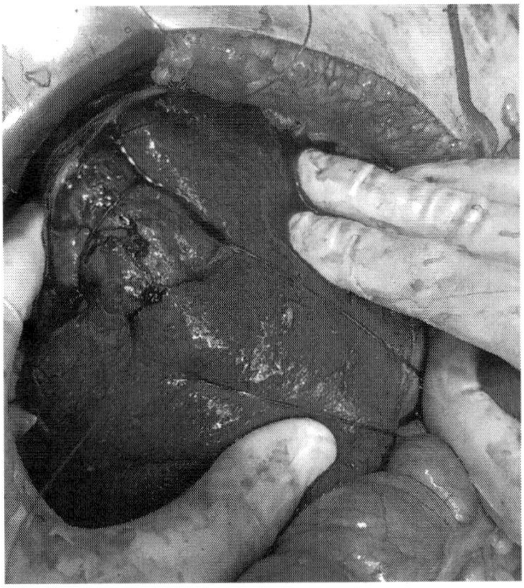

Figura 4 Angiossarcoma suturado e fígado "desnudo" de sua cápsula.

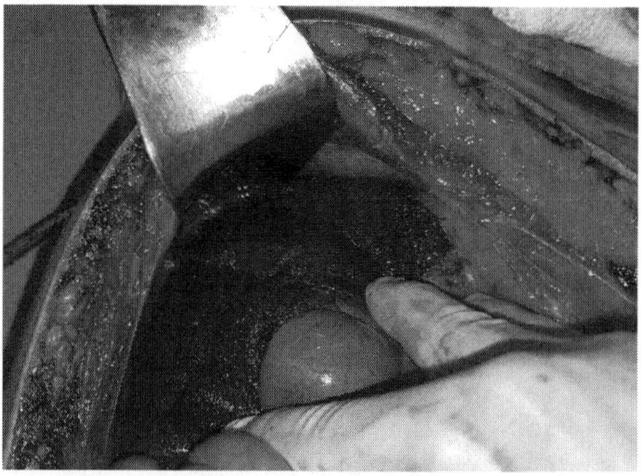

Figura 5 Manta hemostática posicionada sobre a superfície hepática.

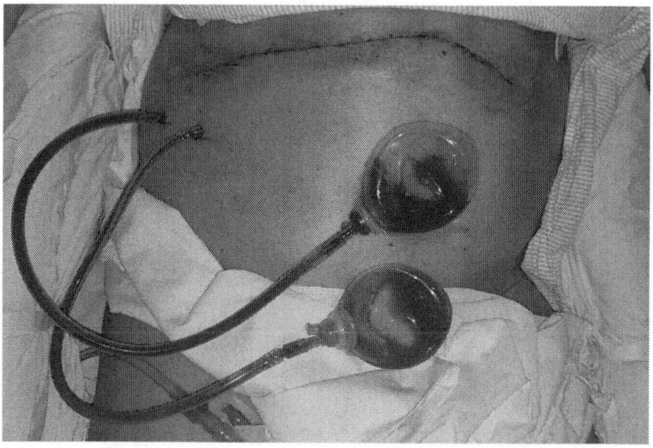

Figura 6 Colocação de dois drenos de Blake, um no espaço subfrênico e outro sub-hepático.

= 9,2 g/dL, Hto = 28,7% e plaquetas = 104.000/mm^3. Tempo de coagulação (TC) = 9'00", tempo de sangria (TS) = 2'30", tempo de protrombina = 15,2", atividade enzimática (AE) = 54%, INR = 1,42, glicemia = 190, ureia = 39 mg%, creatinina = 1,10 mg%, PCR = 5,2 mg/L, ALT = 1.890 U/L, AST = 1.720 U/L, GGT = 53 U/L, bilirrubina total (BT) = 1,2 mg%, direta (BD) = 0,6 mg%, indireta (BI) = 0,5 mg%, lactato = 12,8 mmol/L.

No 2º DPO encontrava-se com leucócitos = 11.400/mm^3, bastões = 10%, segmentados = 70%, hemácias = 3,40 milhões/mm^3, Hb = 10,4 g/dL, Hto =

28,7% e plaquetas = 104.000/mm^3. Coagulograma: TC = 6'00", TS = 2'00", TP = 12,6", AE = 74%, INR = 1,17, glicemia = 97 mg/dL, ureia = 28 mg%, creatinina = 0,99 mg%, PCR = 132,8 mg/L, BT = 0,5 mg%, BD = 0,3 mg%, BI = 0,2 mg%, lactato = 2,3 mmol/L.

Permaneceu internada durante seis dias na unidade de terapia intensiva, fez tomografia computadorizada abdominal (TC abd) total controle no 9º DPO: área arredondada e heterogênea no segmento VIII do lobo direito do fígado, que mede 6,6 × 6,6 × 6,4 cm. Observam-se ainda duas pequenas áreas hipodensas no lobo hepático direito, segmentos VII e VIII, que medem 1,9 cm e 1,7 cm respectivamente. Coleções subcapsulares no lobo hepático direito que medem 9,0 × 6,6 × 2,2 cm e 7,7 × 4,1 × 1,4 cm. Mínima quantidade de líquido livre na cavidade abdominal. Pequenos derrames pleurais bilaterais (Figura 7).

No 12º DPO encontrava-se bem e foi transferida para um hospital em João Pessoa (sua cidade natal), onde permaneceu internada por 8 dias, quando foi retirado um dos drenos abdominais e recebeu alta. No 20º DPO, retorna ao hospital com abscesso de parede e derrame pleural, que foi drenado e puncionado respectivamente. Permaneceu internada por 19 dias em antibioticoterapia. 24 horas depois da alta, 40º DPO apresentou novo episódio de sangramento abdominal semelhante ao primeiro episódio em Campina Grande (dor e distensão abdominal e anemia aguda). Nova TC abd revelou volumosas imagens hipoatenuantes, localizadas nos segmentos VII e VIII e V e VI, coleções na superfície hepática e moderada quantidade de líquido no abdome superior (Figura 8).

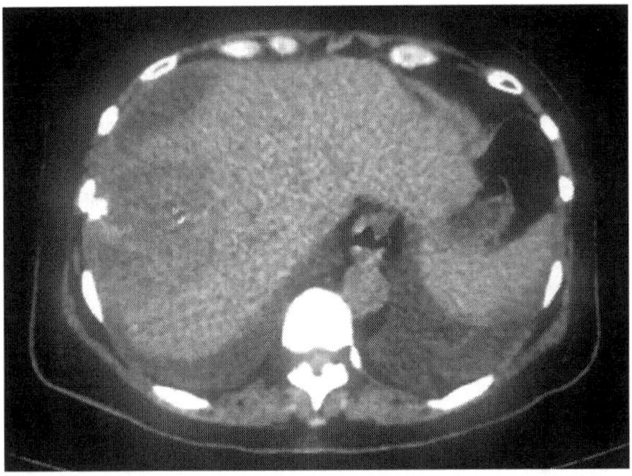

Figura 7 Tomografia computadorizada abdominal de controle no 9º dia pós-operatório.

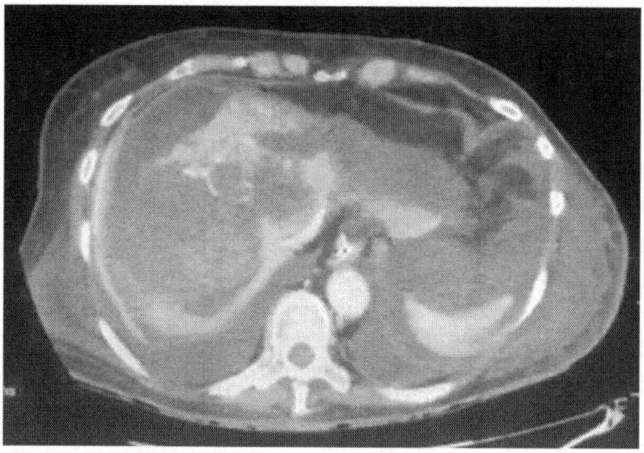

Figura 8 Novo sangramento hepático e hemoperitônio.

Optou-se por nova laparotomia e foi constatada grande quantidade de sangue no abdome superior sem sangramento ativo. Foi aspirada e lavada a cavidade abdominal seguida de colocação de novos drenos. Recebeu oito concentrados de hemácias. Três dias depois, 43º DPO, foi realizada embolização com microesferas e permaneceu internada na UTI durante 10 dias. No 53º DPO, apresentou novo episódio de hemorragia de pequeno monte tratada clinicamente e nova embolização. Permaneceu internada na UTI por 30 dias. Recebeu alta hospitalar19 dias depois.

Retorna ao hospital 30 dias depois, foi reinternada e realizou nova TC abd que mostrou presença de várias tumorações hepáticas ocupando os segmentos IV, V, VI, VII e VIII do fígado, que foram biopsiadas e constatado que se tratava de angiossarcoma hepático (Figura 9).

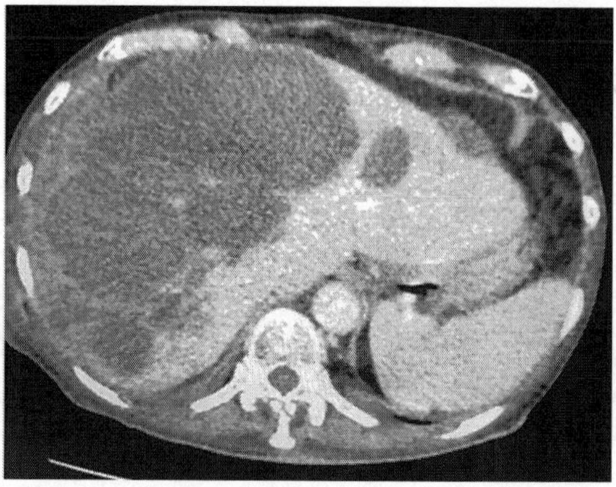

Figura 9 Tomografia computadorizada abdominal no 132º dia pós-operatório.

A paciente chegou a fazer três sessões de quimioterapia em 1 mês, mas foi a óbito 8 meses depois da 1ª cirurgia.

REFERÊNCIAS BIBLIOGRÁFICAS

1. Espil G, Larranaga N, Villarroel ND, Oyarzun A, Matzke G, Kozima S. Hemorragia abdominal espontánea: evaluación por imágenes. Rev Argentina Radiol. 2014;79(2).
2. Hwang Y, Gartrell R, Winter N, Sethi H, Won CK. Laparoscopic management of abdominal apoplexy. Cureus. 2019;11(3):e4324.
3. Birolini D, Utiyama EM. Abdome agudo hemorrágico. São Paulo: Atheneu.
4. Hwang Y, Gartrell R, Winter N, Sethi H, Won CK. Laparoscopic management of abdominal apoplexy. Cureus. 2019;11(3):e4324.
5. Kim B, Reardon R, Cross J, Fehlberg T, Allanson B, Punch GJ. Case report: haemoperitoneum secondary to acute rupture of primary hepatic angiosarcoma. Int J Surg Case Rep. 2021;84:106090.

41

Abdome agudo perfurativo por corpo estranho

Adonis Nasr
Guilherme Pasquini Cavassin
Gabriella Ueharo Pereira

CASO CLÍNICO

HMA

- Paciente feminina, 76 anos.
- Trazida por familiar.
- Há 3 dias sem evacuar e dor abdominal com piora importante no dia do atendimento associado a confusão mental.
- Atendida em UPA com quadro de vômitos liberada com tramal.

HMP

- HAS.
- DM.
- DPOC e tabagista.
- Artrose bilateral de quadril – acamada há 2 meses.

Exame físico

- PAS = 50, FC = 111, FR = 28.
- Sudoreica, pele fria e pegajosa, pulso radial não palpável, pulso femoral palpável.
- Abdome em avental, doloroso em fossa ilíaca e flanco esquerdo, com contratura local, sem massas ou visceromegalias palpáveis.
- Toque retal: fezes endurecidas em ampola retal, sem sangue na luva.

Conduta

- Iniciada reposição volêmica + drogas vasoativas (noradrenalina).
- Melhora parcial dos parâmetros hemodinâmicos e paciente encaminhada para tomografia com achado de pneumoperitônio, líquido livre e bloqueio em fossa ilíaca esquerda (vide Figuras 1, 2 e 3).

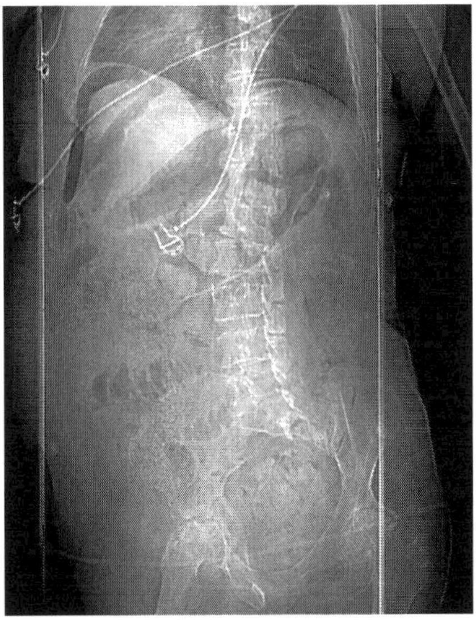

Figura 1

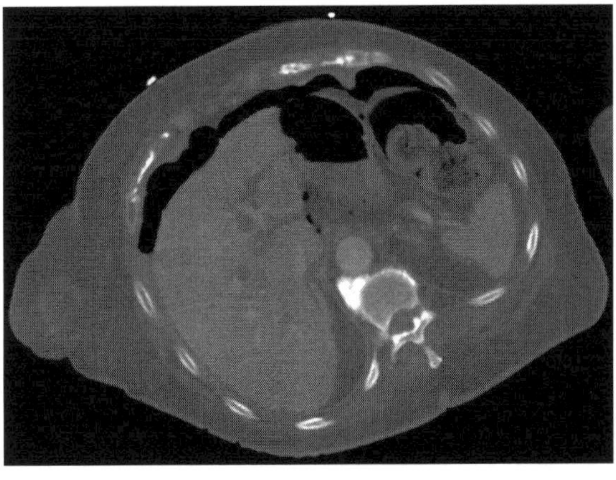

Figura 2

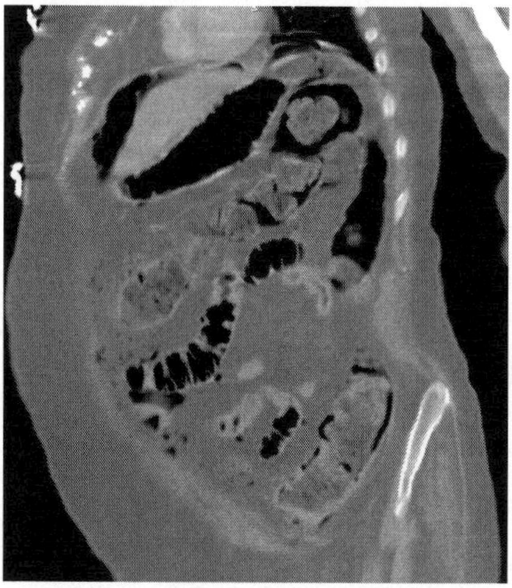

Figura 3

Laparotomia

- Perfuração de cólon sigmoide e sinais de isquemia por baixa perfusão local.
- Moderada contaminação fecal em quadrante inferior esquerdo e pelve.
- Presença de palito em cavidade.
- Realizado sigmoidectomia e colostomia terminal e fechamento da parede abdominal.
- Durante procedimento: 3,5 L de cristaloide e mantida noradrenalina (30 mL/h) e 2 U de concentrado de hemácias, mantendo melhora hemodinâmica ao final do procedimento.

5° pós-operatório

- Mantendo ventilação mecânica e aumento da necessidade de drogas vasoativas.
- Evoluiu com insuficiência renal e necessidade de diálise.
- Ferida com extensa fasceíte de parede abdominal anterior - reabordagem cirúrgica.

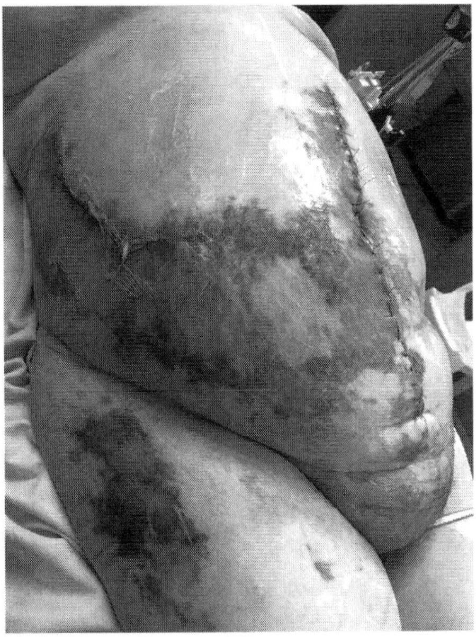

Figura 4

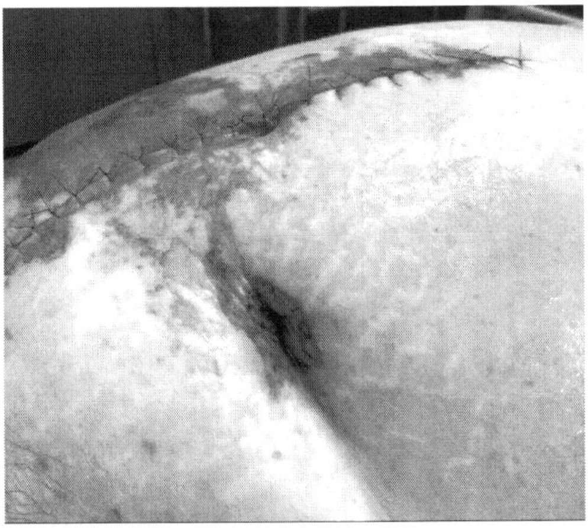

Figura 5

Achado cirúrgico

- Pequena quantidade de líquido purulento em cavidade abdominal.
- Necrose extensa de parede abdominal.
- Realizado debridamento de tecidos desvitalizados e reposicionamento de colostomia.

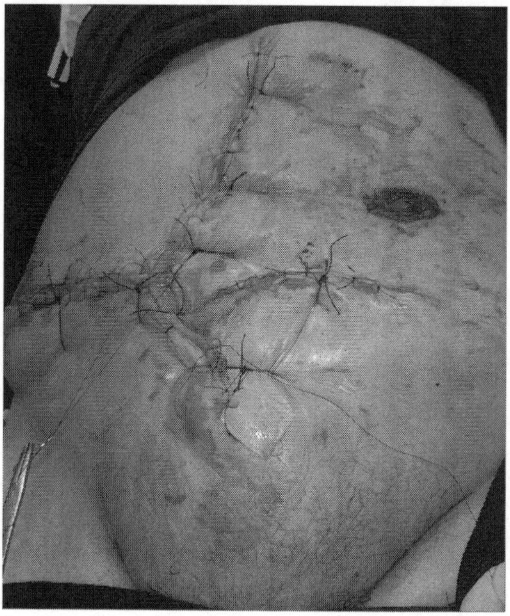

Figura 6

Evolução

- Necessidade de transfusão 6 U de hemácias.
- Mantido com metronidazol e daptomicina.
- Manteve-se em ventilação mecânica e DVA progressiva.
- Laboratório do POI do debridamento: Hb = 9,56; Leuco = 10.390 c/ 18% de bastonetes; Cr: = 0,61; Ur = 30; BT = 0,96; BD = 0,53; albumina = 1,6; PCR = 207; pH = 7,42; BIC = 15,9; Lactato = 3; RNI = 1,51; Plaq = 56 k.

Evolução

- Ferida com secreção sero-hemática mínima, sendo realizado novo procedimento de limpeza cirúrgica, mas sem sinais locais de isquemia.
- Piora clínica com pneumonia e novo quadro de insuficiência renal.
- TAC de abdome sem particularidades.
- Óbito no 5º PO do debridamento.

INTRODUÇÃO

A dor abdominal é uma das queixas mais frequentes nos atendimentos médicos de urgência, ocorrendo em todos sem distinção, ao menos uma vez na vida. Pela ampla variedade de situações e perfil epidemiológico, atingindo todas as idades e gêneros, sua avaliação costuma ser desafiadora. A avaliação clínico-laboratorial inicial, apesar de nem sempre ser diagnóstica, é importante norteadora de escolha de exames radiológicos complementares, a fim de que não se retarde o tratamento definitivo.

Suas causas variadas e por vezes anedóticas podem demandar períodos de observação até sua elucidação diagnóstica. Porém, a existência de agravos de saúde progressivos envolvidos na etiologia e/ou na fisiopatologia do abdome agudo faz com que o retardo diagnóstico e, consequentemente, seu tratamento possam afetar o prognóstico do doente. Assim, exige-se abordagem rápida, metódica e precisa.

DEFINIÇÃO

Abdome agudo é comumente definido como uma síndrome com as seguintes características: início súbito ou evolução progressiva e necessidade de intervenção médica de urgência, seja clínica ou cirúrgica. Será considerado perfurativo aquele que envolver perfuração não traumática de víscera oca em sua etiologia inicial, como por exemplo a úlcera péptica perfurada ou mesmo a perfuração por corpo estranho como no caso em questão.

EPIDEMIOLOGIA

O abdome agudo é, sem dúvida, uma das queixas mais frequentes, sendo responsável por 5 a 10% das consultas nos serviços de urgência do mundo todo, sendo que no Brasil os estudos demonstram variação entre 8,6 e 12%.

A forma perfurativa é a terceira mais comum de abdome agudo, contendo diversas etiologias. A principal causa é a doença ulcerosa péptica (DUP), seguida de diverticulite aguda. No caso de DUP a perfuração ocorre em 2-10% dos pacientes. Já a perfuração intestinal por corpo estranho é pouco frequente, ocorrendo em aproximadamente 1% dos casos de ingestão de corpo estranho, sendo de maior risco de perfuração quando longos e pontiagudos como espinhas de peixe, ossos de galinha e palitos de dente como evidenciado no caso descrito.

Como no caso acima, ocorrem com maior frequência nos extremos de idade, sendo o uso de próteses dentárias presentes em até 80% dos casos. A prótese dentária é um importante fator de risco pois retira a sensibilidade tátil do palato superior, fundamental para a detecção de objetos ainda em cavidade bucal.

As localizações mais frequentes da perfuração intestinal por corpo estranho são válvula ileocecal (até 39% dos casos), íleo e transição sigmoide-retal. Nestes pontos há dois fatores essenciais para a ocorrência da perfuração: alteração de calibre e alteração de direção, seja anatômica como na válvula ileocecal, seja por aderências como no íleo.

EXAME CLÍNICO

A etiopatogenia do abdome agudo perfurativo depende do local e distúrbio em questão. As perfurações de estômago e duodeno possuem natureza mais corrosiva com invasão bacteriana secundária, enquanto as perfurações ileais e colônicas são sépticas. À medida que o quadro progride, o processo infeccioso se torna sistêmico e as repercussões se agravam.

O quadro clínico vai depender da perfuração ser bloqueada ou livre para a cavidade peritoneal. Nas perfurações bloqueadas o processo inflamatório é contido e o paciente apresenta dor e manifestações locais, correspondentes à topografia da víscera acometida, enquanto os sinais de dor generalizada, peritonite e sepse são mais precoces na perfuração livre. O caso descrito mostra um provável bloqueio de perfuração que tornou o quadro inespecífico e retardou o seu diagnóstico.

A história clínica é marcada pelo curto intervalo de tempo entre o início da dor e a chegada do doente ao serviço de emergência. De forma geral, o quadro clínico é exuberante, caracterizado por dor abdominal súbita, de forte intensidade, com rápida difusão por todo o abdome, e frequentemente associado a sinais de sepse.

Ao exame físico, sinais sistêmicos como taquicardia, febre, hipotensão ou choque podem estar presentes. Também são comuns sintomas de náuseas, vômitos e anorexia. Nas primeiras horas o abdome se encontra com contratura generalizada da parede abdominal. O sinal de Jobert, o hipertimpanismo do pneumoperitônio, indicando o desaparecimento da macicez hepática pode ser identificado à percussão do hipocôndrio direito, e à ausculta abdominal teremos diminuição/ausência de ruídos hidroaéreos.

O diagnóstico baseia-se fundamentalmente em história clínica e exame físico, porém a complementação com exames laboratoriais e de imagem leva a melhor acurácia no estudo do quadro e auxilia na avaliação global do doente, posto que a ingestão do corpo estranho em geral é acidental e muitas vezes o paciente não recorda de sua ingesta.

Como no caso em tela o fato de não relacionar com a ingesta do palito, sintomas iniciais inespecíficos acabam sendo subestimados e o retardo do diagnóstico e tratamento leva a uma morbimortalidade elevada.

EXAMES COMPLEMENTARES

Considerando que em grande parte dos casos a ingesta de um corpo estranho é desconhecida, a investigação inicial trata de um abdome agudo ainda indefinido. Nestes casos o arsenal de exames complementares dispõe de diversas opções que são direcionadas conforme o raciocínio clínico inicial. Esses exames devem atuar como ferramentas que venham a garantir uma indicação mais precisa de exames que realmente beneficiam o paciente, evitando-se desperdícios e perda de tempo. Os exames de imagem têm sido fundamentais para confirmação diagnóstica, mas com algumas restrições de sensibilidade e especificidade.

Radiografia convencional

Exames de imagem melhoram a eficácia diagnóstica e, historicamente, a radiologia convencional foi o principal aliado diagnóstico na investigação da dor abdominal aguda por muito tempo. Porém, estudos recentes mostram que, quando comparada com a tomografia computadorizada, a maioria dos achados radiológicos são pouco específicos ou indiretos de processo inflamatório, necessitando, portanto, de complementação.

A maior evidência radiológica de perfuração de víscera oca é a presença de gás na cavidade peritoneal, no retroperitônio, ou nas paredes de órgãos e outras estruturas. Estima-se que a complementação com a radiografia na rotina de abdome agudo, embora seja um exame útil e de fácil acesso, consegue detectar a presença de pneumoperitônio em cerca de 75% dos casos. A radiografia simples em ortostase pode revelar ar livre subdiafragmático e entre as alças e delimitando as estruturas retroperitoneais. Em situações em que só é possível realizar incidências de decúbito dorsal, apesar de sensibilidade inferior, ainda permite a identificação de alguns sinais como a visualização da parede gástrica ou intestinal pela presença de gás na luz e na cavidade peritoneal (sinal de Rigler) e delineamento de estruturas que normalmente não são observadas na radiografia convencional, como as reflexões peritoneais e os ligamentos (sinal do ligamento falciforme).

Nas perfurações intestinais por corpo estranho, as radiografias de abdome têm pouca utilidade para detecção dos objetos, exceto quando se trata de materiais metálicos. A maioria dos corpos estranhos ingeridos são pouco radiopacos e são obscurecidos por tecidos moles, principalmente em pacientes obesos. Também é importante frisar que a perfuração de intestino delgado apresenta pneumoperitônio em apenas 13 a 16% dos casos.

Ultrassonografia

A ultrassonografia é um exame de baixo custo, rápida realização e segura, porém com utilidade muito restrita em casos de perfuração intestinal, detectando apenas sinais indiretos de afecção abdominal, como líquido livre em cavidade e sinais peritoneais inflamatórios, secundários a peritonite.

Em casos especiais, o USG poderá ser realizado a beira-leito, podendo revelar melhor o espessamento da parede e o edema do segmento intestinal afetado, no entanto sua indicação não deve retardar o tratamento definitivo

Tomografia computadorizada

A tomografia computadorizada de abdome (TAC) é mais efetiva na determinação de diagnóstico, causa e nível dos quadros perfurativos. Além da maior sensibilidade que a radiografia simples, a TAC de abdome apresenta maior precisão na localização, distribuição de gás e líquido livre. Os diversos protocolos existentes de investigação tomográfica variam entre as instituições e alguns não utilizam os meios de contraste intravenoso, oral e retal, aumentando a rapidez do exame e incluindo pessoas com antecedentes alérgicos.

Quadros clínicos não característicos podem se beneficiar de estudos como a radiografia com contraste hidrossolúvel ou tomografia computadorizada (TAC), a depender do estado hemodinâmico do paciente. Esses exames se mostram especialmente benéficos nos pacientes obesos, casos de perfurações bloqueadas, ou com ausência de gás no segmento de víscera perfurada.

Sua acurácia diagnóstica é estimada em 98% e sua realização também se mostra útil na exclusão de diagnósticos diferenciais. Os sinais diretamente relacionados a perfuração de víscera oca incluem descontinuidade focal da parede intestinal e presença de gás ou vazamento de agente de contraste no espaço extraluminal. Outros sinais indicativos são espessamento da parede intestinal segmentar, realce anormal da parede intestinal, formação de tecido adiposo perivisceral e formação de abscesso.

Assim como na radiografia simples, a tomografia tem restrições na detecção do corpo estranho e mesmo o palito de dente neste caso não foi evidenciado pelo exame de imagem.

Pode-se observar no caso descrito que a tomografia serviu apenas para corroborar a indicação cirúrgica e direcionou o foco para a área de maior acometimento.

TRATAMENTO

Uma vez diagnosticado, o tratamento preconizado no abdome agudo perfurativo é imediatamente cirúrgico. A conduta no intraoperatório é individualizada, a depender da causa e do estado hemodinâmico do paciente. Os três fatores de risco para mortalidade operatória são a presença de doença concomitante, choque pré-operatório e mais de 48 horas de perfuração. A decisão de realizar um tratamento definitivo ou resolver apenas a urgência em questão deve levar em conta também a expertise do cirurgião e infraestrutura hospitalar, priorizando sempre a forma mais segura para o paciente.

A identificação do corpo estranho nem sempre é possível e, por vezes, pode permanecer em cavidade, sendo foco de contaminação persistente.

FASCEÍTE NECROTIZANTE

Diversas doenças são responsáveis pela necessidade da confecção dos estomas digestivos (ileostomia e colostomias) e diversas são suas complicações relacionadas à doença de base e/ou ao procedimento do estoma em si. A fasceíte necrotizante é uma delas.

Conceito

Trata-se de uma infecção rara e grave com rápida progressão. É caracterizada por extensa necrose, celulite de fáscia superficial e profunda e do tecido subcutâneo, com o envolvimento da pele, podendo atingir a musculatura e o peritônio.

Epidemiologia

Sua letalidade ultrapassa 45% em casos com fatores de risco elevado como idade avançada e comorbidades. São considerados fatores predisponentes: trauma, diabetes, doenças que comprometem a microcirculação e operações prévias. Ocorre predominantemente no sexo masculino em até 80% das vezes, sendo o abdome envolvido em 34% seguido de membros com 27%. No caso em tela observamos a íntima relação com o procedimento cirúrgico, sendo os principais fatores de risco a peritonite fecal polibacteriana e a colostomia em paciente idoso.

Etiologia

A infecção polibacteriana ocorre em mais de 70% dos casos, sendo os principais *Streptococcus* beta-hemolítico do grupo A, *Streptococcus aureus*, *Clostridium perfringens* ou por associação de bactérias, sendo uma delas anaeróbia.

Quadro clínico

Caracteriza-se por eritema, edema e dor em áreas de feridas cirúrgicas com uma evolução rápida para quadro de toxemia.

Tratamento

O tratamento preconizado é o desbridamento cirúrgico precoce extenso e repetido com remoção da fáscia subcutânea e demais tecidos necrosados, antibióticos, medidas coadjuvantes de tratamento mais recentes como o uso do sistema de curativos a vácuo que abrevia o tempo de reparo definitivo da parede abdominal. No caso em tela, a melhora inicial rápida ocorreu em função da resposta à limpeza cirúrgica do foco principal de contaminação, porém uma piora rápida associada a deterioração clínica sistêmica impediu novos procedimentos.

REFERÊNCIAS BIBLIOGRÁFICAS

1. Stollman N, Smalley W, Hirano I, Adams MA, Dorn SD, Dudley-Brown SL, et al. American Gastroenterological Association Institute guideline on the management of acute diverticulitis. Gastroenterology. 2015;149(7):1944-9.
2. Chung KT, Shelat VG. Perforated peptic ulcer - an update. World J Gastrointest Surg. 2017;9(1):1-12.
3. Onur MR, Akpinar E, Karaosmanoglu AD, Isayev C, Karcaaltincaba M. Diverticulitis: a comprehensive review with usual and unusual complications. Insights Imaging. 2017;8(1):19-27.
4. Morris CR, Harvey IM, Stebbings WSL, Hart AR. Incidence of perforated diverticulitis and risk factors for death in a UK population. Br J Surg. 2008; 95(7):876-81.
5. Catena F, De Simone B, Coccolini F, Di Saverio S, Sartelli M, Ansaloni L. Bowel obstruction: a narrative review for all physicians. World J Emerg Surg. 2019;14:20.
6. Townsend CM, Beauchamp RD, Evers BM, Mattox KL (eds.). Sabiston textbook of surgery: the biologica basis of modern surgical practice. Philadelphia: Elsevier; 2021.
7. Cordeiro AA, Souza SA, Herculano MAFC, Queiroz IBS, Luna CA, Nóbrega JGR, et al. Main complications in intestinal ostomies: an integrative review. Am In Mult J. 2020;5(9):252-65.
8. Hudari GG, Horta SHC, Balsamo F, Boratto SF, Zara A, Batista JG, et al. A importância de amplo desbridamento na fascíite necrotizante para um desfecho favorável. Relato de Caso. J Coloproctol. 2021;41(S1):S1-S235.
9. Cortes MGW, Silva AL, Alonso CT, Sant´Ana CL. Perfuração intestinal por corpo estranho ingerido: relato de caso e revisão de literatura. Ver Med Minas Gerais. 2010;20:446-9.

Íleo por cálculo biliar

Domingos André Fernandes Drumond
Laura Burni Pereira Gomes
Julia Wanderley Drumond

INTRODUÇÃO

O íleo biliar é uma obstrução intestinal causada por cálculo biliar que se aloja na luz intestinal. O segmento do intestino em que a obstrução ocorre é comumente o íleo, em um ponto em que o diâmetro do cálculo é maior do que a sua luz[1-4].

É uma causa rara de obstrução intestinal. Representa 1 a 4% dos casos de obstrução intestinal mecânica[1,2]. Acomete pacientes entre 70 e 80 anos, mulheres e obesos, provavelmente por uma maior incidência de colecistolitíase nesta população.

O cálculo passa por uma fístula colecistoentérica. O duodeno é o segmento intestinal em que essa fístula ocorre, mas o jejuno, íleo, cólon ou estômago podem também constituir o segmento de fistulização entre a vesícula e o intestino[1-3].

O íleo biliar era uma entidade mais frequente no passado, diagnosticada nos idosos. Atualmente o cirurgião indica colecistectomia de forma mais liberal com o advento da cirurgia videolaparoscópica, diminuindo assim as complicações tardias das colecistites de repetição[1].

FISIOPATOLOGIA

Do ponto de vista fisiopatológico, presume-se que a fístula acontece devido a episódios repetidos de colecistite, em que o processo inflamatório evolui com aderências entre duas vísceras ocas (vesícula biliar e qualquer segmento do trato digestivo). Como já citado, a víscera que mais frequentemente se adere à vesícula inflamada é o duodeno, em função de sua proximidade anatômica. O processo se organiza e permite o contato de suas mucosas em decorrência da necrose da parede da vesícula pela pressão do cálculo. O curioso é que a apresentação clínica inicial é de obstrução intestinal, sem história recente de dor no quadrante superior direito do abdome em muitos pacientes.

Cálculos maiores que 2,5 cm de diâmetro são suficientes para obstruir o íleo. Como a luz intestinal vai ficando cada vez mais fina à medida em que se distancia do ângulo de Treitz, o íleo distal costuma ser o ponto de obstrução nesses casos[3,4]. O cálculo pode obstruir transitoriamente diversos pontos, sendo vencido inicialmente pela peristalse. Esse quadro foi chamado de "obstrução em cambalhotas".

Quando o cálculo tem diâmetro suficiente para obstruir a luz duodenal, o quadro clínico é de obstrução intestinal alta. Mais rara ainda é a obstrução do cólon por um cálculo biliar, visto que a sua luz é bastante ampla[1,2].

DIAGNÓSTICO

Os achados do exame físico são de obstrução intestinal. Há história de dor tipo cólica, náuseas e vômitos, além de distensão abdominal. Do ponto de vista radiológico, a presença de edema em alças de delgado e níveis hidroaéreos, configura-se o diagnóstico de abdome agudo obstrutivo. Não é rara a presença de ar nas vias biliares (aerobilia) e o achado de estrutura radiopaca (cálculo) no ponto presumível de obstrução, mesmo ao estudo radiológico convencional. A tríade de Rigler (aerobilia + obstrução intestinal + visualização de cálculo ectópico) é sempre mencionada nas publicações sobre essa entidade[1,2,3,4].

Com o advento da tomografia, essas observações se tornaram muito mais fáceis de serem reconhecidas.

TRATAMENTO

O tratamento consiste na remoção do cálculo. Uma enterotomia transversa deve ser realizada, preferencialmente em alça normal, imediatamente à jusante do ponto de obstrução. Faz-se a ordenha do cálculo e a enterorrafia é realizada no mesmo sentido da abertura para que não haja estreitamento da luz intestinal pela sutura[2,3].

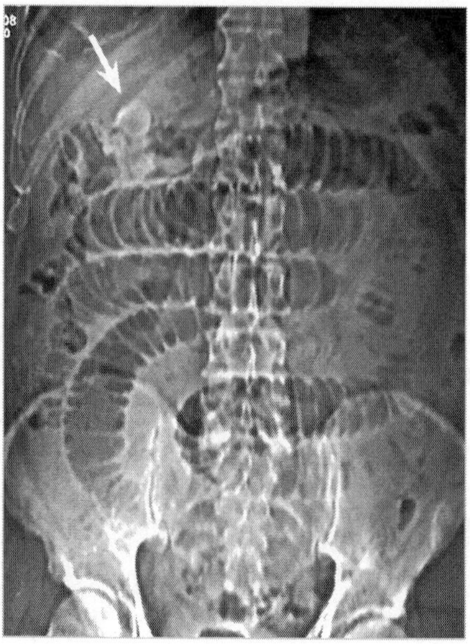

Figura 1 Radiografia simples de abdome em decúbito dorsal. Edema significativo de alças de delgado com válvulas coniventes. Seta aponta para estrutura radiopaca (cálculo).

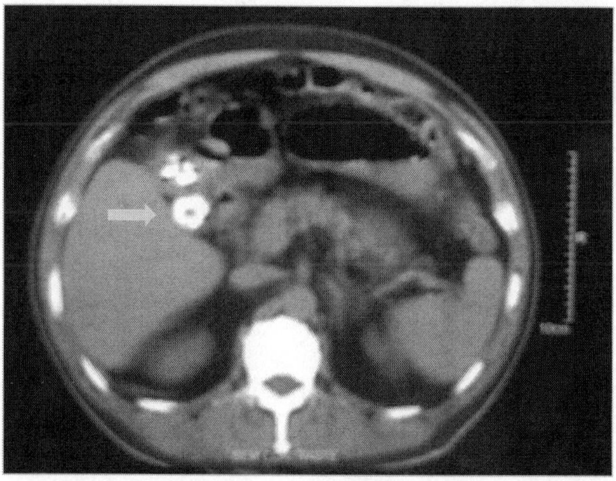

Figura 2 Corte tomográfico axial. Além da distensão de delgado, a presença de estrutura radiopaca (cálculo) é facilmente identificável (seta).

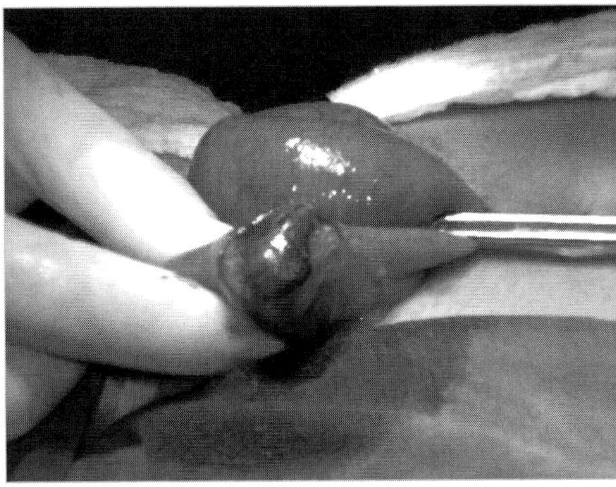

Figura 3 Laparotomia para o tratamento da obstrução. Enterotomia para a retirada do cálculo.

A princípio, o tratamento cirúrgico da fístula colecistoentérica não se impõe e também não é recomendado no momento da abordagem da obstrução. Esses pacientes são idosos e toleram mal procedimentos demorados e complexos. Muitos pacientes se tornam assintomáticos e as fístulas podem fechar espontaneamente[1]. Por outro lado, a correção da fístula deve ser considerada, em momento oportuno e em pacientes selecionados, nas seguintes condições:

- Fístula com o cólon.
- Fístula com o estômago.
- Fístula com o delgado em pacientes sintomáticos.
- Fístula oriunda de neoplasia.
- Recidiva do íleo biliar.

CONSIDERAÇÕES FINAIS

O íleo por cálculo biliar constitui, portanto, uma entidade cada vez mais distante do cirurgião. Já fez parte de curiosas histórias do abdome agudo obstrutivo em décadas passadas, quando a propedêutica de imagem se limitava à radiografia simples de abdome e ao estudo contrastado. Naquela época, a partir da ingestão de contraste para o estudo da obstrução intestinal, flagrava-se a presença do bário na via biliar, configurando o diagnóstico de fístula bileoentérica. Esse achado favorecia o diagnóstico de íleo biliar. Atualmente, o ultrassom e a tomografia otimizaram, inegavelmente, a propedêutica e o reconhecimento dessa incomum causa de obstrução intestinal.

REFERÊNCIAS BIBLIOGRÁFICAS

1. Ploneda-Valencia CF, Gallo-Morales M, Rinchon C, Navarro-Muñiz E, Bautista-López CA, et al. Gallstone ileus: An overview of the literature. Rev Gastroenterol Mex. 2017;82(3):248-54.
2. Requena-López AA, Mata-Samperio BK, Solís-Almanza F, Casillas-Vargas R, Cuadra-Reyes LA. Comparison between surgical techniques in gallstone ileus and outcomes. Cir Cir. 2020;88(3):292-6.
3. O'Handley J. Diary from a week in practice. Am Fam Physician. 2002;65(7):1313-4.
4. Beltran MA, Csendes A, Cruces KS. The relationship of Mirizzi syndrome and cholecystoenteric fistula: validation of a modified classification. World J Surg. 2008;32(10):2237-43.